U0200202

中医药古籍珍善本点校丛书

伤寒选录

［明］汪机 辑　陈桷 编辑　程镐 校正
王小岗　张金中　陈雪楠　点校

中华人民共和国科学技术部科技基础性工作专项资金项目
中医药古籍与方志的文献整理（课题号：2009FY 120300）

學苑出版社

图书在版编目(CIP)数据

伤寒选录/(明)汪机辑;(明)陈桷编辑;(明)程镐校正;王小岗,张金中,陈雪楠点校. —北京:学苑出版社,2014.10

ISBN 978-7-5077-4622-8

Ⅰ.①伤… Ⅱ.①汪… ②陈… ③程… ④王… ⑤张… ⑥陈… Ⅲ.①《伤寒论》—研究 Ⅳ.①R222.29

中国版本图书馆 CIP 数据核字(2014)第224182号

责任编辑:陈　辉　付国英
出版发行:学苑出版社
社　　址:北京市丰台区南方庄2号院1号楼
邮政编码:100079
网　　址:www.book001.com
电子信箱:xueyuanpress@163.com
销售电话:010-67601101(销售部)、67603091(总编室)
经　　销:新华书店
印 刷 厂:北京市广内印刷厂
开本尺寸:890×1240　1/32
印　　张:24.375
字　　数:512千字
版　　次:2015年7月北京第1版
印　　次:2015年7月北京第1次印刷
定　　价:99.00元

石山像

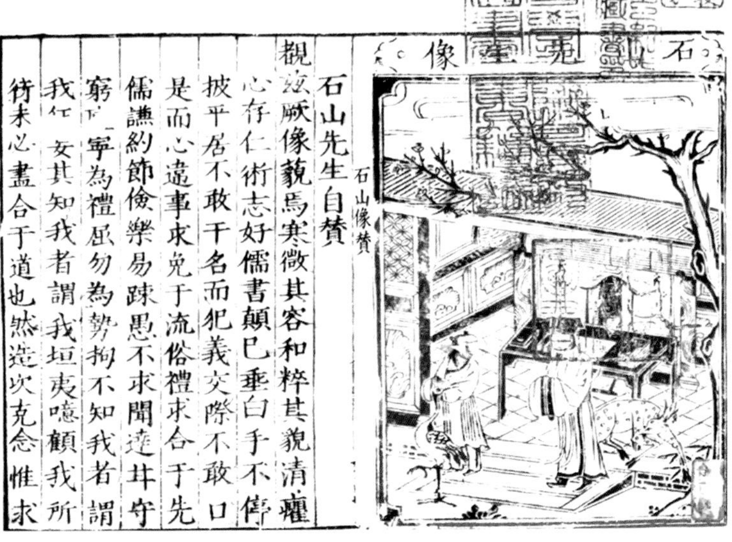

石山像賛

石山先生自賛

覩玆厥像藐焉寒微其容和粹其貌清癯心存仁術志好儒書顛巳垂白手不停披平居不敢干名而犯義交際不敢口是而心違事求免于流俗禮求合于先儒謙約節儉樂易踈愚不求聞達卝守窮[illegible]寧為禮屈勿為勢拘不知我者謂我[illegible]安其知我者謂我坦夷噫顧我所行未必盡合于道也然造次克念惟求無愧于心歟

試問石翁何名何氏細認來都不似好三分[illegible]得石山居士一種心留許多春意却不逐杏花飛去听傍人齊説是杏林翁盧扁再生今世

右錦堂春　鏡山李汎題

貌古心明言和行固咀英華以充日用之強恥奔競而却雲霄之步學以為巳是圖醫以濟人為務居窮不失其自然處變弗忿于常度所以為一代之偉人起四方之敬慕也

休陽程文杰師周書于率溪書院

舜顔具齒玉質冊唇襟度吞雲夢之澤英邁盖蒼梧之雲學足以泝河洛之趣醫足以逼岐黄之真出入造化弛張鬼神捷[illegible]于煙霞泉石却步于雲路鵬程激勵[illegible]論足以廻狂瀾于既倒回天之術曾以極夭札于同仁廟筭神謨余盖得

傷寒選錄序

甚矣傷寒之爲病也疹瘵而瘏悍而疾傳變莫斯而或亦無期其感其受其証其宜汗宜下其死其生軒岐之論難見於內經者詳矣而局方則未之有東漢時有張仲景者醫流巨擘著書立論一本之內經而傷寒之局方始立傳世漸遠其書遺逸弗全傳之者未免穿鑿附會失其本真[illegible]後人不分陰陽榮衛風寒表裏

中即病與非即病而槩以所存之方治之殞於非命者歲計不知幾何仲景之後代名家而劉守真氏李杲氏朱彥脩氏尤取可稱者然其所論雖各有所指而亦非補足仲景之意特未見其合異要同盡變而爲全書者予姻友石山汪君機省之少習舉業以養親故弃去遂竭智殫慮於凡醫流百家之書靡不究極其精微而濟之以吾儒之說巧著譽延四方縉紳及

故病有藥之而生者弗藥而死者亦有不藥之而死者是豈可以弗慎乎哉則斯錄也信乎不可少矣傳曰人之病病疾而醫之病病道少省之之道多而且爲夫何病二子能嗣是道者也又何病焉予獨病夫人之不能病病於未病也

嘗

嘉靖戊戌歲夏五月之吉

賜進士嘉議大夫四川提刑按察司按察使前山西[illegible]御使和[illegible]和[illegible]譔

傷寒選錄前序

傷寒論者仲景張先生之所作也自漢而下推明之者殆且百家求其能悉其旨者十百而一二焉余於壯年嘗輯諸說少加檃括分條備註祇仲景者書之以墨附諸家者別之以硃去取未必正也較諸他書頗爲詳盡臨症一覽而諸說皆在于目矣稿已粗具奈何年逾七十兩目昏朦莫能執筆稿幾廢棄如故紙也幸同邑石墅陳

子桷和溪程子鐍于余往來最厚論及傷寒因檢故稿出示條例既而語諸子曰此稿成之不易茲皆視如故紙則前功盡棄誠可惜哉吾儕當極駑鈍以終厥志何如余曰固所願也第恐年老弗及見焉于是盡取諸書付之見其授受唯謹夙夜匪懈從事于斯益其所未益增其所未增逐條補輯反復數過不憚其勞如此爰及三載始克告成余曰業已廢棄今賴二子得成

傷寒選錄目錄

○卷一

傷寒選錄辨惑論卷之一

一原書　出類症一　　　曾孫　汪邦彬字汝明　重校

仲景之書六經至勞復而已其間具三百九十七法一百一十二方纖悉畢備有條而不紊也辨脉法平脉法傷寒例三篇叔和采摭群書附以己意雖間有仲景說實三百九十七法之外者也又痓濕暍三種一篇出金匱要畧叔和慮其證與傷寒相似恐後人誤投湯劑故編入六經之右致有宜應論別之語是爲雜病非傷寒之候也又有不可汗宜汗不可吐宜吐不可下宜下并汗吐下後證叔和重集于篇末比六經中倉卒尋檢易見也又南北二政三陰司天在泉寸尺不應交反脉圖解運氣圖說出劉溫舒入式運氣論奧又六氣上下加臨補瀉病證圖并汗差棺墓圖歌括出程浦雲運氣精華又五運六氣加臨轉移圖并圖說出劉河間原病式論曰夫運氣應時交反脉者謂取其加臨時日以診平人驗其病之生死於將來非傷寒已病脉之比也蓋傷寒有是證則有是脉如傷寒脉緊傷風脉緩是也有是證而不見是脉者故云反之一字也溫舒浦雲守真三家之說豈敢附于仲景之篇特後人好事者為之耳又運氣之說楮澄嘗議之曰大撓作甲子紀年歲耳非言病也夫天地五行寒暑風雨倉卒而變人嬰斯氣疾作於身氣難預期故疾難預定氣非人為故疾則人難測推驗多乖拯拔易誤俞扁弗議淳華弗稽運氣之書豈非後人托名於聖哲耶何則尼父刪經三墳猶

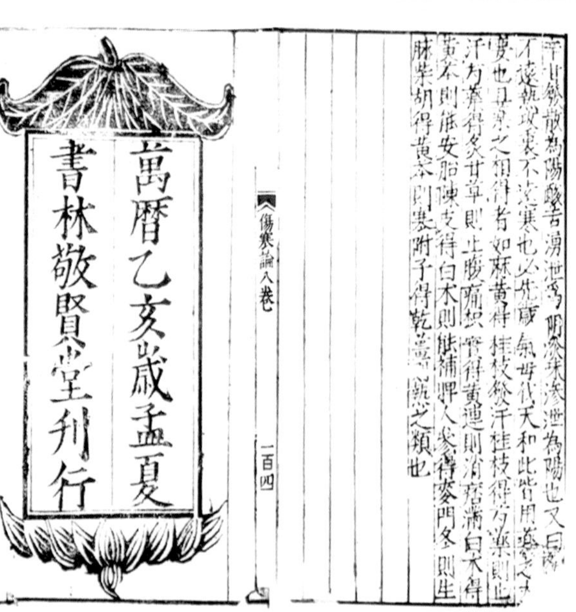
辛甘發散為陽酸苦湧泄為陰淡味滲泄為陽也又曰發不遠熱攻裏不遠寒也必先歲氣毋伐天和此皆用藥之大要也且藥之相得者如麻黃得桂枝發汗桂枝得芍藥則止汗芍藥得炙甘草則止腹痛枳實得黃連則消痞滿白术得黃芩則能安胎陳皮得白术則能補脾人參得麥門冬則生脉柴胡得黃芩則寒附子得乾薑則熱之類也

萬曆乙亥歲孟夏
書林敬賢堂刊行

《中医药古籍珍善本点校丛书》

编 委 会

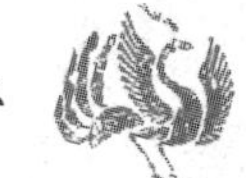

余　序

在当前弘扬中医药文化的历史时期，核心工作之一是收集、整理、研究历代中医药的典籍。在多种医著中，寓有儒、理、释、道和杂家等诸多论述，这无疑是极可珍视的优秀传统文化内容。《中医古籍珍善本点校丛书》的编纂，在古籍图书（包括若干优选的古抄本）的精选方面多所致意。整理者针对所选的每一种医著，撰写《导读》，提示该书的学术精粹，运用古今哲学思想，结合学术临床，指导读者阅习的重点，使该丛书在规范传承的基础上，具有更高的学术品位。

这套丛书的主编曹洪欣教授，是中医名家，曾在中国中医科学院担任院长，多年来一直从事学术与临床研究。他十分重视中国中医科学院图书馆收藏的中医药珍本、善本的整理与研究，并与相关专家合作有宏编刊行于世。

《中医古籍珍善本点校丛书》所选录的医籍只有符合“淹贯百家”、世传刊本少、学术临床独具特色的特点方能入编，同时，通过整理、研究和撰写《导读》，使读者从中选阅、借鉴，这是整理者们对弘扬中医药文化所做出的积极贡献。

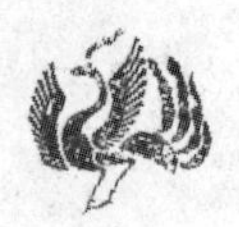

清代医家京师叶天士曾告诫后世学者：学习先贤的学术经验，不能“越规矩，弃绳墨”（见《叶选医衡》），而古籍珍本善本的学术优势，就是它比较完整地保存了传统医药文化中的规矩、绳墨，后世学者通过精选、整理、研究古代医籍，为中医药学的传承、创新，指导读者阅习书中的学术精粹，更好的为大众医疗保健服务而有所贡献。

我毕生从事中医古籍、文献的学习与研究，力求与临床诊疗相融合。我很赞赏原人大副委员长许嘉璐先生在2013年北京国子监召开的“中医养生论坛”上说的一段话：“中医药最全面、最系统、最具体、最切实地体现了中华文化。”《中医古籍珍善本点校丛书》的编辑出版，是对弘扬中华文化做出的新建树，故在泛览该丛书之余，感奋、欣喜，并乐为之序。

中国中医科学院

余瀛鳌

2014年9月

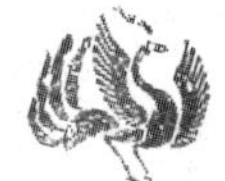

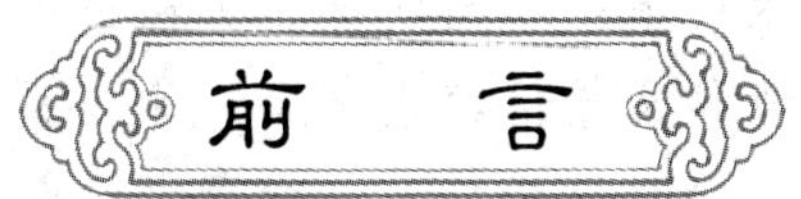

中医古籍是中医学术的重要载体，蕴涵着丰富的中医文献资料和宝贵的医学精华。几千年来，中医古籍在流传过程中，或因家传秘授，或因战火兵燹，或因乏资刊刻等原因而为世人罕见，部分古医籍甚至成为孤本或绝版，其中大量历代医家的学术经验未获充分发挥与运用，几近淹没。中医珍稀古籍不可再生，对其整理和研究是实现抢救性保护与发掘的重要手段，对于中医药学术传承和发扬具有重要意义。

60 年来，党和政府高度重视中医药事业发展，陆续开展了多个中医古籍整理出版项目，取得很大成绩，但仍然有许多珍稀中医药古籍有待发掘和利用。针对中医药珍稀古籍濒危失传严重的现状，2009 年，国家科技部基础性工作专项基金资助了“中医药古籍与方志的文献整理”项目，旨在对中医古籍和方志文献中具有重大学术价值的中医文献予以整理和挖掘。

该项目研究中的一项重要内容，是以《中国中医古籍总目》为基础，参考其他相关书目资料，按照选书标准，选择 30 余种未系统研究或整理、具有较高学术价值的珍本

医书点校整理出版。这些珍稀中医古籍是从200种珍本医籍（均为稀有版本，仅存1~2部）中遴选而来，并通过实地调研、剖析内容、核实版本、详查书品，从学术价值、文献价值、版本价值、书品状况等方面进行综合评价，选择其中学术价值和文献价值较高者。除按照现行古籍整理方法予以标点、校对、注释外，为突出所选古籍学术特色和价值，由点校整理者在深入研究原著的基础上，对每一种古籍撰写导读，包括全书概述、作者简介、学术内容与特色、临床及使用价值等，对于读者阅读掌握全书大有裨益。几易寒暑，书凡30余册，结集出版，名为“中医古籍珍善本点校丛书”，以飨读者。

本套丛书的出版，对于中医古籍的整理与研究仅仅是阶段性成果，通过项目培养团队和专业人才也是我们开展课题研究的初衷之一。希望此项工作能为古医籍的研究和挖掘起到抛砖引玉的作用，以使中医学术薪火永续，为人类的健康和医疗卫生事业做出贡献。

限于水平，整理工作中难免有不足之处，敬祈同道指正。

中国中医科学院

曹洪欣

2014年9月

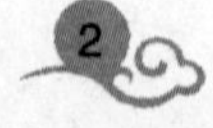

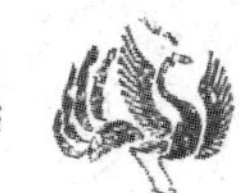

《伤寒选录》导读

《伤寒选录》，伤寒类著作，共八卷，明代汪机撰，陈桷编辑，程镐校正，刊于1575年。该书最早见著于黄虞稷《千顷堂书目》，我国清代中后期的书目中未再见有对该书的著录，现仅存藏于日本国立公文书馆内阁文库的明万历三年（1575年）敬贤堂刊本，2002年由中医古籍出版社影印出版。

1. 著者及成书

汪机（1463—1539），字省之，号石山居士，明代安徽祁门县人。汪机出身世医之家，其祖父汪轮、父亲汪渭均为名医。汪机少时曾勤攻经史，后蹇于科场，汪母长期患病，汪父多方医治无效，汪机遂尽弃举业，专力于医学。汪机精于家学，又钻研诸家，取各家之长，融会贯通，得其精奥，终成一代名医，对我国医学有较大影响。汪氏著作颇多，撰有《续素问抄》、《伤寒选录》、《订补脉诀刊误》、《推求师意》、《外科理例》、《运气易览》、《痘治理辨》、《针灸问对》、《本草汇编》（佚）等书，此外，尚有门人所集《石山医案》一书。

汪机因有感于历代注解《伤寒论》医家虽多，然能洞

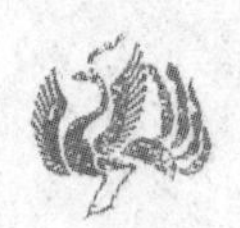

悉经旨者寥寥，于是辑录诸家注解精当者，并“少加总括，分条备注”，以使是书“较诸他书，颇为详尽”，可达“临证一览，而诸说皆在于目矣”之目的。对本书的编纂，汪氏自壮年时即已开始辑录诸家注解，至70岁方才“稿已粗具”，此时汪机已两目昏蒙，不能执笔，“稿几废弃如故纸”，后幸得陈桷、程镐两位门生相助，“逐条补辑，反复数过”，经三年修订，于嘉靖十五年（1536年）定稿。汪机耗费了半生心血编纂本书，其学术功力当在汪氏其他著作之上，而此书也是汪机唯一一本关于《伤寒论》的著作，可见汪氏对《伤寒论》的重视。汪氏因本书“备取诸家之说，而选其近于理者，靡不悉录”，于是将之命名为《伤寒选录》。汪氏虽云“又奚俟余赘辞”，但书中仍有大量汪机对《伤寒论》的见解，皆冠以“愚按”别于他书。

2. 学术特色

博采众家，为之集注

是书名“选录”，意为“备取诸家之说，而选其近于理者，靡不悉录”。汪氏为此书耗费半生心血，编纂本书时，浏览了大量前贤注解《伤寒》之书，凡“诸先贤所论，于仲景有发明者，并采辑卷首，以广识见耳”。汪氏所集诸贤之说，仅凡例中提及姓名的就有成无已、刘河间、韩祗和、庞安常、钱闻礼、许叔微、朱肱、吴授、陶尚文、朱丹溪、张兼善等宋金元明伤寒大家。所选诸家之中，汪氏对成无已尤为推崇，如其在凡例中所云“六经诸病，皆仿成无已例……成氏或有所未莹者，复附诸贤所论，俾学

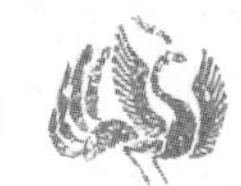

者知有所择也。各症成氏所释，有未当者，复采诸贤之说，以附益之，使观者知所适从也”，足见其对成无己推崇之甚。对仲景书中有论无方的条文，汪氏则采录他书中有方者补入方剂，以便临证之需。汪氏不仅搜集前贤注解，还对前贤之说给予释义、订正、补充和强调，并多处加入个人见解，补充新的内容，冠以“愚按”为记。此书可谓是汪氏与前贤诸家对《伤寒论》之集注。

编排独特，便于观览，内容详尽

是书按论、症、方药的顺序，对仲景伤寒条文进行了独具匠心的编排。卷一为论，名曰“辨惑论”，为使学者免于误入歧途。卷二至卷七为症，乃全书核心部分。卷八为方药，分方和药两部分。

是书症治部分的编排以病症为纲，六经、治法为目，分类伤寒条文，为之集注。多经同见之症，按六经为之序。仅一二经见之症，先列脉症，后出治法。如卷三“自汗”下，首设自汗总论，次以六经为纲，下列“太阳自汗治例”、“阳明自汗治例”、“少阴自汗治例”、“厥阴自汗治例”，每经自汗治例再以治法细分，“凡一经之病而治不同者，如汗、下、吐、利之类，亦各以类分注”，下列伤寒诸条文及诸家注解，既可提纲挈领，条分缕析，便于观览，又可使学者知病虽一而治有不同。

是书以病症为纲，难免会出现两个甚至多个病症共用一条条文的现象，如《伤寒论》第12条桂枝汤证，全书可见于“发热”、“恶寒”、“恶风”、“干呕”等不同的病症，汪氏对此采取“各条散见不一者，以各条主症不一也，随

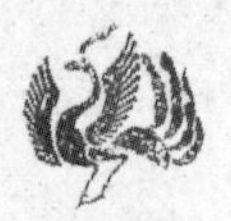

症毕录，不厌繁，盖欲使人得见其全，无复憾其缺略也”。而对于重复条文的注释，汪氏则针对不同病症，择善而录，务求将每一病症注释详尽，内容颇为丰富。

注重脉法

从是书可看出汪氏研究伤寒受王叔和影响颇多。王叔和整理《伤寒论》时增补“伤寒例”，汪氏则“以伤寒例居六经之首，病篇次之”。王叔和以脉证治方归类研究《伤寒论》的方法，尤其是重视脉诊的观点，汪机亦多有效法。汪机在《伤寒选录》中将“六经病条诸脉，亦各以类集，见于卷末”，设卷七为脉学专卷。汪机列脉学专卷之目的是“使人知脉同症异，而治亦各有不同也。”

汪机注释伤寒脉法虽择善而录，但若前人注释有误之处，或前人注释不够详尽之处，汪氏均以“愚按”在下重做注解。如对趺阳脉的按语曰：“趺阳脉，一名会元，又名冲阳，在足背上，去陷谷三寸脉动处是也。此阳明胃脉之用由出。夫胃者，水谷之海，五脏六腑之长也。若胃气以惫，水谷不进，谷神以去，脏腑无所禀受，其脉不动而死也，故诊趺阳脉以察胃气之有无。仲景又谓趺阳脉不惟伤寒，虽杂病危急，亦当诊此以察其吉凶。”对趺阳脉的部位、意义和诊法均做了释义。

重视方药研究

汪机将全书所用方药集中于卷八加以论述，分为“药方加减例”、“伤寒药性主制要略”两部分。汪氏于此卷开篇即云：“古人云，伤寒有轻重，汤剂不可一例用，明当随

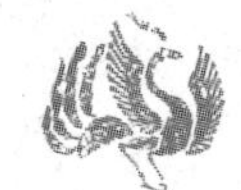

证加减。谓如桂枝加桂汤，即本方中加桂若干，减者即去桂若干，余皆仿此”，故名为“药方加减例”，可见汪氏学宗仲景而不泥于仲景。本卷共收主方及加减后的扩方253首，并按类方形式编排，易于后人学习。此外还选录有“伤寒补遗经验良方”32首、“妇人妊娠伤寒方论”20首、“妇人产后伤寒方”10首、“小儿伤寒方论”18首，另附“江南溪毒”、“痧证”及治法。“伤寒药性主治要略”部分将全书所用196种药物逐一论述其性味、归经、功效、用法及注意事项等，并对药物产地、色泽、尝味以判断药物优劣，每药虽仅寥寥数语，但每能切中肯綮。汪机所著唯一一部本草专著《本草会编》已亡佚，这部分内容也为研究汪氏药物学成就提供了素材。

3. 结语

汪机为一代名医，穷其半生心血著成此书，足见本书水平之高。汪氏对本书进行了精心编排，方便于后人对伤寒的学习，其对后世伤寒注家有一定影响，如王肯堂《证治准绳·伤寒》中内容多采撷于本书。但《伤寒选录》刊刻于汪机死后46年，校勘督刻恐有疏漏，其中错简、误刻、错字较多。本书刊行后国内流传不广，后流失于国外，仅存孤本，因此未得到后世医者的足够重视和研究，现通过我们整理校对出版，希望将会为研究汪机学术思想及《伤寒论》提供有益的参考。

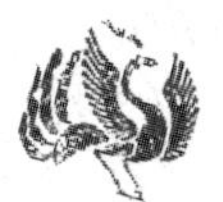
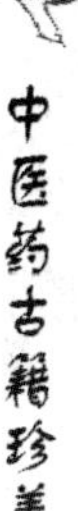

点校说明

《伤寒选录》，八卷，明代汪机撰，陈桷编辑，程镐校正，成稿于1536年。

汪机自壮年时期即已开始辑录历代诸家注解《伤寒论》之要旨，“少加隐括，分条备注”，历时四十余年，年七十岁时，在其门生陈桷、程镐的帮助下，将旧稿整理编辑，“因备取诸家之说，而选其近于理者，靡不悉录”，遂名曰《伤寒选录》。后又经三年修订，于嘉靖十五年（1536年）定稿。此书可说是汪机晚年的力作，其学术功力应在他书之上。

汪机（1463—1539），字省之，号石山居士。明代安徽祁门县人，名医汪轮之孙、汪渭之子。早年习儒，蹇于科场，从父命习医，得其精奥，遂尽弃举业，专力于医学，为当时名医。平生善于著述，撰有《续素问抄》、《伤寒选录》、《订补脉诀刊误》、《推求师意》、《外科理例》、《运气易览》、《痘治理辨》、《针灸问对》、《本草汇编》（佚）、《石山医案》（门人所集）。

汪机的著述，因学术水平较高而被《明史》等重要书籍收录，影响较大。但是，其《伤寒选录》在国内一直未见流传，故《汪石山医学全书》认为是散佚书，并未收入。

但是，成书于17世纪后叶的《千顷堂书目》、成书于1826年的日人丹波元胤《中国医籍考》、成书于1877年《重修安徽通志》均记载有汪机著录《伤寒选录》一事。目前敬贤堂刊本《伤寒选录》为冈本启迪院藏本，现藏于日本国立公文书馆内阁文库。1999年，中国古籍孤本大全选编工作委员会复制了该刊本，2002年由中医古籍出版社影印出版，填补了这一空白，本次即以该版本为底本点校。

其他校注要点说明如下：

1. 本书底本为孤本，仅存1部，因此点校整理主要采用理校和旁校的方法，理校只对书中明显错讹之字予以改正，径改不出注。旁校本选用人民卫生出版社出版的排印本《黄帝内经素问》、《灵枢经》、《校注伤寒论》、《金匮要略方论》等，若原书引用经典与旁校本不符时，文下出注予以说明。但有部分与旁校原文不符，而文辞晓畅，无碍文意者，予以保留，不复出注。

2.《伤寒选录》中部分内容散佚，尤以卷一后半为重，据其目录及前后内容，选《伤寒六书》等相关内容补入。部分内容无从补出者，一并出注。

3. 凡书中出现的异体字、古今字、通假字，一律改为现行通用简化汉字编排，不再出注。书内不规范中医药用字，从现规范用字改之。

4. 对文中涉及典故，生僻、古奥字词，以及晦涩难解之句适当在页脚予以注释。

5. 书中方位词“左”“右”依现在习惯并改为“上”“下”。

6. 书中标点采用现代规范新式标点。

点校者

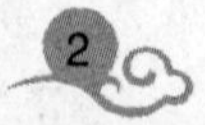

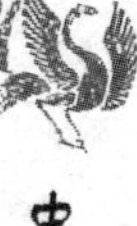

目　录

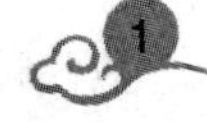

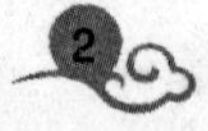

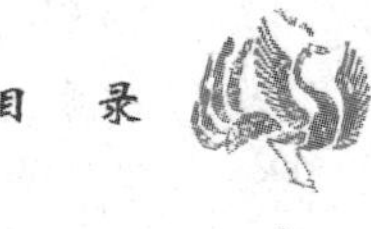

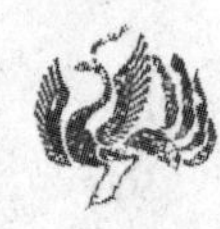

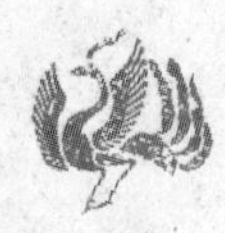

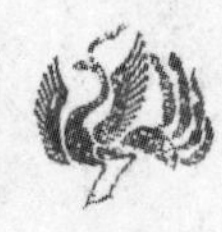

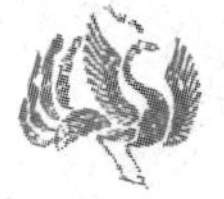

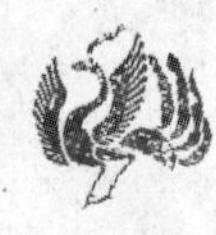

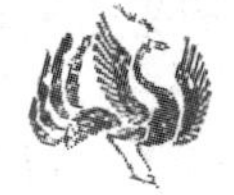

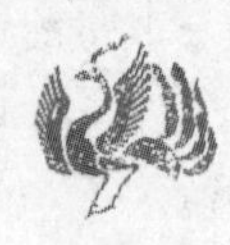

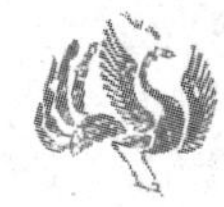

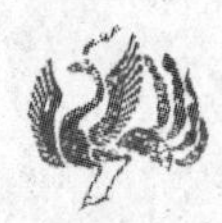

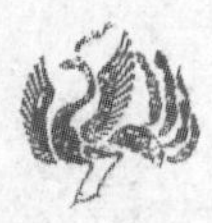

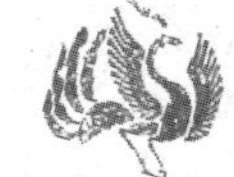

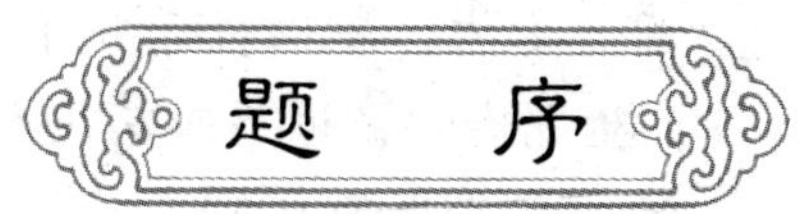

题　序

石山先生自赞

睹兹厥像，藐焉寒微，其容和粹，其貌清癯，心存仁术，志好儒书，颠已垂白，手不停披，平居不敢干名而犯义，交际不敢口是而心违，事求免于流俗，礼求合于先儒，谦约节俭，乐易疏愚，不求闻达，甘守穷陋，宁为礼屈，勿为势拘，不知我者，谓我狂妄，其知我者，谓我坦夷。噫，顾我所待，未必尽合于道也，然造次克念，惟求无愧于心欤。

试问老翁何名何氏，细认来都不似好三分像。得石山居士一种心苗，许多春意，却不逐杏花飞去，听旁人齐说，是这林翁卢扁再生今世。

上锦堂春　镜山李汛题

貌古心明，言和行固，咀英华以充日用之强，耻奔竞而却云霄之步，学以为已是图，医以济人为务，居穷不失其自然，处变弗愆于常度，所以为一代之伟人，起四方之敬慕也。

休阳　程文杰师周书于率溪书院

舜颜贝齿，玉质丹唇，襟度吞云梦之泽，英迈盖苍梧之云，学足以泝河洛之趣，医足以逼岐黄之真，出入造化，弛张鬼神，栖于烟霞泉石，却步于云路鹏程，激励之论，足回狂澜于既倒，回天之术，曾以极夭札于同仁。庙筭神谟，余盖得之万一，生死肉骨，迨不知其几人，蓍蔡[1]之稔未艾，乔松之寿方臻，是盖卢扁之能失其妙，而岂摩诘之能状其亲也欤。

门生　石墅　陈桷惟宜拜题

先生姓汪氏，名机，字省之，别号石山，世居徽祁之朴墅。早岁习《春秋》，补邑庠弟子员。性至孝，因思事亲者，不可不知医，复精于医，赖以存活者众，镜山李先生别传详矣。所著有《素问抄》、《本草会编》、《脉诀刊误》、《推求师意》、《伤寒选录》、《外科理例》、《运气易览》、《痘治理辨》、《石山医案》、《针灸问对》，诸书若干卷行于世。先生生天顺癸未，九月十六日，酉时。殁嘉靖己亥，十二月初四，戌时。

嘉靖辛丑五月朔旦　桷续题

① 蓍蔡：皆草名。

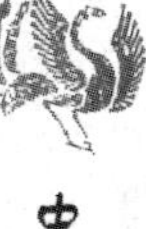

伤寒选录序

甚矣，伤寒之为病也，瘮痳而瘏悍而疾，传变有期而或亦无期。其感其受其证，其宜汗宜下，其死其生，轩岐之论，难见于《内经》者详矣，而局方其未之有。东汉时，有张仲景者，医流巨擘，著书立论，一本之《内经》，而伤寒之局方始立，传世渐远，其书遗逸弗全，传之者未免穿凿附会，失其本真，是以后人不分阴阳、荣卫、风寒、表里□□□□[①]。邪中即病与非即病而概以所存之方治之，殒于非命者，岁计不知几何。仲景之后代名家，而刘守真氏、李杲氏、朱彦修氏，尤取可称者。然其所论，虽各有所指，而亦非补足仲景之意，特未见其合异要同，尽变而为全书者。予姻友石山汪君机省之，少有举业，以养亲故弃去，遂竭智殚虑，于凡医流百溪，是书靡不究极其精微，而济之以吾儒之说巧，著誉延四方缙绅，及故病有药之而生者，弗药而死者，亦有不药之而死者，是岂可以弗慎乎哉？则斯录也，信乎，不可少矣。传曰：人之病，病疾，而医之病，病道少，省之之道多而且奇。

① □□□□：此处缺文，后不复注。

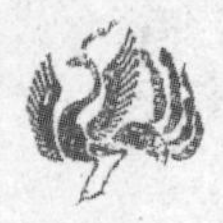

夫何病二子能嗣是道者也，又何病焉，予独病，夫人之不能病，病于未病也。

时嘉靖戊戌岁夏五月之吉

赐进士嘉议大夫　四川提刑按察司按察

□前山□□□□御史□□□□书

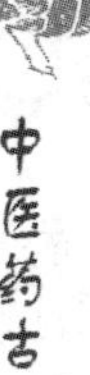

伤寒选录前序

《伤寒论》者，仲景张先生之所作也。自汉而下推明之者，殆且百家，求其能悉其旨者，十百而一二焉。余于壮年，尝辑诸说，少加总括，分条备注。祖仲景者，书之以墨，附诸家者，别之以朱，去取未必正也，较诸他书，颇为详尽，临证一览，而诸说皆在于目矣。稿已粗具，奈何年逾七十，两目昏矇，莫能执笔，稿几废弃如故纸也。幸同邑石墅陈子桷，和溪程子镐，于余往来最厚，论及伤寒，因检故稿，出示条例，既而语诸予曰：此稿成之不易，兹皆视如故纸，则前功尽弃，诚可惜哉。吾等当极努钝，以终厥志，何如？余曰：固所愿也，第恐年老，弗及见焉。于是尽取诸书付之，见其授受唯谨，夙夜匪懈，从事于斯，益其所未益，增其所未增，逐条补辑，反复数过，不惮其劳，如此爰及三载，始克告成。余曰：业已废弃，今赖二子得成全书，果不负余之所愿也。人言有志者事竟成，岂不信哉？噫，齿将没矣，尚获睹其成功，余之幸也，又何如耶？名其书曰《伤寒选录》，盖因备取诸家之说，而选其近于理者，靡不悉录，又奚俟余赘辞？孔子曰：述而不作，信而好古，其斯之谓欤，故为之序。

嘉靖丙申季三月朔旦　新安祁门汪机序

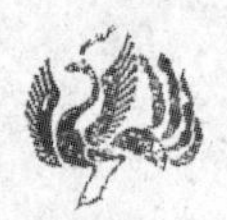

《伤寒选录》凡例

诸先贤所论，于仲景有发明者，并采辑卷首，以广识见耳。

编集多仿王安道所定次序，以伤寒例居六经之首，病篇次之。

六经诸病，皆仿成无已例，摘取诸症条中一症，另立条款为之发明，成氏或有所未莹者，复附诸贤所论，俾学者知有所择也。

各症成氏所释，有未当者，复采诸贤之说，以附益之，使观者知所适从也。

仲景有论无方者，则参考诸书之有方者补之，另例圈，不敢比同于仲景，盖恐其方或有所未当也。

所集诸贤之说，但注其姓氏，不敢直书其名，如成无已曰成氏，刘河间曰刘氏，韩祗和曰韩氏，庞安常曰庞氏，钱闻礼曰钱氏，许叔微曰许氏，朱肱曰朱氏，吴授曰吴氏，陶尚文曰陶氏，朱丹溪曰丹溪，张兼善曰张氏。

六经病条诸脉，亦各以类集，见于卷末，使人知脉同症异，而治亦各有不同也。

凡一经之病而治不同者，如汗、下、吐、利之类，亦

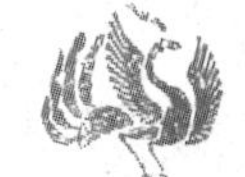

各以类分注，使人知病虽一，□□□□治有不同如此。

各条散见不一者，以各条主症不一也，随症毕录，不厌繁，盖欲使人得见其全，无复憾其缺略也。

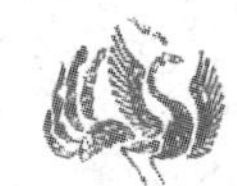

伤寒选录辨惑论卷一

鲁孙　汪邦聘字以礼重校

原书出《类症》

仲景之书，六经至劳复而已，其间具三百九十七法，一百一十二方，纤悉毕备，有条而不紊也。辨脉法、平脉法、伤寒例三篇，叔和采摭群书，附以己意，虽间有仲景说，实三百九十七法之外者也，又痉湿暍三种一篇，出《金匮要略》，叔和虑其证与伤寒相似，恐后人误投汤剂，故编入六经之上，致有宜应论别之语，是为杂病，非伤寒之候也，又有不可汗、宜汗、不可吐、宜吐、不可下、宜下，并汗吐下后证，叔和重集于篇末，此六经中仓卒寻检，易见也，又南北二政三阴、司天在泉、寸尺不应、交反脉图解、运气图说，出刘温舒入式运气论奥，又六气上下加临补泻病证图，并汗差棺墓图歌括，出程浦云运气精华，又五运六气加临转移图并图说，出刘河间原病式。议曰：夫运气应时交反脉者，谓取其加临时日，以诊平人，验其病之生死于将来，非伤寒已病脉之比也。盖伤寒有是证，

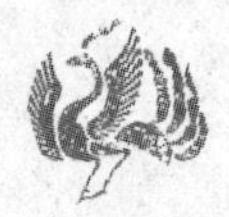

则有是脉，如伤寒脉紧，伤风脉缓是也，有是证而不见是脉者，故云“反”之一字也。温舒、浦云、守真三家之说，岂敢附于仲景之篇？恃后人好事者为之耳。又运气之说，楮澄尝议之曰大桡作甲子纪年岁耳，非言病也。夫天地、五行、寒暑、风雨，仓卒而变，人婴斯气，疾作于身，气难预期，故疾难预定，气非人为，故疾则人难测，推验多乖，拯救易误，俞扁弗议，淳华弗稽，运气之书，岂非后人托名于圣哲耶？何则，尼父副经，三坟犹废，扁鹊庐出，庐医遂多，尚有黄岐之医籍乎？由汉而上，有说无方，由汉而下，有方无说，方说兼备者，其惟仲景欤。运气之说，仲景三百九十七法，无一言及之者，非略之也，盖有所不取也。今一以仲景书为正，其非仲景之言者，悉去之。庶使真伪必分，至理不繁，易于学习者也，故不得不议。

原六经传变之邪出《类症》

伤寒始自太阳受邪，次第传阳明、少阳，而入太阴、少阴、厥阴者，此为传经之邪，皆是热病，首尾无寒，在三阳则汗之，在三阴则下之，在半表半里则和解之，故经曰：一二日太阳受病，头项痛，腰脊强。

注曰：恶风是伤风，恶寒是伤寒，若脉沉细，即为痉病。

二三日阳明受病，身热，目疼，鼻干，不得卧。三四日，少阳受病，往来寒热，胸胁满而耳聋。

注曰：三阳受病，未入于腑者，可汗而已。虽云可汗，

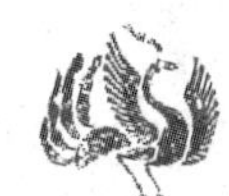

自有轻重。太阳自有诸汗法，如阳明多用桂枝解之，少阳则无可汗之理，若欲解表，但用小柴胡加姜桂也。如太阳病，虽十日去，表证不罢者，犹如一日也，太阳有一二日入于腑者，即可下之，谓表证罢，入里也，又不可拘以日数，阳明、少阳同法。

四五日，太阴受病，腹满而咽干。五六日，少阴受病，口燥舌干而渴，六七日，厥阴受病，烦满而囊缩。

注曰：三阴受病，已入于腑，可下而已，三阴亦有在经未入腑者，可汗之，如大腹满，稍稍恶寒，即是表证未罢，宜桂枝先解表，然后下之。又如谵语，舌黑发狂，尚有喜厚衣，微恶寒者，即不可下，先当解表，已而下之。有欲作汗，目瞑发狂，身自冷者，又不可汗，汗则有汗之法。王冰曰，证应随脉升沉而汗下之，不可拘以日数。上六经传变之序，有但传一二经而止者，有传一二经而入腑者，有到底但在太阳不传者，有但在太阳而入腑者，大须识此。

若两感于寒者，一日太阳与少阴俱病，则头痛口干，烦满而渴；二日阳明与太阴俱病，则腹满身热，不欲食，谵语；三日少阳与厥阴俱病，则耳聋，囊缩而厥，水浆不入，不知人者，六日死。若三阴三阳、五脏六腑皆受病，则荣卫不行，脏腑不通，则死矣。

注曰：经云，一日，太阳、少阴俱病，其证头痛、烦满而渴，谓其表里双传，妨为汗下，故云不治。然今之医者，初见是症，多忽之而莫辨，以头疼烦满而渴，视为常

有之症，用药轻缓，或误投汤药，致令不救者多矣。诸病虽皆有前症，盖初病不渴，病至次日而渴者，入里传经之邪也，虽然中暍即渴者，已有自汗，损阴故也，下利即渴、呕吐即渴，亡津液故也，非此两感无汗，吐利而始病即渴者也。经云，两感治有先后，攻里发表，本自不同，太阳、少阴谓先发汗而后下之，阳明、太阴表里双攻，少阳、厥阴先下之而后汗之。虽有此治，然无瘥理，病在太阳、少阴，迅速治疗，犹或有生，病在阳明、太阴，已难治疗，至于少阳、厥阴，虽神医亦不及矣。

原六经自受之邪出《类症》

太阳经自受病，经曰：太阳之为病，头项强痛而恶风寒，不传经者固有之。然而传者多矣，如经言，伤寒一日，太阳受之，脉若静者为不传，颇欲吐，及烦躁，脉数急为传也，又曰，伤寒二三日，阳明、少阳证不见者，为不传也。太阳经治法有汗、吐、下、温、和解、调，并刺俱有之。盖太阳所感非一，传变多端故也，虽发汗解肌一法，证有轻重，脉有浮沉，用药义宜随脉证用之，庶逮仲景之深意。如发热恶寒，脉浮紧，麻黄汤，自汗恶风，脉浮缓，桂枝汤，此脉相应之定法也。又如项背强几几，反汗出恶风，桂枝加葛根；脉微而恶寒，桂枝麻黄各半汤；发热恶寒，热多寒少，脉弱者，桂枝二越婢一汤；脉浮自汗出，小便数，心烦微恶寒，脚挛急，桂枝加附子汤。又如汗后复宜汗者，发汗，遂漏不止，恶风，小便难，四肢微急，难以屈伸，桂枝加附子汤；服桂枝大汗出，脉洪大者，与

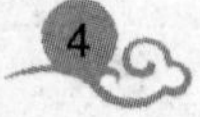

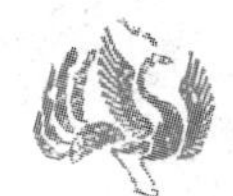

桂枝如前法；若如疟状，日再发，宜桂枝二麻黄一汤。仲景汗剂二十七方，所治五十九证，大宜精别，如何而用青龙汤，如何而用五苓散，如何而用茯苓甘草汤之类。盖病有轻重，治有急缓故也。清碧杜先生曰：伤寒阳热之证，传经之邪，变态不一，辨之不精，则汗、吐、下三法之治一差，死生反掌矣！非比阴寒之邪，中在一经，不复传变，易于治也。不过随寒邪轻重，用温剂治之，一定之法耳。今之庸工，好用热剂，而不知凉药之妙且难也。

附六经治法

太阳治法，有汗、吐、下、温、和解、调、刺。

【汗】

桂枝汤、桂枝加葛根汤、桂枝加厚朴杏子汤、桂枝加附子汤、桂枝去芍药汤、桂枝去芍药加附子汤、桂枝麻黄各半汤、桂枝二越婢一汤、桂枝二麻黄一汤、桂枝去桂加茯苓白术汤、葛根汤、桂枝加半夏汤、葛根黄连黄芩汤、麻黄汤、大青龙汤、小青龙汤、桂枝加芍药生姜人参新加汤、麻黄杏仁甘草石膏汤、五苓散、桂枝去芍药加蜀漆龙骨牡蛎救逆汤、桂枝加桂枝汤、桂枝甘草龙骨牡蛎汤、桂枝附子汤、茯苓甘草汤、文蛤散、去桂加白术汤、甘草附子汤

【吐】

栀子豉汤、栀子甘草豉汤、栀子生姜豉汤、栀子厚朴汤、栀子干姜汤、瓜蒂散

【下】

调胃承气汤、大柴胡汤、承气汤、桃仁承气汤、柴胡

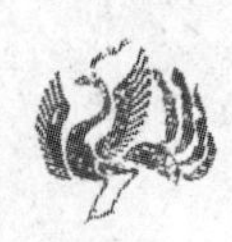

加芒硝汤、抵当汤、大陷胸汤、抵当丸、大陷胸丸、白散、十枣汤、大黄黄连泻心汤、附子泻心汤

【温】

甘草干姜汤、芍药甘草汤、四逆汤、干姜附子汤、茯苓桂枝甘草大枣汤、厚朴生姜甘草半夏人参汤、茯苓桂枝白术甘草汤、芍药甘草附子汤、茯苓四逆汤、桂枝甘草汤、真武汤、小建中汤、炙甘草汤

【和解】

小柴胡汤、柴胡加龙骨牡蛎汤、小陷胸汤、柴胡桂枝干姜汤、半夏泻心汤、生姜泻心汤、甘草泻心汤、柴胡桂枝汤、桂枝人参汤、白虎人参汤、白虎汤、黄芩汤

【调】

赤石脂禹余粮汤、旋覆代赭石汤、黄连汤

【刺】

纵横刺期门、服桂枝汤刺风池风府、太少并病刺期门、热入血室刺期门、太少并病刺大椎肺俞

阳明之为病，胃家实是也，谓之正阳阳明，属下证，轻则大柴胡汤，重则大、小承气，此邪自阳明经传入腑者。经曰：阳明病，脉迟，虽汗出不恶寒者，其身必重，短气腹满，有潮热者，此欲解，可攻里也。手足濈然而汗出者，此是大便已硬也，大承气主之。若汗出，微发热恶寒者，外未解也，其热不潮，未可与承气汤，若腹满不通者，可与大承气汤[①]，微和胃气，勿令大泄下，谓阳明亦有在经

① 大承气汤：据文意及《伤寒论》条文，当是“小承气汤”。

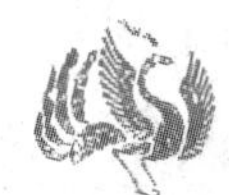

者，未全入腑，犹宜解外，纵有大满、大腑不通，亦不过以承气汤微下之，入胃在经，犹宜两审也。其阳明一证，少有自病，多因太阳传入，兼与太阳阳明合病，用葛根汤者是也。少阳阳明合病，用黄芩芍药汤者是也，自少阳传入阳明，及夫合并病者亦然。

阳明经治法，有汗、吐、下、温、和解、刺。

【汗】

桂枝汤、麻黄汤、五苓散、麻黄连翘赤小豆汤

【吐】

栀子豉汤

【下】

调胃承气汤、大承气汤、抵当汤、麻仁丸、茵陈蒿汤、小承气汤

【温】

吴茱萸汤、四逆汤

【和解】

白虎汤、白虎加人参汤、猪苓汤、小柴胡汤、蜜导煎、猪胆汁、土瓜根、栀子柏皮汤

【刺】

热入血室刺期门

少阳之为病，口苦，咽干，目眩也。又少阳中风，两耳无所闻，目赤胸满而烦者，不可汗、吐、下，宜小柴胡加桂也。少阳经治法，虽悉属和解，然有误汗谵语，属胃一证，宜调胃下之。少阳虽无汗解之法，然有小柴胡加姜桂者，亦温解微汗之意。然此经本证，胸胁痛，耳聋，寒

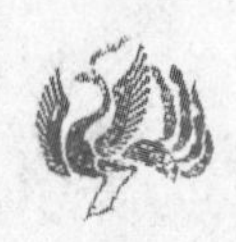

热往来，干呕或呕苦水，宜小柴胡汤和解之，倘不解者，却宜大柴胡汤下之。若胸胁多痰，瓜蒂散吐之，斯仲景之微旨也。

少阳治法，有和解、吐、下。

【和解】

小柴胡汤、小柴胡加桂汤

【吐】

瓜蒂散

【下】

调胃承气汤、大承气汤

三阴有传经之邪，有内感之邪。传经者，自太阳传入者是也，内感者，直中三阴，非自阳经次第传流而来，由形寒饮冷而得，损动胃气之所致也。其脉证略与伤寒外感之证相似，细辨之特异耳。然止系杂病，非伤寒热病受寒之证也。夫邪之生也，或生于阴，或生于阳，其生于阳者，得之风雨寒暑，其生于阴者，得之饮食居处，阴阳喜怒。仲景云发热而恶寒者发于阳也，无热而恶寒者发于阴也。此三阴内感之证，首尾无热，纵有热者，亦仲景所谓反发热也，又当考“始得之”三字，则见矣。内感之证始终只在一经，不复传变。不传者何？阳动而阴静，故阳传而阴不传也。若以伤寒之三阴三阳言之，则所传者，经络表里而已，况风寒六气之邪中人，或中于阳经，或入于阴络，孰为之先，孰为之后，乌可专以太阳为受邪之始？故各经皆能受邪。然邪自太阳始者，比各经居多，盖始虽自三阴中热者，亦传归阳明而后已也，三阴经自中寒，决无复传

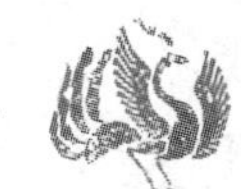

变三阴，无合并病者以此。

太阴之为病，腹满而吐，食不下，自利益甚，时腹自痛者，宜理中也。阴经少有用桂枝汤者，如此证，若脉浮，则用桂枝汤微汗之，若恶寒甚，不得者，非理中、四逆不可也。三阴俱有恶寒，但喜厚衣，即恶寒也。前证若下之，必胸下结硬，又宜泻心汤也，虽然用泻心，此由误下而致，非传经热邪也，三阴虽皆有传经热邪，故自有热证，与此阴证不同，大宜详究。

太阴经治法，有汗、下、温、和解。

【汗】

桂枝汤、桂枝加芍药汤

【下】

桂枝加大黄汤

【温】

四逆汤、理中汤

【和解】

栀子柏皮汤、茵陈五苓散

少阴之为病，但欲寐也。又欲吐不吐，心烦，但欲寐，五六日自利而渴者，理中、四逆辈。阴证虽云不用麻黄，如少阴病始得之，反发热脉沉者，麻黄细辛附子汤。于六经中，但少阴证难辨，本经但云脉沉细，欲寐，小便数而白，背恶寒四肢厥者，可不审而知之？或虽有恶寒甚者，不觉寒，或但喜厚衣近火，善瞌睡，问之则不言怕寒，殊不知厚衣即恶寒也，善瞌睡即但欲寐也。其脉微沉或沉涩，虽有阴阳俱紧者，盖其人素有里热，为寒外袭

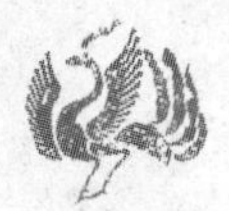

故。如此但当察其外证为主，必以温药逐之，其阳邪传入，及夫少阴自受，热证宜下、宜吐、宜和解者多矣。仲景虽不言脉滑实沉数，诸可下之脉，然于证则可知矣。脉必相符，虽或有反沉微细迟，脉不应证者，为不可下，亦宜凉剂滋阴退阳而愈者，其不愈者，必待脉有力而后下之可也。其有证恶寒急下之者，倘反有脉不应病，亦宜微下之，虽不敢大下，亦不可缓也。临证应变之术，妙自神会，非俗工之所知。良医之所自得六经同法，惟少阴传变与太阳相同，如通脉四逆汤、四逆散、真武汤证，俱有加减法，谓有或为之证，亦如太阳小青龙、小柴胡之类是也，少人知斯妙也。

少阴经治法，有汗、吐、下、温、和解、灸、刺。

【汗】

麻黄附子细辛汤、麻黄附子甘草汤

【下】

大承气汤、抵当汤

【吐】

瓜蒂散

【温】

四逆汤、桂枝芍药汤、附子汤、桃花汤、吴茱萸汤、白通汤、白通加猪胆汁汤、真武汤、通脉四逆汤

【和解】

桂枝甘草龙骨牡蛎汤、黄连阿胶汤、猪肤汤、甘草汤、桔梗汤、苦酒汤、半夏汤、四逆汤、猪苓汤

【灸】

灸少阴，呕而汗出

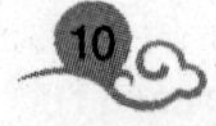

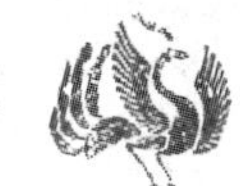

【刺】

下利脓血

厥阴之为病，消渴，气上撞心，心中疼热，桂枝白术茯苓汤。饥不欲食，食即吐蛔，用乌梅丸。又始得之于足厥或下利等证，宜四逆辈。或头痛有时而止，可用吴茱萸汤，此中寒也。

厥阴经治法，有汗、下、温、吐、和解、灸。

【汗】

麻黄升麻汤、桂枝汤、桂枝白术茯苓汤

【吐】

瓜蒂散、栀子豉汤

【温】

乌梅丸、真武汤、当归四逆汤、当归四逆加茱萸生姜汤、吴茱萸汤、附子干姜汤、理中汤、通脉四逆汤

【和解】

甘桔汤、干姜黄连黄芩人参汤、白虎汤、白头翁汤、小柴胡汤

【灸】

厥阴脉促，灸，下利厥，灸

辨惑诸论凡十四条

三阳证有合阳，有纯阳，三阴证有盛阴，有纯阴。合阳者，经所谓合病者是也；纯阳者，经所谓脉阴阳俱盛，大汗出不解者，死。又曰：凡发汗服汤药，至有不肯汗者，

死。谓阳热甚而阴气绝也，不能作汗。二者俱是有阳而无阴，故曰纯阳也。

三阴有盛阴者，如少阴病，身体痛，手足寒，骨节痛，脉沉者，附子汤主之，谓手足寒、身体痛、脉沉者，寒盛于阴也；纯阴者，如少阴病，恶寒身蜷而利，手足逆冷者不治，谓无阳也。有寒客三阴，极而生热，则传阳明，凡邪初中三阴则寒，故宜温药发汗，及寒极变热，则复宜寒药下之。盖三阴三阳皆能自受邪，不止自太阳经传也，故经曰：阳明居中土也，万物所归，无所复传。如太阳入胃，则不传阳明，阳明入胃，则不传少阳，少阳入胃，则不传三阴，若三阴又有自受邪变热入胃者。故经曰：伤寒脉浮而缓，手足自温者，系在太阴，太阴当发身黄，若小便自利，不能发黄，至七八日，大便硬者，为阳明病也，此太阴之邪入阳明也。又少阴病六七日，腹胀不大便者，急下之，宜大承气汤，此少阴之邪入腑也。经曰：下利有谵语者，燥屎也，宜小承气汤，此厥阴之邪入腑也。三阴变热入腑者，往往有之，不可不察。有三阳中寒者，太阳十六证云：伤寒脉浮，汗自出，小便数，心烦微恶寒，挛急，此邪中膀胱经虚寒也，宜桂枝加附子汤则愈。医以其证却象阳旦，若反与桂枝汤欲攻其表，此误也，得之便厥，咽中干，烦躁吐逆者，作甘草干姜汤，以复其阳，厥愈足温，更作芍药甘草汤，以伸其脚，若胃气不和，谵语者，少与调胃承气汤，若重发汗，复加烧针者，四逆汤主之。观仲景此治其于坏病，何有此先汗而后下之法也。又如下利清谷，里寒外热，身体疼痛，急当救里，四逆汤，利止里和，清便自调，急当救表，桂枝汤，此先温而后汗之法也。孙

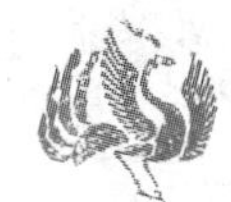

兆曰：本是阳病热证，为医吐下过多，遂成阴病者，却宜温之。有本是阴病，与温药过多，致胃中热实，或大便硬，有狂言者，亦宜下也。

论中有称太阳经病者、太阴经病者，有称伤寒者、中风者，有但称厥者、下利者，有但称病者。凡称六经者，盖以邪中其经，故以经名之，非特谓伤寒之候，谓兼有杂病也。凡云伤寒而不云经者，故谓杂病也，谓六经俱有之证，难以一经拘之，中风者亦然。凡云下利及厥，与夫称病人等名证者，谓六经伤寒中风杂病等证候，俱有是证也。叔和类证，编入各经，故有所未当者，如下利有谵语者，有燥屎也，宜小承气汤，叔和编入厥阴下利条内，若以证言之，正当属阳明也，似此者非一，致令后人拘于六经，妄分寒热，有乖圣训。夫善治病者，须要详辨太阳传经之邪，各经直中之邪。曾无汗下之证、火逆水喷之证、结胸、发黄、血谛、痞、利、厥逆之证，如中风伤寒杂病之候，一切之疾，不拘六经，但分表里。盖六经俱有表里二证，但有表证，即发汗，但有里证，即宜下，或表里二证俱见，则宜以攻里发汗之药，分表里病证多少用之，病在半里半表者，和解之，此传经之治也。杂病寒证在表者，辛温汗之，寒中里者，大热之剂救之，亦不过明其表里而已矣。

大凡初服药时无是证，服药后而生新证者，故经曰：若吐、若汗、若下后之证是也，即坏病也，当救何逆而治之。若初服药有是证，服药后只是原证如故，不见新有证候者，只是病未退，仲景所谓服汤一剂尽，病证犹在者，更作服也，汗下同法。清碧杜先生曰：阳热病难疗，阴热病易治，盖热者传经变态不一，阴寒不传，治之亦一定法耳。仁安严

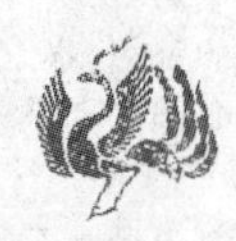

先生云，凡医他人治过伤寒，须究前证，曾服何药，倘云交杂，先以重者为主，次论轻者。假如传经之邪，治有三法，在皮肤者汗之，在表里两间者解之，在里者下之，此自外入内之治也。至若体虚之人，交接阴阳，饮食不节，则里虚中邪，又非在里可汗[①]之法，必用大热之剂温散。经曰：阴中于邪，必内慄也，表气微虚，里气失守，故使邪中于阴也。方其里气不守，而为邪中，于正气怯弱，故成慄也。故经言寒则伤荣，荣者血也。血寒则凝而不行，致四肢血气不接，而厥身体冷，而恶风寒，附子、干姜适得其当。若寒退而热毒内攻，目中不了了，下利清水，腹满，又有急下之法，此论少阴经之治法也。若寒退而手足厥，其厥乍热乍凛，腹中痛，而小便不利，又有四逆散之治法，所谓少阴传变与太阳相同者此也。大抵治伤寒，必须审证施治，有脉与证相合者，则易于识别，若脉证不相符，却审的急缓治之，但凭证亦不可，但凭脉亦不可，务要脉证两得，方为尽善。上工治其尤甚者为急，故虽有但凭证而不凭脉者，有但凭脉而不凭证者。如经曰：脉浮大，心下硬，有热，属脏者攻之，不令发汗，此又非表邪可汗之法也。如促脉为阳盛，若下利，喘而汗出，用葛根黄芩黄连汤；若厥冷脉促为虚脱，非针非温不可，此又非阳盛之脉也。如阳明脉迟，不恶寒，身体濈濈汗出，则用大承气，此又非诸迟为寒之脉法也。少阴病始得之，反发热，脉沉，宜麻黄细辛附子汤微汗之，此又非脉沉在里之脉法也，但不恶寒三字为主。经虽云：桂枝下咽，阳盛则毙，此定法也，如谵语而恶寒，必用桂枝先解之，已而

---

① 在里可汗：据文意，当是“在里可下”。

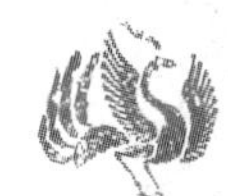

下之，但有表无表为辨耳。此仲景但凭证不凭脉之治法也。如经所谓结胸证应下之，其脉浮者不可下，此又非发热七八日，虽脉浮数者可下之证也，谵语发潮热，脉滑而疾者，小承气，因与一升，明日不大便，脉反微涩者，不可更与承气也，此又非汤入腹中，转失气者，乃可攻之之证也。发热恶寒，脉微弱，尺中迟者，俱不可汗，此又非在表宜汗之证也。此仲景凭脉不凭证之治法也。盖以脉而知病之浅深，其证之必然者也，圆机之士，临病消息，脉证既决，又何难焉，医之玄微其在斯乎。

凡经云某阳某阴病者，却要辨认疑似之间者，确得病证明白，然后用药，庶免差误。经曰：病有发热而恶寒者，发于阳也，无热而恶寒者，发于阴也，谓如伤寒，或已发热，或未发热，必恶寒。体痛呕逆，脉阴阳俱紧者，谓继之以发热，此则发于阳也，其初未发热，与无热而恶寒，发于阴者，相似有不同者，头痛项强，阴证无头痛故也，若恶寒而蜷，沉细而紧者，此发于阴也。在阳者可发汗，在阴者宜温里。

如少阴脉沉，始得之，反发热，似乎太阳，乃有不同者，其热不翕翕然，证无头疼。

少阴腹痛下利，与太阴相似，有不同者，太阴不渴，少阴则渴，手足有温厥之殊。

温病与痉病，皆与太阳相似，有不同者，痉脉沉细，温病不恶风寒而渴。

伤寒与中暍相似，其不同者，伤风不渴，中暍即渴。伤寒与冬温相似，不同者，伤寒脉浮紧，冬温脉不浮。

时行传染与伤寒相似，有不同者，时行传染脉不浮，

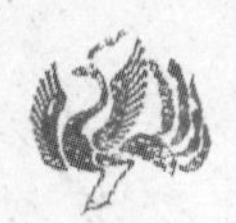

伤寒脉浮。

太阳中湿与太阳伤寒相似，有不同者，湿脉沉而细。答曰：脉虽相似而证则不同，痉则身不疼，而湿则身疼也。

暑脉虚细，又曰微弱，又曰弦细芤迟，诸如此者，与痉脉、湿脉颇相似类，虽然脉似而证不同，暑则自汗而渴，湿则不渴身疼，痉则身不疼也。

太阳中风见寒脉，用大青龙，其证与太阳伤寒相似，有不同者，中风见寒脉，有烦躁也，麻黄汤证则无烦躁。

太阳伤寒见风脉，用大青龙，其证与中寒湿相似，有不同者，其脉浮沉缓①，寒湿则脉沉细微。经云无少阴里证者，盖太阳与少阴为表里，今脉证俱属太阳表经，故云无少阴里证也。

小青龙证与小柴胡证相似，有不同者，小青龙无往来寒热、胸胁满硬痛之证，但有干呕发热而咳，此则为表不解，水停心下也。虽有或为之证，与小柴胡相似，终无半表半里之证为异耳。

陶氏论伤寒

凡看伤寒，不可轻易治其病之可晓者，缺其不可晓者，胸中有一毫疑忽，不可强治，故君子不强其所不能。若轻易玩弄，视人命如草芥，非君子之用心也，敬慎毋怠。

初得伤寒一二日，胸中连脐腹注闷疼痛，脉沉有力，坐卧不安，上气喘促，不候他证，便可用下药。若头项强

① 浮沉缓：浮沉并见，恐有误，《伤寒论》中大青龙汤证脉浮紧、浮缓。

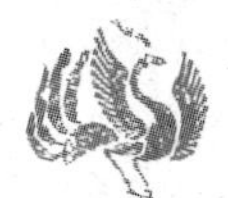

痛，恶寒发热，每日如此，不可以日数多少计，病尚在太阳经，正宜发汗，若随所先表里治之，不必拘于日数也。若烦渴欲饮水，由内水消渴，欲得外水自救耳，大渴欲饮一升，止与一半，常令不足，若过饮水重，则为水结之证，射于肺为喘，为咳，留于胃为噫，为哕，溢于脾为肿，蓄于下焦为癃，皆饮水之过也，又不可不与，又不可强与。经云：若还不饮非其治，强饮须教别证生，正此谓也。

辨张仲景伤寒论出《琐言》

或曰：甚矣，伤寒桂枝麻黄之难用也，今人畏而不用，以参苏饮、和解散平和之剂而代之，何也？予曰：其伤于四时者，皆能为病，以伤寒为最毒者，以其最成杀厉之气也。中而即病，名曰伤寒，不即病者，其寒毒藏于肌肤，至春变为温病，至夏变为暑病者，热极重于温也。桂枝、麻黄二汤，为即病之伤寒设，与过时之温暑者，有何预焉？夫受病之原则同，亦可均谓之伤寒，所发之时，既异治之法，岂可混乎？夫春温夏热秋凉冬寒，四时之正气也，以成生长收藏之用。风亦因四时之气而成温凉寒热也，若气候严寒，风亦凛冽，天道和煦，风亦温暖。冬时坎水用事，天令闭藏，水冰地坼，风与寒相因而成杀厉之气，人触冒之，腠理郁塞，乃有恶风恶寒之证，其余时月，则无此证也。仲景固知伤寒非比他病可缓，故其为言特详于此书，而略于他病也。不幸此书传世久远，遗帙颇多。晋王叔和得于散亡之余，惜乎以己意混经，未免穿凿附会。成无己氏因之顺文注释，并无缺疑正误之言，以致将冬时伤寒之

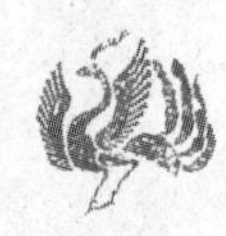

方通解温暑，遗稿至今尚未已也，其温暑必别有方，今皆失而无证也。宋景濂尝叹《伤寒》非全书，诚能得其旨归。盖伤寒之初中人，必先入表，表者何？即是太阳寒水之经，此经行身之背，皆自头贯脊，乃有头疼、脊强、恶寒之证，在他经则无此症矣。况此经乃一身之纲维，为诸阳之主气，犹四通八达之衢，治之一差，其变症有不可胜言者矣，故宜用此二汤发散表中寒邪，经曰辛甘发散为阳者是也。用之通治春温夏热之病则误矣。伤寒邪之在表，虽为太阳一经，而有荣卫之分焉。寒则伤荣，证乃恶寒发热而无汗，其脉浮紧，盖浮为在表，紧为恶寒，有寒则见，无寒则不见也，当用麻黄汤轻扬之剂发而去之，寒邪退而汗出表和而愈矣。风则伤卫，卫伤则自汗，缘太阳受风，不能卫护，腠理疏而汗泄，故脉见浮缓也，脉虽浮缓，其受寒则一，故亦宜桂枝辛温之剂，解散寒邪，腠理闭而汗止，表和而愈。又有荣卫俱伤者，二汤又难用也，故复设大青龙汤，然此药难用，非庸俗得而知也。或曰：湿[1]暑既无方法，治之又将奈何？脉证与伤寒有何分别？曰：温暑虽冬时感受寒邪，而不即散，在人身中伏藏，历二三时之久，天道更变，寒化为热，人在气交之中，亦随天地之气而化，观仲景以即病之伤寒，与温暑时令为病之名，岂无异哉，治之之方，亦必随时，以用辛凉苦寒矣。安得概用冬时治寒辛温之方乎？今无其方者，盖散亡也。经既称变为温、变为热，则已改易冬时之寒为温热矣，方不容不随时改更也。夫病因时出，值天时和煦，自内达表，脉反见于右关不浮

① 湿：据后文所述，当是“温”字。

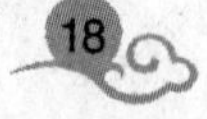

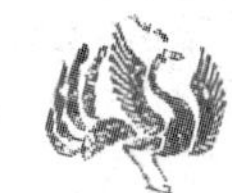

紧而微数。经曰：太阳病，发热不恶寒而渴者，温病也。不恶寒则病非因外来，渴则明其自内达表。或曰：春夏之病，亦有头疼恶寒，脉浮紧者，何也？曰：此非冬时所受之寒，乃冒非时暴寒之气耳。或温暑将发，又受暴寒，虽有恶寒脉浮之证，未若冬时之甚也，宜辛凉之药，通其内外而解之，断不可用桂枝之剂矣。敢问伤寒之在三阳则为热邪，既传三阴则为阴证矣，法以热治，固其宜也。三阴篇以四逆散凉药以治四逆、大承气汤以治少阴，其故何也？呜呼，此盖叔和以残缺之经作全书诠次，将传经阴证与直中阴经之阴证混同立论，所以遗祸至今而未已也。姑略陈之，盖风寒之初中人也无常，或入于阴，或入于阳，皆无定体，非但始太阳、终厥阴也，或自太阳始，日传一经，六日至厥阴，邪气衰，不传而愈者；亦有不罢再传者，或有间经而传者，或有传二三经而止者，或有始终只在一经者，或有越经而传者，或有初入太阳，不作郁热，便入少阴，而成真阴证者；或有直中阴经而成寒证者，缘经无明文，后人有妄治之失。若夫自三阳传至三阴之阴证，虽有厥逆，内则热邪耳，若不发热，四肢便厥冷而恶寒者，此则直中阴经之寒者也。夫太阳受邪，行尽三阳气分，传次三阴血分，则热入深矣，热入既深，表虽厥冷，真热邪也。经云：亢则害，承乃制，热极反兼寒化也。若先热后厥逆者，传经之阴症也，经云：厥深热亦深，厥微热亦微是也，故宜四逆散、承气汤者，微甚而治之。如其初病便厥，但寒无热，此真中阴经之寒症也，急宜四逆辈以温之，经云：发热恶寒者发于阳也，无热恶寒者发于阴也，尚何疑哉？又有日传二经为两感者，传经未尽而毙矣。病有标本，治

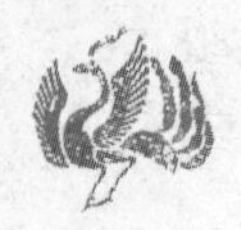

有逆从，岂可概论之乎？刘守真云：伤寒无阴证，人伤于寒则为热病，热病乃汗病也，造化汗液，皆阳气也，遍考《内经》、《灵枢》诸篇，并无寒证、阴证，乃杂病也，叔和误人之耳。虽守真之明达，盖亦因《伤寒论》以桂枝、麻黄通治温暑之误而有是说。故叮咛云：天道温热之时，用桂枝汤必加凉药于其中，免致黄生斑出之患。若知此汤为冬时即病之伤寒设，则无此论矣。观其晚年悟道，著《病机气宜保命集》，其中羌活汤辛凉之药，以治非时伤寒，其妙如神，足可补仲景之遗亡。夫《内经》言伤寒则为热病而无寒者，语其常也，仲景之论有寒有热者，言其变也，合常与变而无遗者也，此其所谓医学之准绳也欤。

六经传变论出《蕴要》

夫伤寒六经为病，阴阳虚实，或冷或热，无非客邪之所为也。盖阳邪传者，常也，阴邪传者，变也。且夫阳邪以日数次第而传者，一二日太阳，二三日阳明，三四日少阳，四五日太阴，五六日少阴，六七日厥阴，七日经尽，常汗出而解，七日不解谓之过经，过经不解则为坏病。盖寒之伤人，无定体，或中于阳，或中于阴。经言一二日脉沉者，少阴病也。又一二日口中和，背恶寒者，少阴病也。此皆直中阴经之寒邪也。《活人》曰凡寒邪自背而入者，或中太阳，或中少阴，自面而入，则中阳明之类，岂专始于太阳乎？或首尾只在一经，或间传一二经，或过一经而不再传者有之，有足经冤热而传入手经者亦有之，有误服药而致传变者多矣。故经曰：一日太阳受之，脉静者为不传也，或脉数急，躁烦欲

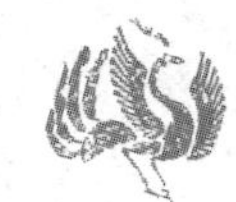

吐者，传也。又曰二三日，阳明、少阳病不见者，为不传。又曰：太阳病脉浮紧，身疼痛，发热七八日不解，此表证仍在，当发其汗。又少阴病得之二三日，口燥咽干者，急下之，宜大承气汤。此皆不以日数而言也。守真曰：谁敢二三日便以大承气汤下之？盖圣人书不尽言，言不尽意，说其大概而已。盖太阳为诸经之首，传变居多，且热邪乘虚之经则传也。若经实而不受邪则不传也。赵氏曰：大抵邪在阳经则易治，传入阴经则危殆。盖阳微而阴盛，正虚而邪实也。况误下内陷，汗虚别经，则坏异倾危，可立而待也。况治伤寒之要，须读仲景之书，当求其立法之意，不然则疑信相杂，未免通此而碍彼也。许氏曰：读仲景书，用仲景法，守仲景方，所谓得仲景心也。

论伤寒提纲之要出《蕴要》

仲景伤寒三百九十七法提纲之要，无出于表里、虚实、阴阳、寒热八者而已。若能明究此八者，则三百九十七法可得一定于胸中也，何以言之？然有表实，有表虚，有里实，有里虚，有表里俱实，有表里俱虚，有表寒里热，表热里寒，有表里俱寒，有阴证，有阳证，其所苦各不同，要当辨而治之。且表实者，脉浮紧，恶寒身疼，而无汗也，宜麻黄汤汗之。表虚者，脉浮缓，恶风身疼，而有汗也，宜桂枝汤和之。如里实者，腹中硬满，大便不通，潮热脉实，宜大柴胡汤下之。里虚者，腹鸣自利，有寒有热，详见自利条下。如表里俱实者，内外皆热也，脉浮洪，身疼无汗者，宜通解散汗之。若口渴饮水，舌上干燥，脉洪大

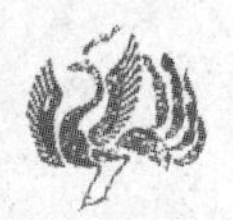

者，人参白虎汤主之。如表里俱虚，自汗自利，人参三白汤、黄芪建中汤倍加参、术主之，脉微细，足冷者，必加附子温之。如表寒里热者，身寒厥冷，脉滑数，口燥渴，宜白虎汤主之。如里冷表热者，面赤烦躁，自利清谷，脉沉细者，宜四逆汤温之。如表里俱寒，自利清谷，身疼恶寒，此内外皆寒也，宜四逆汤，先救其里，次以桂枝汤，以救表也。如阴证发热，则脉沉细而不渴，阳证发热，则脉洪数而燥渴。以此别之，大抵治法当明，此提纲之要。

三百九十七法考出《溯洄集》

王氏曰：世传伤寒有三百九十七法，考之成氏注本，茫然不知所在，于是反复推寻，以有论有方诸条数之，则不及其数，以有论有方、有论无方诸条通数之，则过其数，除辨脉法、平脉法，并伤寒例，及可汗不可汗、可吐不可吐、可下不可下诸篇外，止以六经病篇中有论有方、有论无方诸条数之，则亦不及其数，以六经病篇及痉湿暍、霍乱、阴阳易、差后劳复病篇中有论有方、有论无方诸条数之，则亦过其数，至以六经病、痉湿暍、霍乱、阴阳易、差后劳复病篇有论有方诸条数之，则又太多矣。竟不能决，欲以此句视为后人无据言而不从，则疑其或有所据，而或出仲景，叔和而弗敢废？欲尊信而必从之，则又多求方而莫之遂。宋林亿等校正《伤寒论》，其序曰，今校定张仲景《伤寒论》十卷，总二十二篇[1]，证外合三百九十七法，余

---

① 总二十二篇：原作“总二十篇”，据《伤寒论》序及后文改之。

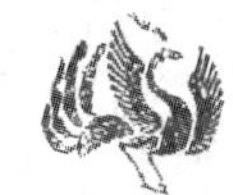

于是就其十卷二十二篇而求之。其太阳上篇注曰一十六法，太阳中篇注曰六十六法，太阳下篇注曰三十九法，阳明篇注曰四十四法，少阳篇不言法，太阴篇注曰三法，少阴篇注曰二十三法，厥阴篇注曰六法，不可发汗篇注曰一法，可发汗篇注曰四十一法，发汗后篇注曰二十五法，可吐篇注曰二法，不可下篇注曰四法，可下篇注曰四十四法，汗吐下后篇注曰四十八法。以其所注之数通计之，得三百八十七法。然少阳篇有小柴胡汤一法，其不言，恐脱之也，又可吐篇却有五法，其止言二法者，恐误也，并此脱误四法，亦仅得三百九十一法耳。较之序文，犹欠六法，乃参之《脉经》，其可汗、可吐等篇外，比《伤寒论》又多可温、可灸、可刺、可水、可火、不可刺、不可灸、不可水、不可火诸篇，欲以此补其所欠，则又甚多而不可用。元泰定间，程德斋又作《伤寒钤法》，其自序曰：若能精究是编，则知六经传变三百九十七法，在手指掌矣……六经二百一十一法，霍乱六法，阴阳易瘥后劳复六法，痉湿暍九法，不可汗二十六法，宜汗四十一法，不可吐五法，不可下五法，可汗五法，可吐五法。余亦以其说通计之，却止得三百一十八法，尚欠七十八法。见其序文如彼，考其所计乃如此，则知犹未能以得其实数也。近批点《伤寒论》者，何不考其非，乃一宗其钤字号，而不敢少易乎，余由是。但即论之本文，以细绎之，始悟其所计之数于理不通，而非仲景、叔和之说矣。夫《伤寒论》，仲景之所作也，至叔和时已多散落，今之所传者非全书明矣。后之昧者，乃不察此，必欲以全书观之，为钤为括，以谓伤寒治法略无余蕴矣，殊不知有论无方者甚多。至若阳明篇无目疼，少

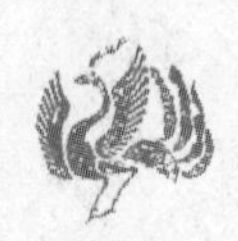

阳篇言胸胁满而不言痛，太阴篇无咽干，厥阴篇无囊缩。若此者，非皆本无也，必有而脱之耳。叔和重载各篇方治，并诸可与不可。不过虑人惑于纷乱，故示人以简便法而已。林亿弗解其意，遂不问重与不重，一概通数，何不观重载入篇之中，其方治者，止有一十五条为六经篇之所无，其余一百五十三条，皆六经篇已数过者，安有一法而当两数之理乎？虽程德斋去取，与林亿颇异，其不重数发汗后，并吐、汗、下诸法，固为是矣。至于宜汗四十一法，却又俱是一法当两数者，与林亿所计何以异哉？窃尝思之，纵使三百九十七法之言，不出于林亿等，而出林亿之前，亦不足用。余于三百九十七法内，除去重复者，与无方治者，止以有方治，而不重复者计之，得二百三十八条，并以治字易法字，而曰二百三十八治，如此则庶或可通也。若以法言，则仲景一书无非法也，岂独有方者然后为法哉？吁，二家之取，尤有悖于理者，敢陈一二。如太阳病三日，已发汗，若吐，若下，若温针，仍不解者，此为坏病，桂枝不中与也。观其脉症，知犯何逆，随证治之。桂枝本为解肌，若其人脉浮紧，发热，汗不出者，不可与之也，常须识此，勿令误也。若酒客病，不可与桂枝汤，得之则呕，以酒客不喜甘故也。喘家作，桂枝汤加厚朴杏子仁。凡服桂枝汤吐者，其后必吐脓血也。林亿校本，自太阳病，至勿令误也，为一法，自酒客病，至杏子仁，为一法，自凡服桂枝汤，至吐脓血也，则不为法。程德斋《钤法》，自太阳病，至随证治之，为一法，自桂枝本为解肌，至吐脓血也，为一法。又林亿本，于病胁下素有痞，连在脐旁，痛引少腹，入阴筋者，此名脏结，死，一条则数为一法，其

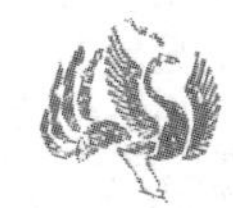

余死不治者，则皆不数。程德斋《钤法》，于阳明病，下血谵语者，此为热入血室，但额汗出者，刺期门，随其实而泻之，濈然汗出愈一条，则不数，而太阳刺肝俞、肺俞、期门诸条，却又数之而弗遗。余如两条同类，一云当汗而无方，一云当汗而有方，则取其有方者，略其无方者，又如当取而不取，不当取而取者，盖亦甚多，二家皆所不免。

三阴病有寒有热出《溯洄集》

王氏曰：伤寒三阴病，或寒或热者，于太阴有曰，自利不渴者，属太阴，以其脏有寒故也，当温之，宜服四逆辈。于少阴有曰，少阴病，得之一二日，口中和，其背恶寒者，当灸之，附子汤主之。少阴病，身体痛，手足寒，骨节痛，脉沉者，附子汤主之。少阴病下利，白通汤主之。少阴病下利，脉微者，与白通汤，利不止，厥逆无脉，干呕烦者，白通加猪胆汁汤主之。少阴下利清谷，里寒外热，手足厥逆，脉微欲绝，身反不恶寒，其人面赤色，或腹痛，或干呕，或咽痛，或利止脉不出者，通脉四逆汤主之。少阴病脉沉者，急温之，宜四逆汤。于厥阴有曰，手足厥寒，脉细欲绝者，当归四逆汤主之。大汗，若大下利而冷厥者，四逆汤主之。观此则伤寒三阴，必有寒证，而宜用温热之剂也。及读刘守真所论伤寒，无问在表在里，与夫三阳三阴，皆一于为热，而决无或寒者矣，所谓寒病皆杂病也。虽仲景有四逆汤[1]证是治表热里和，误以寒药下之，表热入

---

[1] 四逆汤：原作“四之言”，恐误，据《准绳》改之。

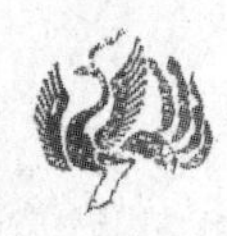

里，下利不止，及或表热里寒，自利，急以四逆温里，利止里和，急解其表。经言，三阴证者，邪热在脏在里，以脏与里为阴，当下热也。意谓成无已之注，必有所发明者，遂因而求之，然亦止是随文而略释之，竟不明何由为寒之故。此非其不欲言也，盖亦止知伤寒皆是传经，故疑于六经所传俱为热证，而热无变寒之理，遂不明白耳。以寒为本脏之寒欤？安得当热邪传里入深之时，反独见寒而不见热者，且所用温热药宁不助传经之热邪乎，以寒为外邪之寒欤？则在三阳已成热矣，安有传至三阴而反为寒哉，可见成氏亦未常潜心于此也。或者谓今世并无真伤寒病，或谓今人所得之病俱是内伤，又昧者至谓《伤寒论》中俱温药，悉为传经热邪而用，以三阴经属阴故也，又其大谬者，则曰论中凡有寒字者，皆当作热字看。呜呼，末流之弊，一至此乎。夫三阳之病，其寒邪之在太阳也，寒郁其阳，阳不畅而成热。阳为人身之正气，既郁即为邪矣，用麻黄发表，以逐其寒，则腠理通而郁发泄，故汗而愈。倘或不汗，其热不得外泄，则必里入，故传阳明、少阳，而或入腑也。若夫三阴之病，则或寒或热者。盖寒邪之伤人也，或有在太阳经郁热，然后以次而传至阴经者，或有太阳不传阳明、少阳，而便传三阴经者，或有寒邪不从阳经而始，直伤阴经者，或有虽从太阳而始，不及郁热，即入少阴，而独见少阴证者。或有始自太阳，即入少阴[1]，而太阳不能以无伤者，或有直伤即入，而寒便变热，及始寒而终热者，其郁热传阴，则为热证。此三阴之病所以或寒或热也，苟

---

① 始自太阳，即入少阴：原作“太阳即少阴”，据《溯洄集》改之。

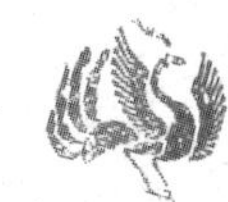

即三阴经诸条求之，理斯见矣。其或传经，或直伤，或即入，或先寒后热者，邪气暴卒，本无定情，而传变不常故耳。故经曰，邪之中人也无有常，或中于阳，或中于阴，故论中每有三阴之寒证，而温热之剂之所以用也，以病则寒，以时则寒，其用之也固宜，何尝为寒药误下而立，况表里寒之证，亦何尝有急解其表之文乎？夫里寒外热之症，乃是寒邪入客于内，迫阳于外，或时虚阳之气，自作外热之状耳，非真热邪所为也。观仲景于里寒外热之证，但以温热治里寒，而不治外热，则知其所以为治之意矣。果当急解其表，岂不于里和之后，明言之乎？且三阴寒病，既是杂病，何故亦载于《伤寒论》，以惑后人乎？且厥阴诸条之上，又何故要以伤寒二字冠之乎？夫《内经》所叙三阴病，一于为热者，言其常也，仲景所叙三阴病，兼乎寒热者，重其变也，并行而不相悖耳。后人谓伤寒本无寒证，得非知常而不知变欤。或曰，直伤阴经，即入阴经而为寒证。其何据乎？予曰：据夫仲景耳，仲景曰，病发热恶寒者，发于阳也，无热恶寒者，发于阴也，发于阳者，七日愈，发于阴者，六日愈。夫谓之无热恶寒，则知其非阳经之郁热耳，谓之发于阴，则知其不从阳经传至于此矣，谓之六日愈，则知其不始太阳，而止自阴经，发病之日，为始数之矣。仲景曰，伤寒一二日，至四五日，而厥者，必发热。伤寒病厥五日，热亦五日，设六日当复厥，不厥者，自愈。伤寒厥四日，热反三日，复厥五日，其病为进。夫得伤寒未为热，即为厥者，岂亦由传经入深之热邪，而致此乎？今人多有始得病时，便见诸寒证，而无或热者，此则直伤阴经，即入阴者也。岂可但执凡伤于寒，则为病热

之语以为治乎？

伤寒总论出《琐言》

陶氏曰：伤寒或有病变，非但始太阳、终厥阴也。皆在得其传受，则自然活泼泼地。且活法者，但见太阳证者，宜直攻太阳，但见少阳证者，宜直攻少阳，此活法也。仲景又云，日数虽多，但有表证而脉浮者，尤宜汗之，日数虽少，但有里证而脉沉者，尤宜下之，此先贤之确论也。切不可执定一二日发表，三四日和解，五六日方下，务俾审脉验证，辨名定经，真知其为表邪而汗之，真知其为里邪而下之，真知其为直中而温之。如此而汗，如此而下，如彼而温，桂枝承气，投之不差，姜附理中，发之必当。匕剂少差，死证立见，可不深思而熟虑哉！仲景取方立论甚严，曰可温，曰可汗，曰少与，曰急下，与夫先温其里，乃攻其表，先解其表，乃攻其里，得其纲领者，不难也。嗟夫！常病用常法，人孰不知，设有感冒非时暴寒而误作正伤寒者，有劳力感寒而误认作真伤寒者，有杂证类伤寒而误认作伤寒治者，有直中阴经真寒证而误认作传经之热证者，有温热病而误认作正伤寒治者，有暑证而误认作伤寒治者，有如狂而误作发狂者，有血证发黄而误认作温热发黄者，有蚊迹而认作发斑者，有动阴血而认作鼻衄者，有谵语而认作狂言者，有独语而认作郑声者，有女劳复而认作阴阳易者，有短气而认作发喘者，有痞满而认作结胸者，有心下硬痛，下利纯清水而俗呼为漏底者，有哕而误认干呕者，有并病而认作合病者，有正阳明腑病而认作阳

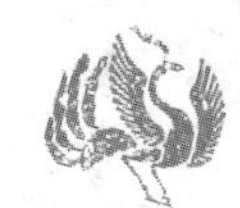

明经病者，有太阳证无脉而便认作死证者，有里恶寒而认作表恶寒者，有表热而误作里热者，有阴发躁而认作阳证者，有少阴病发热而认作太阳证者，有标本全不晓者，此几件终世不相认者，有之学者岂可不于片言只字，体认明白可乎？

审证出《蕴要》

夫审证有三，一曰问其因，二曰察其形，三曰正其名也。三者俱当，乃可以言治也，一或未明而欲治之，岂不误哉？古人有不服药，守过七日，而得中医者，但恐误治也。若能识证定名而治之，则为上医矣。孙真人曰，凡至病家未诊先问，最为有准，故问者，问其得病之因，所感而有轻重之殊也。且夫四时之令，惟冬寒为重，暴寒为轻，伤寒为重，感寒为轻，中寒尤甚也，中寒者，寒邪直中阴经，故曰重也。然有因空腹冒露而着寒，有因劳役辛苦而着寒，有因欲事后傍风而着寒，有脱换衣服，或汗出当风而着寒。有先伤于食而后伤于风，有先伤于湿而后伤于寒，有先伤于风而后伤于寒者，亦谓之两感也。且所伤之因最多，略举此为例，须要问而审之也。二曰察其形者，盖伤寒有病则有一形症见于外，可以察之也，且举六经形症言之。太阳则头痛项强，阳明则目痛鼻干，少阳则耳聋胁痛，太阴则腹满咽干，少阴则舌干口燥，厥阴则烦满囊蜷。又阳证则壮热，脉大而足暖，阴证则微热，脉小而足冷也。又如病人内有瘀血者，少腹硬满，手不可近，小便自利，大便黑者，此血证谛也。然其诸证之形，不能悉举，盖以

此为例，其余已见各证条内，当详玩而察之。三曰正其名者，盖伤寒六经传变诸证，共有一百余种，每一种必有一名，要当识而正之也，盖名正则言顺，名不正则言不顺矣。《活人书》谓天下之事，名定而事辨，言顺而事成，况伤寒之名，种种不同，奈何不识，一概以伤寒之名称之则误矣。殊不知伤寒为总病之名也，然有伤风、伤湿、伤暑、温病、热病、时气、寒疫、冬温、温毒、风湿、湿温及中暍等证，皆伤寒之类也，要在正其名而识之也。《活人书》谓伤寒、伤风，脉症互见，中暑、热病，疑似难明，若不识其症，而亦不知其名，往往伤风作伤寒而治，中暑作热病而医，则虚实混淆，是非紊乱，汤药妄投。一呷下咽，悔将安及，业是者，可不慎哉？

伤寒言证不言病[1] 出陶氏《伤寒琐言》

夫伤寒言证不言病者，厥有旨哉。证之一字，有明证、见证、对证之义存焉。如妇以证奸，赃以证盗，刃以证杀，不容辞而无所逃其情矣。且人之心、肝、脾、肺、肾在人身中，藏而不见者，若夫口、鼻、舌、耳、目则露而共见者也，五脏受病，人焉能知之？盖有诸中，必形诸外。肝有病则目不能视，心有病则舌不能言，脾有病则口不知味，肺有病则鼻不闻香，肾有病则耳不听声，以此言之，则证亦亲切矣。况风寒之中人，受之必有经络部分，一或伤之，本经之证见矣。更能以脉参之，庶无差忒矣。吾故曰伤寒

① 伤寒言证不言病：本节以下，至卷一终，均脱，各据旁校补出。

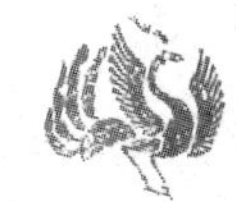

言证耳，如太阳伤寒，为表之表，其经行身之后，从头下至足，则头项痛，腰脊强之证见于项背也。恶寒证亦在表，盖伤寒恶寒，伤风恶风，太阳为寒水之经，凡见恶寒，便为在表，最为的当。传至阳明之经，则不恶寒，便不宜发表，如有一毫头痛恶寒，尚在太阳，便是表证未罢，不可攻里。故戒曰：发表不开，不可攻里，此事不明，杀人至速。又曰：凡呕者，不可下，经曰：呕多，虽有阳明证，不可攻，攻之为逆，心下硬者，不可下，切宜仔细。阳明经为表之里，其经行身之前，夹鼻络于目，故目痛，鼻干不眠。少阳经行身之侧，为半表半里，始于目锐眦，循胁络于耳，交于膻中两乳正中，故胸胁痛而耳聋。此三经病之易见，盖如此便当诊脉以参之。若太阳经则有二证，一为伤寒，一为伤风。脉浮紧，恶寒无汗，为伤寒，脉浮为在表，紧为有寒，表受寒邪而未入里，宜麻黄汤辛甘温之剂以发之冬用正药，三时用羌活汤，此皆有恶寒头痛，为在太阳之表，尚未传入里，通宜发而散之。若在阳明，则脉微洪而长，按之皮肤之下，肌肉之间，此非表非里而为在经，或渴，用葛根汤以解肌。少阳经，则脉弦数，不浮不沉，在乎半表半里之间，宜小柴胡汤以和之有加减法。此二经者，不从标本，从乎中治也。中之下即肌肉之下，筋骨之间也。脉按之沉数有力，则为热入阳明之本，宜大柴胡汤、三承气汤，看燥结微甚而下之。前之所云，恶寒头痛俱通治，脉不浮而沉实有力，此为表证罢而里证具，宜泄去其胃中实热而愈矣。若老弱产虚，或带表证，必须下者，皆用大柴胡汤。脉若沉迟，微弱无力，则又为阴证也，宜温而不宜下也，谨之。

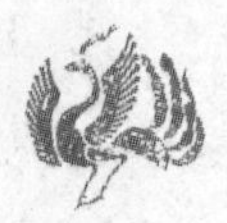

伤寒六经变正法[1]

夫六经传变所由，必须紧记诵，不释手可也。且如郑声者，手足郑重，冷而为虚也。谵语有虚有实，虚则失血亡阳，实则内热便闭。脾约者，大便硬而小便利，水谷不化，脏寒也。久利不止，曰肠澼。伤寒十三日不解，曰过经。吐长蛔，曰蛔厥。阴厥发躁，曰阴躁。手足冷者，为之厥，指头微寒，情之纵。汗、吐、下、温不解，曰坏证。又若何为逆？逆而有四，或变为温疟，或变为风湿，或变为温毒，或变为温疫，此四者是也。发汗出不止，曰漏风，亦为亡阳；大下损血，为亡阳；阳证汗出不止，曰亡阳；大衄取汗，发狂者，曰亡阳；大抵皆无汗，其有汗者，曰亡阳。三月至夏方发，为晚发。冬感寒而春发者，曰温病。非时暴寒，伏于少阴之经，咽痛下利，名曰肾伤寒。发汗后，身灼热者，曰风温，名中暍。感四时不正之气，老幼相似者，为疫疠。病瘥后必发者，曰劳复。病瘥后多食而发者，曰食复。病瘥后发热者，曰遗热。吐利交作，曰霍乱。鼻中出血，曰衄。逆咳者，曰嗽。干呕者，曰哕。大便挟寒下利，曰肠垢。大便坚硬，曰硬。心振寒而动，曰悸。渴饮水而吐，曰水逆。心中恼乱不安而闷者，曰侬懊[2]。皮肤不知痒痛者，曰不仁。振握而动，曰肉瞤筋惕。脐下有动气，曰奔豚。上有吐者，曰涌之。下利者，曰泄之。手足挛搐者，曰瘛疭。四肢风病，曰末疾。厥而下利，当不食，反能食者，曰除中。三阴

---

① 伤寒六经变正法：本节据《伤寒截江网》补出。

② 侬懊：意即懊侬。

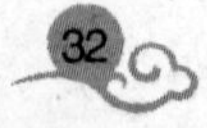

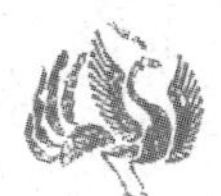

无合病，三阳俱病者，曰合病。二阳先病，后一阳自病，曰并病。凑泄之所，曰腠曰理。妇人之中二，曰理也。

伤寒看证法则[①]

凡看伤寒，先观两目，或赤或黄。赤为阳毒，六脉洪大有力，燥渴者，轻则三黄石膏汤，重则大承气。黄为疸证，如小水不利，或赤，兼小腹胀满，不痛，渴而大便实，脉来沉实有力者，为湿热发黄，轻则茵陈五苓散，重则茵陈汤，分利小水，清白为愈，黄自退矣。劫法开在《杀车槌》方前。

次看口舌有无苔状。如见滑白色者，邪未入里，属半表半里证，宜小柴胡和解。舌上黄苔者，胃腑有邪热也，宜下之，调胃承气汤。大便燥实，脉沉有力而大渴者，方可下。便不实，脉不沉，微渴者，未可下，尤宜小柴胡汤。舌上黑苔生芒刺者，是肾水克于心火，十有九死，急用大承气下之无疑矣，此邪热已极也。劫法开在《杀车槌》方前。

以后，以手按其心胸至小腹，有无痛处。若按之，当心下硬痛，手不可近，燥渴谵语，大便实，脉来沉实有力，为结胸证，急用大陷胸汤加枳、桔下之，量元气虚实，宜从缓治。若按心胸虽满闷，不痛，尚为在表，未入乎腑，乃邪气填乎胸中，只消小柴胡加枳、桔以治其闷。如未效，本方对小陷胸一服，如神。若按之，当心下胀满，而不痛者，宜泻心汤加枳、桔，是痞满也。以手按之，小腹若痛，而小水自

① 伤寒看证法则：据《伤寒家秘的本》补出，原名“治伤寒看证法则”。

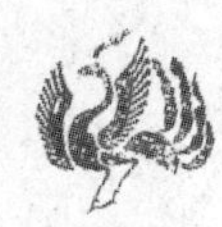

利，大便黑，兼或身黄，谵妄燥渴，脉沉实者，为蓄血，桃仁承气，下尽黑物则愈。若按之，小腹胀满，不硬痛，小水不利，即溺涩也，五苓散加减利之。不可大利，恐耗竭津液也。若按小腹，绕脐硬痛，渴而小水短赤，大便实者，有燥屎也，大承气下之。劫法备开《杀车槌》方前。

再后，问其大小便通利若何，有何痛处，及服过何药，方知端的。务使一一明白，证脉相对，庶得下药无差。

凡看伤寒，若见吐蛔者，虽有大热，忌下凉药，犯之必死。盖胃中有寒，则蛔上膈，大凶之兆，人皆未知，急用炮干姜理中汤一服，加乌梅二个，花椒十粒，服后待蛔定，却以小柴胡退热。盖蛔闻酸则静，见苦则安矣。

凡治伤寒，若烦渴欲饮水者，因内水消竭，欲得外水自救，大渴欲饮一升，止①可与一碗，常令不足，不可太过。若恣饮过量，使水停心下，则为水结胸等证。射于肺为喘为咳，留于胃为噎为哕，溢于皮肤为肿，蓄于下焦为癃，渗于肠间则为利下，皆饮水多之过也。又不可不与，又不可强与。经云：若还不饮非其治，强饮须教别病生。正此谓也。

凡治伤寒，若经十余日以上，尚有表证，宜汗者，与羌活冲和汤微汗之。十余日，若有里证，宜下者，可与大柴胡汤下之。盖伤寒过经，正气多虚，恐麻黄、承气太峻，误用麻黄令人亡阳，误用承气令人不禁，故有此戒。若表证尚未除，而里证又急，不得不下者，只得以大柴胡通表里而缓治之。又老弱及②血气两虚之人，有下证者，亦用大柴胡下之，

① 止：原作“正”，形近改之。
② 及：原作“又”，形近改之。

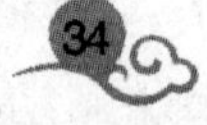

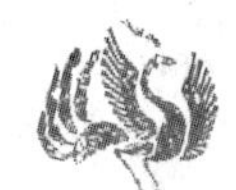

不伤元气。如其年壮力盛者，不在禁例，从病制宜。

凡治伤寒，尺脉弱而无力者，切忌汗、下；寸脉弱而无力者，切忌发吐，俱宜小柴胡和之。

凡治伤寒，若汗、下后，不可便用参、芪大补，宜小柴胡加减和之。若大补，使邪气得补而热愈盛，复变生他证矣。所谓治伤寒无补法也。如曾经汗、下后，果是虚弱之甚，脉见无力者，方可用甘温之剂补之，此为良法。其劳力感寒之证，不在禁补之例，看消息用之。

凡治伤暑，与伤寒俱有热，若误治之，害矣。伤寒则外恶寒而脉浮紧，伤暑则不恶寒而脉虚，此为不同治。经云：脉盛身寒，得之伤寒；脉虚身热，得之伤暑。治宜小柴胡汤加石膏、知母，或人参白虎汤。天久淫雨，湿令大行，苍术白虎汤。若元气素弱而伤重者，用清暑益气汤治之。

论伤寒见症识病法[①]

伤寒之病，从表入里，里必达外，见证之由，所属必相审，治庶无误也。且如头痛项强者，太阳证也。头摇者，里病也。头汗者，里有瘀血，必发黄也。面戴阳者，下虚也。面惨不光，伤寒也；面光不惨，伤风也。面上乍黑乍白，唇口生疮，狐惑也。面如锦纹者，阳毒也。口难言，血少也。舌上有白苔、黄苔，内热也，或黑者，热极也。鼻燥，漱水不下，或目瞑，溺血也。目睛黄，小肠热也。侬懊者，胃虚也。喜恶如狂，蓄血也。肉瞤筋惕，汗下虚也。身如被杖，

① 论伤寒见证识病法：据《截江网》补出。

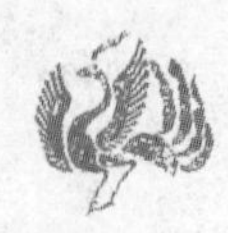

阴毒也。一身尽痛，多眠，或微肿难转者，风湿也。身目俱黄，湿热疸病也。身如虫行，表虚也。背恶寒，阴胜寒也。不眠，因汗下多而神虚也。坐而伏者，短气也。下利清谷，内寒也。咽中生疮，上实下虚也。舌上生刺，热盛也。利者，热盛也。叉手冒心，因汗多而血虚也。腹满手足温者，邪入太阴也。舌卷囊缩，邪入厥阴也。

伤寒三阴三阳脉证论①

伤寒汗、下、温之法，最不可轻据脉以验证，问证而对脉。太阳者，阳证之表也，阳明者，阳证之里也，少阳者，二阳三阴之间。太阴、少阴、厥阴，又居于里，总谓之阴证也。发于外，则太阳为之首。发于内，则少阴为之先。太阳恶寒而少阴亦恶寒，但太阳之脉多浮，少阴之脉沉细，与其他症状亦自异也。发热恶寒，身体疼痛，或自汗，或无汗，是为表证，可汗。不恶寒，反恶热，口燥咽干，壮热腹满，小便如常，而大便秘结，是为里证，可下。厥冷囊蜷，自利烦躁，而无身热头疼，是为阴证，可温。浮、洪、紧、数，此表病之脉；沉、实、滑、数，此里病之脉；微、细、缓、弱，此阴病之脉。在表者，邪传于荣卫之间，在里者，邪入于胃腑之内。胃腑之下，少阳居焉。若传之阴，则为邪气入脏矣。荣与卫俱为表也，亦均可汗也。然有汗者，为伤风，风伤卫气，则以桂枝助阳而汗之轻。无汗者，为伤寒，寒伤荣气，则以麻黄汤助阳而汗之重。荣卫固为表也，胃腑亦可

① 伤寒三阴三阳脉证论：据《伤寒明理续论》补出。

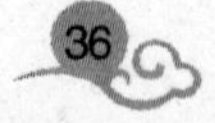

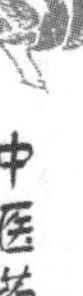

以为表也。然以腑脏而分表里，则在腑为之表，在脏为之里，胃取诸腑，可以表言。若合荣卫腑脏而分之，则表者荣卫之所行，里者胃腑之所主，而脏则又深于里者矣。审脉问证，辨名定经。真知其为表邪，则汗之；真知其为里邪，则下之；真知其为阴证，则温之。表有邪，则为阳虚。阴经受邪，则为脏病，而温里之药热。如此而汗，如彼而下，又如彼而温，桂枝承气，投之不差，姜附理中，发而必中。大抵治伤寒有法，投剂少差，死生立见。古人处方立论，曰可汗、曰可下、曰可温、曰和解、曰少与、曰急下，与夫先温其里，乃发其表，先解其表，乃攻其里。谓知奇者，若网在纲，有条不紊。论至于此，则知古人之立论甚严，而汗、下、温之法，亦不可轻也，信矣。经曰：伤寒六七日，目中不了了，无表证，脉虽浮，亦有可下者。少阴病二三日，无里证，亦有可汗者。阴证四逆，法当用温，而四逆散性寒，岂可用哉？曰医在九流之中，非圆机之士，不足为语也。脉虽浮，而亦可下者，无表证，谓六七日不大便，借使大便不难，其敢轻下之乎？少阴病，亦有发汗者，少阴本无热，反发热，而表犹未解，故用温药，微取其汗也，借使身不发热，其敢轻汗之乎？四逆汤用姜、附，四逆散用枳、柴，一寒一热，病主四逆，固不侔矣，然传经之邪，与阴经受邪，初病便厥者不同，四逆散用药寒，主先阳后阴也，四逆汤用药热，主阳不足而阴有余也。若张氏之论日数，多则曰日数虽多，但有表证，而脉浮者，犹可发汗，日数虽少，若有里证，而脉沉实者，即须下之，此日数之不可拘也。至如阳极发厥，阴极发躁，阴证似阳，阳证似阴，差之毫厘，谬以千里，可不深思而熟虑也哉？

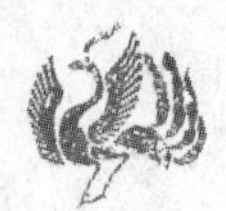

伤寒标本论治[1]

病之有标本，犹草之有根苗。拔茅须连其茹，治病必求其本。标本不明，处方何据？所谓瞑目夜行，无途路而可见矣。原夫六气为本，三阴三阳经为标。病气为本，脏腑经络受病为标。先受病为本，次受病为标。且如尺寸俱浮者，太阳受病也，其经标本，膀胱、小肠也，膀胱寒水为本，其脉循脊，上连风府，故头疼脊强，小肠为标，主发热，其正冬月时，在本者麻黄汤，在标者桂枝汤，余月改用冲和汤也。尺寸俱长者，阳明受病也，其经标本，大肠与胃也，大肠为标，燥金为本，大肠与肺为表里，但发热，解肌汤，本脉络鼻循目，故目痛鼻干，不眠，虚则汗解，实则大柴胡、承气选用。尺寸俱弦者，少阳受病也，其经标本，三焦与胆也，三焦相火，本也，游行乎一身，故微热，足胆，标也，其脉循胁络耳，故耳聋胁痛，寒热，呕而口苦，缘胆无出入之路，故从中治证，用小柴胡和解散而愈，其经有三禁，汗、下、吐是也。尺寸俱沉者，太阴受病也，其经标本，肺与脾也，肺标，脉循咽，脾本，湿土，故腹满咽干，当得本治，宜泄，大柴胡、承气也。尺寸俱微沉者，少阴受病也，其经标本，心与肾，君火为本，心苗舌，故舌燥，标肾，脉循肺，主口干，故口干舌燥，故在标者，因身冷，治主姜、附也，在本者，宜下，三一承气，看微甚而用之。尺寸俱微缓，厥阴受病也，其

---

① 伤寒标本论治：据《截江网》补出。

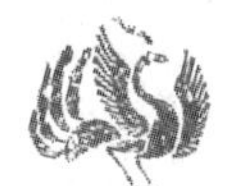

经标本，肝与心包络也，风木为本，下循阴器，故囊缩，标心包络，系舌，故舌卷，大抵温之，四逆辈。其四经并前三经中，若有阳分传来者，下之，庶不误也。

三阴无传经论[①]

凡伤寒，邪热自三阳传至三阴脏腑，入里为尽，无所复传，故言无传经也。如再传者，足传手经也。

论伤寒传足不传手[②]

伤寒传足不传手，此谬言也。人之一身，无非血气，且风行水动，气行血流，昼夜循环，而营运不息，岂有不传手经哉，何所据也？冬月肾水用事，天气严寒，则足少阴、太阳正司，受伤二经最多。其次是少阳、厥阴肝胆，继冬而施春令。盖风木起于大寒之节，即正当十二月中，至春分方行温令，故风寒伤之。足阳明、太阴，脾胃中土，中土无定位，无成名，寄旺于四时，寒热之气，皆能传也，其邪亦归于胃。其手之经，主于夏秋，故不伤也。若言伤足不伤手，正理也。若言传足不传手，非理也。

论伤寒传手经[③]

伤寒传足不传手经者，俗医之谬论也，岂有是哉。人

---

① 三阴无传经论：据《伤寒家秘的本》补出。

② 论伤寒传足不传手：据《截江网》补出，原名“论伤寒传足不传手之误”。

③ 论伤寒传手经：据《伤寒琐言》补出，原名“伤寒传足不传手经辨”。

禀天地之气以生，请以天地间可证者言之。盈天地至大而营运者，莫如元气与水。且以有形论之，则江河湖海，溪涧沟浍，以为行水潴水之道焉。人之充满一身，无非血气，亦有十二经脉，大小络脉，血海，以为行血停血之隧道。风行水动，气行血流，皆自然之理也。夫人之气，自平旦会于膻中，朝行手太阴肺经，以次分布诸经，行尽周天三百六十五度，在人则行三百六十五骨节，明日寅时复会于手太阴也。血亦随气流布，营运不息，荣卫一身腠理，司开阖，维持纲纪，以为一身动静，云为之主。所以一脉愆和，则百脉皆病，理固然而不得不然也。彼云传足不传手者，何所据乎？请备言其所由。盖伤寒者，乃冬时感寒即病之名也，冬乃坎水用事，其气严寒凛冽，水冰地冻，在时则足太阳、少阴正司其令，触冒之者，则二经受病。其次则足少阳、厥阴，继冬而司春令，而亦受伤，何也？盖风木之令，起于大寒节，正当十二月中，至春分后方行温令，故风寒亦能伤之。足阳明、太阴，中土也，与冬时无预而亦伤之，何也？紫阳朱子[①]曰：土无定位，无成名，无专气，寄旺于四季，能终始万物，则四时寒热温凉之气皆能伤之也。况表邪传里，必归于脾胃，而成燥粪，用承气汤以除去之，胃气和矣。手之六经，主于夏秋，故不伤之。足之六经，盖受伤之分境界也，若言伤足不伤手则可，以为传足不传手则不可也。况风寒之中人，先入荣卫，昼夜循环，无所不至，岂间断于手经哉？经云：两感于寒者，六日死。若三阴三阳，五脏六腑皆受病，荣卫不行，脏腑

① 紫阳朱子：指朱熹，称紫阳先生。

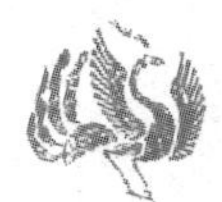

不通，则死矣，岂虚言哉。尝观《此事难知》曰：伤寒至五六日间，渐变神昏不语，或睡中独语一二句，目赤唇焦，舌干不饮水，稀粥与之则咽，不与则不思，六脉沉数而不洪，心下不痞，腹中不满，大小便如常，或传之十日以来，形如醉人，此热传手少阴心经也。然未知自何经而来。答曰：本太阳伤风，风为阳邪，阳邪伤卫，阴血自燥，热蓄膀胱，壬病逆于丙，丙丁兄妹，由是传心，心火自上而逼肺，所以神昏也，栀子黄芩黄连汤。若在丙者，导赤散，在丁者，泻心汤，若脉浮沉俱有力者，是丙丁中俱有热也，可导赤、泻心各半服之宜矣。此膀胱传丙，足传手经也。又谓之腑传脏也，下又传上也，表传里也。壬传丁者，乃坎传离也，名曰经传。气逆而喘者，非肺经乎？如谓不然，何仲景桂枝、麻黄二汤乃心、肺药也，请试思之。

论伤寒杂病分二科

论伤寒、伤风、中寒不同

论直中阴经寒症[①]

伤寒伏阴脉大论用药之误[②]

夫病身不热，头不疼，初起怕寒，四肢厥冷，腹痛呕

---

① 论直中阴经寒证：上三篇，文佚未见。

② 伤寒伏阴脉大论用药之误：据《伤寒家秘的本》补出。

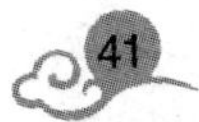

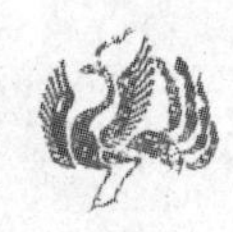

吐，泄泻，蜷卧，沉默不渴，脉来沉迟无力，人皆共知为阴证必矣。至于发热面赤，烦躁，揭去衣被，脉大，人皆不识，认作阳证，误投寒药，死者多矣。殊不知阴证不分热与不热，须凭脉下药，至为切当。不问脉之浮沉大小，但指下无力，重按全无，便是伏阴，不可与凉药，服之必死，急与五积散一服，通解表里之寒，随手而愈。若内有沉寒，必须姜、附以温之，切忌发泄。脉虽洪大，按之无力，重按全无者，阴脉也。若将伏阴之证，而误作热证，用凉药治之，则渴愈盛，而燥愈急，岂得生乎？此取脉不取症也。

伤寒用药法则[①]

标本逆从之既明，五剂之药须用识。且如，表汗用麻黄，无葱白不发。吐痰用瓜蒂，无豆豉不涌。去实热用大黄，无枳实不通。温经用附子，无干姜不热，甚则以泥清水加葱白煎之。竹沥，无姜汁不能行经络。蜜导，无皂角不能通秘结。非半夏、姜汁，不能止呕吐。非人参、竹叶，不能止虚烦。非小柴胡，不能和解表里。非五苓散，不能通利小便。非天花粉、干葛，不能消渴解肌。非人参、麦门冬、五味，不能生脉补元。非犀角、地黄，不能止上焦之吐衄。非桃仁承气，不能破下焦之瘀血。非黄芪、桂枝，不能实表间虚汗。非茯苓、白术，不能去湿助脾。非茵陈，不能除黄胆。非承气，不能制定发狂。非枳、桔，不能除痞满。非陷胸，不能开结胸。非羌活冲和，不能治四时之

① 伤寒用药法则：据《截江网》补出，原名“论伤寒用药法则”。

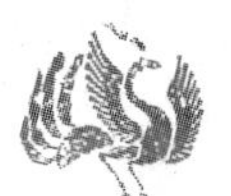

感冒身疼。非人参败毒，不能治春瘟。非四逆，不能救阴厥。非人参白虎，不能化斑。非理中、乌梅，不能治蛔厥。非桂枝、麻黄，不能除冬月之恶寒，热随汗解。非姜附汤，不能止阴寒之泄利。非大柴胡，不能去实热之妄言。阴阳咳嗽，上气喘急，用加减小青龙，分表里而可汗下。此伤寒用药之大法也。

六经用药格[①]

太阳属膀胱寒水，非发汗不能愈，亦有桂枝、麻黄以助阳祛邪。此膀胱寒水之经，有标本之作。风寒初客，仍在表，宜用辛温之剂以发散之。若无头痛恶寒，或非冬时，皆不可用。阳明属胃，非通泄不能痊，必用大黄、芒硝以疏利阳热。此言表证已罢，头痛恶寒已除，则热归阳明之本矣，宜承气汤寒剂以泄热。若恶寒未除，则为表，寒邪尚在，不可下也。冬时亦宜用，不可拘忌。少阳属胆，无出入之道，柴胡、半夏能利能汗，消解血热，黄芩佐之。太阴脾土，惟恶寒湿，非干姜、白术不能燥湿也。少阴肾水，惟恶寒燥，非附子不能温润。厥阴肝木，藏血荣筋，非芍药、甘草不能滋养。此用药经常之道也。

汗下温正法[②]

太阳伤风，自汗恶风，桂枝汤。伤寒，无汗恶寒，麻

① 六经用药格：据《伤寒明理续论》补出，原名“六经用药格法”。
② 汗下温正法：据《伤寒明理续论》补出。

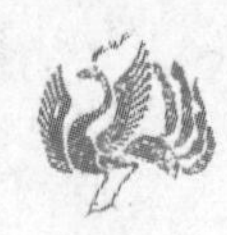

黄汤。

阳明不恶寒反恶热，自汗者，大便难，大柴胡汤、小承气汤。汗不止者，胃汁干，急下之，大承气汤。无汗恶寒，升麻葛根汤。有汗脉迟，微恶寒，为表未解，桂枝汤。无汗脉浮而喘，麻黄汤。

少阳证，病属小柴胡汤。

太阴自利不渴，为脏寒，理中汤、四逆汤。胸中胀满，枳实理中丸。胀满脉浮，桂枝汤。胀满时痛，桂枝加芍药汤，痛甚，桂枝加大黄汤。

少阴脉沉，口不干，舌不燥，背恶寒，小便清白，四逆汤。始得病，脉沉，反发热，麻黄附子细辛汤。口燥咽干而渴，急下之，大承气汤。六经中，惟此一经难治，大要以口燥而渴，知其热，脉沉而迟，别其寒。

厥阴脉微浮，为欲愈，不浮，为未愈，小建中汤。脉浮缓，如疟状，桂枝麻黄各半汤。脉沉短者，囊必缩，为毒气入脏，承气汤下之，利不止者，四逆汤。

一提金贯珠数[①]

交霜降至春分，冬月发者，为正伤寒。表证见者，用辛热之药大发汗。里证见者，用寒凉之药急攻下。此与非时伤寒不同治。方论开在的本《槌法》中，不再录。交春分至夏至前，有头疼发热，不恶寒而渴者，为温病，用辛凉之药微解肌，不可大发汗。里证见者，用寒凉之药急攻

① 一提金贯珠数：据《伤寒一提金》补出。

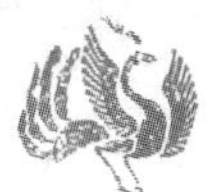

下。若误下之，未必为害，误汗之，变不可言，当须识此。三月后得此证者，为晚发，治法同表证，不与冬时正伤寒同治法，里证治相同。方论开在的本《槌法》中，不再录。

交夏至后，有头疼发热，不恶寒而渴，此名温病，愈加热者，名热病，只用辛凉之药微解肌，不宜大发汗。里证见者，只用大寒之药急攻下。表证不与正伤寒同治法，里证治相同。方论开在的本《槌法》中，不再录。

交秋至霜降前，有头疼发热，不恶寒，身体痛，小便短者，名温病，亦用辛凉之药加燥剂以解肌，亦不宜大发汗。里证见者，用寒凉药急攻下。表证不与正伤寒同治法，里证治相同。方论开在的本《槌法》中，不再录。

其春、夏、秋三时，有患头疼身热，亦有恶寒者，即是感冒非时暴寒之轻，非比冬时正伤寒之重，俱用辛凉之剂小发汗。若里证见者，用寒凉之药急攻下。表证不与正伤寒同治法，里证治相同。方论开在的本《槌法》中，不再录。

其四时，有患头疼，发热恶寒，身体倦痛，骨腿酸疼，自汗出，口微渴，脉空浮大而无力，名劳力感寒证，当用温凉之剂温经散寒，切禁大发汗。里证见者，中和之剂加转药微下之，不可急攻利。方论开在的本《槌法》中，不再录。

其四时，有患头疼，身热恶寒，老幼相传者，名时疫证，用辛凉之药微解表。里证见者，急攻下。从病制宜，不与正伤寒同治法。方论开在的本《槌法》中，不再录。

若先起头疼，发热恶寒，以后传里，头疼恶寒皆除，而反怕热，发渴谵语，或潮热自汗，大便不通，或揭去衣被，扬手掷足，或发斑黄，狂乱，此为阳经自表传入阴经之热证，俱当攻里，下之。设或当下失下，而变出手足乍

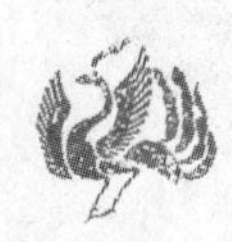

冷乍温者，因阳极发厥，即阳证似阴，名阳厥，急当下之。又有失于汗、下，或本阳证，误投热药，使热毒入深，阳气独盛，阴气暴绝，登高而歌，弃衣而走，骂詈叫喊，燥渴欲死，面赤眼红，身发斑黄，或下利赤黄，六脉大，名阳毒发斑证，用酸苦之药，令阴气复而大汗解矣。如大便实者，又当大寒之药下之。此与发狂不同治。方论开在的本《槌法》中，不再录。

若初病起无头疼，无身热，就便怕寒厥冷，腹痛呕吐，泻利不渴，蜷卧沉重，战慄，脉沉细，此为直中阴经真寒证，不从阳经传来，当用热药温之。如寒极而手足厥冷，过乎肘膝者，因寒极发厥，名阴厥，急当救里，温之，此与阳厥不同治。又有初病起，外感寒邪，内伤生冷，内既伏阴，内外皆寒，或本真阴，误投凉药，使阴气独盛，阳气暴绝，以致病起手足厥冷，腰背强重，头眼眶痛，呕吐烦闷，下利腹痛，身如被杖，六脉沉细，渴饮不下。以后毒气渐深，入腹攻心，咽喉不利，腹痛转甚，心下胀满，结硬如石，燥渴欲死，冷汗不止，或时郑声，指甲面色青黑，速灸关元、气海，须服大热之剂温之，此名阴毒，令阳气复而大汗解矣。若夏月大发热，头疼燥渴，背恶寒，微汗，脉虚无力，口齿燥者，名中暑，用寒凉之剂清之。方论开在杂证中，不再录。

若病人身微热，烦躁，面赤戴阳，欲坐卧于泥水井中，脉来沉细无力，此阴发躁，名阴躁，当用辛热之药温之，不宜凉剂。误用之，其躁急渴甚，必死矣。若病人身冷，脉沉细而疾，虽烦躁，不欲倾水入口者，此名阴盛格阳，亦用大热之剂温之。方论开在的本《槌法》中，不再录。

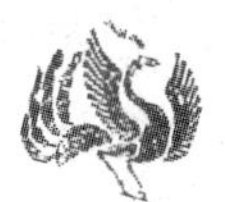

一伤寒，失于汗、下，使热邪传里，燥渴谵语，小水自利，大便黑，小腹硬痛，或身黄，是下焦蓄血如狂证。此与阳狂不同治，宜下尽黑物则愈。方论开在的本《槌法》中，不再录。

一伤寒，初得病与表热，但狂言烦躁不安，精采不与人相当。此因热结膀胱，其人如狂，太阳经之里证也，自有太阳经之里药治，不与阳狂同治法。方论开在的本《槌法》中，不再录。

一伤寒，小水不利，大便实，小腹满，燥渴谵语，怕热，身目黄，此名湿热发黄，轻则疏利，重则大下。此与血证发黄不同治。方论开在的本《槌法》中，不再录。

一伤寒，失于汗、下，血热不散，故成发斑，大抵不宜发汗，轻则化之，重则下之。起于胸腹，先红后赤者，曰发斑。起于手足，先红后黄者，曰蚊迹。临病之际，宜详审焉。方论开在的本《槌法》中，不再录。

一伤寒，少阴证，恶寒发热，无头疼，误以大发汗，使血从耳、目、口、鼻中出者、名阴血，多不治。此与鼻衄阳血不同治。方论开在的本《槌法》中，不再录。

一伤寒，太阳证，发热恶寒，头痛，或微喘，鼻中出血者，为衄血，名阳血，须分点滴、成流。此与阴血不同治。方论开在的本《槌法》中，不再录。

一伤寒，失于汗、下，邪热传里，使水涸粪燥，大便不通，必发谵语，或心下硬痛，下利纯清水，燥渴，口出无伦语，亦谵语，凡此皆实，当寒凉之剂下之。又有汗多亡阳，或下后利不止，身疼痛，或自利清谷，谵语者，凡此皆虚，当辛热之剂温之。此与狂言不相类。方论开在的

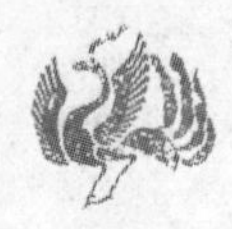

本《槌法》中，不再录。

一伤寒，余热不除，蕴在心包，使精神短少，冒昧昏沉，睡中言语一二句者，名独语，宜凉剂清之。此与谵语不相类。方论开在的本《槌法》中，不再录。

一伤寒，因汗、下后，正气虚，而本音失，则郑重语散，不知高下，大小便自利，手足冷，名郑声，宜中和之剂治之。此与独语不相类。方论开在的本《槌法》中，不再录。

一伤寒，瘥后交接淫欲，无病人反得病者，名阴阳易，宜清凉解毒之剂治之。此与女劳复不相类。方论开在的本《槌法》中，不再录。

一伤寒，瘥后交接淫乐，不因易自病后发者，名女劳复。与前阴阳易同治法。方论开在的本《槌法》中，不再录。

一伤寒，失于汗、下，或因汗、下后虚，令人气逆不相接续者，名短气，分虚实治之。此与喘证不相类。方论开在的本《槌法》中，不再录。

一伤寒，失于汗、下，或因饮水过多，令人抬肩撷肚，气逆上者，名发喘，分表里水气治之。此与短气不相类。方论开在的本《槌法》中，不再录。

一伤寒，麻黄汤证，误下之，心下满闷不痛者，名痞气，分虚实治之。此与结胸不相类。方论开在的本《槌法》中，不再录。

一伤寒，桂枝汤证，误下之，心下满硬而痛，名结胸，分缓急治之。此与痞满不相类。方论开在的本《槌法》中，不再录。

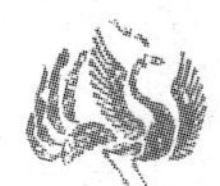

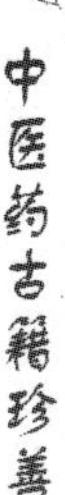

一伤寒证，病一阳经，或三阳经同病不传者，名合病，分在经、过经治之。此与并病不相类。方论开在的本《槌法》中，不再录。

一伤寒证，一阳经先病未尽，又过一经之传者，名并病，分在经、在腑治之。此与合病不相类。方论开在的本《槌法》中，不再录。

一伤寒，或汗、下太过，或恣饮冷水，水寒相抟，虚逆，声浊恶而长，名哕。此与干呕不相类。轻则和解疏利，重则温散。方论开在的本《槌法》中，不再录。

一伤寒，热在胃口，与谷气并，热气上熏，无物，名干呕，分实热、水气治之。此与哕证不相类。方论开在的本《槌法》中，不再录。

一伤寒，有头疼，发热恶寒，脉沉，此名太阳脉似少阴，当辛温之剂散之。与少阴证不相类。方论开在的本《槌法》中，不再录。

一伤寒，无头疼，止则发热恶寒，脉沉，此名少阴证似太阳，当辛温之剂散之。与太阳证不相类。方论开在的本《槌法》中，不再录。

一伤寒，头疼，恶寒身热者，名表热，以辛散之。与里热不相类。方论开在的本《槌法》中，不再录。

一伤寒，无头疼，无恶寒，反怕热，燥渴口苦，舌干谵语，大便实，名里热。此与表热不相类。方论开在的本《槌法》中，不再录。

一伤寒，头疼，身热恶寒者，名表恶寒，当辛甘散之。此与里恶寒不相类。方论开在的本《槌法》中，不再录。

一伤寒，无头疼，无身热而恶寒，厥冷蜷卧，不渴，

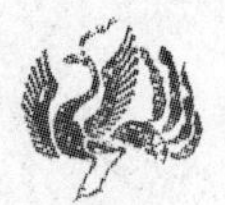

或吐泻腹痛，战栗者，名里恶寒，当辛热之剂温之。此与表恶寒不相类。方论开在的本《槌法》中，不再录。

服　药　法①

论妇人伤寒热入血室②

热入血室者，冲脉为血之海，即血室也。男女均有此血气，亦均有此冲脉。得热血必妄行，在男子则为下血谵语，因邪热传入正阳明腑，在妇人则为寒热似疟，邪乃随经而入，皆为热入血室。太阳不解，热结膀胱，其人如狂，而血自下者愈，不愈，用桂枝汤。阳明下血谵语，胸满如结胸，夜则如见鬼，此为热入血室，小柴胡汤。下焦蓄血，其人如狂，小腹急结，小便自利，大便黑，与夫下利，无表里证，脉数不解，消谷易饥，多日不大便，此为瘀血，桃仁承气汤。少阴病，下利脓血，或腹满，下如鱼脑者，桃花汤主之。

论妇人伤寒与男子不同③

且夫天地阴阳，各有分位，伤寒杂病，岂无各科，男

---

① 服药法：文佚未见。

② 论妇人伤寒热入血室：据《伤寒家秘的本》补出，原名“热入血室”。

③ 论妇人伤寒与男子不同：据《截江网》补出，原名“论妇人伤寒与男子不同治法”。

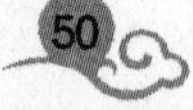

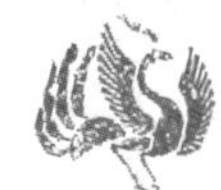

妇何可同治也？男子调气为主，女子养血为先。女子血蓄，则血室不蓄，二气和平。一有凝结，水火相刑。凡气口紧盛者，即宜下，人迎紧盛者，即宜汗。但妇人左关浮紧者，不可下，当发汗，以救血室。荣卫得和，津液得行，浃然汗出而解。凡妇人经水适断，昼则明了，暮则谵语，如见鬼状，此为热入血室，无犯胃气及上、中二焦，言无犯胃气者，谓不可下也，以小柴胡汤主之。若行阳迟则热入胃，令津液燥，中焦、上焦不荣，成血结胸，须针期门可也。但妇人伤寒，发热恶寒，四肢拘急，口燥舌干，经脉凝滞，不得往来，以桂枝红花汤。若伤寒，口燥咽干，不思饮食，以黄芩芍药汤。若伤寒，喘急烦躁，战而作寒，阴阳俱虚，不可下也，以小柴胡汤。若伤寒，经水适来，邪乘虚而入，昼则明了，暮则谵语，如见鬼状，此为热入血室，无犯上、中二焦胃气者，宜小柴胡汤。若伤寒瘥后，犹有余热不去，谓之遗热，宜地黄汤主之。

论妊娠伤寒[①]

论产后伤寒与胎前有别[②]

且产妇始生，气血俱虚，外失卫护，内无主持，最宜调养。设受风寒，岂能救治，故与胎前不同。且产后十数

---

① 论妊娠伤寒：文佚未见。

② 论产后伤寒与胎前有别：据《截江网》补出，原名“论产后伤寒与胎前有别法”。

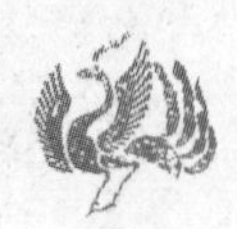

日不解，头痛恶寒，时时有热，心下坚，干呕汗出，以阳旦汤。产后亡津液，大便多秘，或谵语烦躁，宜服神功丸。产妇头疼身热，兼腹内拘急疼痛，以桂心牡蛎汤。产妇伤风，发热，面赤而喘，头痛，以竹叶防风汤。

察色要略[①]

凡看伤寒，必先察其色。《内经》曰：声合五音，色合五行。声色符同，然后可以知五脏之病也。然肝色青，其声呼；肺色白，其声哭；心色赤，其声笑；脾色黄，其声歌；肾色黑，其声呻也。且夫四时之色，相生则吉，相克则凶。有如青赤见于春，赤黄见于夏，黄白见于长夏，白黑见于秋，黑青见于冬，此乃相生之色也。若肝病之色青而白，心病之色赤而黑，脾病之色黄而青，肺病之色白而赤，肾病之色黑而黄，此皆五行之相克，为难治矣。且以五脏之热色，见于面者，肝热则左颊先赤，肺热则右颊先赤，心热则颜先赤，脾热则鼻先赤，肾热则颐先赤也。至于面黑者为阴寒，面青为风寒，青而黑主风、主寒、主痛，黄而白为湿、为热、为气不调，青而白为风、为气滞、为寒、为痛也。大抵黑气见于面多凶，为病最重，若黑气暗中明，准头、年寿亮而滋润者生，黑而枯夭者死也。此乃略举其要。

《内经》以五色微诊，可以目察，《难经》曰，望而知之谓之神，故色不可不察也。凡看伤寒，必先察色，然后

① 察色要略：据《证治准绳》补出。

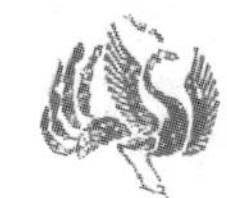

切脉，审证参合，以决生死吉凶。夫色有青、黄、赤、白、黑，见于面部皮肤之上，气有如乱丝乱发之状，隐于皮里也。盖五脏有五色，六经有六色，皆见于面，以应五行相生者吉，相克者凶，滋荣者生，枯夭者死。自准头、年寿、命宫、法令、人中，皆有气色，其滋润而明亮者吉，暗而枯燥者凶也，又当分四时生克之理而通察之。兹略具五色伤寒之要者列于下，以便览焉。

青色属木，主风、主寒、主痛，乃足厥阴肝经之色也。凡面青唇青者，阴极也，若舌卷囊缩者，宜急温之，如夹阴伤寒，小腹痛，则面青也。《内经》曰：青如翠羽者生，青如草兹者死。青而黑、青而红，相生者生，如青白而枯燥，相克者，乃死也。脾病见青气，多难治。

赤色属火，主热，乃手少阴心经之色。在伤寒见之，而有三阳一阴之分也。如足太阳，属水寒，则本黑，热则红也，经曰面色缘缘正赤者，阳气怫郁在表，汗不彻故也，当发其汗。若脉浮数，表热不汗出者，面色红赤而光彩也。经言阳明病，面合赤色者，不可攻之，合者，通也，谓表邪未解，不可攻里也。若阳明内实，恶热不恶寒，或蒸蒸发热，或日晡潮热，大便秘结，谵语面赤者，此实热在里，可攻之也。如表里俱热，口燥舌干饮水，脉洪面赤，里未实者，且未可下，宜人参白虎汤和之也。如少阳经病，热在半表半里，面红，脉弦者，宜小柴胡汤和之，不可下也。经言少阴病，下利清谷，里寒外热，面赤者，四逆汤加葱白主之，此阴寒内极，逼其浮火上行于面，故发赤色，非热也，若不察仔细，误投寒凉之剂即死，可不谨哉？又夹阴伤寒，虚阳泛上者，亦面赤也，但足冷脉沉者是。又烦

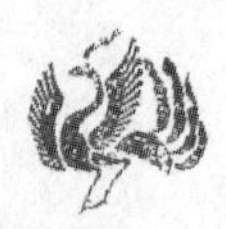

躁面赤，足冷脉沉，不能饮水者，此阴极也，宜温之。若久病虚人，午后面两颊颧赤者，此阴火也，不可作伤寒治之。然三阳之气，皆会于头额，其从额上至巅顶，络脑后者，太阳也，从额至鼻，下于面者，阳明也，从头角下耳中，出耳之前后者，少阳也。但有红气，或赤肿者，以分之。盖大头伤寒证，正要知此部分，可也。《内经》曰：心热则颜先赤，脾热则鼻先赤，肝热则左颊先赤，肺热则右颊先赤，肾热则颐先赤。若赤而青、赤而黄，为相生则吉，如赤而黑，为相克则凶。经言赤如鸡冠者生，如衃血者死。盖准头、印堂有赤气，枯夭者死，明润者生也。如肺病见赤气者，则难治。

黄色属土，主湿，乃足太阴脾经之色。黄如橘子明者，热也，黄如熏黄而暗者，湿也。凡黄而白、黄而红，相生则吉，若黄而青，相克者则凶也。《内经》曰：黄如蟹膏者生，黄如枳实者死。若准头、年寿、印堂有黄气，明润者病退，而有喜兆也，若枯燥而夭者死。凡病欲愈，目黄也。长夏见黄白则吉，若黄青则凶也。

白色属肺金，主气血不足也，乃手太阴肺经之色。肝病见之，难治。《内经》曰：白如豕膏者生，白如枯骨者死。凡印堂、年寿白而枯夭者凶，白而光润者吉。若白而黑、白而黄，相生吉也，若白而赤，相克则凶矣。凡伤寒，面白无神者，发汗过多，或脱血所致也。

黑色属水，主寒、主痛，乃足少阴肾经之色也。凡黑而白、黑而青，相生则吉，若黑而黄，相克则凶。《内经》曰：黑如乌羽者生，黑如炱者死。若准头、年寿、印堂黑气枯夭者死，黑中明润者生也。黑气自鱼尾相牵，入太阴

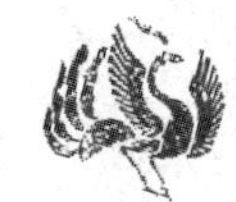

者死；黑气自法令、人中入口者死；耳目口鼻黑气枯夭者死；凡面准头、命宫明润者生，枯暗者死；若心病，见黑气在头者死也。

华佗曰：凡病人面色相等者吉，不相等者凶。如面青目白、面赤目青、面黄目青、面赤目白、面白目黑、面黑目白、面白目青，皆为不相等，故曰凶也。相等者，面目俱青、俱红之类也。

足六经图说

足六经证法[1]

① 足六经证法：及上篇，文佚未见。

伤寒选录卷二

新安祁门朴野汪机立稿
同邑石野陈桷编辑
同邑和溪程镐校正

发热第一 附汗吐下发热、附内伤瘀血发热、附辨疮疡发热、附伤寒热甚五十九刺

中风即发热者，风伤卫也，伤寒不即发热者，寒伤荣也，经云：伤寒一二日，或已发热，或未发热是也。凡翕翕发热，而有恶风恶寒，头痛脉浮者，表热也，此由风寒客于皮肤，阳气怫郁所致，宜汗之。若小便黄，非在外，凡蒸蒸发热，而兼有谵语，大便秘，小便赤，腹满恶热，脉滑实者，里热也，此由阳气下陷入阴中所致，宜下之，若小便清，非在内也。其在少阴、厥阴发热者，谓之反发热，惟太阴无发热之候。若脉阴阳俱盛，热不止者死。下利发热汗后，复发热脉躁疾不为汗衰，狂言不能食，阴阳不交者死。

《兰台治例》曰：邪在三阳，太阳证多与潮热若同而

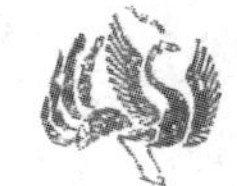

异，邪在三阴，少阴证多与烦躁相类而非。

太阳发热治例

【发表】

太阳病，脉浮紧，无汗发热，身痛，八九日不解，表证仍在，此当发其汗。服药已微除，其人发烦目瞑，剧者必衄，衄乃解。所以然者，阳气重故也，麻黄汤二十一、各半汤。

注曰：脉浮紧，无汗发热，身疼痛，太阳伤寒也，须至八九日而表证仍在，亦当发汗，既服发散汤药，须未作大汗亦已微除。烦者，身热也，邪气不为汗解，郁而成热，蒸于经络，发于肌表，故发烦也。肝受血而能视，始者气伤荣，寒既变热，则血为热抟，肝气不治，故目瞑也。剧者，热甚于经，迫血妄行，而为衄，得衄则热随血散而解。阳气重者，热气重也。与麻黄汤以解前太阳伤寒之邪也。

太阳病，或已发热，或未发热，必恶寒，身体痛，呕逆，脉阴阳俱紧者，名曰伤寒，麻黄汤二十一。

注曰：经云，凡伤于寒则为病热，为寒气客于经中，阳经怫结而成热。中风即发热者，风为阳也，及《伤寒》云，或已发热，或未发热，以寒为阴邪，不能即热，郁而方变热也。风则伤卫，寒则伤荣，卫虚者恶风，荣虚者恶寒，荣伤寒者，必恶寒也。气病者则麻，血病者则痛，风冷气暖，寒冷气逆。体痛呕逆者，荣中寒也，经曰，脉盛身寒得之伤寒。脉阴阳俱紧者，知其伤寒也。

此条不可作“无热而恶寒者，发于阴也”看了，虽未

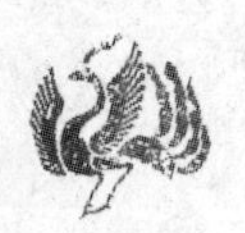

发热，其脉紧为异，发于阴，脉沉或细，或微迟也。

太阳病，头痛发热，身疼，腰痛，骨节痛，恶风，无汗而喘，麻黄汤二十一。

注曰：此太阳伤寒也，寒则伤荣，头痛，身疼，腰痛，以至牵连骨节痛者，太阳经荣血不利也。《内经》曰，伤寒客于人，使人毫毛毕直，皮肤闭而为热者，寒在表也。风并于卫，则卫实而荣虚者，无汗出而恶风也；寒并于荣，则荣实而卫虚者，有汗而恶风也。以荣强卫弱，故气逆而喘，与麻黄汤以发其汗。

太阳病，发热，汗出，恶风，脉缓者，名为中风，桂枝汤一。

注曰：风，阳也，寒，阴也。风则伤卫，发热，汗出，恶风者，卫中风。荣病，发热无汗，不恶风而恶寒；卫病，则发热，汗出，不恶寒而恶风。以卫为阳，卫外者也，病则不能卫固其外，而皮腠疏，故汗出而恶风也。伤寒脉紧，伤风脉缓者，寒性劲急而风性解缓故也。

太阳中风，阳浮而阴弱。阳浮者，热自发，阴弱者，汗自出。啬啬恶寒，淅淅恶风，翕翕发热，鼻鸣干呕，桂枝汤一。

注曰：阳以候卫，阴以候荣。阳脉浮者，卫中风也；阴脉弱者，荣气弱也。风并于卫，则卫实而荣虚，故发热汗自出也，经曰，太阳病，发热汗出者，此为荣弱卫强者是也。啬啬者，不足也，恶寒之貌也，淅淅者，洒淅也，

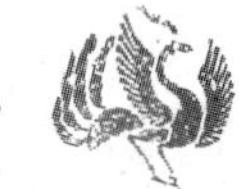

恶风之貌也，卫虚则恶风，荣虚则恶寒，荣弱卫强，恶寒复恶风者，以自汗出，则皮肤缓，腠理疏，是亦恶风也。翕翕者，熇熇然而热也，若合羽所覆，言热在表也。鼻鸣干呕者，风壅而气逆也，与桂枝汤和荣卫而散风邪也。

白虎加参，次各半汤、大柴胡。朱氏先阳旦汤、白虎，次用柴胡加桂。

热反近衣桂枝，寒罢柴胡加桂；寒反去衣白虎加参，里罢各半。

严云：仲景太阳三法俱行，六经俱见，知邪多着太阳，有终一经，或有相传次序，多成坏病，如合并病如疟，随其逆而调之，乃治坏证也。

六经专方，太阳桂枝汤，阳明大承气汤，少阳小柴胡汤，太阴理中汤，少阴四逆汤，厥阴乌梅丸，刚痉麻黄汤，柔痉桂枝汤，霍乱理中汤，暍白虎汤，风温别无正方，今以诸方主用大体见于后。

病人脏无他病，时发热，自汗出，不愈者，此卫气不和也。先其时发汗则愈，宜桂枝汤一。

注曰：脏无他病，里和也，卫气不和，表病也。《外台》云，里和表病，汗之则愈。所谓先其时者，先其发热汗出之时，发汗则愈。

太阳病，发热汗出者，此为荣弱卫强，故使汗出，欲救邪风者，宜桂枝汤一。

注曰：太阳中风，风并于卫，则卫实而荣虚，荣者阴也，卫者阳也，发热汗出，阴弱阳强也。经曰，阴虚阳必

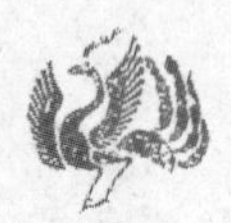

凑之，故少气时热而汗出，与桂枝汤解散风邪，调和荣卫。

桂枝本为解肌，若其人发热汗不出者，不可与也。常须识此，勿令误也。桂枝去桂加半夏生姜。

注曰：脉浮，发热，汗出恶风者，中风也，可与桂枝汤解肌。脉浮紧，发热，不汗出者，伤寒也，可与麻黄汤。常须识此，勿妄治也。

太阳病，发热恶寒，热多寒少，脉微弱者，此无阳也，不可发汗，宜桂枝二越婢一汤十一。

注曰：胃为十二经之主，脾治水谷，为卑脏若婢。《内经》曰，脾主为胃行其津液，是汤所以谓之越婢。脾气通行津液，《外台方》一名越脾汤，即此义也。

脉微弱者，脉略有些弱也，非微弱二字，此仲景微旨也。此言微非指脉，误也。

太阳中风，脉浮紧，发热恶寒，身疼痛，不汗出而烦躁者，大青龙汤主之。若脉微弱，汗出恶风者，不可服。服之则厥逆，筋惕肉瞤，此为逆也。大青龙汤主之三十八。

注曰：此中风见寒脉也。浮则为风，风则伤卫；紧则为寒，寒则伤荣。荣卫俱病，故发热恶寒，身疼痛也。风并于卫者，为荣弱卫强；寒并于荣者，为荣强卫弱。今风寒两感，则荣卫俱实，故不汗出而烦躁也。与大青龙汤发汗，以除荣卫风寒。若脉微弱，汗出恶风者，为荣卫俱虚，反服青龙汤，则必亡阳，或生厥逆，筋惕肉瞤，此治之逆也。

陶氏曰：热盛而烦，手足自温，脉浮而紧，此伤风见

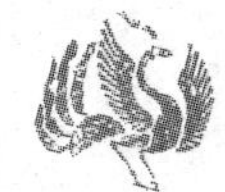

寒脉也。不烦少热，四肢微厥，脉浮而缓，此伤寒见风脉也。二者为荣卫俱病，法用大青龙汤，然不可轻用，须风寒俱盛，又加烦躁，方可与之。一方以桂枝麻黄尤稳，今改羌活汤。

中风发热，六七日不解而烦，有表里证，渴欲饮水，水入即吐，名曰水逆，五苓散。

注曰：中风发热，至六七日，则当解。若不解，烦者，邪在表也。渴欲饮水，邪传里也。里热甚则能消水，水入则不吐，里热少则不能消，停积不散，饮而吐水也。以其因水而吐，故名水逆。与五苓散和表里，散停饮。

伤寒表不解，心下有水气，干呕发热而咳，或渴，或利，或噎，或小便不利，少腹满，或喘者，小青龙汤四十。

注曰：伤寒表不解，心下有水饮，则水寒相抟，肺寒气逆，故干呕发热而咳，《针经》曰，形寒饮冷则伤肺。以其两寒相感，中外皆伤，故气逆而上行，此之谓也。与小青龙汤发汗散水。水气内渍，则所传不一，故有或为之证，随证增损，以解化之。

张氏曰：或问小青龙与小柴胡证，皆呕而发汗，表里之病，大概仿佛，何故二方用药之不同？曰，夫伤寒表不解，里热未甚，而渴欲饮水，不能多，不当与之，以腹中热尚少，而不能消，水饮停蓄，故作诸证。然水寒作病，非温热之剂不能解，故用小青龙汤发汗散水。原其理，初无里证，因水寒以致然也。夫小柴胡证系伤寒发热，热邪传里，在于半表半里之间，热气内攻，故生诸证。缘二证虽曰表里俱

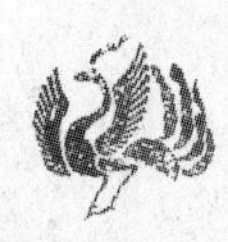

病，其中寒热不同，故用药有姜桂、柴芩之异也。

伤寒，心下有水气，咳而微喘，发热不渴。服汤已渴者，此寒去欲解也。小青龙汤主之四十。

注曰：咳而微喘者，水寒射肺也，发热不渴者，表证未罢也，与小青龙汤发表解水。服汤已渴者，里气温，水气散，为欲解也。

有水咳者可行。

形作伤寒，其脉不弦紧而弱，弱者必渴，被火者，必谵语。弱者发热，脉浮，解之当汗出愈。麻黄汤二十一、大柴胡汤四十一。

注曰：形作伤寒，谓头痛身热也。脉不弦紧，则无伤寒表脉也。经曰，诸弱发热，则脉弱为里热，故云弱者必渴。若被火气，两热相合，传于胃中，胃中燥烦，必发谵语。脉弱发热者，得脉浮，为邪气还表，当汗出而解矣。

脉病不似，故宜当作三法断之。

【和解】

伤寒四五日，身热恶风，项强，胁下满，手足温而渴者，小柴胡汤四十二。

注曰：身热恶风，颈项强者，表未解也；胁下满而渴者，里不和也。邪在表则手足通热，邪在里则手足厥寒。今手足温者，知邪在表里之间也，与小柴胡汤以解表里之邪。

伤寒六七日，发热微恶寒，肢节烦疼，微呕，心下支结，外证未去者，柴胡加桂枝汤主之四十四。

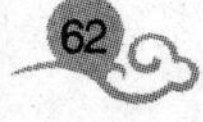

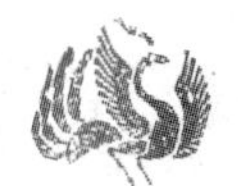

注曰：伤寒六七日，邪当传里之时。支，散也。呕而心下结，表里证也，法当攻里。发热微恶寒，肢节烦疼，表证未去，不可攻里，与柴胡桂枝汤以和解之。

支结，即留饮证。

伤寒脉浮，发热无汗，其表不解者，不可与白虎汤。若大渴欲饮水，无表证者，白虎加人参汤主之六十二。

注曰：伤寒脉浮，发热无汗，其表不解，不渴者，宜麻黄汤，渴者宜五苓散，非白虎所宜。大渴欲水，无表证者，乃可与白虎加人参汤，以散里热。临病之工夫宜精别。

张氏曰：经言可与某汤，或言不可与者，此设法御病也。又言宜某汤，此临证审决也。言某汤主之者，乃对病施治也。此三者即方法之条目也，包藏深理，非一言可以具述。

伤寒无大热，口燥渴，心烦，背微恶寒者，白虎加人参汤主之六十二。

注曰：无大热者，为身无大热也。口燥渴心烦者，当作阳明病，然以背微恶寒，为表未全罢，所以属太阳也。背为阳，背恶寒，口中和者，少阴病也，当与附子汤。今口燥而渴，背虽恶寒，此里也，则恶寒亦不至甚，故云微恶寒，与白虎汤和表散热，加人参止渴生津。

白虎诸亡血虚家，不可服，服之腹痛利，但可温之。或云，立秋后及正月至三月，阳气微，不可服，非也。张氏论详见后。

张氏曰：用药有迟速之弊，故设法以关防，法有关防

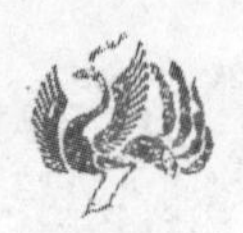

不尽者，则著方以拯治也。假如上二条，前条乃仲景设法以关防也，后条及伤寒病若吐若下后，七八日不解，热结在里，表里俱热，时时恶风，又渴，口舌干燥而烦，欲水数升者，以白虎加人参汤主之，此二条则著方以拯治也。夫白虎汤专治大烦大渴，古人设法之意，惟恐表证未罢，而辄用之，治有太速之弊。若背微恶寒，及时时恶风二证，其中烦渴已甚，非白虎不能遏也，必候表邪俱尽，未免有太迟之愆也。此乃法之关防不尽者，故著方以拯治也，苟不著方，必然违法，然方法之妙，所以不可偏费也。

吴氏曰：或问白虎汤，仲景以表不解者不可与，又时时恶风，背上恶寒者，此有表也，又以白虎汤主之，何也？盖石膏辛寒，解足阳明经，本热蒸蒸发热，潮热，表里皆热，舌燥烦渴之圣药也。且时时者，时或恶风，而不常也，背上恶者，但觉微恶，而不甚也，所有盛热燥渴，而用则无疑矣。若夫表证恶寒常在，背上恶寒而不燥渴者，切不可用也。又太阳经发热而渴，无汗者不可与之，但汗后脉洪大而渴者，可与也。如阴伤寒，面赤烦躁，身热，与其胃虚恶心，大便不实，脉弱食少，无大热者，切不可用也，如误用之，则倾危可立而待矣。

伤寒脉浮滑，此表有热，里有寒，白虎汤主之六十一。

注曰：浮为在表，滑为在里。表有热，外有热也；里有寒，邪气传里也。以邪未入腑，故止言寒，如瓜蒂散证云，胸上有寒者是矣。与白虎汤，以解内外之邪。

臣林亿校正云：谨按前篇，热结在里，表里俱热，宜白虎汤主之。又云表不解，不可与白虎汤。此脉浮滑，表

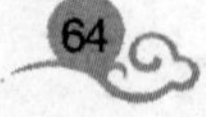

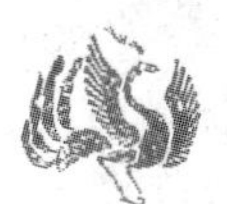

有热，里有寒者，必表里二字差矣。又阳明一证，云脉浮而迟，表有热，里有寒，四逆汤主之。又少阴一证，里寒外热，通脉四逆汤主之，以此见差明矣，此条表里有热，传写之误也。

校正之说，以明其误，无己等注本，是方皆曲从其说，反言校正之非也。本草治寒以热，治热以寒，此证用白虎寒凉之剂，既里有寒者，决不宜服之。校正引里二证用四逆汤，即知白虎非治里寒也。辨脉法曰：脉浮者，在表，即有热也。而阳明脉证篇曰：脉滑而疾者，小承气汤，既用承气汤，是为里热也。又厥阴脉篇曰：脉滑而厥者，里有热，宜白虎汤主之，是谓脉浮为表热，滑为里热。前言误者明矣，该作表里有热也。

张氏曰：对病施治，乃依方疗疾也。事理平正，无曲折可否之，责止对证而用药，即无疑难，故曰主之，假如此条理明而言简，曰主之者，当然其他虽间有病证冗杂者，而理终归一途，别无差失相反，方内凡言主之，理同一体也。

伤寒五六日，中风，往来寒热，胸胁苦满，默默不欲饮食，心烦喜呕，或胸中烦而不呕，或渴，或腹中痛，或胁下痞硬，或心下悸，小便不利，或不渴，身有微热，或咳者，与小柴胡汤主之四十二。

注曰：病有在表者，有在里者，有在表里之间者。此邪气在表里之间，谓之半表半里证。五六日，邪气自表传里之时，或中风，或伤寒，非是伤寒再中风，中风复伤寒也，经曰：伤寒中风，有柴胡证，但见一证便是，不必悉具。邪在表则寒，邪在里则热，今邪在半表半里之间，未

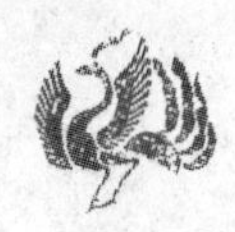

有定处，是以寒热往来也。邪在表，则心腹不满，邪在里，则心腹胀满，今止言胸胁苦满，知邪气在表里之间也。默默，静也，邪在表，呻吟不安，邪在里，则烦闷乱，《内经》曰：阳入之阴则静，默默者，邪方自表之里，在半表半里之间也。邪在表则能食，邪在里则不能食，不欲食者，邪在表里之间，未至于必不能食也。邪在表，则不烦不呕，邪在里，则烦满而呕，心烦喜呕者，邪在表，方传里也。邪初入里，未有定处，则所传不一，故有或为之证，有柴胡证，但见一证便是，即是此或为之证。

少阳小柴胡和解之剂，此即半表半里，凡传入少阳，多半表半里。

【下】

伤寒，发热，汗出不解，心下痞硬，呕吐下利，大柴胡汤四十一。

注曰：伤寒发热，寒已成热也。汗出不解，表和而里病也。吐利，心腹濡软为里虚；吐而下利，心下痞硬者，是里实也。与大柴胡汤以去里热。

张氏曰：或问大柴胡，若内烦里实者，固宜用也，其呕而下利者，亦用之，何也？夫治病节目，虚实二者而已，里虚者，虽便难而勿攻，里实者，虽吐利而可下。经曰，汗多则便难，脉迟尚未可攻，以迟为不足，即里气未实故也。此以大柴胡主之。凡吐利心腹濡软为里虚，呕吐而下利，心下痞硬者是里实也，下之当然。况太阳病，过经十余日，反二三下之后，四五日柴胡证仍在者，先以小柴胡汤。呕不止，心下急，郁郁微烦者，为未解也，与大柴胡汤下之则愈，然呕不止而微烦，里热已甚，结于胃中，故下之则愈。二节病

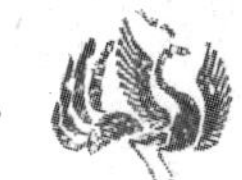

证虽有参差，其里实同一机耳，皆与大柴胡者宜也。

【温】

病发热头痛，脉反沉，若不差，身体疼痛，当救其里，宜四逆汤九十九。

注曰：发热头痛，表病也，脉反沉者，里脉也。经曰，表有病者，脉当浮大，今脉反沉迟，故知愈也。表病而得里脉则当瘥，若不瘥，为内虚寒甚也，与四逆汤救其里。

愚按：阳病见阴脉当死。今头疼发热，阳病也，脉沉，阴脉也，治之不死，可知病与脉难以此拘也。

【刺】

妇人中风，发热恶寒，经水适来，得之七八日，热除而脉迟身凉，胸胁满，如结胸，谵语者，此热入血室，刺期门，随其实泻之。宜小柴胡加生地黄。

注曰：中风，发热恶寒，表病也。若经水不来，表邪传里，则入腑而不入血室也；因经水适来，血室空虚，至七八日，邪气传里之时，更不入腑，乘虚而入于血室。热除脉迟身凉者，邪气内陷，而表证罢也。胸胁下满，如结胸状，谵语者，热入血室而里实。期门者，肝之募，肝主血，刺期门者，泻血室之热。审看何经气实，更随其实而泻之。

伤寒发热，啬啬恶寒，大渴欲饮水，其腹必满，自汗出，小便利，其病欲解，此肝乘肺也，名曰横，刺期门二百三十三。

注曰：伤寒发热，啬啬恶寒，肺病也。大渴欲饮水，肝气胜也。《玉函》曰，作大渴，欲饮酢浆，是知肝气胜也。伤寒欲饮水者愈，若不愈而腹满者，此肝行乘肺，水不能行

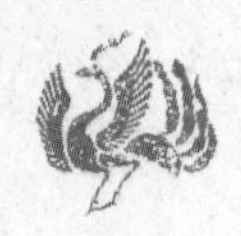

也。经曰：木行乘金名横，刺期门，以泻肝之盛气。肝肺气平，水散而津液得通，外作自汗出，内为小便利而解也。

吴氏曰：凡表证头疼，恶寒发热，汗不出者，宜刺合谷穴，在手虎口大指、次指歧骨间陷，中针三分，病人呼，候汗出通身乃出针。盖此穴发汗最效。

【火逆】

脉浮热甚，反灸之，此为实。实以虚治，因火而动，必咽燥唾血。茅花汤、解毒汤、黄芩芍药汤六十五。

注曰：脉浮热甚，此为表实，医以脉浮为虚，用火灸之，火迫血上，错经妄行，故咽燥唾血。

【灸】

徐氏曰：伤寒发热，一息二三至，取气海、关元二百三十二。少阴发热取大豁。

【自愈】

太阳病，脉浮紧，发热身无汗，自衄者愈。

注曰：风寒在经，不得汗解，郁而变热，衄则热随血散，故云自衄者愈也。

衄后不解，有汗脉浮者，桂枝汤，无汗脉紧者，麻黄汤、大柴胡汤。

妇人伤寒发热，经水适来，昼日明了，暮则谵语，如见鬼状者，此为热入血室，无犯胃气及上二焦，必自愈。

注曰：伤寒发热者，寒已成热也。经水适来，则血室虚空，邪气乘虚入于血室。若昼日谵语，为邪客于腑，而阳争也；此昼日明了，暮则谵语，如见鬼状，是邪不入腑，入于血室，而阴争也。阳盛谵语，则宜下；此热入血室，不可与

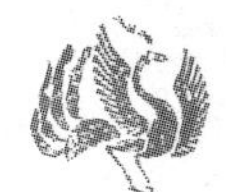

下药，犯其胃气。热入血室，血结寒热者，与小柴胡汤，散邪发汗；此虽热入血室，而不留结，不可与发汗药，犯其上焦。热入血室，胸胁满，如结胸状者，可刺期门；此虽热入血室，而无满结，不可刺期门，犯其中焦。必自愈者，以经行则热随血去，血下也已，则邪热悉除而愈矣。所谓发汗为犯上焦者，发汗则动卫气，卫气出上焦故也。刺期门为犯中焦者，刺期门则动荣气，荣气出中焦故也。《脉经》曰，无犯胃气及上焦，必自愈，岂谓药不谓针耶。

邪气因随血下，故愈，不可汗吐下。前所谓诸变不胜数，与结满不可刺期门，热入血室，而不留结，不与发汗药，以犯上焦。

【随病治例】

病人身大热，反欲得近衣者，热在皮肤，寒在骨髓也；身大寒，反不欲衣者，寒在皮肤，热在骨髓也。

注曰：皮肤言浅，骨髓言深；皮肤言外，骨髓言内。身热欲得衣者，表热里寒也，宜服阳旦汤，寒已次用小柴胡汤加桂，以温其表；身寒不欲衣者，表寒里热也，先与白虎加人参汤，热除次用各半汤，以解其外。

表热里寒者，脉虽沉而迟，手足微厥，下利清谷，此里寒也，所以阴证亦有发热者，此表解也四逆汤、通脉四逆汤。表寒里热者，脉必滑，身厥舌干也，所以少阴恶寒而蜷，此表寒也。时时自烦，不欲厚衣，此里热也，大柴胡汤四十一。

丹溪曰：谨按，身大热，欲得衣盖，人之身不能自温，因表气之实，足以自温，虽遇风寒，无所畏惮。大热病，表气当实而喜冷，今反欲得衣者，表气虚，不足以自温，

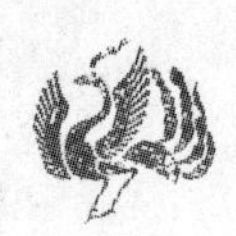

故欲近衣，恐是病人阴弱，阳无所附，飞越而出，发为大热尔，当作阴虚治之。身大寒，反不欲近衣者，恐是邪在表，不能自发，而为热，表虽无热，邪郁肤腠，表气大实，故不欲近衣尔，当作郁病治之。注言表热里寒者，当是热感得浅，寒感得深，而在内也。言表寒里热者，当是寒感得浅而在外，热感得深而在内也。表里之寒热为重感病耶，重感之病，必有其名，如伤寒重感寒为温疟，伤寒更遇风为风温，伤寒更遇温热为温毒，伤寒遇温气为温疫，病湿更中暍为湿温。未尝有所谓表里寒热也，然表热里寒、表寒里热何病耶？窃尝求之论意矣，恐为寒热感之深者发也。《内经》曰，亢则害，承乃制，谓气盛之极，则受胜已之化，而为病也。热感得深，外必恶寒，故曰寒在皮肤，非寒也热也，热在骨髓，此火极似水证，仲景曰，人伤于寒则为病热，热虽甚，不死。寒感得深，外必发热，故曰热在皮肤，非热也，寒也，此伤于寒而热甚也。《内经》曰，甚者反治，又曰，寒因热用、热因寒用，病气深者，正气虚也，非反治因用，邪何由伏？病何由安？

赵氏曰：仲景论中，止分皮肤骨髓，而不曰表里者，盖以皮、肉、脉、筋、骨五者，《素问》以为五脏之合，主于外而充于身者也，惟曰脏曰腑，方可言表里。可见皮肤，即骨髓之上，外部浮浅之分；骨髓，即皮肤之下，内部深沉之分。与经络属表，脏腑属里之例不同。况仲景出此证出太阳篇首，其为表证明矣。是知虚弱素寒之人，感邪发热，热邪浮浅，不胜沉寒，故外怯而欲得近衣，此所以为热在皮肤，寒在骨髓，药宜辛温。至于壮盛素热之人，或酒客辈，感邪之初，寒未变热，阴邪闭于伏热，阴凝于外，

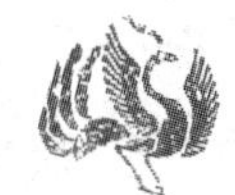

热郁于内，故内烦而不欲近衣，此所以寒在皮肤，热在骨髓，药宜辛凉，必也。一发之余，既散表邪，又和正气，此仲景不言之妙。若以皮肤为表，骨髓为里，则麻黄证，骨节疼痛，其可名为有表复有里之证耶？

伤寒不大便六七日，头痛有热者，与小承气汤五十八。其小便清者，知不在里，仍在表也，当须发汗。若头痛者必衄。宜桂枝汤一主之。

注曰：不大便六七日，头痛有热者，故宜当下。若小便清者，知里无热，则不可下。经曰：小便数者，大便必硬，不更衣十日无所苦也。况此不大便六七日，小便清者，不可责邪在里，是仍在表也，与桂枝汤以解外。若头疼不已，为表不罢，郁甚于经，迫血妄行，上为衄也。

丹溪曰：谨按，外证未解，不可下，下为逆。今头痛有热，宜解表，反与承气，正是责其妄下之过也。故下文又言，小便清者，知其无里邪，不当行承气，又继之曰，当须发汗，曰头痛必衄血，宜桂枝汤。反复告戒，论意甚明。而注反直曰，故当宜下，想因六七日不大便尔，虽不大便，他无所苦，候表解，然后攻之，正仲景法也，注意似未莹。

太阳病，得之八九日，如疟状，发热恶寒，热多寒少，其人不呕，清便欲自可，一日二三度发，脉微缓者，为欲愈也。脉微而恶寒者，此阴阳俱虚，不可更发汗、更下、更吐也。面色反有热者，未欲解也，以其不能得小汗出，身必痒，宜桂枝麻黄半各汤十三。

注曰：伤寒八九日，则邪传再经又遍，三阳欲传三阴

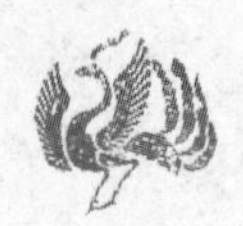

之时也。传经次第，则三日传遍三阳，至四日阳去入阴，不入阴者为欲解，其传阴经，第六日传遍三阴，为传经尽而当解。其不解，传为再经者，至九日又遍三阳，阳不传阴则解。如疟，发作有时也。寒多者为病进，热多者为病退，经曰，厥少热多，其病为愈。寒多热少，阳气退故，为进也。今发热恶寒，而热多寒少，为阳气进，而邪气少也。里不和者，呕而利，今不呕，清便自调者，里和也。寒热间日发者，邪气深也；日一发者，邪气复常也；日再发，邪气浅也；日二三发者，邪气微也。《内经》曰：大则邪至，小则平。言邪甚则脉大，邪少则脉微，今日数多而脉微缓者，是邪气微缓也，故云欲愈。脉微而恶寒者，表里俱虚也，阳，表也，阴，里也，脉微为里虚，恶寒为表虚，以表里俱虚，故不可更发汗、更下、更吐也。阴阳俱虚，则面色青白，反有热色者，表未解也，热色为赤色也。得小汗则和，不得汗，则得邪气外散皮肤而为痒也，与桂枝麻黄各半汤，小发其汗，而除表邪。

桂枝越婢汤，伤寒面有赤色，皆是表证，最宜消，详太阳病。八九日，不传经，故为寒为热，状如疟，其里如故，不呕，清便自调，而欲愈。脉微恶寒，不可汗、吐、下，身痒者，表未解，无已云：八九日传经尽，又遍三阳者，则悟也。

病有发热恶寒者，发于阳也；无热恶寒者，发于阴也。发于阳者七日愈，发于阴者六日愈。以阳数七，阴数六故也。

注曰：阴为寒也，阳为热也。发热而恶寒，寒伤阳也；

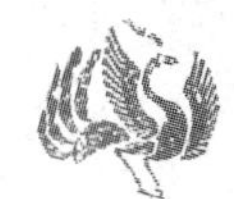

无热而恶寒者，寒伤阴也。阳法火，阴法水。火成数七，水成数六。阳病七日愈者，火数足也；阴病六日愈者，水数足也。阳麻黄汤，阴理中汤、四逆汤。

丹溪曰：谨按，论言阴阳，似乎同所指也。注以阳为热，阴为寒，下经热伤阳，寒伤阴，又以表里血气言，似乎可通。若以阳数七、阴数六言之，又非表里血气之谓也。岂有发于里与血者而先愈，发于表与气者而后愈，由是观之，注果有得于论意欤？

太阳病，脉浮而动数，浮则为风，数则为热，动则为痛，数则为虚，头痛发热，微盗汗出，而反恶寒者，表未解也。医反下之，动数变迟，膈内拒痛，胃中空虚，客气动膈，短气躁烦，心中懊侬，阳气内陷，心下因硬，则为结胸，大陷胸汤主之。若不结胸，但头汗出，余处无汗，齐颈而还，小便不利，身必发黄也。或用桂枝汤、桂枝加白术汤、茵陈汤、栀子柏皮汤。

注曰：动数皆阳脉也，当责邪在表。睡而汗出者，谓之盗汗。为邪气在半表半里，则不恶寒，此头痛发热，微盗汗出，反恶寒者，表未解也，当发其汗。医反下之，虚其胃气，表邪乘虚则陷，邪在表则见阳脉，邪在里则见阴脉，邪气内陷，动数之脉所以变迟，而浮脉独不变者，以邪结胸中，上焦阳结，脉不得而沉也。客气者，外邪乘胃中空虚入里，结于胸膈，膈中拒痛者，客气动膈也。《金匮要略》曰，短气不足以息者，实也。短气躁烦，心中懊侬，皆邪热为实。阳气内陷，气不得通于膈，壅于心中，为硬满而痛，成结胸也，与大陷胸汤，以下结热。若胃中空虚，

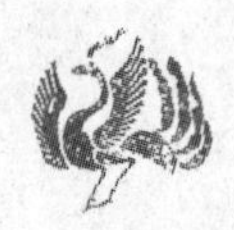

阳气内陷，不结于胸膈，下入于胃中者，遍身汗出，则为热越，不能发黄。若但头汗出，身无汗，齐颈而还，小便不利者，热不得越，必发黄也。

丹溪曰：谨按，太阳病在表未曾解，在表而攻里，可谓虚矣。而况所得之脉皆浮而动数乎，今得误下，动数变迟矣。而又曰胃中空虚，又曰短气躁烦，虚之甚矣，借曰阳气内陷，心下因硬，而可迅攻之乎，岂大结胸之力，缓于承气？况已下者，不可再下，宁不畏其虚乎？上文曰结胸脉浮大者，不可下，下者死。又曰结胸证悉具，烦躁者死，今曰脉浮，又曰烦躁，大陷胸果可用乎？彼阳病实，下后若胃中空虚，客气动膈，心中懊憹者，以栀子豉汤吐胸中之邪，况太阳失下后，明有虚证乎。

【随病救逆】

若发汗已，身灼热者，名曰风温。风温为病，脉阴阳俱浮，自汗出，身重，多眠睡，鼻息必鼾，语言难出。若被下者，小便不利，直视失溲，若被火者，微发黄色，剧则如惊痫，时瘛疭，若火熏之，一逆尚引日，再逆促命期。

注曰：伤寒发汗已，则身凉，若发汗已，身灼热者，非伤寒，为风温也。风伤于上，而阳受风气，风与温相合，则伤卫。脉阴阳俱浮，自汗出者，卫受邪也。卫者气也，风则伤卫，温则伤气，身重，多眠睡者，卫受风温而气昏也。鼻息必鼾，语言难出者，风温外甚，而气壅不利也。若被下者，则伤脏气，太阳膀胱经也。《内经》曰，膀胱不利为癃，不约为遗溺。癃者，小便不利也。太阳之脉起目内眦，《内经》曰，瞳子高者，太阳不足，戴眼者，太阳以绝。小便不利、直视失溲，为下后竭津液，损脏气，风温

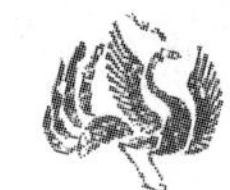

外胜，经曰欲绝也，为难治。若被火者，则火助风温成热，微者热瘀而发黄，剧者热性生风如惊痫，而时瘛疭也。先曾被火为一逆，若更以火熏之，是再逆也。一逆尚犹延引时日，而不愈，其再逆者，必致危殆，故云促命期。

脉浮紧，发于阳即表，发于阴即温，葳蕤汤、败毒散、小柴胡汤，《金匮》风引汤。热甚知母葛根汤，渴者瓜蒌汤，身重汗出汉防己汤。

附随时治例、禁例、出血此三条虽非太阳发热，以其治法禁例，当例诸首，故并附之

徐氏曰：伤寒本为卒病，故用一表一里之药，如夏后或用羌活冲和汤，加减用之，是从其时令，如地理方宜，亦不可执一。

【出血】

曾氏家治伤寒七八日不解，自胸上至头目，紫黑壅肿，寸脉浮大而数，似有鼻衄，而不能出也。用干栗杆两鼻弹刺而出血，蒻叶亦可。西北方人或于两尺泽中出血，如射即安，谅亦此意。

或云心腹卒然搅痛，尺泽出血甚妙。

【禁例】

太阳经禁忌多，阳明、少阳禁例见本条。举其例则知余证，用药皆有禁例也。

阳明经发热治例

【发表】

阳明中风，口苦咽干，腹满微喘，发热恶寒，脉浮而

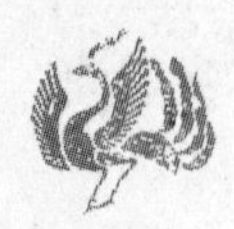

紧。若下之，则腹满、小便难也。麻黄汤二十一。

注曰：脉浮在表，紧为里实。阳明中风，口苦咽干，腹满微喘者，热传于里也；发热恶寒者，表仍未解也。若下之，里邪虽去，表邪复入于里，又亡津液，故使腹满而小便难。

伤寒瘀热在里，身必发黄，麻黄连轺赤小豆汤二十六。

注曰：湿热相交，民多病瘅。瘅，黄也。伤寒为寒湿在表，发黄为瘀热在里，与麻黄连轺赤小豆汤除热散湿。

阳明病，面合赤色，不可攻之，必发热色黄，小便不利也。桂枝加芍药汤十、葛根汤微汗之三十三。

注曰：合，通也。阳明病，面色通赤者，热在经也，不可下之。下之虚其胃气，耗其津液，经中之热，乘虚入胃，必发热色黄，小便不利也。

张氏曰：夫阳明病，理必近于可下，但以面赤，其热犹在经，故云不可攻，若攻之，则经中之热，悉入于胃，郁蓄而发黄色，譬如下之太早成结胸，即此之类也。

阳明病，欲食，小便反不利，大便自调，其人骨节疼，翕翕如有热状，奄然发狂，濈然汗出而解者，此水不胜谷气，与汗共并，脉紧则愈。桂枝汤一。

注曰：阳明病客热，初传入胃，胃热则消谷而欲食。阳明病热为实者，则小便当数，大便当硬，今小便反不利，大便自调者，热气散漫，不为实也。欲食，则胃中谷多，《内经》曰，食入于阴，长血气于阳，谷多则阳气胜，热消

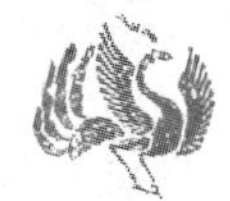

津液则水少。经曰，水入于经，其血乃成，水少则阴血弱。《金匮要略》曰，阴气不通，则骨痛，其人骨节疼者，阴气不足也。热甚于表者，翕翕发热；热甚于里者，蒸蒸发热。此热气散漫，不传着于表里，故翕翕如有热状。奄，忽也，忽然发狂者，阴不胜阳也。《内经》曰，阴不胜其阳者，则脉流薄疾，并乃狂。阳明蕴热为实者，须下之愈；热气散漫，不为实者，必待汗出而愈，故云濈然而汗出解也。水谷之等者，阴阳气平也，水不胜谷气，是阴不胜阳也。汗出则阳气衰，脉紧则阴气生，阴阳气平，两无偏胜则愈，故云与汗共并，脉紧则愈。入腑见表证汗出解理顺，见汗脉紧者，尾如初尔，桂枝汤主之，此段发汗则愈。

愚按：水阴气，谷阳气。伤寒以阳为主，水不胜谷，乃阴不胜阳，病渐向安。故阴气与汗共并而散，因见脉紧者，阴寒脉也，此则变热入腑。何以脉紧？盖由阴气与汗共并然也。且紧亦与长类，长为阳明本脉。成氏所注，汗出阳衰，脉紧阴生，阳衰阴生则阴阳不平矣，下文乃云，阴阳气平，两无偏盛，不知何谓。

【下】

阳明病脉迟，虽汗出，不恶寒者，其身必重，短气腹满而喘，有潮热者，此外欲解，可攻里也。手足濈然而汗出者，此大便已硬也，大承气汤五十七主之；若汗多，微发热恶寒者，外未解也，其热不潮，未可与承气汤；若腹满不通者，可与小承气汤五十八，微和胃气，勿令大泄下。

注曰：阳明病脉迟，若汗出多，微发热恶寒者，表未解也，宜桂枝汤；若脉迟，虽汗出而不恶寒者，表证罢也。身重，短气腹满而喘，有潮热者，热入腑也。四肢诸阳之

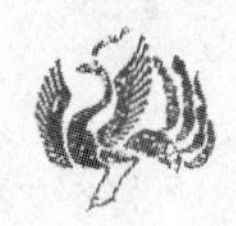

本，津液足，为热蒸之，则周身汗出，津液不足，为热蒸之，其手足濈然而汗出，知大便已硬也，与大承气汤，以下胃热。经曰：潮热者，实也。其热不潮，是热未成实，不可与大承气汤，虽有腹满不通之意，亦不可与大承气汤，与小承气汤微和胃气。

一证五法当细详。

病人小便不利，大便乍难乍易，时有微热，喘冒不能卧者，有燥屎也，宜大承气汤五十七。

注曰：小便利，则大便硬，此以有燥屎，故小便不利，而大便乍难乍易。胃热者，发热喘冒无时，及嗜卧也，此燥屎在胃，故时有微热，喘冒不得卧也，与大承气汤下燥屎。

伤寒六七日，目中不了了，睛不和，无表里证，大便难，身微热者，此为热也。急下之，宜大承气汤五十七。

注曰：《内经》云，诸脉者，皆属于目。伤寒六七日，邪气入里之时，目中不了了，睛不和者，邪热内甚，上熏于目也。无表里证，大便难者，里实也。身大热者，表热也，身微热者，里热也。《针经》曰，热病目不明，热不已者死。此目中不了了，睛不和，则证近危恶也，须急与大承气汤下之。

旧本无表字，无表里证则无病，何以用承气汤下之？里实者，病可见矣。

阳明病，外证云何？病身热，汗自出，不恶寒，反恶

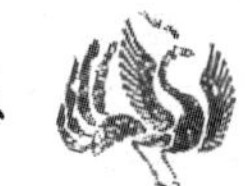

热也。大承气汤五十七。

注曰：阳明病，为邪入腑也。邪在表，则身热，汗出而恶寒。邪既入腑，则表证已罢，故不恶寒，但身热汗出，而恶热也。

阳明病，发热汗出，此为热越，不能发黄也。但头汗出，身无汗，齐颈而还，小便不利，渴引水浆者，此为瘀热在里，身必发黄，茵陈汤主之八十七。

注曰：但头汗出，身无汗，齐颈而还者，热不得越也。小便不利，渴引水浆者，热甚于胃，津液内竭也。胃为土，而色黄，胃为热蒸，则色夺于外，必发黄也，与茵陈汤，逐热退黄。

发黄具《明理》，小便不利，大便反快，甘草附子汤、五苓散主之。

阳明，发热汗出多者，急下之，宜大承气汤五十七。

注曰：邪热入腑，外发热汗多者，热迫津液将竭，急与大承气汤以下其腑热。

张氏曰：舍脉从证者，以权在证而不从脉也。假如阳明篇中急下之证有三，既言急者，非可缓之谓也。若必求其脉而治之，未审得何脉可决其就矣，所以仲景止言其证也。其诸不言脉者，则同此理也。或曰然则，废诊视之道乎，曰何可废也？夫切脉惟候其安危，非能主其事，当是之时，乃危急存亡之秋，苟不急不容可已乎。

病人无表里证，发热七八日，虽脉浮数者，可下之。

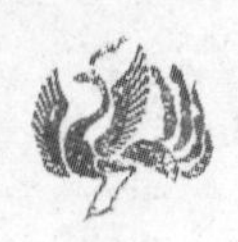

假令已下，脉数不解，合热则消谷善饥。至六七日不大便者，有瘀血，宜抵当汤九十五。

注曰：七八日，邪入腑之时，病人无表里证，但发汗，虽脉浮数，亦可与大承气汤下之。浮为热客于气，数为热客于血，下之，邪热去，而浮数之脉当解。若下后，数脉去而脉但浮，则是荣血间热并于卫气间也，当为邪气独留，心中则饥，邪热不杀谷，潮热发渴之证。此下之后，浮脉去而数不解，则是卫气间热，合于荣血间也，热气合并，迫血下行，胃虚协热，消谷善饥。血至下焦，若大便利者，下血乃愈。若六七日不大便，则血不得行，蓄积于下为瘀血，与抵当汤以下去之。

大柴胡无表证则不恶寒，无里证则无呕利腹满之病。

若脉数不解而下不止，必协热而便脓血也。

注曰：下后，脉数不解，而不大便者，是热不得泄，蓄血于下，为瘀血也。若下后，脉数不解而下利不止者，为热得下泄，迫血下行，必便脓血。

张氏曰：或问攻下之法，须外无表证，里无下证，庶几可攻。上言无表里证，况脉更浮数，何故言可下之？曰，此非风寒之所病，是由内伤而致然也，若外不恶寒，里无谵语，但七八日发热，有烁津液，乃阳盛阴虚之时，苟不攻之，其热不已，而变生焉，故云虽脉浮数可下，不待沉实而攻之。夫内伤者，经曰，趺阳脉浮而数，浮则伤胃，数则伤脾，此非本病，医特下之所为也。仲景之意，不外是理。凡伤寒当下之证，皆从太阳阳明在经之邪而入于腑，故下之，今不言阳明病，而止云病人无表里证，此

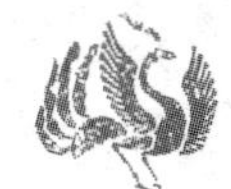

非自表之里而病也。但为可下，故编于阳明篇中，学人宜详玩焉。

阳明病，脉浮而芤，浮为阳，芤为阴，浮芤相抟，胃气生热，其阳则绝。麻仁丸二百三十九。

注曰：浮芤相抟，阴阳不谐，胃气独治，郁而生热，消烁津液，其阳为绝。

伤寒发热，无汗，呕不能食，而反汗出濈濈然者，是转属阳明也，大柴胡汤四十一。

注曰：伤寒发热，无汗，呕不能食者，太阳受病也；若反汗出濈濈然者，太阳之邪转属阳明也。经曰，阳明病，法多汗。

【和解】

阳明病，脉浮而紧，咽燥口苦，腹满而喘，发热汗出，不恶寒，反恶热，身重。若发汗则躁，心愦愦，反谵语。若加烧针，必怵惕烦躁，不得卧；若下之，则胃中空虚，客气动膈，心中懊侬，舌上苔者，栀子豉汤七十九主之。

注曰：脉浮发热，为邪在表；咽燥口苦，为热在经；脉紧腹满而喘，汗出，不恶寒，反恶热，身重，为邪在里。此表里俱有邪，犹当双解之。若发汗攻表，表热虽除，而内热益甚，故躁而愦愦，反谵语。愦愦者，心乱。经曰：荣气微者，加烧针则血不行，更发热而烦躁。此表里有热，若加烧针，则损动阴气，故怵惕烦躁不得眠也。若下之，里热虽去，则胃中空虚，表中客邪之气乘虚陷于上焦，烦动于膈，使心中懊侬而不了了也。舌上苔黄者，热气客于

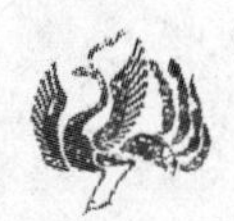

胃中，舌上苔白，知热气客于胸中，与栀子豉汤，吐胸中之邪。

若渴欲饮水，口干舌燥者，白虎加人参汤六十二主之。

注曰：若下后邪热客于上焦者为虚烦。此下后邪热不客于上焦而客于中焦者，是为干燥烦渴，与白虎加人参汤，散热润燥。

若脉浮发热，渴欲饮水，小便不利者，猪苓汤。汗多者勿与，恐夺津液也。

注曰：此下后邪热客于下焦者也。邪气自表入里，客于下焦，三焦俱带热也。脉浮发热者，上焦热也；渴欲饮水者，中焦热也；小便不利者，邪客下焦，津液不得下通也。与猪苓汤利小便，以泻下焦之热也。①

若胃中虚冷，不能食者，饮水则哕，理中汤一百三十六。

注曰：哕者，咳逆是也。《千金》曰，咳逆者，哕逆之名。胃中虚冷，则水寒相抟，胃气逆而哕。

脉浮发热，口干鼻燥，能食者则衄，黄芩汤主之六十四。

注曰：脉浮发热，口干鼻燥者，热在经也，能食者，里和也，热甚于经，迫血为衄。胃中虚冷，阴胜也，水入于经，则血乃成，饮水者助阴，气逆为哕。发热口干，阳胜也，食入于阴，长气于阳，能食者助阳，血妄为衄。三

① 下焦之热也：原书此处后有“五苓散”三字，疑为衍文。

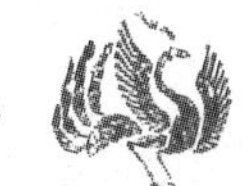

者偏阴偏阳之疾也。

伤寒身黄发热者，栀子柏皮汤主之八十。

注曰：伤寒身黄，胃有瘀热，当须下表之[①]；此以发热，为热未实，与栀子柏皮汤解散之。

【随病变例】

病人烦热，汗出则解，又如疟状，日晡发热者，属阳明也。脉实者宜下之，大承气汤五十七。脉浮虚者宜汗之，桂枝汤。

注曰：虽得阳明证，未可便为里实，审看脉候，以别内外。其脉实者，热已入腑为实，可与大承气汤下之；其脉浮虚者，为热未入腑，在于表也，可与桂枝汤，发汗则愈。

阳明病，潮热，大便微硬者，可与大承气汤五十七；不硬者，勿与之。若不大便六七日，恐有燥屎，欲知之法，少与小承气汤五十八，汤入腹中，转失气者，此有燥屎，乃可攻之；若不转失气者，此但初头硬，后必溏，不可攻之，攻之必胀满不能食也。欲饮水者，与水则哕。其后发热者，必大便复硬而少也，以小承气汤和之。不转失气者，慎不可攻也。

注曰：潮热者实，得大便微硬者，可攻之；若不硬者，则热未实，虽有潮热亦未可攻。若不大便六七日，恐有燥屎，当先与小承气汤渍之，如有燥屎，小承气汤势缓，不

① 当须下表之："表"于文意不当，恐当删去。

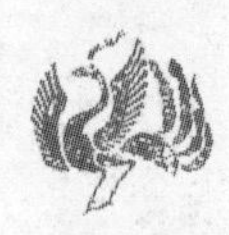

能宣泄，必转气下失；若不转失气，是胃中无燥屎，但肠间少硬尔，止初头硬，后必溏，攻之则虚其胃气，致腹胀满不能食也。胃中干燥，则欲饮水，水入胃中，虚寒相抟，气逆则哕。其后却发热者，则热气乘虚，还复聚于胃中，胃燥得热，必大便复硬，而少与承气汤，微利以和之，故以重云不转失气，不可攻内，慎之至也。

作五段看之，固当下有四，云云下泻，转失气。《汉书》作屎字、矢字，误矣。哕，橘皮汤。不转屎气者，服汤以肠痛，不可忍是也。实则可下，虚则不可下之。

张氏曰：或问《伤寒论》中所言，转失气者，未审其气何如，若非腹中雷鸣滚动，转失气也。予曰不然，凡泄泻之人，不能泻气，惟腹中雷鸣滚动而已。然滚动者，水势奔流则声响，泄气者，失气下趋，而为鼓泻。空虚则声响，充实则气泄。故腹滚与泄气为不同耳。其转失气，先硬后溏者，而气犹不能转也，况大便不实者乎。

少阳发热治例

【和解】

伤寒六七日，无大热，其人躁烦者，此为阳去入阴故也，小柴胡四十二、泻心二百二十二二汤中求之。

注曰：表为阳，里为阴。邪在表则外有热，六七日，邪气入里之时，外无大热，内有躁烦者，表邪传里也，故曰阳去入阴。

【随病治例】

伤寒，脉弦细，头痛发热者，属少阳。少阳不可发汗，发汗则谵语。此属胃，胃和则愈，胃不和，则烦而悸。少

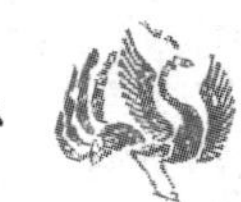

阳，小柴胡加姜桂四十七，阳明，调胃承气汤五十九。

注曰：经云，三部俱弦者，少阳受病。脉细者，邪渐传里，虽头痛发热，为表未解，以邪客少阳，为半在表半在里，则不可发汗，发汗亡津液，胃中干燥，少阳之邪，因传入胃，必发谵语，当与调胃承气汤下之，胃和则愈。不下，则胃为少阳木邪干之，故烦而悸。

张氏曰：或谓少阳胆经，萦纡盘屈，皆多于各经，及观少阳篇中，治证至简，又不闻何药为本经之正法，何也？夫经络所据，太阳在后以为表，阳明在前以为里，其少阳在侧夹于表里之间，故曰半表半里。其治法，在表者宜汗，在里者宜下，既居两间，非汗、下所宜，故治疗无正法也。经曰，少阳中风，两耳无所闻，目赤，胸中满而烦者，不可吐、下，吐、下则悸而惊，而上条又云，不可发汗，似此，其汗、下、吐三法，皆少阳之所忌，其剂不过和解而已，所以仲景止以小柴胡汤而为用者，至当也。然而经络支别虽多，所行非由正道，故为病亦不能多也。

太阴无发热证附太阴无吐法论

赵氏曰：《活人》五十六问云，阴证有发热者乎？太阴、厥阴皆不发热，只少阴有发热证。愚详仲景论中，三阴皆有发热。如少阴二证外，又有吐利，手足不逆冷，反发热者，不死。少阴病，一身手足尽热，以热在膀胱，必便血。少阴病，四逆散中用柴胡亦有发热。又厥阴病，先厥后发热而利者，必自止。下利，脉数有微热，汗出今欲愈，面赤身微热为郁冒。呕而发热，小柴胡。与夫太阴病中风，四肢烦疼，是三阴皆有发热，何其言之拘耶？

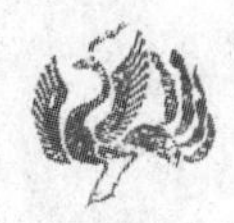

又云：太阴篇无吐法，如虚烦膈实等证，可吐者，皆属他经。独华佗云四日在胸可吐之，亦不曰太阴。今《活人》伤寒问中云，太阴病在胸膈可吐，何耶？况胸中本非太阴经部分，仲景虽有下之则胸结硬，是误下后坏病也，而胸下乃近心腹处，亦非吐药可治也。至于论脉，仲景但云太阴尺寸俱沉细，亦未尝言脉大。

少阴发热治例

【汗】

少阴病，始得之，反发热脉沉者，麻黄附子细辛汤二十七。

注曰：少阴病，当无热恶寒，反发热者，邪在表也。虽脉沉，以始得，则邪气未深，亦当温剂发汗以散之。

张氏曰：或云，论传经之邪，自三阳而传至太阴，太阴则传少阴，此不言传经，而言始得之，何也？夫传经者，古人明理立法之意如此，安可执一而论哉。夫三阳伤寒，多自太阳入，次第而传至厥阴者，固有也。其三阴[①]伤寒，亦有自利不渴，始自太阴而入者。今少阴病始得之，反发热，此自少阴而入者，故云始得之。缘少阴无身热，而今有热，故言反发热，谓不当发热而热也，为初病邪浅，故与麻黄附子细辛汤以发散之。

少阴病，得之二三日，麻黄甘草附子汤二十八微发汗，以二三日无里证，故微发汗也。

---

① 三阴：原作“三阳”，据下文文意改之。

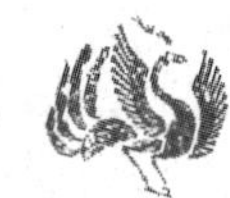

注曰：二三日，邪未深也。既无吐利微逆诸里证，则可与麻黄附子甘草汤，微汗以散之。

愚按：此条无发热，因《活人》改作少阴热，阳证者，而赵嗣真辩论甚详，故并及之。

赵氏曰：发汗汤剂，各分轻重不同，如麻黄、桂枝、青龙、各半、越婢等汤，各有等差，至于少阴发汗二证，虽同用麻黄、附子，亦自有加减轻重之别，故以加细辛为重，加甘草为轻，辛散甘缓之义也。其第一证以少阴本无热，今发热，故曰反也，盖发热为邪在表，而当汗，又兼脉沉，属阴，而当温故，以附子温经，麻黄散寒，而热须汗解，故加细辛，是汗剂之重者。第二证既无里寒之可温，又无里热之可下，求其所用麻黄、附子之意，则是脉亦沉，方可名曰少阴病，身亦发热，方可行发表，又得之二三日，病气尚浅，比之前证亦稍轻，故不重言脉症，而但曰微发汗，所以去细辛，加甘草，是汗剂之轻者。向使脉不沉，身不热，又无他症，则是无病人也，又何药焉？仲景本分作二证，以别汗剂之轻重，今《活人书》却以第二证中除去无证二字，改作常见少阴热，阳证者，如经云心中烦不得卧，或咽中疮，声不得出，或咳而呕渴，或口燥咽干，或腹胀不大便，数证皆是也，夫岂麻黄附子汤发汗剂所可治耶？抑又有闻焉，麻黄附子细辛汤为治少阴病之脉沉，反发热者，固也，而仲景又有四逆汤治太阳病之发热，反脉沉者，均谓之反，何也？仲景云，病发热头痛，脉反沉，若不瘥，身体疼痛者，当救其里，宜四逆汤，此证出太阳篇。又云少阴病，始得之，反发热，脉沉者，麻黄附子细辛汤，此证出少阴篇。窃详太阳病，发热头痛，法当脉浮，

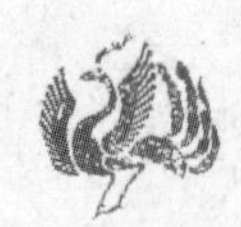

今反沉，少阴脉沉，法当无热，今反热，仲景于此两证，各言反者，谓反常也。盖是太阳病脉似少阴，少阴病症似太阳，所以谓之反，而治之异也。今深穷其旨，均是脉沉发热，以其有头痛，故为太阳病，阳证脉当浮，今反不能浮者，以里虚久寒，正气衰微所致。又身体疼痛，故宜救里，使正气内强，逼邪出外，而干姜、生附亦能出汗而解。假使里不虚寒，则当见脉浮，而属正太阳麻黄证也。均是脉沉发热，以其无头痛，故为少阴，少阴病当无热，今反寒邪在表，未传入里，但皮腠郁闭而为热，而在里无病，故用麻黄、细辛以发表邪之热，附子以温少阴之经。假是寒邪入里，则外必无热，当见吐利、厥逆等症，而属正少阴四逆汤证也。由此观之，表邪浮浅，发热之反犹轻，正气衰微，脉沉之反为重。此四逆汤为剂不为不重于麻黄附子细辛汤也。又可见熟附配麻黄，发中有补，生附配干姜，补中有发，仲景之旨微矣。嗟夫！常病用常法，夫谁不知，设有证变者，或脉变者，往往疑似参差，亦欲以常法例治之，惑矣。如仲景所治太阳、少阴两证，脉沉、发热虽同，而受病与用药自别，此实证治之奇异，故并及之。

昔范云得时疫疾，徐文伯诊之时，梁武帝旦夕有丸锡之，命云欲速愈。文伯曰：速愈甚易，恐二年后难起，于是以火置地，铺桃柏叶，布席置云其上，顷刻汗出，以温粉裛之，遂愈，云后二年果卒。吁，取汗先期，尚促寿限，况妄投汤剂，及不当汗而汗、当汗而过汗乎？

【下】

少阴病，八九日，一身手足尽热，以热在膀胱，必便血也，桃仁承气汤。

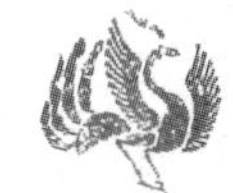

注曰：膀胱，太阳也。少阴、太阳为表里。少阴病至八九日，寒邪变热，复传太阳。太阳为诸阳主气，热在太阳，故一身手足尽热，太阳经多血少气，为热所乘，则血散下行，必便血也。

【灸】

少阴病，吐利，手足不厥冷，反发热者，不死。脉不至者，灸少阴七壮，桂枝加猪胆汁汤。

注曰：经云，少阴病，吐利烦躁四逆者，死。吐利，手足不厥冷者，则阳气不衰，虽反发热，不死。脉不至者，吐利暴虚也，灸少阴七壮，以通其脉。

吴氏曰：太溪二穴，在足内踝后根骨者陷中动脉，灸二七壮，亦宜。大抵灸法，惟阴寒所宜，若燥热阳证，脉数者，不可用。

厥阴发热治例

【下】

伤寒一二日，至四五日，而厥者，必发热，前热者，后必厥，厥深者，热亦深，厥微者，热亦微。厥应下之，而反发汗者，必口伤烂赤，三黄泻心汤、大柴胡汤四十一。

注曰：前厥后发热者，寒极生热也，前热后厥者，阳气内陷也。厥深热深，厥微热微，随阳气陷之深浅也。热之伏深，必须下去之，反发汗者，引热上行，必口伤烂赤，《内经》曰，火气内发，上为口糜。

【温】

伤寒，先厥，后发热而利者，必自止。见厥复利，四逆汤九十九。

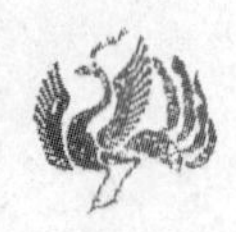

注曰：阴气盛则厥逆而利，阳气复则发热，利必自止。见厥则阴气还胜，而复利也。

伤寒，厥四日，热反三日，复厥五日，其病为进，寒多热少，阳气退，故为进也，宜四逆汤九十九。

注曰：伤寒，阴盛者先厥，至四五日，邪传里，重阴必阳，邪热三日、七日传经尽，当愈。若不愈而复厥者，传作再经，至四日，则当复热，若不复热，至五日，厥不除者，阴胜于阳，其病进也。

呕而脉弱，小便利，身有微热，见厥者难治，四逆汤九十九。

注曰：呕而脉弱，为邪气传里，呕则气上逆，而小便当不利，小便须利者，里虚也。身有微热，见厥者，阴胜阳也，为难治，与四逆汤温里助阳。

下利，脉沉而迟，其人面少赤，身有微热，下利清谷者，必郁冒，汗出而解，病人必微厥，所以然者，其面戴阳，下虚故也，四逆汤九十九。

注曰：下利清谷，脉沉而迟，里有寒也，面少赤，身有微热，表未解也。病人微厥，《针经》曰，下虚则厥。表邪欲解，临汗之时，以里先虚，必厥冒，然后汗出而解也。

大汗出，热不去，内拘急，四肢疼，又下利厥逆而恶寒者，四逆汤九十九。

注曰：大汗出则热当去，热反不去者，亡阳也。内拘

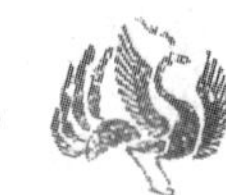

急，下利者，寒甚于里。四肢痛，厥逆而恶寒者，寒甚于表。与四逆汤复阳而散寒也。

【和解】

热利下重者，白头翁汤二百四。

注曰：利则津液少，热则伤气，气虚下利，致后重也，与白头翁汤散热厚肠。

下利，欲饮水者，以有热故也，白头翁汤二百四。

注曰：自利不渴，为脏寒，与四逆汤以温脏。下利饮水，为有热，与白头翁汤以凉中。

伤寒，始发热六日，厥反九日而利。凡厥利者，当不能食，今反能食者，恐为除中，食以索饼。不发热者，知胃气尚在，必愈。恐暴热来，出而复去也。后三日脉之，其热续在者，期之旦日夜半愈。所以然者，本发热六日，厥反九日，复发热三日，并前六日，亦为九日，与厥相应，故期之旦日夜半愈，后三日脉之，而脉数，其热不罢者，此为热气有余，必发痈肿也，宜黄芩汤六十四。

注曰：始发热，邪在表也，至六日，邪传厥阴，阴气胜者，作厥而利。厥反九日，阴寒气多，当不能食，而反能食者，恐为除中，除，去也，中，胃气也，言邪气大甚，除去胃气，胃欲引饮自救，故暴能食，此欲胜也。食以索饼试之，若胃气绝，得面则必发热，若不发热者，胃气尚在也。恐是寒极变热，因暴热来而复去，使之能食，非除中也，《金匮要略》曰，病人素不能食，而反暴思之，必发热。后三日脉之，其热续在者，阳气胜也，期之旦日夜半

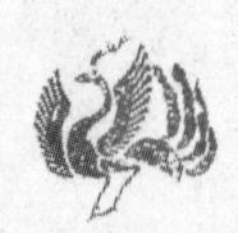

愈。若旦日不愈，后三日脉数而热不罢者，为热气有余，必发痈肿。经曰，数脉不时，则生恶疮，不可温之。

伤寒，先厥后发热，下利必自止，而反汗出，咽中痛者，其喉为痹。发热无汗，而利必自止，必便脓血，便脓血者，其喉不痹。咽痛，甘草汤一百七，便血，黄芩汤六十四、桃花汤、白头翁汤二百四。

注曰：伤寒，先厥而利，阴寒气胜也。寒极变热，后发热，下利必自止。反汗出，咽中痛，其喉为痹者，热气上行也，发热无汗，而利必自止，利不止，必便脓血者，热气下行也，热气下而不止，其喉亦不痹也。

伤寒，热少厥微，指头寒，默默不欲食，烦躁，数日小便利，色白者，此热除也。欲得食，其病为愈。若厥而呕，胸胁烦满者，其后必便血，黄芩芍药汤六十五、抵当汤九十五、小柴胡汤四十二。

注曰：指头寒者，是厥微热少也，默默不欲食，烦躁者，邪热初传里也。数日之后，小便色白，里热去，欲得食，为胃气已和，其病为愈。厥阴之脉，挟胃贯膈，布胁筋。厥而呕，胸胁烦满者，传邪之热甚于里也。厥阴肝主血，后数日热不去，又不得外泄，迫血下行，必致便血。

伤寒，发热四日，厥反三日，复热四日，厥少热多，其病当愈。四日至七日热除者，其后必便脓血，黄芩汤六十四、抵当汤九十五。

注曰：先热后厥者，阳气邪传里也，发热为邪气在表，

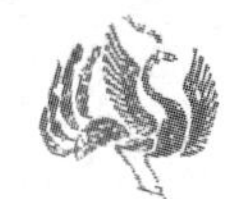

至四日后厥者，传之阴也，后三日，复传阳经，则复热，厥少则邪微，热多为阳胜，其病为愈。至七日传经尽，热除则愈，热不除者为热气有余，内搏厥阴之血，其后必大便脓血。

下利，脉数，有微热汗出，今自愈。设复紧，为未解，干姜黄连黄芩人参汤一百三十四。

注曰：下利，阴病也，脉数，阳脉也，阴病见阳脉者生，微热汗出，阳气得通也，利必自愈。诸紧为寒，设复脉紧，阴气犹胜，故云未解也。

下利，脉沉弦者，下重也。脉大者，为未止。脉微弱数者，为欲自止，虽发热不死。脉沉弦，四逆汤九十九。脉大，葛根黄芩黄连汤。

注曰：沉为在里，弦为拘急，里气不足，是主下重。大则病进，此利未止。脉微弱数者，邪气微而阳气复，为欲自止，虽发热，止由阳胜，非大逆也。

【自愈】

伤寒病，厥五日，热亦五日，设六日当复厥，不厥者，自愈。厥终不过五日，以热五日，故知自愈。

注曰：阴胜则厥，阳胜则热。先厥五日为阴胜，至六日阳复胜，热亦五日，后复厥者，阴复胜，若不厥为阳全胜，故自愈。经曰，发热四日，厥反三日，复热四日，厥少热多，其病为愈。

下利，有微热而渴，脉弱者，今自愈，麻黄汤二十一。

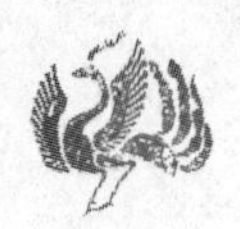

注曰：下利，阴寒之疾，反大热者，逆。微热而渴，里气方温也。经曰，诸弱发热，脉弱者，阳气得复也，今必自愈。

【不治】

发热而厥，七日下利者，为难治。

注曰：发热而厥，邪传里也。至七日传经尽，则正气胜邪，当汗出而解，反下利，则邪气胜，里气虚，则为难治。

伤寒六七日，下利，便发热而利，其人汗出不止者，死，有阴无阳故也。

注曰：伤寒至七日，为邪正争之时，正胜则生，邪胜则死。始不下利，而暴忽发热下利，汗出不止者，邪气胜正，阳气脱，故死。

伤寒发热，下利，厥逆，躁不得卧者，死。

注曰：伤寒发热，邪在表也，下利厥逆，阳气虚也，躁不得出卧者，病胜脏也，故死。

汗吐下后发热

太阳汗下后发热

【和解】

太阳病，外症未除，而数下之，遂协热而利。利下不止，心下痞硬，表里不解者，桂枝人参汤八。

注曰：外症未除而数下之，为重虚其里，邪热乘虚而

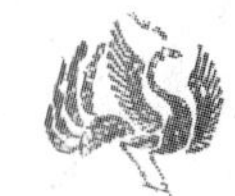

入，里虚协热，遂利不止，而心下痞。若表解而下利，心下痞者，可与泻心汤。若不下利，表不解，而心下痞者，可先解表而后攻痞，以表里不解，故与桂枝人参汤和里解表。此即理中加桂。

张氏曰：或问大柴胡汤泻也，桂枝人参汤补也，何为皆治下利、心下痞硬？予曰，此非里实，乃下之早，因作痞，里虚协热而利也。不观成氏注云，若表解而下利，心下痞者，是里实也，可与泻心汤；若不下利，表不解，而心下痞者，可先解表，而后攻痞，此以表里不解，故与桂枝人参汤和里解表。夫伤寒发热，汗出不解，心下痞硬，呕吐而下利者，表和而里病也，以心中痞硬，故为实，当以大柴胡汤下之。二者心下痞硬虽同，而虚实之证有别，故用药有攻补之异也。

伤寒病，若吐、若下后，七八日不解，热结在里，表里俱热，时时恶风，大渴，舌上干燥而烦，欲饮水数升者，白虎加人参汤六十二。

注曰：若吐若下后，七八日则当解，复不解，而热结在里，表热者，身热也，里热者，内热也，本因吐下后，邪气乘虚内陷为结热者。若无表热而纯为里热，则邪热结而为实，此以表热未罢，时时恶风。若邪气纯在表，则恶风无时，若邪气纯在里，则更恶风，以时时恶风，知表里俱有热也。邪热结而为实者，则无大渴，邪热散漫则渴。今虽热结在里，表里俱热，未为结实，邪气散漫，熏蒸焦膈，故大渴，舌上干燥而烦，欲饮水数升。与白虎加人参汤，散热生津。

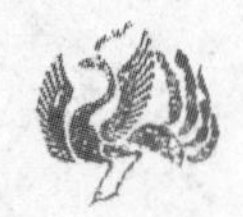

服桂枝汤，或下之，仍头项强痛，翕翕发热，无汗，心下满，微痛，小便不利者，桂枝去桂加茯苓白术汤又三十。

注曰：头项强痛，翕翕发热，虽经汗下，为邪气仍在表也。心下满，微痛，小便利者，则欲成结胸。今外症未罢，无汗，小便不利，则心下满，微痛，为停饮也。与桂枝汤以解外，加茯苓白术利小便行留饮。

张氏曰：或问上条所云头项强痛，此邪气仍在表也，虽经汗、下，而未解，犹宜解散之，何故去桂加茯苓白术汤主之？是无意于表也？予曰，此非桂枝证，乃属饮家也。夫头项强痛，既经汗、下而不解，心下满而微痛，小便不利，此为水饮内蓄，邪不在表，故云去桂枝加茯苓白术，若得小便利，水饮行，腹满减，而热自除，则头项强痛悉愈矣。且如十枣汤证，头亦痛，乃邪热内蓄，而有伏饮，故头痛，其饮水头痛，不须[①]攻表，但宜逐饮，饮尽则病安矣。

发汗后，不可更行桂枝汤一，汗出而喘，无大热者，可与麻黄杏仁甘草石膏汤二十四。

注曰：发汗后喘，当作桂枝加厚朴杏仁汤，汗出则喘愈，今汗出而喘，为邪气壅甚，桂枝汤不能发散，故不更行桂枝汤。汗出而喘，有大热者，内热气甚也，无大热者，表邪必甚也。与麻黄杏子甘草石膏汤，以散其邪。

张氏曰：予观仲景常言，发汗后乃表邪悉解，止余一症而已，故言不可更行桂枝汤，今汗出而喘，无大热，乃

① 不须：原作“不虽”，据《张卿子伤寒论》改之。

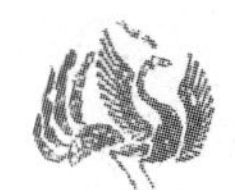

上焦余邪未解，当用麻黄甘草杏仁石膏汤以散之。夫桂枝加厚朴杏仁汤，乃桂枝证悉具，而加喘者用之，注言汗出而喘，以为邪气壅甚，非桂枝所能发散，此误也。况身无大热，更无症，何故复言表邪必甚也。其后章，下后不可更行桂枝汤，条下注曰，汗、下虽殊，既不当损正气，则一其言有至理存焉，可见汗后所注之误矣。原其理，当时因事发机，前后失于照应，故有此等之弊也。

下后，不可更行桂枝汤。若汗出而喘，无大热者，与麻黄杏仁甘草石膏汤二十四。

注曰：上条云，发汗后，不可更行桂枝汤。汗出而喘，无大热者，为与此治法同。汗、下虽殊，既不当损正气则一，邪气所传既同，遂用一法治之。经所谓若发汗、若下、若吐者是矣。

太阳病，发汗后，大汗出，胃中干，烦躁不得眠，欲得饮水者，少少与饮之，令胃气和则愈。若脉浮，小便不利，微热消渴者，与五苓散。

注曰：发汗已解，胃中干，烦躁不得眠，欲饮水者，少少与之，胃气得润则愈。若脉浮者，表未解也。饮水多，而小便少者，谓之消渴，里热甚实也，微热消渴者，热未成实，上焦燥也，与五苓散，生津液，和表里。若汗后渴，可用之。

凡柴胡汤四十二病证而下之，若柴胡证不罢者，复与柴胡汤，必蒸蒸而振，却发热汗出而解。

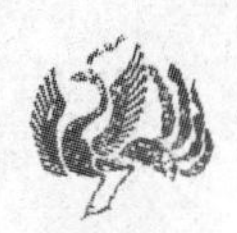

注曰：邪在半表半里之间，为柴胡证，即未作里实，医便以药下之，若柴胡证仍在者，虽下之不为逆，可复与柴胡汤，以和解之。得汤，邪气还表者，外作蒸蒸而热，先经下，里虚，邪气欲出，内则振振然也。正气胜，阳气生，却复发热汗出而解。

【吐】

发汗、若下之，而烦热胸中窒者，栀子豉汤，宜与小陷胸汤九十三主之。

注曰：阳受气于胸中，发汗、若下，使阳气不足，邪热客于胸中，结而不散，故烦热而胸中窒塞，与栀子豉汤，吐胸中之邪也。

伤寒五六日，大下之后，身热不去，心中结痛者，未欲解也，栀子豉汤、小陷胸汤九十三。

注曰：伤寒五六日，邪气在里之时，若大下后，身热去，心胸空者，为欲解。若大下后，身热去而心结痛者，结胸也；身热不去，心中结痛，虚烦也。结胸为热结胸中，为实，是热气已收敛于内，则外身热去；虚烦为热客胸中，未结为实，散漫为烦，是以身热不去。六七日为欲解之时，以热为虚烦，故云未欲解也，与栀子豉汤以吐除之。

伤寒，医以丸药大下之，身热不去，微烦者，栀子干姜汤八十三。

注曰：丸药不能除热，但损正气。邪气乘虚，留于胸中，而未入深者，则身甚热不去而微烦，与栀子干姜汤，吐烦正气。

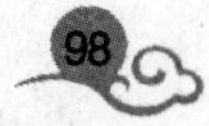

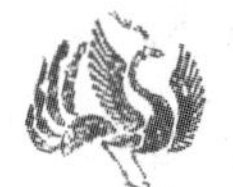

以上皆吐剂。甘草泻心。微溏，为胃寒，栀子治胃口热，故不可与也。枳实理中丸。

【温】

下之后，复发汗，昼日烦躁，不得眠，夜而安静，不呕不渴，无表证，脉沉微，身无大热者，干姜附子汤一百三十三主之。

注曰：下之虚其里，汗之虚其表，既下又汗，则表里俱虚。阳主于昼，阳欲复，虚不胜邪，正邪交争，故昼日烦躁不得眠。夜主阴，阳虚不能与之争，是夜则安静。不呕不渴者，里无热也，身无大热者，表无热也。又无表证而脉沉微，知阳气大虚，阴寒气胜，与干姜附子汤，退阴复阳。

太阳病发汗，汗出不解，其人仍发热，心下悸，头眩，身瞤动，振振欲擗地者，真武汤一百三十主之。

注曰：发汗不解，仍发热，邪气未解也。心下悸、头眩、身瞤动、振振欲擗地者，汗出亡阳也，里虚为悸，上虚为眩，经虚为身瞤振振摇，与真武汤主之，温经复阳。

【小逆】

太阳病，当恶寒发热，今自汗出，不恶寒发热，关上脉微细者，以医吐之过也。一二日吐之者，腹中饥，口不能食，三四日吐之者，不喜糜粥，欲食冷食，朝食暮吐，以医吐之所致也，此为小逆，桂枝白术茯苓甘草龙骨牡蛎小和胃气，黄芩加半夏生姜汤六十六。

注曰：恶寒发热，为太阳表病，自汗出，不恶寒发热者，阳明证。本太阳表病，医反吐之，伤动胃气，表邪乘虚，传于阳明也，以关脉细数，知医吐之所致。病一二日，

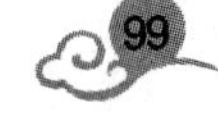

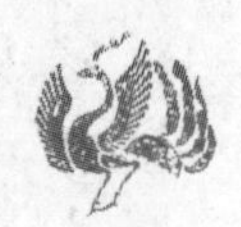

为表邪尚寒，而未成热，吐之则表寒传于胃中，胃中虚寒，故腹中饥而口不能食。病三四日，则表邪已传成热，吐之则表热乘虚入胃，胃中虚热，故不喜糜粥，欲食冷食，朝食暮吐也。朝食暮吐者，晨食入胃，胃虚不能克化，即知至暮，胃气行里，与邪气相抟，则胃气反逆。而以胃气尚在，故止云小逆。

【火逆】

太阳病，医发汗，遂发热恶寒，因复下之，心下痞，表里俱虚，阴阳气并竭，无阳则阴独，复加烧针，因胸烦，面色青黄，肤瞤者，难治，今色微黄，手足温者，易愈。恶寒，附子赤芍药汤，发热，小柴胡加桂枝汤四十四，心下痞，半夏泻心汤。

注曰：太阳病，因发汗，遂发热恶寒者，外虚阳气，邪复不除也，因复下之，又虚其里，表中虚邪内陷，传于心下为痞。发汗表虚为竭阳，下之里虚为竭阴，表证罢为无阳，里有痞为阴独。又加烧针，虚不胜火，火气内攻，致胸烦也。伤寒之病，以阳为主，其人面色青，肤肉瞤动者，阳气大虚，故云难治，若面色微黄，手足温者，即阳气得复，故云易愈。

此误于火者，肤肉瞤则血竭矣，故难治，身黄犹有血者，故易愈。

太阳病二日，反躁，凡熨其背，而大汗出，火热入胃，胃中水竭，躁烦，必发谵语，十余日振慄，自下利者，此为欲解也。故其汗，从腰以下不得汗，欲小便不得，反呕，欲失溲，足下恶风，大便硬，小便当数，而反不数及不多，大

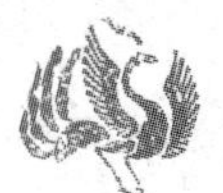

便已，头卓然而痛，其人足心必热，谷气下流故也。若汗多，先桂枝汤一，后调胃，谷气下流，小和之，小承气汤五十八。

注曰：太阳病二日，则邪在表，不当发躁，而反躁者，热气行于里也。凡熨其背而发汗，大汗出，则胃干燥，火热入胃，胃中燥热，躁烦而谵语，至十余日振慄，自下利者，火邪势微，阴气复生，津液得复也，故为欲解。火邪去，大汗出，则愈。若从腰以下不得汗，则津液不得下通，故欲小便不得，热气上逆而反呕也。欲失溲、足下恶风者，气不得通于下而虚也。津液偏渗，令大便硬者，小便当数，经曰，小便数者，大便必硬也。此以火热内燥，津液不得下通，故小便不数及不多也。若火热消，津液和，则结硬之便得润，因有大便也。便已，头卓然而痛者，先大便硬，则阳气不得下通，既得大便，则阳气降下，头中阳虚，故卓然而痛。谷气者，阳气也。先阳气不通于下之时，足下恶风，今阳气得下，故足心热也。

【随病治例】

伤寒五六日，呕而发热者，柴胡汤证具，而以他药下之，柴胡证仍在者，复与柴胡汤。此虽已下之，不为逆，必蒸蒸而振，却发热汗出而解。若心下满，而硬痛者，此为结胸也，大陷胸汤九二主之。但满而不痛者，此为痞，柴胡不可与之，宜半夏泻心汤主之。

注曰：伤寒五六日，邪在半表半里之时，呕而发热，邪在半表半里之症，是为柴胡证具。[①] 以他药下之，柴胡证

① 是为柴胡证具：原脱“是为柴胡证”五字，据成氏《注解伤寒论》补出。

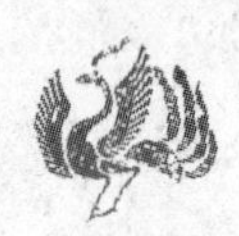

不罢者，不为逆，却与柴胡汤则愈。若下后，邪气传里者，邪在半表半里，则阴阳俱有邪。至于下后，邪气传里，亦有阴阳之异。若下后，阳邪传里者，则结于胸中为结胸，以胸中为阳受气之分，与大陷胸汤以下其结。阴邪传里者，则留于心下为痞，以心下为阴受气之分，与半夏泻心汤以通其痞。经曰，病发于阳而反下之，热入因作结胸，病发于阴而反下之，因作痞，此之谓也。

《活人》云：知是痞，先用桔梗枳壳汤尤妙，此方行气下膈，用之无不效也。正气未衰，里不受邪，必蒸蒸而振，发热汗出，然后则愈。若下后，邪传里甚者，心下满而硬痛者，为结胸，以大陷胸汤以下里热。邪微，但满而不痛，此为痞，柴胡不可与，宜半夏泻心汤。

无已云：不从阳邪传里者，则结于胸中，以胸中为阳受邪，与陷胸汤。

仲景云，心下满而硬痛者，为结胸。人之胸，在心之下，成无已巧言曲喻，以阳受邪气于胸中，阳邪传里，则结于胸，为结胸者，误也。

阳明汗、吐后发热例

【吐】

阳明病下之，其外有热，手足温，不结胸，心中懊侬，饥不能食，但头汗出者，栀子豉汤七十九主之。

注曰：表未罢而下者，应邪热内陷也。热内陷者，则外热而无手足寒，今外有热而手足温者，热虽内陷，然而不深，故不作结胸也。心中懊侬，饥不能食者，热客胸中为虚烦也。热自胸中熏蒸于上，故但头汗出，而身无汗。

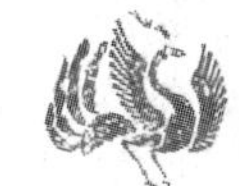

与栀子豉汤以吐胸中之虚烦。

【下】

太阳病三日，发汗不解，蒸蒸发热者，属胃也，调胃承气汤主之。

注曰：蒸，如热熏蒸，言甚热也。太阳病三日，发汗不解，则表邪已罢，蒸蒸发热，胃热为甚，与调胃承气汤下胃热。

发汗后，恶寒者，虚故也。不恶寒，但热者，实也。当和胃气，与调胃承气汤。

注曰：汗出而恶寒者，表虚也，汗出而不恶寒，但热者，里实也。经曰，汗出而不恶寒，此表解里未和。与调胃承气汤以和胃气。

伤寒若吐、若下后，不解，不大便五六日，上至十余日，日晡所发潮热，不恶寒，独语如见鬼状。若剧者，发则不识人，循衣摸床，惕而不安，微喘直视，脉弦者生，涩者死，微者但发热谵语者，大承气汤五十七主之。若一服利，止后服。

注曰：若吐、若下，皆伤胃气，不大便五六日，上至十余日，亡津液，胃气虚，邪热内结也。阳明王于申酉戌，日晡所发潮热者，阳明热甚也。不恶寒者，表证罢也。独语如见鬼状者，阳明内实也，以为热气有余。若剧者，是热气甚大也，热大甚于内，昏冒正气，使不识人，至于循衣摸床，惕而不安，微喘直视。伤寒阳胜而阴绝者死，阴胜而阳绝者死，热剧者，为阳胜。脉弦为阴有余，涩为阴

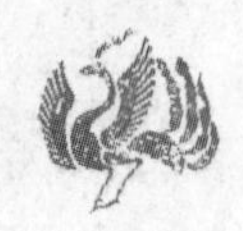

不足。阳邪气留于心下也，如其不下者，必渐不恶寒而渴，太阳之邪，转属阳明也。若吐、若下、若发汗后，小便数，大便硬者，当与小承气汤和之。此不因吐、下、发汗后，小便数，大便硬，若是无满实，虽不更衣十日，无所苦也，候津液还入胃中，小便数少，大便必自出也。渴欲饮水者，少少与之，以润胃气，但审邪气所在，以法救之。如渴不止，与五苓散是也。

张氏曰：或问，上条云小便数者，大便必硬，不更衣十数日，无所苦也，尝有四五日、六七日不大便者，即为攻之，今言十日不更衣而不用攻伐，何也？曰，此非结热，乃津液不足，虽十日不更衣，亦无所苦也。经曰，阳明病，本自汗出，医更重发汗，病已瘥，尚微烦不了了者，此大便必硬故也，以亡津液，胃中干燥，故令大便硬。当问其小便日几行，本小便日三四行，今日再行，故知大便不久出，今为小便[①]数少，以津液当还胃中，故知不久大便也。夫不便者，若有潮热谵语当下之证者，然后可以攻之，其不大便而无诸下证者，此津液不足，当须自审，慎勿以日数久而辄为攻下也。

太阳病，寸缓、关浮、尺弱，其人发热汗出，复恶寒，不呕，但心下痞者，此以医下之也。如其不下者，病人不恶寒而渴，此转属阳明也。小便数者，大便必硬，不更衣十日，无所苦也。渴欲饮水，少少与之，但以法救之。渴者，宜五苓散、附子泻心汤一百二三、小柴胡加桂枝汤四十四、

① 今为小便：原脱，据《张卿子伤寒论》补出。

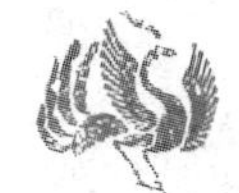

桂枝汤一。

注曰：太阳病，脉阳浮阴弱，为邪在表；今寸缓、关浮、尺弱，邪气渐传里，则发热汗出，复恶寒者，表未解也。传经之邪入里，里不和者必呕，此不呕，但心下痞者，医下之早，热虽剧，脉弦知阴未绝，而犹可生，脉涩则绝阳，复不可治，其邪热微而未至于剧者，但发热乱语，可与大承气汤，以下胃热。经曰，凡服下药，中病则止，不必尽剂，此以热未剧，故云一服利，则止后服。

虽吐虽下，用不如经，邪气内炽，反生别证，故致是也，大承气汤全其功效也。

赵曰：此段当分作三截看，自伤寒若吐、若下后不解，不大便五六日，上至十余日，日晡所发潮热，不恶寒，独语如见鬼状，止为上一截，是将潮热谵语、不恶寒、不大便对为现症。下文又分作一截，以辨剧者、微者之殊。微者但发热谵语，但字为义，以发热谵语之外，别无他症，其用承气汤，曰一服利，止后服，见其热轻，犹恐下之太过也。至于剧者，发则不识人，循衣摸床，惕而不安，微喘直视，如此热极证危，不可不决其死生以断之，以脉弦者生，涩者死，此阳热已极，若脉弦为阴，未绝犹可下之，以复其阴，若脉涩为阴，绝不可药，而必死矣。今《活人书》但言剧者，而去其微者二字，混两证通作一证，总曰用承气汤，又将脉弦者生，涩者死，本剧者，断语移而继于微者服药之后，岂有但发热谵语，无别恶候，遽然脉涩而致于死耶？仲景论中，虽别有潮热谵语，脉涩难治一证，乃是服承气汤后，未曾得大便，蕴毒不泄，脉反微涩，为正衰邪胜，故难治。此论中，病微者，服汤得利后，则邪

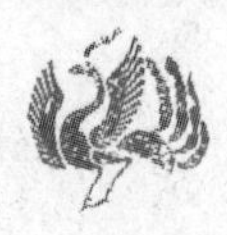

热因泄而解矣，尚何生死之议耶？又云，弦者阳也，涩者阴也，阳病见阴脉者生，在仲景法中弦涩者，属阴不属阳，得无疑乎。

【随病治例】

阳明病，脉迟，虽汗出，不恶寒者，其身必重，短气，腹满而喘，有潮热者，此外欲解，可攻里也。手足濈然而汗出者，此大便已硬也，大承气汤五十七主之。若汗多，微发热恶寒者，外未解也，其热不潮，若腹大满不通者，可与小承气汤五十八。

【附余】

《活人》云：大下后，血气弱。其人亡血，病当恶寒，反乃热，无休止时，为难治，大抵伤寒八九日以上，大热者为难治。

附辨疮疡发热

吴氏曰：经言，诸脉浮数，当发热，而洒淅恶寒，若有痛处，饮食如常者，蓄积有脓也。又曰，数脉不时，则生恶疮也。所以恶疮初生，必寒热交作，不可便以伤寒治之，须视病人脊背头面有无疮头。若有小红白脓头疮，须当仔细辨之。凡发背，初作只起一小疮，二三日乃大发，若疔疮初作，全与伤寒相似，若一例而发汗，或误投寒凉之药，则误矣。

附辨内伤瘀血发热

吴氏曰：人或从高坠下，攧扑损伤，或被人拳踢物撞，有所闪朒，不觉至十余日，寒热作，其胁下少腹疼痛，按

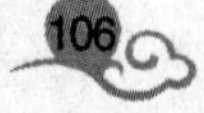

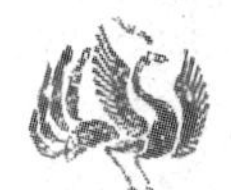

之不可近者，此有瘀血也，或时瘀血上冲，昏迷如死，良久复苏，宜复元活血汤，或当归导滞散，桃仁承气汤加苏木、红花、童便，下其瘀血即愈。若误作伤寒治之而发汗，则误之也。凡有瘀血停蓄之处则肿疼，手不可近也。其脉多见芤涩，以此别之。其伤损药方，俱见《袖珍方》损伤门，宜详而用之也。盖肝为血海，凡所有瘀血，必蓄于胁下或少腹之分，乃肝部也。但小便如常者，血证谛也，若不识血证之谛，而妄攻其血，则损元气，夭折人命也。

附伤寒热甚五十九刺

凡五十九刺者，头上五行以克越诸阳之热也。

大杼、膺俞、缺盆、背俞，此八者以泻胸中之热也。

气冲、三里、巨虚、上下廉，此八者以泻胃中之热也。

云门、髃骨、委中、髓空，此八者以泻四肢之热也。

五脏俞傍五，此十者，以泻五脏之热也。

凡刺之法，吸则纳针，得气则泻，勿令迟缓，起若发机，故热者泻之疾之也。

【刺】

热病汗不出，七穴宜刺。

商阳、合谷、腕骨、阳谷、侠溪、厉兑、劳宫。

潮热第二

成氏曰：潮热属阳明，阳明旺于未申，一日一发，日晡而发，若潮汛之潮，不失其时，若日三五发者，非也。潮热，属阳明，而太阳亦有之，大陷胸一证是也。潮热为

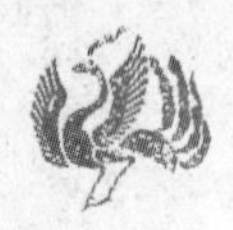

里实，可下之症，一或脉浮而紧，与其潮热而利，或小便难，大便溏者，又未可攻。热若发于寅卯时者，属少阳，发于巳午时者，属太阳，皆为邪未入胃，非潮热也。

太阳潮热治例

【下】

太阳病，重发汗，而复下之，不大便五六日，舌上燥而渴，日晡小有潮热，从心下至少腹，硬满而痛，不可近者，大陷胸汤九十二主之。

注曰：重发汗而复下之，则内外重亡津液，而热内结，致不大便五六日，舌上燥而渴也。日晡潮热者属胃，此日晡小有潮热，非但在胃，从心下至少腹，硬满而痛，不可近者，是一腹之中，上下邪气俱甚者也，宜陷胸汤以下其邪。

丹溪曰：谨按，太阳病已重发汗，表则虚矣，而复下之，里又虚矣，不大便五六日，可见津液之耗矣。非若前章之未曾发汗，而但下之，伤于早尔，今虽有硬痛，而可以迅攻之乎？若曰，潮热于申酉，系阳明，属调胃承气证，既又曰小有潮热，犹可疑待之间，将无他法以缓取之乎？

阳明潮热治例

【下】

阳明病，谵语有潮热，反不能食者，胃中必有燥屎五六枚也。若能食者，但硬耳，宜大承气汤五十七下之。

注曰：谵语潮热为胃热，当消谷引食，反不能食者，胃中有燥屎，而胃中实也。若能食者，胃中虚热，虽硬不

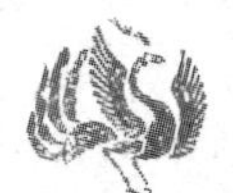

得为有燥屎。杂病虚为不欲食，实为欲食，伤寒则胃实热甚者，不能食，胃中虚热甚者能食，与杂病为异也。大承气汤以下燥屎，逐结热。

二阳并病，太阳证罢，但发潮热，手足漐漐汗出，大便难而谵语者，下之则愈，宜大承气汤五十七主之。

注曰：本太阳病并于阳明，名曰并病。太阳证罢，是无表证，但发潮热，是属阳明。一身汗出为热越，今手足漐漐汗出，是热聚于胃也，必大便难而谵语。经曰，手足漐然而汗出者，必大便已硬也，与大承气汤，以下胃中实热。

伤寒若吐、若下后，不解，不大便五六日，上至十余日，日晡所发潮热，不恶寒，独语如见鬼状。若剧者，发则不识人，循衣摸床，惕而不安，微喘直视，脉弦者生，涩者死，微者但发热谵语者，大承气汤五十七，若一服利，止后服。

【和解】

阳明病，发潮热，大便溏，小便自可，胸胁满不去者，小柴胡汤四十二主之。

注曰：阳明病潮热，为胃实，大便硬而小便数。今大便溏，小便自可，则胃热未实，而水谷不别也。大便溏者，应气降而胸胁满去，今反不去者，邪气犹在半表半里之间，与小柴胡汤，以去表里之邪。属少阳也。

阳明病，脉浮而紧者，必潮热，发作有时。但浮者，

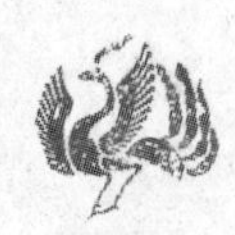

必盗汗出。

注曰：浮为在经，紧者里实，脉浮紧者，表热里实也，必发潮热，发作有时。若脉但浮而不紧者，止是表热也，必盗汗出。盗汗者，睡而汗出也。阳明病，里热者自汗，表热者盗汗。

柴胡姜桂汤、桂枝茯苓白术汤。《活人》云：盗汗，黄芩汤。

【难治】

阳明病，谵语潮热，脉滑而疾者，小承气汤五十八主之。汤入，腹中转失气者，更与一升，若不转失气，勿更与之。明日不大便，脉反微涩者，里虚也，为难治，不可更与承气汤也。

注曰：阳明病谵语，发潮热，若脉沉实者，内实也，则可下。若脉滑疾，为里热未实，则未可下，先与小承气汤和之，汤入腹中转失气者，中有燥屎，可更与小承气汤一升以除之。若不转失气者，是无燥屎，不可更与小承气汤。至明日邪气传时，脉得沉实紧牢之类，是里实也，反得微涩者，里气大虚也。若大便利后，脉微涩者，止为里虚而犹可，此不曾大便，脉反微涩，是正气内衰，为邪胜也，故曰难治。

【随病治例】

阳明中风，脉弦浮大而短气，腹都满，胁下及心痛，久按之气不通，鼻干不得汗，嗜卧，一身及面目悉黄，小便难，有潮热，时时哕，耳前后肿，刺之少瘥。外不解，病过十日，脉续浮者，小柴胡汤四十二。脉但浮，无余症者，与麻黄汤二十一。若不尿，腹满加哕者，不治。茵陈五苓散

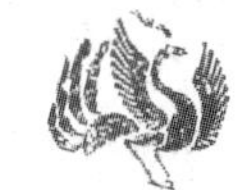

八十八，少阳小柴胡汤四十二，太阳证麻黄汤二十一。

注曰：浮大为阳，风在表也，弦则为阴，风在里也。短气腹满，胁下及心痛，风热壅于腹中而不通也。若寒客于内而痛者，按之则寒气散而痛止，此以风热内壅，故虽久按而气亦不通。阳明病，鼻干不得卧，自汗出者，邪在表也，此鼻干不得汗而嗜卧者，风热内攻，不干表也。一身面目悉黄，小便难，有潮热，时时哕者，风热攻于胃也。阳明之脉出大迎，循颊车，上耳前过客主人[①]，热甚则肿，此风热在经，故耳前后肿，刺之经气通，肿则小差。如此者，外证罢则可攻，若外证不解，虽过十日，脉续浮者，邪气尚在半表半里，与小柴胡汤以和解之。若其脉但浮而不弦大，无诸里证者，是邪但在表也，可与麻黄汤以发其汗。若不尿，腹满加哕者，关格之疾也，故云不治，《难经》曰，关格者，不得尽其命而死。茵陈五苓散八十八，少阳小柴胡汤四十二，太阳证麻黄汤二十一。

病人烦热，汗出则解。又如疟状，日晡所发热者，属阳明也。脉实者宜下，大承气汤五十七，脉浮虚者宜发汗，桂枝汤一。

阳明病，潮热，大便微硬者，可与大承气汤五十七，不硬者，勿与之。若不大便六七日，恐有燥屎，欲知之法，少与小承气汤五十八，汤入腹中，转失气者，此有燥屎，乃可攻之，若不转失气者，此但初头硬，后必溏，不可攻之，

① 客主人：即上关穴。原作“额主人”，今改。

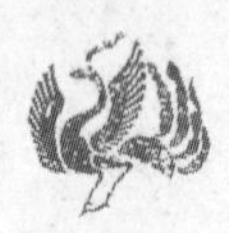

攻之，必胀满不能食也。欲饮水者，与水则哕。其后发热者，必大便复硬而少也，以小承气汤和之。不转失气者，慎不可攻也。

阳明病，脉迟，虽汗出不恶寒者，其身必重，短气，腹满而喘，有潮热者，此外欲解，可攻里也。手足濈然汗出者，大便已硬也，大承气汤五十七主之。若汗多，微发热恶寒者，外未解也。其热不潮，未可与承气汤。若腹大满不通者，可与小承气汤五十八，微和胃气，勿令大泄下。

【随病救逆】

伤寒十三日不解，胸胁满而呕，日晡潮热，已而微利。此本柴胡证，下之不利，今反利者，知医以丸药下之，非其治也。潮热者实也，宜先小柴胡汤四十二以解外，后以柴胡加芒硝汤主之。

注曰：伤寒十三日，再传经尽，当解之时也。若不解，胸胁满而呕者，邪气犹在表里之间，此为柴胡汤证，若以柴胡汤下之，则更无潮热自利。医反以丸药下之，虚其肠胃，邪气乘虚入腑，日晡所发潮热，热已而利也。潮热虽为热实，然胸胁之邪未已，故先与小柴胡汤以解外，后以柴胡加芒硝以下胃热。

或云，丸药多有巴豆，故此用大柴胡加芒硝，以泄巴豆之毒也。

往来寒热第三

成氏曰：往来寒热者，寒已而热作，热已而寒起。盖

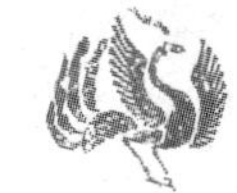

寒为阴，热为阳，里为阴，表为阳，邪客于表，与阳争，则发寒矣。邪入于里，与阴争，则发热矣，表邪多，则寒多而热少，里邪多，则热多而寒少，邪在半表半里之间，外与阳争而为寒，内与阴争而为热，表里之不拘，内外之无定，由是寒热往来而无常也，故以小柴胡立诸加减法，以和解之。又寒热如疟，与夫往来寒热，似是而非也。如疟者，止作有时，正气与邪，争则作，分则止矣。往来寒热则止作无时，或往或来，日有三五发，或者十数发，此其与疟异也。虽然往来寒热属半表半里，当和解之，又有病至十余日，热结在里，复往来寒热，亦宜大柴胡下而愈。

赵氏曰：《伤寒百问歌》第五十九问中，以阴阳相胜，阳不足则先寒后热，阴不足则先热后寒，此特论阴阳杂病二气，自相乘胜然也，非可以语伤寒。

往来寒热治法

【和解】

伤寒五六日，中风，往来寒热，胸胁苦满，默默不欲饮食，心烦喜呕，或胸中烦而不呕，或渴，或腹中痛，或胁下痞硬，或心下悸，小便不利，或不渴，身有微热，或咳者，与小柴胡汤四十二。

本太阳不解，转入少阳者，胁下硬满，干呕不能食，往来寒热，尚未吐下，脉沉紧者，与小柴胡汤四十二。

注曰：太阳转入少阳，是表邪入于里。胁下硬满，不能食，往来寒热，邪在半表半里之间。若已经吐、下，脉沉紧者，邪气入腑为里实。尚未可吐、下，而脉沉紧，为

传里，虽深，未至入腑，外犹未解，与小柴胡汤以和解之。

若已吐、下、发汗、温针，谵语，柴胡汤证罢，此为坏病，知犯何逆，以法治之。

注曰：少阳之邪，在表里之间，若妄吐、下、发汗、温针，损耗津液，胃中干燥，木邪干胃，必发谵语。若柴胡证不罢者，则不为逆，柴胡证罢者，坏病也，详其因何治之逆，以法救之。

救坏病，助荣卫，生津液，桂枝汤求之。

伤寒五六日，已发汗而复下之，胸胁满微结，小便不利，渴而不呕，但头汗出，往来寒热，心烦者，此为未解也，柴胡桂枝干姜汤四十六主之。

《难知》曰：若用柴胡，而移时于早晚，气移于血，血移于气，是邪无所容之地，故知其欲自解也。

注曰：伤寒五六日，已经汗、下之后，则邪当解。今胸胁满微结，小便不利，渴而不呕，但头汗出，往来寒热，心烦者，则邪气犹在半表半里之间，为未解也。胸胁满微结，寒热心烦者，邪在半表半里之间也。小便不利而渴者，汗、下后，亡津液，内燥也。若热消津液，令小便不利而渴者，其人必呕，今渴而不呕，知非里热也。伤寒汗出则和，今但头汗出，余处无汗者，津液不足，而阳虚于上也。与柴胡桂枝干姜汤，以解表里之邪，复津液以助阳也。

【下】

伤寒十余日，热结在里，复往来寒热者，与大柴胡汤四

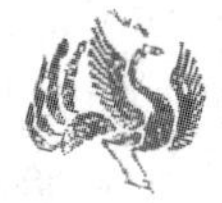

十一。但结胸无大热者，此为水结在胸胁也，但头微汗出，大陷胸汤九十二主之。

注曰：伤寒十余日，热结在里，是为可下之证，复往来寒热，为正邪分争，未全敛结，与大柴胡汤下之。但结胸无大热者，非热结也，是水饮结于胸胁，谓之水结胸，周身汗出者，是水饮外散则愈，但头微汗出，余处无汗，是水饮不得外泄，停蓄而不行也，与大陷胸汤以逐其水。

【随病救逆】

本太阳病不解，转入少阳，胁下硬满，干呕不能食，往来寒热，尚未吐下，脉沉紧者，与小柴胡汤四十二主之。

注曰：太阳转入少阳，是表邪入于里。胁下硬满，不能食，往来寒热者，邪在半表半里之间。若已吐、下，脉沉紧者，邪气入腑为里实，尚未可吐、下，脉沉紧为传里，虽未至入腑，外犹未解也，与小柴胡汤以和解之。

若已吐、下、发汗、温针，谵语，柴胡证罢，此为坏病，知犯何逆，以法治之。

注曰：少阳之邪，在表里之间，若妄吐、下、发汗、温针，损耗津液，胃中干燥，木邪干胃，必发谵语。若柴胡证不罢者，则不为逆，柴胡证罢者，坏病也，详其因何治之逆，以法救之。

救坏病，助荣卫，生津液，桂枝汤以求之。

因正虚，自表之里，而结于胁下，与正分争，作往来寒热，默默不欲饮食，此为自外之内。经络与脏腑相连，气随经必传于里，故曰其痛下，痛，一作病。邪在上焦为邪高，邪渐传里为痛下，里气与邪气相抟，逆而上行，故呕也。与小柴胡汤，解半表半里之邪。

服小柴胡汤，表邪已而渴，表邪传于阳明也，以阳明治之。

附内外寒热

【温】

少阴病，下利清谷，里寒外热，手足厥逆，脉微欲绝，身反不恶寒，其人面赤色，或腹痛，或干呕，或咽痛，或利止，脉不出者，通脉四逆汤二百十七主之。

注曰：下利清谷，手足厥逆，脉微欲绝，为里寒，身热，不恶寒，面赤色为外热。此阴甚于内，格阳于外，不相通也，与通脉四逆汤，散阴通阳。

既吐且利，小便复利，大汗出，下利清谷，内寒外热，脉微欲绝者，四逆汤九十九主之。

注曰：吐利亡津液，则小便当少，小便复利而大汗出，津液不禁，阳气大虚也。脉微为亡阳，若无外热，但内寒，下利清谷，为纯阴，此以外热，为阳未绝，犹可与四逆汤救之。

下利清谷，里寒外热，汗出而厥者，通脉四逆汤二百十七[①]。

注曰：下利清谷，为里寒，身热不解为外热。汗出，阳气通行于外，则未当厥，其汗出而厥者，阳气大虚也，

① 二百十七：原作“九十九”，本条但言通脉四逆汤，而非四逆汤，故改之。

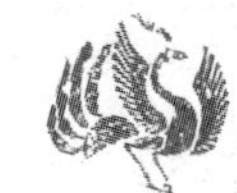

与通脉四逆汤，以固阳气。

脉浮而迟，表热里寒，下利清谷者，四逆汤九十九主之。

注曰：浮为表热，迟为里寒。下利清谷者，里寒甚也，与四逆汤，温里散寒。

【随病治例】

病人身大热，反欲得近衣者，热在皮肤，寒在骨髓也，身大寒，反不欲近衣者，寒在皮肤，热在骨髓也。表热里寒者，脉虽沉而迟，手足微厥，下利清谷，此里寒也，所以阴证，亦有发热者，此表解也。

四逆汤九十九、通脉四逆汤。表寒里热者，脉必滑，身厥舌干也。所以少阴恶寒而蜷，此表寒也，时时自烦，不欲近衣，此里热也，大柴胡汤四十一。

附热多寒少

【和解】

太阳病，发热恶寒，热多寒少，脉微弱者，此无阳也，不可发汗，宜桂枝二越婢一汤十一。

刘氏曰：脉迟，小建中加黄芪汤四十九，或温中。

【随病治例】

太阳病，八九日，如疟状，发热恶寒，热多寒少，其人不呕，清便欲自可，一日二三度发，脉微缓者，为欲愈。脉微恶寒者，此阴阳俱虚，不可更发汗、更下、更吐也。面色反有热色者，未欲解也，以其不能得小汗出，身必痒，宜桂枝麻黄各半汤十三主之。

赵氏曰：愚详仲景论中，热多寒少，止有二证，如上

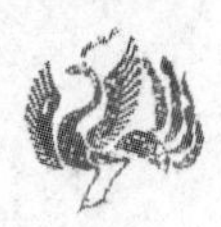

文一证，仲景之意，盖以得病七八日，如疟状，发热恶寒，热多寒少，十六字为自初至今之症，以下文乃是已后拟病防变之辞，当分作三截看。若其人不呕，清便欲自可，一日二三度发，脉微缓，为欲愈，此一节。乃里和无病而脉微缓，微者，邪气微，缓者，阴阳同等，脉症皆向安之兆，可不待汗，而欲自愈也。若脉微而恶寒者，此阴阳俱虚，不可发汗、更下、更吐也，此一节，宜温之。若面色反有热者，未欲解也，以其不能得小汗出，其身必痒，宜各半汤，此一节，必待汗而后愈也。《活人书》不详文意，却将其人不呕，清便欲自可九字，本是欲愈之症，反以他症各半汤汗之，又将不可汗、吐、下及各半汤证语句并脱略而不言，反将其中欲愈之症而用彼药，汗其所不当汗，何也？其第二证，仲景云，太阳病，发热恶寒，热多寒少，脉微弱者，亡阳也，不可发汗，宜桂枝二越婢一汤。《活人书》于脉微弱上添都大二字，岂以仲景论脉为未足而加之乎？其第三证，尺脉迟者，仲景论中无热多寒少语句，但云，脉浮紧，法当身疼痛，宜以汗解之，假令尺中迟者，不可发汗，以荣气不足，血少故也。《活人书》但举尺中迟，血少之语，自添寒少热多四字，加于其上，因而编入此问中，何邪？如一症尺迟者，止当收入不可汗门中。

附寒多热少

刘氏曰：仲景一书，只有热多寒少之条，无寒多热少之证。又云，不烦躁，手足厥逆，为伤寒，脉反浮缓，为伤风，大青龙汤三十八或云各半汤十三。

附似疟太阳病八九日，如疟，出热多寒少条

【汗】

服桂枝汤一，大汗出，脉洪大者，与桂枝汤如前法，若形如疟，日再发者，汗出必解，宜桂枝二麻黄一汤十二。

注曰：经云，如服一剂，病证犹在者，故当复作本汤服之。服桂枝汤，汗出后，脉洪大者，病犹在也，若形如疟，日再发，邪气客于荣卫之间也。与桂枝二麻黄一汤，以解散荣卫之邪也。

【随病治例】

病人烦热，汗出则解。又如疟状，日晡发热，属阳明也。脉实者宜下，大承气汤五十七，脉浮虚者，宜汗，桂枝汤一。

【和解】

妇人中风，七八日，续得寒热，发作有时，经水适断者，此为热入血室，其血必结，故为疟状，发作有时，小柴胡汤四十二。

注曰：中风七八日，邪气传里之时，本无寒热，而续得寒热，经水适断者，此为表邪乘虚，入血室，与血相抟，而血结不行，经水所以断也。血气与邪分争，致寒热如疟，发作有时，与柴胡汤，解经之邪。

仲景首尾在此论妇人病，宜详其原。

恶寒第四附汗后恶寒

成氏曰：风寒客于荣卫，则恶寒，非寒热之寒，亦非

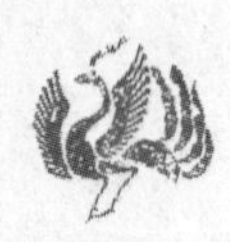

风寒之寒，谓寒热更作，热至则寒无矣。恶风者，得居密室，则坦然自舒矣。恶风者，见风则恶，至于恶寒，则不待风而寒，虽身大热，而不欲去衣，甚至向火覆被，而犹莫能遏，此由阴气上入阳中，或阳微，或风寒相抟之所致也。恶寒悉属表证，虽里证悉具，尚微恶寒者，亦是表未解，犹当先解其外矣，不恶寒乃可攻里。经曰，发热而恶寒者，发于阳也如伤寒，或已发热，或未发热，必恶寒者，谓继之以发热，此则发于阳也，无热而恶寒者，发于阴也若恶寒而蜷，脉沉细而紧者，此则发于阴也，在阳可发汗，在阴可温里。然治恶寒，又当审其虚实，若汗出恶寒，为表虚，宜解肌，若无汗恶寒，为表实，宜发汗。又止称背恶寒者，诸阳受气于胸中而转行于背，阳气不足，阴寒气盛，而背为之恶寒矣，然亦有二焉。经谓少阴病，一二日，口中和，而背恶寒，当灸之，处以附子汤，此则阴寒为病，不能消耗津液，故于少阴则曰口中和，知其内寒也。经谓伤寒，无大热，口燥渴，心烦，背微恶寒者，白虎加人参汤六十二，此则阳气内陷，热烁津液，故于太阳则曰口干燥。六经俱有恶寒，大宜精别。

赵氏曰：伤寒第九十问中云，太阳病，七八日，脉细而恶寒者，此阴阳俱虚，不可更发汗、更下、更吐也，小柴胡汤四十二主之。愚详小柴胡能除半表半里邪热，非治正气阴阳虚实之药，拟以黄芪建中汤四十九，或芍药甘草附子汤一百九。

太阳恶寒治例

【发汗】

太阳病，脉浮，头项强痛，而恶寒，麻黄汤二十一主之。

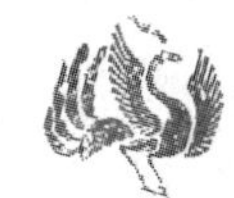

注曰：经云，尺寸俱浮者，太阳受病，太阳主表，为诸阳气主。脉浮，头项强痛，而恶寒者，太阳表病也。

太阳病，或已发热，或未发热，必恶寒，体痛呕逆，脉阴阳俱紧者，名曰伤寒，麻黄汤二十一主之。

【解肌】

太阳中风，阳浮而阴弱。阳浮者，热自发，阴弱者，汗自出。啬啬恶寒，淅淅恶风，翕翕发热，鼻鸣干呕者，桂枝汤一主之。

张氏曰：或问仲景以恶风为中风，恶寒为伤寒，其理昭然，而桂枝汤证，又言啬啬恶寒，淅淅恶风，麻黄汤证，止言恶风而不恶寒，何也？夫恶风恶寒，分别中风伤寒者，此立法之定体也，桂枝汤证言啬啬恶寒，麻黄汤证反不言恶寒者，此特举其变故，著方以备世用也。然恶寒者，必恶风，其恶风者，未必不恶寒。《活人书》括言，伤寒恶寒不恶风，可谓知常而不知变也。

【和解】

太阳病，发热恶寒，热多寒少，脉微弱者，此无阳也，不可发汗，宜桂枝二越婢一汤十一主之。

伤寒七八日，发热微恶寒，肢节烦疼，微呕，心下支结，外证未去者，柴胡加桂枝汤四十四主之。

伤寒无大热，口燥渴，心烦，背微恶寒者，白虎加人参汤六十二主之。

注曰：心下痞者，虚热内伏也，恶寒汗出者，阳气外

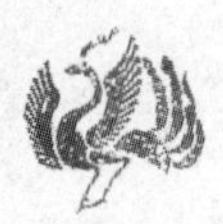

虚。宜以泻心汤治痞，加附子以固阳。

【刺】

伤寒发热，啬啬恶寒，大渴欲水，其腹必满，此肝乘肺，名曰横，刺期门二百三十三。

妇人中风，发热恶寒，经水适来，得之七八日，热除而脉迟身凉，胸胁下满，如结胸状，谵语者，此为热入血室，刺期门，随其证而泻之。或云，宜小柴胡加生地黄四十三。

黄氏曰：表证恶寒，刺合谷。

【随病治例】

病有发热恶寒者，发于阳也，无热恶寒者，发于阴也。发于阳者，七日愈，发于阴者，六日愈，以阳数七，阴数六故也。或云阳麻黄汤二十一，阴理中汤一百三十六、四逆汤九十九。

病人身大热，反欲得近衣者，热在皮肤，寒在骨髓。或云，宜阳旦汤九十七，寒已次用小柴胡四十四，加桂以温表。

身大寒，反不欲近衣者，寒在皮肌，热在骨髓。或云，宜白虎加人参六十二，热除次用，桂枝麻黄各半汤十三。

表热里寒者，脉虽沉而迟，手足微厥下利者，此表解也，四逆汤九九、通脉四逆汤。

表寒里热者，脉必滑，身厥舌干也，所以恶寒而蜷，

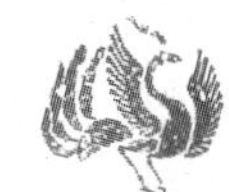

此表寒也，时时自烦，不欲厚衣，此里热也，大柴胡汤四十一。

太阳病八九日，如疟状，发热恶寒，热多寒少，其人不呕，清便欲自可，一日二三度发，脉微缓者，为欲愈。

赵云：此宜温，脉微而恶寒者，此阴阳俱虚，不可更发汗、更下、更吐也。面色反有热色者，未欲解也，以其不能得小汗出，身必痒，宜桂枝麻黄各半汤十三主之。

太阳病，脉浮而动数，浮则为风，数则为热，动则为痛，数则为虚，头痛发热，微盗汗出，而反恶寒者，表未解也。医反下之，动数变迟，膈内拒痛，胃中空虚，客气躁烦，心中懊侬，阳气内陷，心下痞硬，则为结胸，大陷胸汤九十二主之。若不结胸，但头汗出，余处无汗，齐颈而还，小便不利，身必发黄也。

或用桂枝汤一、桂枝加白术汤、茵陈蒿汤八十七、栀子柏皮汤八十。

伤寒脉浮，自汗出，小便数，心烦，微恶寒，脚挛急，反与桂枝汤，欲攻其表，此误也，得之便厥，咽中干，烦躁，吐逆者，作甘草干姜汤一百五与之，以复其阳。若厥愈足温者，更作芍药甘草汤一百八与之，其脚即伸。若胃气不和，谵语者，少与调胃。

注曰：脉浮，自汗出，小便数而恶寒者，阳气不足也。心烦、脚挛急者，阴气不足也。阴阳血气俱虚，则不可发汗，若与桂枝汤攻表，则又损阳气，故为误也，得之便厥，

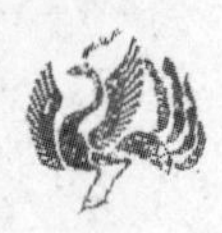

咽中干，躁烦吐逆者，先作甘草干姜汤，复其阳气，得厥愈足温，乃与芍药甘草汤，益其阴血，则脚胫得伸。阴阳虽复，其有胃燥、乱语，少与调胃承气汤，微溏以和其胃。重发汗为亡阳，加烧针则损阴，《内经》曰，荣气微者，加烧针则血不流行，重发汗，复烧针，是阴阳之气太虚，四逆汤以复阴阳之气。

此证内外俱病，非桂可治，最要知此则后，所谓阳旦相似，误用桂枝见后证，看他次第用药，逐一相应，妙处人弗知之，此处接后文。

问曰：如其证象阳旦，按法治之，而增剧，厥逆，咽中干，两胫拘急而谵语。师曰：言半夜手足当温，两脚当伸。后如师言，何以知此？答曰：寸口脉浮而大，浮则为风，大则为虚，风则生微热，虚则两胫挛，病证象桂枝，因加附子参其间，增桂令汗出，附子温经，亡阳故也。厥逆，咽中干，烦躁，阳明内结，谵语，烦乱，更饮甘草干姜汤。夜半阳气还，两足当热，胫上微拘急，重与芍药甘草汤，尔乃胫伸，以承气汤微溏，则止其谵语，故知病可愈。

注曰：阳旦，桂枝汤别名也。前证脉浮自汗，小便数，心烦，微恶寒，脚挛急，与桂枝汤证相似，是证象阳旦也。与桂枝汤而增剧，得寸口脉浮大，浮为风邪，大为血虚，即于桂枝汤加附子，温经以补虚，增桂令汗出以祛风。其有治之逆而增厥者，与甘草干姜汤，阳复而足温，更与芍药甘草汤，阴和而胫伸。表邪已解，阴阳已复，而有阳明内结，谵语烦乱，少与调胃承气汤，微溏泄以和其胃，则

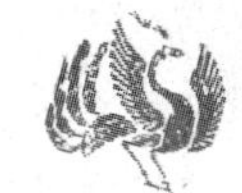

阴阳之气皆和，内外之邪悉去，故知病可愈。

阳旦，桂枝汤内加黄芩二两，自表而里，先温后利法，故谕治有至理，仲景妙处，重解用药次第，证似阳旦证，言语重复，惟叔和《脉经》辨析甚明，安常[①]以甘草芍药汤，恐非治法。

服柴胡汤已，渴者，属阳明也，以法治之。

注曰：服小柴胡汤，表邪已而渴，里邪传于阳明也，以阳明治之。

得病六七日，脉迟浮弱，恶风寒，手足温，医二三下之，不能食，而胁下满痛，面目及身黄，颈项强，小便难者，桂枝茯苓白术、麻黄连轺赤小豆汤。与柴胡汤四十二，后必下重，本渴，而饮水呕者，柴胡汤不中与也，食谷者哕。

注曰：得病六七日，脉迟浮弱，恶风寒，手足温，则邪气在半表半里，未为实，反二三下之，虚其胃气，损其津液，邪蕴于里，故不能食，而胁下满痛。胃虚为热蒸之，熏发于外，面目及身悉黄也。颈项强者，表仍未解也。小便难者，内亡津液。虽本柴胡汤证，然以里虚，下焦气涩而小便难，若与柴胡汤，又走津液，后必下重也。不因饮水而呕者，柴胡汤证，若本因饮而呕者，水停心下也。《金匮要略》曰，先渴却呕者，为水停心下，此属饮家。饮水者，水停而呕，食谷者，物聚而哕，皆非小柴胡所宜，二

① 安常：即北宋著名医家庞安时，字安常。

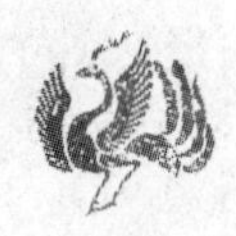

者皆柴胡汤之戒，不可不识也。

成氏此段不用柴胡，此为食谷哕也。

太阳中风，脉浮紧，发热恶寒，身疼痛，不汗出而烦躁者，大青龙三十八主之。

此中风见寒脉，或伤寒见脉，皆宜此汤，两解荣卫之伤。若脉微弱，汗出恶风者，不可服，服之则厥逆，筋惕肉瞤，此为逆也，宜真武汤一百三十。汗出不止者，温粉扑之。

阳明恶寒治例

【汗】

阳明中风，口苦咽干，腹满微喘，发热恶寒，脉浮而紧，若下之，则腹满，小便难也，麻黄汤二十一。

阳明病，脉迟，汗出多，微恶寒者，表未解也，可发汗，宜桂枝汤。

注曰：阳明病脉迟，汗出多，当责邪在里，以微恶寒，知表未解，与桂枝汤和表。

【随病治例】

阳明病，脉迟，虽汗出，不恶寒者，其身必重，短气，腹满而喘，有潮热者，此外欲解，可攻里也。手足濈然而汗出者，此大便已硬，大承气汤五十七主之。若汗多，微发热恶寒者，外未解也，其热不潮，未可与大承气汤。若腹大满不通者，可与小承气汤五十八，微和胃气，勿令大泄下。

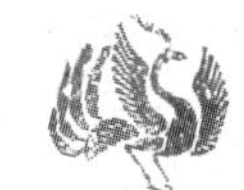

少阳恶寒治例此条出太阳篇

【和解】

伤寒五六日，头汗出，微恶寒，手足冷，心下满，口不欲食，大便硬，脉细者，此有表，复有里也。脉沉，亦在里。汗出为阳微，假令纯阴结，不得复有外症，悉入在里，此为半在表半在里也。脉虽沉紧，不得为少阴病，所以然者，阴不得有汗，今头汗出，故知非少阴也，可与小柴胡汤四十二。设不了了者，得屎而解。

少阳邪多着在胸，小柴胡四十二，结胸与痞，半夏泻心汤及小陷胸汤九十三。

注曰：伤寒五六日，邪当传里之时，头汗出，微恶寒者，表仍未解也。手足冷，心下满，口不欲食，大便硬，脉细者，邪结于里也。大便硬为阳结，此邪热虽传于里，然以外带表邪，则热结犹浅，故曰阳微结。脉沉虽为在里，若纯阴结，则更无头汗恶寒之表症，诸阴脉皆至颈胸中而还，不上循头，今头汗出，知非少阴也。与小柴胡汤，以除半表半里之邪。服汤已，外证罢，而不了了者，为里热未除，与汤取其微利，则愈，故曰得屎而解。

或云：证类少阴，少阳邪多着在胸，小柴胡，结胸与痞半夏泻心汤，及陷胸汤九十三。

少阴恶寒治例附手足寒、背恶寒

【温】

少阴病，下利，若利自止，恶寒而蜷，手足温者，可

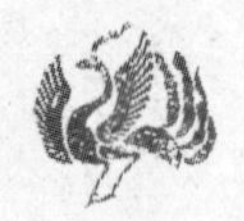

治。四逆汤九十九、真武汤一百三十。

注曰：少阴病下利，恶寒蜷卧，寒极而阴胜也，利自止，手足温者，里和阳气得复，故为可治。

恶寒脉微，复利，利止亡血也，四逆加人参汤。

注曰：恶寒脉微而利者，阳虚阴胜也，利止则津液内竭，故云亡血，《金匮玉函》曰，水竭则无血。与四逆汤温经助阳，可加人参汤生津液而益血也。

少阴病，得之二三日，口中和，其背恶寒者，宜灸之刘纯①关元穴，附子汤一百二十七主之。

注曰：少阴客热，则口燥舌干而渴，口中和者，不苦不燥，是无热也。背为阳，背恶寒者，阳气弱，阴气胜也。经曰，无热恶寒者，发于阴也。灸之，助阳消阴，与附子汤，温经散寒。

少阴病，身痛，手足寒，骨节痛，脉沉者，附子汤一百二十七主之。

注曰：少阴肾而主骨节，身体疼痛，肢冷，脉沉者，寒成于阴也。身疼骨痛，若脉浮，手足热，则可发汗，此手足寒，脉沉，故当与附子汤温经。

少阴病，饮食入口则吐，心中温温欲吐，复不能吐，始得之，手足寒，脉弦迟者，此胸中实，不可下也，当吐

---

① 刘纯：明代医家，著《伤寒治例》、《医经小学》等。

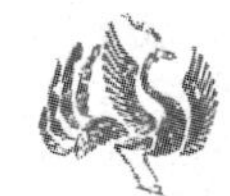

之。若膈上有寒饮，干呕者，不可吐也，急温之，宜四逆汤九十九。

注曰：伤寒表邪传里，至于少阴。少阴之脉，从肺出，络心注胸中。邪既留于胸中，而不散者，饮食入口则吐，心中温温欲吐，阳受气于胸中，邪留胸中，则阳气不得宣发于外，是以始得之，手足寒，脉弦迟，此是胸中实，不可下，而当吐，或用瓜蒂散。其膈上有寒饮，亦使胸中实，则但呕而不吐也，吐则物出，呕则物不出，吐与呕别焉。此不可吐，与四逆汤以温其膈。

【下】

少阴病，恶寒而蜷，时时自烦，欲去衣被者可治。《活人》用大柴胡汤四十一。

注曰：恶寒而蜷，阴寒甚也，时时自烦，欲去衣被，为阳气得复，故云可以治之。

赵氏曰：少阴病，恶寒而蜷者，既无吐利，是阴邪外盛，未传里也，时自烦者，为寒邪外凝，真阳内伏抑郁，不能上行胸中，不得宣散故病。人时或自觉烦，而他人不见热也，欲去衣被。《活人书》改作不欲厚衣，盖欲字为义，衣被尚在身，虽心欲去之，而未尝去，非若狂走弃衣之比也。且烦之为候也，胸中郁闷，似热而身无热，与心烦但欲寐之烦相近。若以烦为表热耶，则是发热恶寒，当属太阳，不得为少阴病，今乃无热，却有身蜷之症，故知非太阳也。若以烦为里热耶，则邪热随经，悉入在里，不得复有外证，今乃兼见恶寒而蜷，又知非里实也。持此二说较之，足见烦为真阳内郁，阴中伏阳之证，明矣。治法当温散阴邪，导引真阳，汗而解可也。《活人》用大柴胡

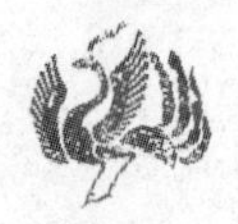

汤下之，非惟不能解散表邪，反虚其里，使恶寒之邪，乘虚内陷，痞硬阴躁，诸变不可胜数也。况恶寒最慎于下，又内无结实，何若遽下，纵或其脉沉滑而实，亦未可处用大柴胡，必须先解表，使恶寒症罢而后可也。况仲景又出一证，云少阴病四逆，恶寒而蜷，脉不至，不烦而躁者，死。恶寒而蜷虽同，但烦与躁异耳，盖不烦躁，无脉而厥者，真阳内绝，阴极发躁也，不厥不躁，但烦者，真阳内郁也。不然，则成先生注云阳气得复，故可治，斯言岂欺我哉？

【不治】

少阴病，恶寒身蜷而利，手足逆冷者，不治。

注曰：《针经》云，多热者易已，多寒者难已。此内外寒极，纯阴无阳，故云不治。

少阴病，四逆恶寒而身蜷，脉不至，不烦而躁者，死。

注曰：四逆恶寒而身蜷，则寒甚。脉不至，则真气绝。烦，热也，躁，乱也，若愤躁之躁。从烦至躁，为热来有渐，则犹可，不烦而躁，是气欲脱而争也，譬如灯将灭而暴明，岂能明于久也？

张氏曰：或谓六经伤寒，惟少阴与厥阴有不治之病，以两经较之，少阴死证尤多，何也？曰，少阴肾也，位居子正，而一阳生于其中，是为复卦，乃天地之相，宰辅之职，周旋运用，承上使下，一动一静，莫非肾之功也。病至其经，已近危殆，阴阳两全，虽危弗咎，盖无阳而阴独居，故言其死，然子中之阳气微弱，凡病则易为消灭，其为死证，故多于厥阴也。

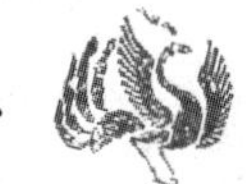

厥阴恶寒治例附手足寒

【温】

大汗出，热不去，内拘急，四肢疼，又下利，厥逆而恶寒者，四逆汤九十九。

赵氏曰：《伤寒》第五问中，太阴、厥阴皆不恶寒，只少阴证有恶寒。按，三阳恶寒，皆表邪未解也，太阴手足自温，故不恶寒，少阴、厥阴，手足厥逆，而恶寒者，阴盛然也。胡不观仲景论厥阴证，出此一条，岂非厥阴亦有恶寒者耶?

手足厥寒，脉细欲绝者，当归四逆汤二百十六。若其人内有久寒者，宜当归四逆加茱萸生姜汤一百二。

注曰：手足厥寒者，阳气外虚，不温四肢，脉细欲绝者，阴血内弱，脉行不利。与当归四逆汤，助阳生阴也。茱萸辛温，以散久寒，生姜辛温，以行阳气。

汗下后恶寒

【温】

发汗，病不解，反恶寒者，虚故也，芍药附子甘草汤一百九主之。

注曰：发汗病解，则不恶寒，发汗病不解，表实者，亦不恶寒。今发汗，病且不解，又反恶寒者，荣卫俱虚也。汗出则荣虚，恶寒则卫虚，与芍药甘草附子汤，以补荣卫。

下后，复发汗，必振寒，脉微细者，此内外俱虚也，

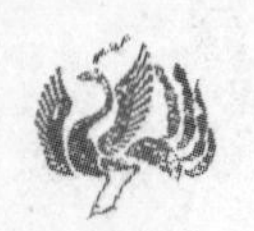

当归四逆汤、真武汤一百三十。

注曰：发汗则表虚而亡阳，下之则里虚而亡阴，振寒者，阳气微也，脉微细者，阴气弱也。

少阴病，下利，恶寒而蜷手足者，可治，四逆汤九十九。

太阳发热，寸缓，关浮，尺弱，其人发热，汗出反恶寒，不呕，但心下痞者，医误下也。如其不下，不恶寒而渴者，此转阳明，小便数者，大便必硬，不更衣十数日，无所苦，渴欲水者，少少与之，但以法救之。渴宜五苓散一百七十，或用附子泻心汤一百二十三、小柴胡加桂枝汤四十四，又桂枝汤一。

【随病治例】

发汗，病不解，反恶寒者，虚故也，芍药附子甘草汤一百九。不恶寒，但热者，实也，调胃承气汤。

伤寒大下后，复发汗，心下痞，恶寒者，表未解也，先解表，表解乃攻痞。解表宜桂枝汤一，攻痞大黄黄连泻心汤二百三十八。

注曰：大下后，复发汗，则表里之邪当悉已。此心下痞而恶寒者，表里之邪俱不解也。因表不解而下之，为心下痞，与桂枝汤解表，表解乃与大黄黄连泻心汤攻痞。《内经》曰，从外之内而盛于内者，先治其外，后调其内。

太阳病，医发汗，遂发热恶寒，因复下之，心下痞，表里俱虚，阴阳气并竭，无阳则阴独，复加烧针，因胸烦，

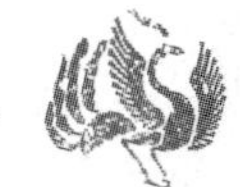

面色青黄，肤瞤者，难治。今色微黄，手足温者，易愈。汗后恶寒，附子赤芍药汤，发热，小柴胡加桂枝汤四十四，心下痞，半夏泻心汤。

太阳病，下之后，脉促胸满者，桂枝芍药汤十主之，若微恶寒者，去芍药方中加附子汤十六主之。

注曰：脉来数，时一止，复来者，名曰促。促为阳盛，则不因下后而脉促者也，此下后脉促，不得为阳盛也。太阳病下之，其脉促，不结胸者，此为欲解，此下后脉促，而复胸满，则不得为欲解。由下后阳虚，表邪渐入，而客于胸中也。与桂枝汤以散客邪，通行阳气，芍药益阴，阳虚者非所宜，故去之。阳气已虚，则必当温剂以散之，故加附子。

恶风第五附汗下后恶风

成氏曰：恶风恶寒，均是表证，但恶风比恶寒而轻，恶寒，虽不当风而亦寒，恶风，谓见风则畏，得居密室则坦然矣。恶寒有属于阳，有属于阴，非若恶风，悉属于阳，故恶风则发热，三阴证，并无恶风，皆以此也。恶风，悉宜发散，又自不同。无汗者宜发汗，有汗者宜解肌。里证虽具，恶风未罢者，犹当先解其表也。又有汗多亡阳，恶风者，桂枝加附子汤，温经以固卫。又有风湿相抟，骨节烦疼，湿胜自汗，而恶风者，甘草附子汤，散湿以实卫。数者不同，临证宜审。

【汗】

太阳病，头痛发热，身疼腰痛，骨节疼痛，恶风，无

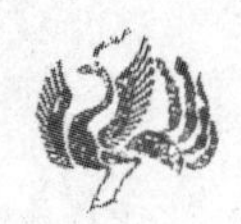

汗而喘者，麻黄汤二十一主之。

【解肌】

太阳病，项背强几几，无汗恶风，葛根汤[①]三十三主之。

注曰：太阳病，项背强几几，汗出恶风者，中风表虚也，项背强几几，无汗恶风者，中风表实也。表虚宜解肌，表实宜发汗，是以葛根汤发之也。

太阳病，发热汗出，恶风脉缓者，名为中风，桂枝汤一主之。

太阳中风，阳浮而阴弱。阳浮者，热自发，阴弱者，汗自出。啬啬恶寒，淅淅恶风，翕翕发热，鼻鸣干呕者，桂枝汤一主之。

太阳病，头痛发热，汗出恶风者，桂枝汤一主之。

太阳病，项背强几几，反汗出恶风者，桂枝加葛根汤三主之。

仲景云：太阳病，初服桂枝汤，反烦不解者，先刺风池、风府，却与桂枝汤则愈。

注曰：几几者，伸颈之貌也，动则伸颈，摇身而行，项背强者，动则如之。项背几几者，当无汗，反出汗恶风者，中风表虚也，与桂枝汤以和表，加麻黄、葛根以祛风，

---

① 葛根汤：原作“葛根解肌汤”，据《伤寒论》改之。

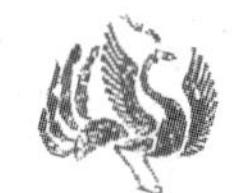

且麻黄主表实①，后葛根汤证云，太阳病，项背强几几，无汗恶风，葛根汤主之，药味正与此方同。其无汗者，当用麻黄，今自汗出，恐不加麻黄，但加葛根也。

【和解】

伤寒四五日，身热恶风，头颈项强，胁下满，手足温而渴者，小柴胡汤四十二主之。

【散湿】

太阳风湿，风湿相抟，骨节烦疼，掣痛，不得屈伸，近之则痛剧，汗出短气，小便不利，恶风不欲去衣，或身微肿者，甘草附子汤。

注曰：风则伤卫，湿流关节，风湿相抟，两邪乱经，故骨节烦疼，掣痛，不得屈伸，近之则痛剧也。风胜则卫气不固，汗出短气，恶风不欲去衣，为风在表；湿胜则水气不行，小便不利，或身微肿，为湿外薄也。与甘草附子汤，散湿固卫气。

【随病治例】

太阳中风，脉浮紧，发热恶寒，身疼痛，不汗出而烦躁者，大青龙汤三十八主之。若脉微弱，汗出恶风者，不可服。服之则厥逆，筋惕肉瞤，此为逆也，宜真武汤。

太阳病二日，反躁，凡熨其背，而大汗出，火热入胃，胃中水竭，躁烦，必发谵语，十余日振慄，自下利者，此为欲解也。故其汗，从腰以下不得汗，欲小便不得，反呕，欲失溲，足下恶风，大便硬，小便当数，而反不数及不多，

① 表实：原作“表虚”，据《注解伤寒论》改之。

大便已，头卓然而痛，其人足心必热，谷气下流故也。若汗多先桂枝汤一，后调胃，谷气下流，小承气汤五十八主之。

得病六七日，脉迟浮弱，恶风寒，手足温，医二三下之，不能食，而胁下满痛，面目及身黄，颈项强，小便难者，桂枝茯苓白术汤、麻黄连翘赤小豆汤。

汗下后恶风

【温】

太阳病，发汗，遂漏不止，其人恶风，小便难，四肢微急，难以屈伸者，桂枝加附子汤六主之。

注曰：太阳病，因发汗，遂汗漏不止而恶风者，为阳气不足，因发汗，阳气益虚，而皮腠不固也。《内经》曰，膀胱者，州都之官，津液藏焉，气化则出，小便难者，汗出亡津液，阳气虚弱，不能施化。四肢者，诸阳之本也，四肢微急，难以屈伸者，亡阳而脱液也，《针经》曰，液脱者，骨属屈伸不利。与桂枝加附子汤，以温经复阳。

【清】

伤寒吐下后，七八日不解，热结在里，表里俱热，时时恶风，大渴烦躁，欲饮水者，白虎加人参汤六十二主之。

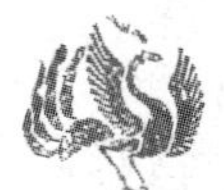
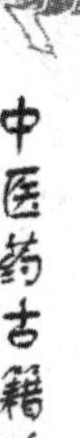

伤寒选录卷三

自汗第六附汗吐下后自汗、亡阳、阴证自汗

卫气者，护卫皮肤，肥实腠理，禁固津液，不得妄泄。邪气干之，则不能卫固于外，由是津液妄泄，濈濈然润，漐漐然出，不因发散而自汗出也。伤风则发热自汗，中暍则汗出恶风而渴，风湿甚者则汗多而濡。是风与暑湿为邪，皆令自汗，惟寒邪伤荣而不伤卫，是以肤腠闭密，汗不出也。始虽无汗，及传入里而为热，则荣卫通，腠理开①，亦令汗自出矣。自汗又有表里之别，虚实之异。若汗出恶风及微恶寒者，皆表未解，宜发散，至于不止而恶风及发汗后恶寒，表虚也，宜温之，此皆邪气在表。若汗出不恶风寒者，此表解里病，下之则愈。如阳明发热汗出，此为热越，及阳明发热汗多，急下之者是也。自汗虽常症，或汗出发润如油，如贯珠，着身不流，皆为不治。必手足俱周，遍身悉润，漐漐然，一时汗出，热已身凉，乃为佳兆。

---

① 开：原作“闭”，据文义改之。

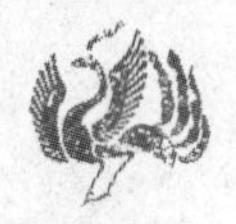

太阳自汗治例

【解肌】

太阳病，头痛发热，汗出恶风，脉缓者，名中风，桂枝汤一。

太阳病，头痛发热，汗出恶风者，桂枝汤主之。

太阳病，项背强几几，反汗出恶风者，桂枝加葛根汤。

病常自汗出者，此为荣气和，荣气和者，外不谐，以卫气不共荣气和谐故尔，以荣行脉中，卫行脉外，复发其汗，荣卫和则愈，宜桂枝汤。

注曰：风则伤卫，寒则伤荣。卫受风邪而荣不病者，为荣气和也。卫既客邪，则不能与荣气和，亦不能卫护皮腠，是以常自汗出。与桂枝汤解散风邪、调和荣卫则愈。

太阳中风，阳浮阴弱。阳浮者，热自发；阴弱者，汗自出。啬啬恶寒，淅淅恶风，翕翕发热，鼻鸣干呕，桂枝汤一。

病人脏无他病，时发热，自汗出，而不愈者，此卫气不和也。先其时发汗则愈，宜桂枝汤主之。

太阳病，发热汗出者，此为荣弱卫强，故使汗出，欲救邪风者，宜桂枝汤一。

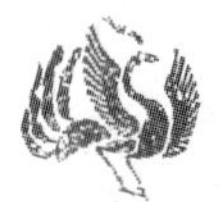

形作伤寒，其脉不弦紧而弱，弱者必渴，被火者必谵语。弱者发热，脉浮，解之当汗出愈。或云大柴胡汤四十一、麻黄汤二十一。

【温】

风湿相抟，骨节烦疼，掣痛，不得屈伸，近之痛剧，汗出短气，小便不利，恶风不欲去衣，或身微肿者，甘草附子汤一百六。

心下痞，复恶寒，汗出者，附子泻心汤一百二十三。

伤寒，发热，汗出不解，心中痞硬，呕吐下利，大柴胡汤四十一。

太阳中风，下利，呕逆，表解者，乃可攻之。其人漐漐汗出，发作有时，头痛，心下痞，硬满，引胁下痛，干呕，短气，汗出，不恶寒者，此表解里未和也，十枣汤主之。

注曰：下利，呕逆，邪在里也，可下，亦须待表解乃可攻之。其人漐漐汗出，发作有时，不恶寒者，表已解也。头痛，心下痞，硬满，引胁下痛，干呕，短气者，邪气内蓄而有伏饮，是里未和也，与十枣汤，下热逐饮。

葛根加半夏汤，病人服药过多，亦此症。

【刺】

伤寒发热，啬啬恶寒，大渴欲饮水，必腹满，自汗出，小便利，其病欲解，此肝乘肺，名曰横，刺期门。

吴氏曰：凡伤寒二三日，发汗如水，泻曲池二穴，刺

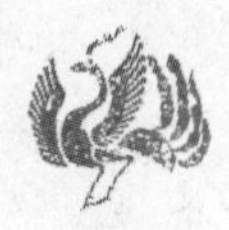

委中出血，曲池针入七分，委中以三棱针刺出血。凡中寒腹痛，亦可刺之。凡身寒骨节疼，亦可刺之，出血乃愈。

【救火逆】

太阳病，反躁，凡熨其背而大汗出，大热入胃，胃中水竭，躁烦，必发谵语，十余日，振慄，自下利者，此为欲解，故汗，从腰以下不得汗，欲小便不得，反呕，欲失溲，足下恶风，大便硬，小便当数，而反不数及多，大便已，头卓然痛，其人足心必热，谷气下流故也。先服桂枝汤一，后调胃承气汤五十九，谷气下流，小和之，小承气汤五十八。

脉浮宜以汗解，用火灸之，邪无从出，因火而盛，病从腰以下必重而痹，名火逆也。

注曰：脉浮在表，宜以汗解之。医以火灸取汗而不得汗，邪无从出，又加火气相助，则热愈甚。身半以上，同天之阳，身半以下，同地之阴，火性炎上，则腰以下阴气独治，故从腰以下必重而痹也。柴胡加龙骨牡蛎汤四十七、黄连汤六十七。

【随病治例】

伤寒脉浮，自汗，小便数，心烦，微恶寒，脚挛急，此症象阳旦，与桂枝增剧，何也？此宜桂枝汤一加附子以温经。若误服桂枝致厥逆咽干，烦躁吐逆者，作甘草干姜汤与之。若厥愈足温，更作芍药甘草汤，其脚即伸。若胃气不和，谵语者，少与调胃承气汤。若重发汗，复加烧针，宜四逆汤。

赵氏曰：有发汗漏风，小便难，与自汗小便数，二证

相近似温，仲景亦恐后人误认，故重出一章问答以明之，前一证云，太阳病，发汗，遂漏不止，其人恶风，小便难，四肢微急，难以屈伸，桂枝附子汤主之。盖是因邪发汗，遂漏不止，乃服汗药太过，非自汗也。恶风者，余邪未尽也，小便难，四肢急，为亡津液，筋失所养也，乃汗多亡阳，外虚经气，病滞表邪，不在里也，故宜附子温经，桂枝解表，芍药益血舒筋也。此又一证云，盖是脉浮为虚也，汗自出，微恶寒者，阳虚无以卫外也，小便数，为下焦虚寒，不能制水也，心烦为阴虚血少也，脚挛急乃血为汗夺，筋无以润养也。此初得病，便自表里俱虚，外无阳证，病不在表，固不得与桂枝同法。设若误用桂枝攻表，重发其汗，是虚虚也。固得之便厥，咽干烦躁吐逆，厥为亡阳，不能与阴相顺接，咽干为津液寡，烦躁吐逆为寒格而上也，故宜干姜以温里复阳，甘草芍药益其汗夺之血，然后可以复阴阳不足之气。得脚伸后，或谵语者，由自汗小便数，胃家先自津液干少，又服干姜性燥之药，以致阳明内结谵语，虽然非邪实大满故，但用调胃承气以调之，仍少与之也。原其芍药甘草汤乃是厥愈，足温后专治两胫挛急之药，非正治脉浮自汗出、小便数之药也。今《活人书》却云，芍药甘草汤主脉浮，自汗出，小便数者，何也？又云，通治误服桂枝汤后病证仍存者。愚不知病证何似可用如上仲景药法，盖尝复玩味而细绎焉，自常人观之，岂不曰自汗、小便数证，又无自利，遽用干姜温之，因而以致结燥谵语，后却用芒硝、大黄寒药以解其热，似若失次，使病家遇此，必归咎医人，以为误用干姜热燥之失，后药解先之差矣。殊不知仲景之意不患乎干姜之热燥，惟患乎正气之虚。正

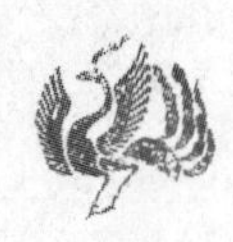

气之长，邪气之所由消也，且自汗小便数等证为表里俱虚，治法必先复其阴阳不足之正气，然非干姜、芍药、甘草不可，至于正气阴阳已复，而内有所主，则虽胃燥谵语，不过大便内结，大黄、芒硝润滑而去之，而正气内强，不至下脱结燥，而正气安矣。以上用药次第，先热后寒，先补后泻，似逆而实顺，非仲景之妙，孰能至是哉？后之学者可不以此为法，推广而应变，又①何暇辩病家之谬谤也耶？

伤寒，汗出而渴，五苓散一百七十，不渴，茯苓甘草汤一百十一主之。

注曰：伤寒，汗出而渴者，亡津液，胃燥，邪气渐传里也，五苓散以和表里。若汗出不渴者，邪气不传里，但在表而表虚，与茯苓甘草汤，和表合卫。

太阳病未解，脉阴阳俱停，必先振慄，汗出而解。但阳脉微者，先汗出而解；但阴脉微者，下之而解。若欲下之，宜调胃承气汤五十九。

注曰：脉阴阳俱停，无偏胜者，阴阳气和也。经曰，寸口、关上、尺中三处，大小浮沉迟数同等，此脉阴阳为和平，虽剧当愈。今阴阳既和，必先振慄汗出而解。但阳脉微者，阳不足而阴有余也，经曰，阳虚阴盛，汗之则愈。阴脉微者，阴不足而阳有余也，经曰，阳盛阴虚，下之则愈。

《千金》云：先汗出而解，宜桂枝，若下，承气汤，或云大柴胡汤。

---

① 又：原作“吾”，据《证治准绳》改之。

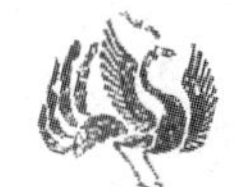

阳明自汗治例 阳明法多汗，亦有无汗者，此不可不知

【解肌】

问曰：病得之一日，不发热而恶寒，何也？曰，虽得之一日，恶寒将自罢，即自汗而恶热矣，桂枝汤。

注曰：邪客在阳明，当发热而不恶寒，今得之一日，犹不发热而恶寒，即邪未全入腑，尚带表邪。若表邪全入，则更无恶寒，必自汗出而恶热也，恶热，邪入胃。

阳明病，欲食，小便反不利，大便自调，其人骨节疼，翕翕如有热状，奄然发狂，濈然汗出而解者，此水不胜谷气，与汗共并，脉紧则愈。

注曰[①]：桂枝汤一主之，此段发汗则愈。

伤寒转属阳明者，其人濈濈然微汗出也，桂枝汤。

注曰：伤寒则无汗，阳明法多汗，以伤寒邪转系阳明，故濈然微汗出。

阳明脉迟，汗出多，微恶寒者，表未解也，桂枝汤一。

【和解】

三阳合病，腹满身重，难以转侧，口不仁而面垢，谵语遗尿。汗之则谵语，下之则额上生汗，手足逆冷。若自汗出者，白虎汤六十一主之。

注曰：腹满身重，难以反侧，口不仁谵语者，阳明也；

---

① 注曰：后句原接上文，而非《伤寒论》条文所言，故列于注文之中。

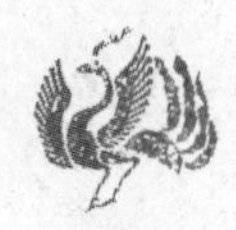

《针经》曰，少阳病甚则面微尘，此面垢者，少阳也；遗尿者，太阳也。三者以阳明症多，故出阳明篇中。三阳合病，为表里有邪，若发汗攻表，则燥热益甚，必发谵语，若攻里，表热乘虚内陷，必额上汗出，手足逆冷。其自汗出者，三阳经热甚也，《内经》曰，热则腠理开，荣卫通，汗大泄。与白虎汤，以解内外之热也。

阳明病，汗多而渴者，不可与猪苓汤，以汗出多胃中燥，猪苓汤复利小便故也。

注曰[①]：五苓散一百七十、益元散、白虎加人参汤六十二。《活人》谓五苓甚非所宜，误也。

《针经》云：水谷入于口，输于肠胃，别为五液，天寒衣薄则为溺，天热衣厚则为汗，是汗溺一液也。汗多为津液外泄，胃中干燥，故不可与猪苓汤利小便也。

阳明病，胁下硬满，不大便而呕，舌上白苔者，可与小柴胡汤四十二。上焦得通，津液得下，胃气因和，濈然而汗出解也。

注曰：阳明病，腹满，不大便，舌上苔黄者，为邪热入腑，可下。若胁下硬满，虽不大便而呕，舌上白苔者，为邪未入腑，在表里之间，与小柴胡汤以和解之。上焦得通则呕止，津液得下则胃气因和，汗出而解。

【温】

阳明病，若中寒，不能食，小便不利，手足濈然汗

① 注曰：后句原接上文，亦非论中条文所言，列于注文。

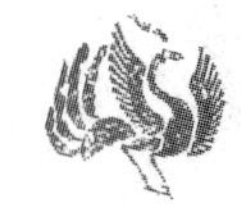

出，此欲作固瘕，必大便初硬后溏，以胃中冷，水谷不别故也。

注曰：阳明中寒，不能食者，寒不杀谷也。小便不利者，津液不化也。阳明病，法多汗，则周身汗出，此手足濈然而汗出，身无汗者，阳明中寒也。固瘕者，寒气结积也。胃中寒甚，欲留结而为固瘕，则津液不得通行，而大便必硬者，若汗出小便不利者，为实也。此以小便不利，水谷不别，虽大便初硬，后必溏也。

厚朴生姜甘草半夏人参汤、吴茱萸汤、理中汤。

【导法】

阳明病，自汗出，若发汗，小便自利者，为津液内竭，虽硬不可攻之，当须自欲大便，宜蜜煎导而通之，或土瓜根、猪胆汁二百二十三，皆可为导。

注曰：津液内竭，肠胃干燥，大便因硬，此非结热，故不可攻，宜以药外治而导引之。

亡津液，“虽”字下必有“大便”二字。土瓜根，则黄瓜根也。

【下】

阳明病，发热汗出，此为热越，不能发黄。但头汗出，身无汗，齐颈而还，小便不利，渴引水浆，此为瘀热在里，身必发黄，茵陈汤八十七。

问曰：阳明病，外证云何？曰：病身热，汗自出，不恶寒，反恶热也，大承气汤五十七。

伤寒发热无汗，呕不能食，反汗出，濈濈然者，是转

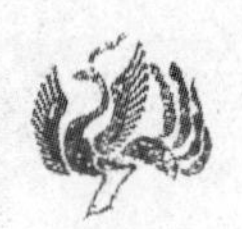

属阳明，大柴胡汤四十一。

阳明病，本自汗，医更发汗，病已瘥，尚微烦不了了者，大便必硬，以亡津液，胃中干燥故也。当问其小便日几行，若本日三四行，今日再行，故知大便不久出，今为小便数少，以津液当还胃中，故知不久必大便也。

注曰：先亡津液，使大便硬，小便数少，津液分别，大便自下也。

阳明当下，反汗之，故见后症，然后终见大便方可，宜麻子仁丸、五苓散。

阳明病，其人多汗，以津液外出，胃中燥，大便必硬，硬则谵语，小承气汤五十八。若一服谵语止，更莫复服。

注曰：亡津液胃燥，大便硬而谵语，虽无大热内结，亦须与小承气汤，和其胃气。得一服谵语止，则胃燥以润，更莫复与承气汤，以本无实热故也。

病与治相应。

脉阳微，汗出少者，为自和也，汗出多者，为太过。阳脉实，因发其汗出，少者亦为太过，太过少阳绝于里，亡津液，大便因硬也。

注曰：脉阳微者，邪气少，汗出少者为适当，自和；汗出多者，反损正气，是汗出太过也。阳脉实者，表热甚也，因发汗，热乘虚，蒸津液外泄，致汗出太过，汗多者，亡其阳，阳绝于里，肠胃干燥，大便因硬也。

汗过亡津液，小承气汤。

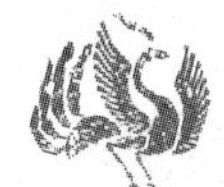

汗出谵语者，以有燥屎，此为风也，须下之，过经乃可下之。下之若早，语言必乱，以表虚里实故也。下之则愈，宜大承气汤五十七。

注曰：胃中有燥屎则谵语，以汗出为表未罢，故云风也。燥屎在胃则当下，以表未和则未可下，须过太阳经，无表证，乃可下之。若下之早，燥屎虽除，则表邪乘虚复陷于里，为表虚里实，胃虚热甚，语言必乱，与大承气汤，却下胃中邪热则止。

大承气汤，既入腑，又解表，久则谵语矣。麻仁丸、桂枝去桂加白术茯苓甘草汤。

阳明发热，汗多者，急下之，大承气汤五十七。

伤寒发热，汗出不解，心下痞硬，呕吐而利，大柴胡汤四十一。

【随病治例】

病人烦热，汗出则解，又如疟状，日晡发热者，属阳明也。脉实宜下，大承气汤五十七，脉浮虚，宜汗，桂枝汤。

阳明病，脉浮而紧，咽燥口苦，腹满而喘，发热汗出，不恶寒，反恶热，身重者，或用白虎汤六十一、五苓散一百七十。

阳明病，脉迟，虽汗出不恶寒，身必重，短气，腹满而喘，有潮热者，外欲解，可攻里。手足濈然汗出，大便已硬，宜大承气汤五十七。若汗多，微发热恶寒者，外未解，

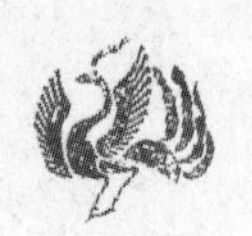

其热不潮，未可与大承气。若腹大满不通，可与小承气汤五十八。

少阴自汗治例

仲景云少阴不得有汗，少阴但额上、手背有尔。虽然少阴无汗，亦有有汗者，不可一途而取。

【温】

病人脉阴阳俱紧，反汗出者，亡阳也，此属少阴，法当咽痛而复吐利，桂枝干姜汤、四逆汤九十九。

注曰：脉阴阳俱紧，为少阴伤寒，法当无汗，反汗出者，阳虚不固也，故云亡阳，为无阳阴独，是属少阴。经曰，客邪少阴之络，令人咽痛，不可内食，少阴寒甚，是当咽痛而复吐利。

【灸】

少阴病，下利，脉微涩，呕而汗出，必数更衣，反少者，当温其上，灸之。

注曰：脉微为亡阳，涩为亡血。下利，呕而汗出，亡阳亡血也。津液不足，里有虚寒，必数更衣，反少者，温其上，以助其阳也，灸之以消其阴，宜桂枝附子汤。

【不治】

少阴病，脉微沉细，但欲卧，汗出不烦，自欲吐，至五六日利，复烦躁，不得卧寐者，死。

注曰：阴气方盛，至五六日传经尽，阳气得复则愈。反更自利，烦躁，不得卧寐者，则正气弱，阳不能复，病胜脏，故死。

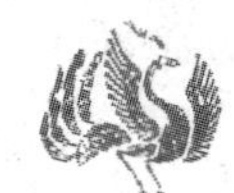

厥阴自汗治例

【温】

大汗出，热不去，内拘急，四肢疼，又下利厥逆，而恶寒者，四逆汤九十九。

大汗，若大下利，而厥冷者，四逆汤九十九。

注曰：大汗，若大下利，内外虽殊，其亡津液，损阳气则一也。阳虚阴胜，欲生厥逆，与四逆汤固阳退阴。

下利，脉沉迟，面少赤，身微热，下利清谷者，必郁冒，汗出而解，病人必微厥。所以然者，其面戴阳，下虚故也，四逆汤九十九。

下利清谷，里寒外热，汗出而厥者，通脉四逆汤二百十七。

【调】

下利，脉数，有微热汗出，今自愈。设复紧，为未解，干姜黄连黄芩人参汤。

【随病治例】

伤寒先厥后发热，下利必自止，反汗出咽痛者，为喉痹。发热无汗，利必自止，必便脓血，其喉不痹。治咽痛，桔梗汤一百六十三，便脓血，黄芩汤六十四、桃花汤一百七十四、白头翁汤二百四。

【不治】

伤寒六七日不利，便发热而利，汗出不止者，死，有阴无阳故也。

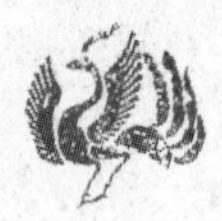

【附余】

赵氏曰：自汗与发汗不同，此证本不当汗，而误发之，令阳气微则恶寒，虽宜复阳，然非自汗阴盛者，此其用四逆汤太重，中有干姜性躁，恐至易生客热，莫若真武汤，兼能生液，阳气复，则阴归其分，而不恶寒矣。又下后，亡阴与传邪内热不同，此证本不当下而误下之，令阴气弱则发热，但当益血生液，其用葶苈苦酒汤，乃治邪热入里之剂，似是大凉，非下后所宜，莫若芍药甘草汤加人参、生地黄、麦门冬、茯苓辈，益其阴血，阴气复，则阳归其分，而不发热矣。以上二证，盖以正气之虚，亡阳亡血而非邪气之所为也，何以知之然？以脉微而涩，故知之。

附太阳、阳明、厥阴汗吐下后自汗

【汗】

二阳并病，太阳初得病时，发其汗不彻，因转属阳明，续自微汗，不恶寒。若太阳病证不罢，不可下，可小发其汗。设面色缘缘正赤者，阳气怫郁在表，当解之，熏之。若发汗不彻，其人烦躁，不知痛处，乍在腹中，乍在四肢，按之不可得，其人短气，但坐，以汗出不彻，更发汗则愈，以脉涩故知也。

注曰：太阳病未解，传并入阳明，而太阳证未罢者，名曰并病。续自微汗出，不恶寒者，为太阳证罢，阳明证具也，法当下之。若太阳证未罢者，为表未解，则不可下，当小发其汗，先解表也。阳明之脉循面，面色缘缘正赤者，阳气怫郁在表也，当解之熏之，以取其汗。若发汗不彻者，不足言阳气怫郁，止是当汗不汗，阳气不得越散，邪无从

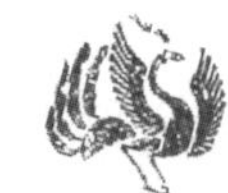

出，壅甚于经，故躁烦也。邪循经行，则痛无常处，或在腹中，或在四肢，按之不可得而短气，但责以汗出不彻，更发汗则愈。《内经》曰，诸过者切之，涩者阳气有余，为身热无汗，是以脉涩知阳气壅郁，而汗出不彻，或云桂枝汤一，不恶寒，大柴胡汤四十一，太阳不罢，即有表证，犹当发汗轻剂，葛根汤之类、各半汤、麻黄桂枝加芍药汤。

下后，不可更行桂枝。若汗出而喘，无大热者，可与麻黄杏仁甘草石膏汤。

发汗后，亦不可更行桂枝汤。汗出而喘，无大热者，麻黄杏仁甘草石膏汤。

服桂枝，大汗出，脉洪大者，仍与桂枝。若形如疟，日再发者，汗出必解，桂枝二麻黄一汤。

【和】

太阳病，发汗后，大汗出，胃中干燥，不得眠，欲饮水者，少少与之，胃和则愈。若脉浮，小便不利，微热消渴者，五苓散。

伤寒五六日，呕而发热，柴胡证具，而以他药下之，柴胡证仍在者，复与柴胡汤。虽下之，不为逆，必蒸蒸而振，发热汗出而解。

太阳，桂枝证，医反下之，利遂不止，脉促，表未解，喘而汗出者，葛根黄连黄芩汤。

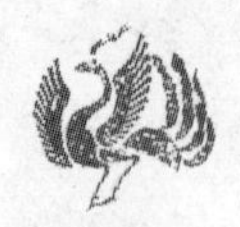

注曰：经言，不宜下而便攻之，内虚热入，协热遂利。桂枝证者，邪在表也，而反下之，虚其肠胃，为热所乘，遂利不止。邪在表则见阳脉，邪在里则见阴脉。下利脉微迟，邪在里也。促为阳盛，虽下利而脉促者，知表未解也。病有汗出而喘者，为自汗而喘也，即邪气外甚所致。为因喘而汗出者，即里热气逆所致，与葛根黄连黄芩汤，以散表邪，除里热。

清肌脉促，有此证者，宜用此方。厥阴证脉促，手足厥，即以当归四逆汤加吴茱萸主之。

脉浮数者，法当汗出而愈。若下之，身重心悸者，不可发汗，当自汗出乃解。所以然者，尺中脉微，此里虚，须表里实，津液自和，便自汗出愈。

注曰：经云，诸脉浮数，当发热而洒淅恶寒，言邪气在表也，是当汗出愈。若下之，身重心悸者，损其津液，虚其胃气。若身重心悸而尺脉实者，则下后里虚，邪气乘虚传里也。今尺脉微，身重心悸者，知下后里虚，津液不足，邪气不传里，但在表也。然以津液不足，则不可发汗，须里气实，津液足，便自汗出而愈。

宜麻黄汤、桂枝加白术白茯苓甘草汤，下后，桂枝加芍药汤。

太阳病，当恶寒发热，今自汗出，不恶寒发热，关上脉细数者，以医吐之过也。二三日吐之，腹中饥，不能食，三四日吐之，不喜糜粥，欲食冷食，朝食暮吐，为小逆也。或用桂枝、白术、茯苓、甘草、龙骨、牡蛎小和胃气，黄

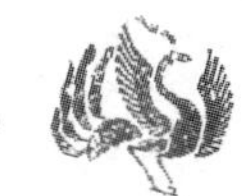

芩半夏生姜汤。

服桂枝，大汗后，大烦渴不解，脉洪大者，白虎加人参汤。

注曰：大汗出，脉洪大而不渴，邪气犹在表也，可更与桂枝汤。若大汗出，脉洪大，而烦渴不解者，表里有热，不可更与桂枝汤，可与白虎加人参汤，生津止渴，和表散热。

【随病治例】

太阳病，下之不愈，因复发汗，故表里俱虚，其人因冒，冒家汗出自愈。所以然者，汗出表和故也。得里未[①]和，然后复下之。

或云，治冒附子泻心，次序还用承气。血家多冒，常治产后冒者，桃仁承气汤。

注曰：冒者，郁也，下之则里虚而亡血，汗之则表虚而亡阳。表里俱虚，寒气怫郁，其人因致冒。《金匮要略》曰，亡血复汗，寒多，故令郁冒，汗出则怫郁之邪得解，则冒愈。《要略》曰，冒家欲解，必大汗出。汗出，表和而里未和者，然后复下之。

【汗】

太阳病，寸缓、关浮、尺弱，其人发热汗出，恶寒，不呕，但心下痞者，以医下之也。如不因下，病人不恶寒而渴者，此转属阳明也。渴欲饮水，少少与之，渴者，五苓散阳明。

---

① 未：原脱，据《伤寒论》及下文补出。

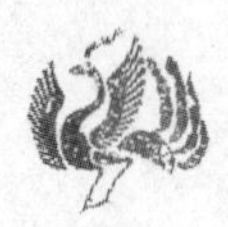

【温】

伤寒大吐、大下之，极虚，复极发汗者，以其人外气怫郁，复与之水，以发其汗，因得哕。所以然者，胃中寒冷故也厥阴。

注曰：大吐大下，胃气极虚，复发汗，又亡阳气。外邪怫郁于表则身热。医与之水，以发其汗，胃虚得水，虚寒相抟成哕也。

或用吴茱萸汤、理中汤。

附太阳、阳明、少阳、少阴亡阳

【汗】

伤寒脉浮，医以火劫，发汗亡阳，必惊狂，起卧不安者，桂枝去芍药加蜀漆牡蛎龙骨救逆汤主之。

注曰：伤寒脉浮，则邪在表，医以火劫发汗，汗大出者，亡其阳。汗者，心之液。亡阳则心气虚，心恶热，火邪内迫，则心神浮越，故惊狂，起卧不安。与桂枝汤，解未尽表邪，去芍药，以芍药益阴，非亡阳所宜也，火邪错逆，加蜀漆之辛以散之，阳气亡脱，加龙骨、牡蛎之涩以固之。《本草》云，涩可去脱，龙骨、牡蛎之属是也。

胡云：宜麻黄汤。

【温】

太阳病，发汗，遂漏不止，其人恶风，小便难，四肢微急，难以屈伸者，桂枝加附子汤主之。

【和解】

发汗多，若重发汗，亡其阳，谵语脉短者，死，脉自和者，不死。

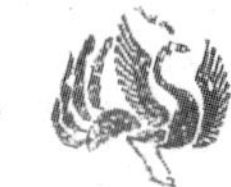

注曰：亡阳胃燥，谵语者，脉短，津液已绝，不可复治，脉自和，为正气未衰而犹可生也。

宜小柴胡加桂。

【下】

阳脉微，汗出少者，为自和，汗多者，为太过。阳脉实，因发汗出多者，亦为太过，为阳绝于里，亡津液，大便因硬也，小承气汤五十八。

伤寒，脉弦细，头痛，发热者，属少阳。少阳不可发汗，发汗则谵语。此属胃，胃和则愈，胃不和，则烦而悸。

不可汗，宜小柴胡加桂。误汗谵语，调胃承气汤。

少阴病，脉微，不可发汗，亡阳故也。阳已虚，尺脉弱涩者，复不可下之。

注曰：脉微为亡阳，表虚，不可发汗；脉弱涩为亡阳，里虚，复不可下。宜桂枝芍药汤、炙甘草汤、四逆汤。

病人脉阴阳俱紧，反汗出者，亡阳也。此属少阴，法当咽痛，而复吐利，或用桂枝加干姜汤、四逆汤九十九。

【附余】

吴氏曰：盗汗，脉浮者，乃阴虚火动所致，宜当归四逆汤。

盗汗第七

盗汗者，谓睡而汗出也，方其睡熟凑凑然出，觉则止，

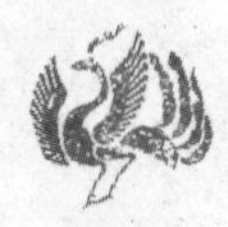

而不复出矣睡则胃气行里，表中阳气不致，故津液得泄，觉则气行于表而汗止矣。杂病盗汗，责其阴虚，伤寒盗汗，由邪气在半表使然也，若邪气一切在表，则又谓之自汗矣。经曰，微盗汗出，反恶寒者，表未解也。又阳明病当作里实，而脉浮者，云必盗汗，是犹有表邪也，又三阳合病，目合则汗，是知盗汗，邪在表里之间，而悉属和解明矣，非若自汗有虚实表里之别也。

太阳、阳明、少阳盗汗例

【汗】

太阳病，脉浮动数，头痛发热，微盗汗出，反恶寒者，表未解也，或用桂枝汤一、桂枝加白术汤。

【和解】

阳明病，脉浮而紧，必潮热，发作有时。但浮者，必盗汗出。

《活人》云：脉浮盗汗，黄芩汤六十四，或柴胡姜桂汤四十六、桂枝茯苓白术汤。

三阳合病，脉浮大，上关上，但欲眠睡，目合则汗，或用小柴胡汤四十二。

注曰：关脉以候少阳之气，太阳之脉浮，阳明之脉大，脉浮大[①]，上关上，知三阳合病。胆热则睡，少阴病但[②]欲眠睡，目合则汗出，以阴不得有汗。但欲眠睡，目合则汗，知三阳合病，胆有热也。小柴胡汤四十二、泻心汤。

---

① 脉浮大：原脱“大”字，据上文补出。

② 但：原作“且”，据前后文改。

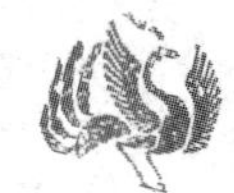

张氏曰：或谓此证俱属少阳篇中，亦可用小柴胡否？答曰可用。夫三阳合病，其邪发见于脉也。浮者，太阳也，大者，阳明也，上关上者，少阳也。但欲眠睡，目合则汗，此胆有热，脉症相符，故出于少阳篇下。盖浮脉无症不可汗，大脉无症不可下，浮大之脉俱上关，知三阳合病而热在胆也。然胆居在半表半里，用小柴胡亦当。

头汗第八

头乃诸阳之会，热蒸于阳，故但头汗出也，三阴无头汗，其经不上头故也。遍身有汗，谓之热越，但头汗出，而身无汗者，热不得越而上达也。如瘀热在里，身必发黄，及热入血室，与其虚烦，或阳明被火，及水结胸数者，皆但头汗出，俱是热不得越故，或吐或下，以除其热也。且邪但在表，则无头汗之症必也，寒湿相抟，与邪在半表半里，乃有头汗也。如伤寒五六日，已发汗而复下之，胸胁满微结，小便不利，渴而不呕，但头汗出，往来寒热，心烦。及伤寒五六日，头汗，微恶寒，手足冷，心下满，口不欲食，大便硬，脉细者，此皆邪在表里两间，令头汗出也。湿家，但头汗出，欲得被覆向火者，寒湿相抟，故头汗也。此皆不得谓之逆。然小便不利，而成关格，若头汗者，阳脱也。经云，关格不通，不得尿，头无汗者生，有汗者死。又湿家下后，头额汗出而微喘者，亦阳脱也。经云，湿家下之，额上汗出，小便不利者死，下利不止者亦死。二者乃头汗之逆。

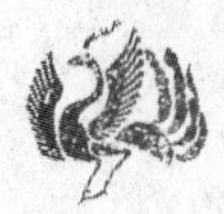

太阳头汗例

【攻下】

伤寒十余日，热结在里，复往来寒热，大柴胡汤四十一。但结胸，无大热者，此水结胸，但头微汗者，大陷胸汤九十二。

【和解】

伤寒五六日，已汗复下，胸胁满微结，小便不利，渴而不呕，但头汗出，往来寒热，心烦者，此为未解也，柴胡桂枝干姜汤四十六。

【随病治例】

太阳中风，以火劫发汗，邪风被火热，血气流溢，失其常度，两阳相熏灼，其身发黄，阳盛则欲衄，阴虚则小便难，阴阳俱虚竭，身体则枯燥，但头汗出，齐颈而还，腹满而喘，口干咽烂，或不大便，久则谵语，甚者至哕，手足躁扰，捻衣摸床，小便利者，其人可治。

注曰：风为阳邪，因火热之气，则邪气愈甚，迫于血气，使血气流溢，失其常度。风与火气，谓之两阳，两阳相熏灼，热发于外，必发身黄。若热抟于经络，为阳盛外热，迫血上行必衄，热抟于内者，为阴虚内热，必小便难。若热消血气，血气少为阴阳俱虚，血气虚少，不能荣于身体，为之枯燥。三阳经络至颈，三阴经络至胸中而还，但头汗齐颈而还者，热气炎上，抟阳而不抟于阴也。《内经》曰，诸胀腹大，皆属于热，腹满微喘者，热气内郁也。《内经》曰，火气内发，上为口糜[1]，口干咽烂者，火热上熏

---

① 上为口糜：原脱“口糜”二字，据《至真要大论》补出。

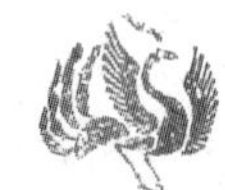

也。热气上而不下者，则大便不硬。若热气下入胃，消耗津液，则大便硬，故云或不大便。久则胃中燥热，必发谵语。《内经》曰，病深者，其声哕，火气大甚，正气逆乱则哕。又曰，四肢者，诸阳之本也，阳盛则四肢实，火热大甚，故手足躁扰，捻衣摸床，扰乱也。小便利者，为火未剧，津液未竭，而犹可治也。

宜黄芩栀子柏皮汤。衄，黄芩汤；小便难，五苓散。小便利，津液未竭，其不利者，上干下竭，故名不治，大柴胡汤、承气汤主之。

太阳病，脉浮动数，头痛发热，微盗汗出，而反恶寒者，表未解也。医反下之，动数变迟，阳气内陷，心中因硬，则为结胸。若不结胸但头汗出，余处无汗，齐颈而还，桂枝汤一、桂枝白术汤。

赵云：头汗出有数种。如发黄，头汗出者，热不得越，而上泄也；背强恶寒，头汗出者，寒湿客抟经络也；下血谵语，头汗出者，热入血室；虚烦懊侬，头汗出者，邪客胸中，熏发于上也；水结胸，头汗出者，水气停蓄，不得外行也；阳微结，与往来寒热，头汗出者，邪在半表半里也；发黄鼻衄，小便难，头汗出者，邪风火热，熏灼上炎也。此数者皆为邪风所干而然，今《活人书》却称病人表实里虚，玄府不开，五内干枯，胞中空虚，津液寡所致，于上数证皆非也。外有二证，又为头汗出之逆。经云，关格不通，不得尿，头无汗者生，有汗者死。又湿家下之，额上汗出，微喘，小便利者死，下利不止者亦死，以阳气上脱故也。《活人书》此问不言何以为可治不可治之别。

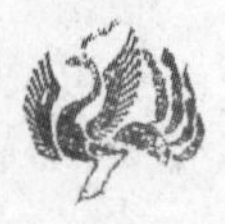

阳明头汗例

【和】

阳明病，发热汗出，此为热越，不能发黄。但头汗出而身无汗，小便不利，渴饮水浆，此为瘀热在里，必发身黄，茵陈汤，或用茵陈五苓散一百七十。

三阳合病，腹满身重，难以转侧，口不仁而面垢，谵语，遗尿，发汗则谵语，下之则额上生汗，手足逆冷。若有汗出者，白虎汤。

【分利】

阳明病，被火，额上微汗出，小便不利，必发黄。

注曰：阳明病则为内热，被火则火热相合而甚。若遍身汗出，而小便利者，热得泄越，不能发黄。今额上微汗出，而小便不利，则热不得越，郁蒸于胃，必发黄也。茵陈五苓散、栀子柏皮汤。

【吐】

阳明病，下之，其外有热，手足温者，不结胸，心中懊侬，饥不能食，但头汗出，栀子豉汤。

【刺】

阳明病，下血谵语者，此为热入血室，但头汗出者，刺期门，随其实而泻之，濈濈然汗出而愈。

注曰：阳明病，热入血室，迫血下行，使下血谵语。阳明病法多汗，以夺血者无汗，故但头汗出也。刺期门以散血室之热，随其实而泻之，以除阳明之邪热，散邪除热，荣卫得通，津液得复，濈然汗出而解。

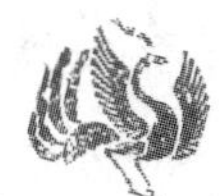

伤寒五六日，头汗，微恶寒，手足冷，心下满，口不欲食，大便硬，脉细者，此为阳微结，必有表，复有里也。虽脉沉紧不得为少阴病，阴不得有汗，今头汗出，故知非少阴也，小柴胡汤。

手足汗第九

胃主四肢，为津液之主，故病则手足汗出也。手足汗出，为热聚于胃，是津液之旁达也。经曰，手足濈然汗出，大便已硬。又曰，手足漐漐汗出，大便难而谵语。二者俱宜下之。又，阳明中寒，不能食，小便不利，手足濈然汗出，此欲作痼瘕，不下为宜。二者俱手足汗出，一则大便初硬后溏，胃中冷，水谷不别，故不可下，一则大便难，谵语，为阳明证具，故宜下也。

太阳、阳明手足汗例

【下】

二阳并病，太阳证罢，但发潮热，手足漐漐汗出，大便难而谵语，下之则愈，大承气汤五十七。

阳明病，脉迟，虽汗出，不恶寒，身重短气，腹满而喘，潮热者，此外欲解，可攻里也。手足濈然而汗出，此大便已硬也，大承气汤。若汗出多，发热恶寒者，外未解也，其热不潮，未可与承气，若腹大满不通，可与小承气汤。

【温】

阳明病，若中寒不能食，小便不利，手足濈然汗出，欲作痼瘕，必大便初硬后溏，以胃中冷，水谷不别故也，厚朴

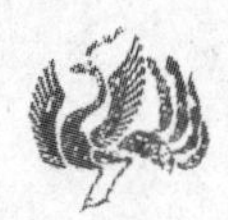

生姜甘草半夏人参汤、吴茱萸汤一百五十七、理中汤一百三十六。

无汗第十附不得汗

津液凑泄之所为腠，文理缝会之中为理。风暑湿气，外凑皮腠，则为自汗，若寒邪中经，腠理致密则无汗矣。无汗有数种。经谓，太阳病无汗而喘，及脉浮紧，无汗发热，及不出汗而烦躁，阳明病反无汗而小便利，二三日呕而咳，手足厥，若头痛及鼻干不得汗，脉浮无汗而喘，与其刚痉无汗，是数者，皆寒邪在表而无汗者也。经谓，阳明病无汗，小便不利，心中懊侬，身必发黄，及伤寒发热无汗，渴欲饮水，无表证者，白虎加人参汤，与夫三阴为病不得有汗惟少阴亡阳一证，有得汗是转属少阴者也，是数者，皆邪行于里而无汗者也。其水饮内蓄，无汗者，经谓服桂枝汤或下之，然头痛项强，翕翕发热，无汗，心满微痛，小便不利，桂枝去桂加茯苓白术是也。其阳虚无汗者，经谓脉浮而迟，迟为无阳，不能作汗，其身必痒。阳明病反无汗，其身如虫行皮中，此以久虚之故是也。又有当汗，服汤一剂，病症仍在，至于三剂，犹不汗者，死。又热病，脉躁盛，不得汗者，乃阳脉之极也，亦死。

太阳无汗例

【汗】

太阳病，头痛，发热，身疼，腰痛，骨节痛，恶风无汗而喘，麻黄汤二十一。

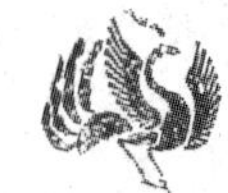

太阳中风，脉浮紧，发热恶寒，身痛，不汗出而烦躁，大青龙汤三十八。若脉浮，汗出恶风者，不可服。服则厥逆，筋惕肉瞤，此为逆也，真武汤一百三十。

太阳病，脉浮紧，无汗发热，身痛，八九日不解，此当发其汗。服药已微除，其人发烦目瞑，剧者必衄，衄乃解，所以然者，阳气重故也。麻黄汤二十一。

太阳病，脉浮紧，发热无汗，自衄者愈。

【和解】附蓄水证

伤寒脉浮，发热无汗，其表不解，不可与白虎汤六十一。渴欲饮水，无表证者，白虎加人参汤六十二。

服桂枝汤，或下之，仍头项强痛，翕翕发热，无汗，心下满，微痛，小便不利，桂枝去桂加茯苓白术汤。

此蓄水证也。

太阳病，项背强几几，无汗恶风，葛根汤三十一主之。

阳明无汗例

【汗】

阳明病，脉浮，无汗而喘，发汗则愈，麻黄汤二十一。

注曰：阳明伤寒表实，脉浮，无汗而喘也，与麻黄汤以发汗。

阳明病，法多汗，反无汗，身如虫行皮中状者，久虚

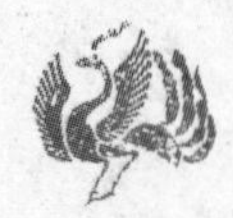

故也。

注曰：胃为津液之本，气虚，津液少，病则反无汗，胃候身之肌肉，身如虫行皮中者，知胃久虚也，各半汤、麻黄汤。

【下】

伤寒发热无汗，呕不能食，而反汗出濈濈然者，转属阳明也，大柴胡汤四十一。

【温】

阳明病，反无汗而小便利，二三日呕而咳，手足厥者，必苦头痛，若不咳不呕，手足不厥者，头不痛。

注曰：阳明病，法多汗，反无汗而小便利者，阳明伤寒而寒气内攻也。至二三日，呕咳而肢厥者，寒邪发于外也，必苦头痛。若不咳不呕，手足不厥者，是寒邪但攻里而不外发，其头亦不痛也。

小青龙加茯苓，无汗小便利，茯苓不当用，恐非青龙。手足厥，阴证，头痛，阳证，见于阳明，不可汗下，二症疑焉。

【分利】

阳明病，无汗，小便不利，心中懊憹者，必发黄。

注曰：阳明病，无汗而小便不利，热蕴于内而不得越。心中懊憹者，热气郁蒸，欲发于外而为黄也。宜茵陈五苓散、桂枝柏皮汤。

少阴无汗例

【难治】

少阴病，但厥无汗，强发之，必动其血，或从口鼻，

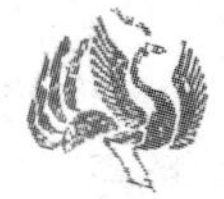

或从目出，名下厥上竭，为难治。

注曰：但厥无汗，热行于里也，而强发汗，虚其经络，热乘经虚，迫血妄行，从虚而出，或从口鼻，或从目出。诸厥者，皆属于下，但厥为下厥，血亡于上为上竭，伤气损血，邪甚正虚，故为难治也。

附太阳、阳明不得汗例

【和解】

太阳病，以火熏之，不得汗，其人必躁，到谓再到太阳经不解，必清血，名为火邪，柏皮汤一百八十五、犀角地黄汤一百五十。

注曰：此火邪迫血，而血下行也。太阳病，用火熏之，不得汗，则热无从出。阴虚被火，必发躁也。六日传经尽，至七日再到太阳经，则热气当解。若不解，热气则迫血下行，必清血。清，厕也。

【随病治例】

太阳病八九日，如疟状，发热恶寒，热多寒少，其人不呕，清便欲自可，一日二三度发，脉微缓者，为欲愈。脉微恶寒者，此阴阳俱虚，不可更汗、吐、下也。面色反有热色者，以不得小汗出，身必痒，宜桂麻各半汤。

太阳病二日，反躁，凡熨其背而大汗出，大热入胃，胃中水竭，躁烦，必发谵语。十余日，振慄，自下利者，为欲解。从腰以下不得汗，欲小便不得，反呕，欲失溲，足下恶风，大便硬，小便当数，反不数及多，大便已，头卓然痛，足心必热，谷气下流故也。或云，汗多先服桂枝汤一，后调

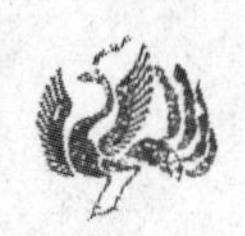

胃承气汤五十九，谷气下流，小和之，小承气汤五十八。

阳明中风，脉弦浮大，而短气腹满，胁下及心痛，久按之气不通，鼻干不得卧，嗜卧，一身面目悉黄，小便难，有潮热，时时哕者，小柴胡汤。但脉浮，无余症者，麻黄汤二十一。

头痛第十一

三阳皆有头痛，不若太阳之专主也。故头痛多为表证，虽有风寒之不同，必待发散而后已。如太阳头痛，伤寒无汗而用麻黄汤，中风有汗而用桂枝汤是也。虽有伤寒五六日，不大便，头痛有热者，与调胃承气下之，若小便清者，知不在里，仍在表也，与桂枝汤，以头痛未去故也。虽然有宜下之者，亦有宜温之者，不可执一。前用承气是宜下者，又有病发热头痛，脉反沉而不差者，四逆汤是温之也。太阴、少阴无头痛，以脉不上头也，惟厥阴脉上会于巅，故病亦有头痛。经曰：干呕吐涎沫者，吴茱萸汤。夫小小邪气作为头痛，须药治而可愈，其或痛甚，入连于脑，而手足寒者，又为真头痛，岂药治所能已哉？

太阳头痛治例

【汗】

太阳病，头痛发热，身疼，腰痛，骨节痛，恶风，无汗而喘，麻黄汤二十一。

太阳病，脉浮，头项强痛，恶寒，麻黄汤二十一。

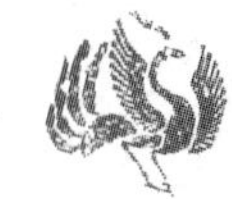

太阳病，头痛发热，汗出恶风，桂枝汤一。

【和解】

服桂枝汤，或下之，仍头项强痛，翕翕发热，无汗，心下满微痛，小便不利者，桂枝去桂加茯苓白术汤。

【温】

病发热头痛，脉反沉，若不差，身痛当救里，四逆汤九十九。

注曰：发热头痛，表病也。脉反沉者，里脉也。经曰，表有病者，脉当浮大，今脉反沉迟，故知愈也。见表病，而得里脉，则当差，若不差，为内虚寒甚也，与四逆汤救其里。

【下】

太阳中风，下利呕逆，表解者，可攻之。其人漐漐汗出，发作有时，头痛，心下痞硬，引胁下痛，干呕短气，汗出不恶寒者，表解里未和也，十枣汤。或用葛根加半夏汤，恐治下利呕逆。

张氏曰：或谓十枣汤与桂枝去桂加茯苓白术汤，二者皆属饮家，俱有头项强痛之病，何也？此经络所系，非偶耳而言也。《针经》曰，太阳膀胱之脉，起于目内眦，皆上额交巅上。其支者，从巅上至耳上角，直者从巅入络脑，还出别下项，循肩膊内，挟脊抵腰中，入循膂，络肾，属膀胱。上文所络肾者，即三焦也。夫三焦者，为阳气之父，决渎之官，引导阴阳，开通闭塞水道，出以气化而言也。缘太阳经多血少气，既病则气愈弱，其时表病而里热未甚，微渴而恣饮水浆为水多，气弱不能施化，遂停伏于内，则本经血气因而凝滞，致有头痛项强之患矣。若伏饮流行，经络疏利，而头痛自愈矣。

【刺】

太阳病，头痛至七日以上自愈者，以行其经尽故也。若欲作再经者，针足阳明，使经不传则愈。

注曰：伤寒自一日至六日，传三阳三阴经尽，至七日当愈。经曰，七日太阳病衰，头痛少愈，若七日不愈，则太阳之邪再传阳明，针足阳明，为迎而夺之，使经不传则愈。

吴氏曰：凡脉浮，头痛，太阳也，宜刺腕骨、京骨。又云，表证头疼，恶寒发热，刺合谷。

【随病治例】

伤寒不大便六七日，头痛有热，与承气汤。小便清者，知不在里，仍在表，须发汗。若头痛者，必衄，宜桂枝汤。

《活人》曰：太阳发热头痛，似疟，为欲愈，桂枝麻黄各半汤。

【随病救逆】

太阳病，脉浮而动数，浮则为风，数则为热，动则为痛，数则为虚，头痛发热，微盗汗出而反恶寒，表未解也。桂枝汤一、桂枝加白术汤。

太阳病二日，反躁，凡熨其背而大汗出，大热入胃，胃中水竭，躁烦，必发谵语，十余日，振慄，下利者，此为欲解。若从腰以下不得汗，欲小便不得，反呕，欲失溲，足下恶风，大便硬，小便当数反不数但多，大便已，头卓然痛，足心必热，谷气下流故也。汗多，先服桂枝汤一，后调胃承气汤五十九，谷气下流，小和之，小承气汤五十八。

太阳病，下之，其脉促，不结胸，此为欲解也。脉浮

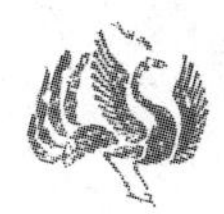

者，必结胸，脉紧，必咽痛，脉弦者，必两胁拘急，细数者，头痛未止，脉沉紧者，必欲呕，脉沉滑者，协热利，脉浮滑者，必下血。

注曰：此太阳病，下之后，邪气传变。其脉促者，为阳胜阴也，故不作结胸，为欲解。下后脉浮，为上焦阳邪结，而为结胸也。经曰，结胸者，寸浮关沉。下后脉紧，则太阳之邪传于少阴。经曰，脉紧者属少阴。经曰，邪客于少阴之络，令人咽痛，不可内食。所以脉紧者，必咽痛。脉弦，则太阳之邪传于少阳。经曰，尺寸俱弦者，少阳受病也。其脉循胁，传于耳，所以脉弦者，必两胁拘急。下后邪气传里，则头痛未止，脉细数为邪未传里，而伤气也，细为气少，数为在表，故头痛未止。脉沉紧，则太阳之邪传于阳明，为里实也，沉为在里，紧为里实，阳明里实，故必欲呕。脉滑，则太阳之邪传于肠胃，以滑为阴气有余，知邪气入里，干于下焦也，沉为血胜气虚，是为协热利，浮为气胜血虚，是知必下血。经曰，不宜下而便攻之，诸变不可胜数，此之谓也。黄连泻心汤、小陷胸汤、桂枝汤、小柴胡汤、黄芩生姜半夏汤、黄芩汤、黄芩芍药汤、小承气汤、抵当汤，随证选用。

阳明头痛

【和解】

《活人》：或已汗或未汗，头痛如破者，连须葱白汤，不已葛根葱头汤。

阳明身热，头痛，漱水不欲咽，必发衄，脉微者，犀

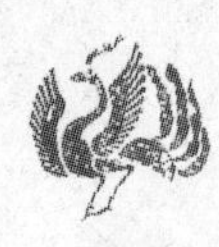

角地黄汤一百五十、茅花汤一百八十四。

【下】

《活人》：阳明头痛，不恶寒，反恶热，大便实，胃气所蒸也，调胃承气汤五十九。

【温】

阳明病，反无汗而小便利，二三日呕而咳，手足厥者，必苦头痛，若不呕不咳，手足不厥，头不痛，真武汤一百三十去茯苓。

【刺】

吴氏曰：脉长头痛，阳明也，宜刺合谷、冲阳。

【随病治例】

吴氏曰：阳明头痛，额前目疼，鼻干，脉长也。无汗者，葛根加葱白、白芷汗之；若有汗，曾经发汗，头痛不解者，宜葛根葱白汤主之；若不恶风而反恶热，自汗烦渴，脉洪数，饮水头疼者，白虎加白芷汤主之；若内有燥屎，蒸蒸发热头痛者，调胃承气汤主之。凡阳明头痛，无汗者，葛根、麻黄、葱白、白芷、石膏之属也，有汗则白芷石膏葛根川芎汤也。

少阳头痛

【和解】

伤寒脉弦细，头痛发热者，属少阳，不可发汗，汗之则谵语，此属胃，胃和则愈，胃不和则烦而悸，宜小柴胡汤四十二。

【附余】

吴氏曰：少阳经头痛，头角痛或耳中，脉弦数，口苦

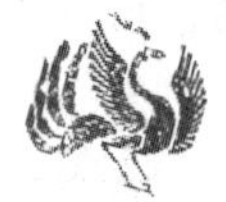

发热，往来寒热者，并用小柴胡汤和之，一方加川芎尤妙，盖川芎亦胆经药也。凡少阳头痛，不分有汗无汗，皆以柴胡汤主之，非次头痛及发寒热，脉紧不大，即是上膈，有痰瓜蒂散吐之。

按：此仲景所别少阳病也，少阳无吐法，而此亦用吐者，盖因病变无常，难以拘执，故治亦宜从变。

【刺】①

厥阴头痛

【温】

干呕吐涎沫，头痛者，吴茱萸汤一百五十七。

注曰：干呕吐涎沫者，里寒也，头痛者，寒气上攻也，与吴茱萸汤温里散寒。

张氏曰：或谓《活人》云，三阴无头痛，无身热。《伤寒论》少有反发热，厥阴经，厥深则热亦深，反复有干呕吐涎沫，头痛之证，何也？此经络所系。夫太阴经络，不上头，齐颈而还，惟厥阴肝经上贯膈，布胁肋，循喉咙之后，上颃颡，连目系，上出额，与督脉络于巅，巅者，头顶也，为经络上通于头，寒气因得攻袭，致有头痛之症，遂与吴茱萸汤。

《活人》曰：厥阴头痛，为欲愈，小建中汤。

太阴头痛

吴氏曰：太阴头痛，脉浮者，桂枝汤加川芎、细辛主

① 刺：后无刺法，恐脱衍。

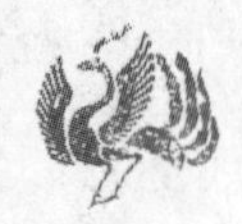

之，脉沉者，理中汤加川芎、细辛主之，有痰者，必用半夏、橘红之类。

愚按：伤寒太阴本无头痛，此云头痛，盖太阴主湿，湿郁而为痰浊，清气不能上养于头，故作痛。杂病太阴头痛甚多，主于痰，宜考杂病头痛治例，如东垣所制白术半夏天麻汤是也。

少阴头痛

吴氏曰：少阴经头痛，脉沉发热，无汗者，麻黄附子细辛汤主之，若挟阴伤寒，恶寒身倦，脉沉者，宜附子加细辛、川芎、人参汤主之。

愚按：仲景少阴反发热条无头痛，今吴氏加头痛二字，纵有头痛，本方自有细辛，可兼治之，不必他求。若杂病少阴头痛，宜从杂病考之。

附血气两虚头痛

【附余】

吴氏曰：凡血虚头痛，必用川芎、当归，气虚头痛，必用人参、白术、黄芪，气血两虚，必以八物汤如藁本、细辛、蔓荆子，或补中益气汤加川芎、藁本、细辛、蔓荆子之类。凡痰证头痛，必以二陈汤为主，加治头痛之药也，痰火头痛，必用黄芩、竹沥之类。

项背强痛第十二 附结胸项强

项背强痛，悉属太阳，有发散而已者，有和解而已者，

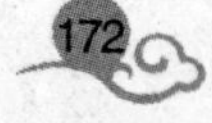

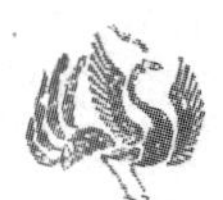

有下之而已者，有刺之而已者。太阳证，项背强几几，有二者，反汗出恶风者，桂枝加葛根汤，无汗恶风者，葛根汤，方中误用麻黄，宜去之，只宜加葛根以解肌也。太阳中风，加之寒湿，而成痉者，亦项强。《金匮》曰：太阳病，项背强几几，脉反沉迟者，痉也，桂枝栝蒌汤。又结胸病，项亦强，如柔痉状，下以大陷胸丸则和。诸证何以别之？太阳表证脉浮，痉脉沉细，结胸脉沉滑为异也。

太阳背痛

【汗】

太阳病，项背强几几，反汗出恶风者，桂枝葛根汤。宜去麻黄，只加葛根主之几，音姝，如短羽之鸟，不能飞腾，动则先伸缩其颈，而两翅耸动，欲飞之貌也。

太阳病，项背强几几，无汗恶风，葛根汤三十一主之。

太阳病，脉浮，头项强痛而恶寒，麻黄汤二十一。

服桂枝汤，或下之，仍头项强痛，翕翕发热，无汗，心下满微痛，小便不利者，桂枝去桂加茯苓白术汤。

【和解】

伤寒四五日，身热，恶风，头项强，胁下满，手足温而渴者，小柴胡汤四十二。

【调】

伤寒胸中有热，胃中有邪气，腹痛欲呕吐者，黄连汤六十七。

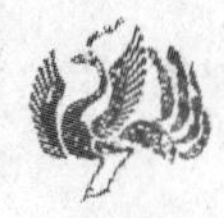

【下】

结胸者，项强如柔痉状，下之则和，大陷胸丸九十四。

注曰：结胸亦病项强者，为邪结胸中，心下紧实，但能仰而不能俯，是项强亦如柔痉之状也。与大陷胸丸，下结泻满。

发热汗出，不恶寒者，柔痉。伤寒结胸欲绝，心膈高起，手不得近，用陷胸不效者，此下后虚，逆气已不理，而毒复上攻，气毒相抟，结于胸中，宜用枳实理中丸，先理其气，次治其痰，泻心汤主之。

【刺】

太阳与少阳并病，头项强痛，或眩冒，时如结胸，心下痞硬者，当刺大椎第一间、肺俞、肝俞，不可汗，汗则谵语。脉弦，五六日谵语不止，刺期门。

注曰：太阳之脉，络头下项，头项强痛者，太阳表病也。少阳之脉，循胸络胁，如结胸状，心下痞硬者，少阳里病也。太阳、少阳相并为病，不纯在表，故头项不但强痛，而或眩冒，亦未全入里，故时如结胸，心下痞硬，此邪在半表半里之间也。刺大椎第一间、肺俞，以泻太阳之邪，刺肝俞，以泻少阳之邪。邪在表，则可发汗，邪在半表半里，则不可发汗。发汗亡津液，损动胃气。少阳之邪，因干于胃，土为木刑，则发谵语。脉弦，至五六日传经尽，邪热去而谵语当止，若不止，为少阳邪热甚也，刺期门，以泻肝胆之气。

宜柴胡桂枝栝蒌实，柴胡加龙骨汤。

太阳少阳并病，心下硬，颈项强而眩者，当刺大椎、

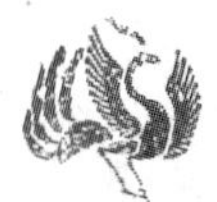

肺俞，慎勿下之。

注曰：心下痞硬而眩者，少阳也，颈项强者，太阳也。刺大椎、肺俞以泻太阳之邪，以太阳脉下项挟脊故尔，肝俞以泻少阳之邪，以胆为肝之腑故尔。太阳为在表，少阳为在里，即是半表半里证。前证云，不可发汗，汗则谵语。是发汗攻太阳之邪，少阳之邪益甚于胃，必发谵语。此云慎勿下之，攻少阳之邪，太阳之邪乘虚入里，必作结胸。经曰，太阳少阳并病而反下之，成结胸。小柴胡加桂亦可。

【随病治例】

得病六七日，脉迟浮弱，恶风寒，手足温，医数下之，不能食，胁下满痛，面目身黄，颈项强，小便难者，柴胡汤四十二。后必下重，本渴而饮水呕者，食谷哕者，柴胡不中与。或云，下重饮水呕者，五苓散一百七十加茵陈，哕者，小橘皮汤。

头眩眩冒第十三

凡伤寒头眩者，莫不因汗、吐、下虚其上焦元气之所致也。眩者，目无常主，头眩者，俗谓头旋眼花是也，眩冒者，昏冒是也。少阳，口苦咽干目眩者，少阳居表里之间，以表邪渐入于里，表中阳虚，故目眩也。太阳少阳并病，或眩者，责其虚也，伤寒有起则头眩，与眩冒者，皆汗、吐、下后所致，是知其阳虚也，故《针经》曰：上虚则眩，下虚则厥。眩虽为虚，又阳明中风，但头眩，不恶寒者，此又风主眩也。凡此皆非逆候。及其诸逆，发汗剧者，言乱目眩者，死。噫！病势已成，可得半愈，及病已

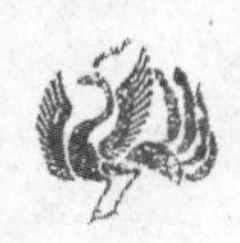

剧，神医莫为也。

太阳眩冒

【汗】

太阳病，脉浮紧，无汗发热，身疼痛，八九日不解，表证仍在，此当发其汗。服药已，微除，其人发烦目瞑。剧者必衄，乃解，所以然者，阳气重故也。麻黄汤二十一。

伤寒若吐、若下后，心下逆满，气上冲胸，起则头眩，脉沉紧，发汗则动经，身为振振摇者，茯苓桂枝白术甘草汤主之。

注曰：吐、下后，里虚，气上逆者，心下逆满，气上冲胸，表虚阳不足，起则头眩，脉浮紧，邪在表，当发汗，脉沉紧，邪在里，不可发汗，汗则外动经络，损伤阳气，则不能主持诸脉，身为振振摇也。与此汤以和经益阳。

真武汤主之。汗后补，汗不止用以密腠理，未能止汗。

【温】

伤寒吐、下后发汗，虚烦，脉甚微。八九日，心下痞硬，胁下痛，气上冲咽喉，眩冒，经脉动惕者，久而成痿，或用真武汤一百三十、桂枝茯苓白术甘草汤。

注曰：伤寒吐、下后发汗，则表里之气俱虚，虚烦，脉甚微，为正气内虚，邪气独在。至七八日，正气当复，邪气当伏，尚心下痞，胁下满，气上冲咽喉，眩冒者，是正气未复而邪留也。经脉动惕者，经络之气虚极，久则热气还经，必成痿弱。

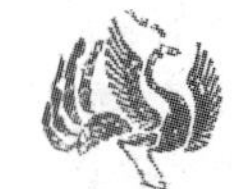

太阳病，发汗不解，仍发热，心下悸，头眩，身瞤动，振振欲擗地，真武汤。

【刺】

太阳少阳并病，心下硬，颈项强而眩者，当刺大椎、肺俞，禁下。

太阳少阳并病，头项强痛，或眩冒，时如结胸，心下痞硬，刺大椎第一间、肺俞、肝俞，禁发汗，汗则谵语。脉弦五六日，谵语不止，刺期门。

阳明头眩附阳明中风头眩

【和解】

阳明病，脉迟，食难用饱，饱则微烦，头眩，必小便难，欲作谷疸，须下之，腹满如故，所以然者，脉迟故也，栀子柏皮汤。

注曰：阳明病，脉迟则邪方入里，热未为实也。食入于阴，长气于阳。胃中有热，食难用饱，饱则微烦而头眩者，谷气与热气相抟也。两热相合，消耗津液，必小便难。利者不能发黄，言热得泄也。小便不利，热不得泄，身必发黄。疸，黄也，以其发于谷气之热，故名谷疸。热实者，下之则愈，脉迟为热气未实，虽下之，腹满亦不减也，经曰，脉迟尚未可攻。

阳明病，但头眩，不恶寒者，故能食而咳，必咽痛，若不咳者，咽不痛。四逆加桔梗汤、小柴胡汤四十二、小承气汤五十八。

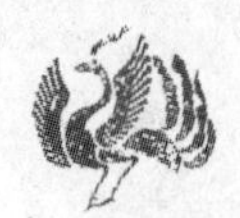

注曰：阳明病，身不重，但头眩而不恶寒者，阳明中风，而风气内攻也。经曰，阳明病，若能食，名中风。风邪攻胃，胃气上逆则咳，咽门者，胃之系，咳甚则咽伤，故咽痛，若胃气不逆，则不咳，其咽亦不痛也。

四逆散加桔梗、小柴胡，乃本经中风，非伤寒小承气汤。

少阳目眩

【和解】

少阳之病，口苦咽干目眩也，小柴胡汤四十二。

注曰：足少阳，胆经也。《内经》曰，有病口苦者，名曰胆瘅。《甲乙经》曰，胆者，中正之腑，五脏取决于胆，咽为之使。少阳之脉，起目锐眦。少阳受邪，故口苦、咽干、目眩。

吴氏曰：伤寒脉弦，发热，口苦，咽干，目眩者，属少阳也，宜小柴胡，或加川芎、天麻尤健。

少阴头眩

【不治】

少阴病，下利止而头眩，时时自冒者，死。

注曰：下利则水谷竭，眩冒则阳气脱，故死。

【附余】

吴氏曰：太阳中风，头眩头摇者，脉浮弦而急也，羌活神术汤加防风、天麻之类，若血虚头眩者，以四物汤加人参、天麻之类，若痰火上攻者，加酒芩、竹沥之类，若内伤劳役，阴虚头眩者，宜补中益气汤加川芎、天麻、防

风、蔓荆子之类，若下焦元气虚脱者，宜人参养荣汤，或大建中汤加天麻。曾治一妇人，服藿香正气三剂，汗出过多，头眩身摇，发热，脉虚数，遂用人参养荣汤倍加人参为主，加天麻，少佐酒炒黄柏，二服而愈。易老曰，头旋目黑，非天麻不能除，故加之，少加黄柏，以救肾水也。

阴阳易头重见本条。

伤寒选录卷四

胸胁满第十四附胸中痛

邪气传里，必先自胸而胁，以次经心腹而入胃也。是以胸满多带表证，胁满多带半表半里证。如下后脉促胸满者，桂枝去芍药汤。又太阳与阳明合病，喘而胸满者，不可下，宜麻黄汤。二者属表，须汗之。盖胸中至表犹近也，及胁则更不言发汗，但和解而已。经曰：设胸满胁痛者，及胸胁满不去者，与夫本太阳病不解，转入少阳，胁下硬满，干呕，往来寒热，脉沉紧者，俱宜小柴胡和解之也。大抵邪初入里，尚未停留为实，但郁积生满者，和解斯可矣。若留于胸中，聚而为实者，又非吐、下之不可已。如发汗，若下之，烦热胸中窒者，栀子豉汤。若胸中痞硬，气上冲咽喉，不得息者，此胸中有寒，瓜蒂散。二者均是吐剂，又当知栀子吐虚烦客热，瓜蒂吐痰实宿寒也。

太阳胸胁满治例

【汗】

太阳与阳明合病，喘而胸满者，不可下，宜麻黄汤二

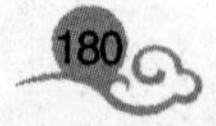

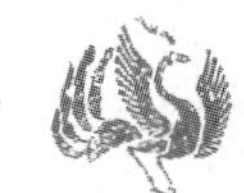

十一。

注曰：阳受气于胸中，喘而胸满者，阳气不宣发，壅而逆也。心下满、腹满，皆为实，当下之。此以为胸满，非里实，故不可下，须有阳明，然与太阳合病，为属表，是与麻黄汤发汗。

【下】

太阳中风，下利，呕逆，表解者，可攻之。其人絷絷汗出，发作有时，头痛，心下痞硬，引胁下痛，干呕短气，汗出，不恶寒者，此表已解，里未和也，十枣汤一百七十二。

【吐】

病发汗，若下之，烦热，胸中窒者，栀子豉汤七十九。

注曰：阳受气于胸中，发汗、若下，使阳气不足，邪热客于胸中，结而不散，故烦热而胸中窒塞，与栀子豉汤以吐胸中之邪。

病如桂枝证，头不痛，项不强，寸脉微浮，胸中痞硬，气上冲咽喉，不得息者，此为胸有寒也，当吐之，宜瓜蒂散二百二十。

注曰：病如桂枝证，为发热，汗出，恶风，言邪在表也，头痛项强，为桂枝证具。若头项不痛强，则邪不在表，而传里也。浮为在表，沉为在里，今寸脉微浮，则邪不在表，亦不在里，而在胸中也。胸中与表相应，故知邪在胸中者，犹如桂枝证而寸脉微浮也。以胸中痞硬，上冲咽喉不得息，知寒邪客于胸中，而不在表也。《千金》曰，浮，上部，填塞胸心，胸中满者，吐之则愈，与瓜蒂散，以吐胸中之邪，若气不上冲则不可用也。

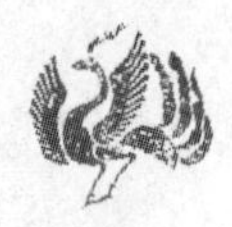

【刺】

妇人中风，发热恶寒，经水适来，得之七八日，热除脉迟，胸胁下满，如结胸状，谵语者，此热入血室，刺期门二百三十三，随其实而泻之。

【和解】

伤寒四五日，身热恶风，项强，胁满，手足温而渴者，小柴胡汤四十二。

伤寒五六日，中风，往来寒热，胸胁苦满，不欲饮食，心烦喜呕，或胸中烦而不呕，或渴，或腹中满，或胁下痞硬，或心中悸，小便不利，或不渴，身有微热，或咳者，与小柴胡汤。

太阳病下之，脉促，不结胸者，为欲解，脉沉滑者，协热利，脉浮，必下血，黄连泻心汤、小陷胸汤九十三。

伤寒十三日不解，胸胁满而呕，日晡潮热，已而微利。此本柴胡证，下之而不利，今反利者，知医以丸药下之故也。潮热者实也，先宜小柴胡汤四十二以解外，后以柴胡加芒硝汤主之。

得病六七日，脉迟浮弱，恶风寒，手足温，医数下之，不能食，胁满痛，面目及身黄，项强，小便难者，与柴胡汤必下重，传经热邪，胁满干呕，大柴胡汤。

【不治】

病胁下素有痞，连在脐旁，痛引少腹，入阴筋者，名

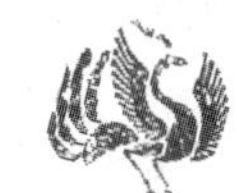

脏结，死。

注曰：素有宿昔之积，结于胁下为痞。今因伤寒邪气入里，与宿积相合，使脏真之气结而不通，致连在脐旁，痛引少腹，入阴筋而死。

此有动气，不可行汗、吐、下三法，犯者俱死。

阳明胸胁满例

【和解】

阳明病，潮热，大便溏，小便自可，胸胁满不去者，小柴胡汤四十二主之。

阳明病，胁下硬满，不大便而呕，舌上白苔者，小柴胡汤四十二。

【随病治例】

阳明中风，脉弦浮大，短气，腹都满，胁下及心痛，久按之气不通，鼻干不得汗，嗜卧，一身及面目悉黄，小便难，有潮热，时时哕者，小柴胡汤。脉但浮，无余症者，麻黄汤、茵陈五苓散。

少阳胸中满例

【和解】

少阳中风，两耳无所闻，目赤，胸中满而烦者，若吐、下之，则悸而惊，救逆，小柴胡去黄芩加茯苓汤。

注曰：少阳之脉起于目眦，走于耳中，其支者，下胸[1]

① 胸：原作“呕”，据《灵枢》改之。

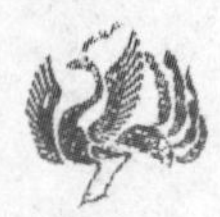

中贯膈。风伤气，风则为热，少阳中风，气壅而热，故耳聋，目赤，胸满而烦。邪在少阳，为半表半里。以吐除烦，吐则伤气，气虚者悸，以下除满，下则亡血，血虚者惊。

太阴胸满例

【温】

太阴之为病，腹满而吐，食不下，自利益甚，时腹自痛。若下之，必胸下结硬。

注曰：太阴为病，阳邪传里也。太阴之脉，布胃中，邪气壅而为腹满。上不得降者，呕吐而食不下，下不得升者，自利益甚，时腹自痛。阴寒在内而为腹痛者，则为常痛，此阳邪于里，虽痛而亦不常痛，但时时腹自痛也。若下之，则阴邪留于胸下为结硬。经曰，病发于阴，而反下之，因作痞。

泻心汤、理中汤，不渴[①]，四逆汤。

赵氏曰：《活人》第十八问中云，太阴者，脾之经主胸膈膜胀。愚尝观成氏《明理论》云，胸中至表犹近，所以仲景云，喘而胸满者，麻黄汤，是属表而可汗者也。又云，胸胁满者，小柴胡汤，属半表半里，而可和解者也。至于太阴止云腹满而吐，食不下，时腹自痛，或腹满而咽干，由此观之，可见太阴不主胸上者明矣。

少阴胸满例

【和解】

少阴病，下利咽痛，胸满心烦者，猪肤汤。

---

① 不渴：前有“元”字，恐为衍文，去之。

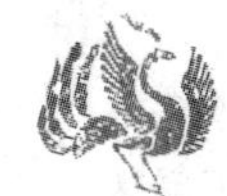

注曰：少阴之脉，从肾上贯肝膈，入肺中则循喉咙，其支别者，从肺出络心，注胸中。邪自阳经，传于少阴，阴虚客热，下痢咽痛，胸满心烦也，与猪肤汤调阴散热。

咽痛五方大能解。

厥阴胸胁满治例

【和解】

伤寒，热少厥微，指头寒，默默不欲食，烦躁数日，小便利，色白者，热除也。欲得食，为病愈，若厥而呕，胸胁烦满者，必便脓血。黄芩芍药汤六十五、小柴胡汤四十二、抵当汤九十五。

【吐】

病人手足厥冷，脉乍紧者，邪结在胸中。心中满而烦，饥不能食者，病在胸中，当须吐之，宜瓜蒂散。

注曰：手足厥冷者，邪气内陷也。脉紧牢者，为实，邪气入腑，则脉沉。今脉乍紧，知邪结在胸中为实，故心下满而烦，胃中无邪则喜饥，以病在胸中，虽饥而不能食，与瓜蒂散，以吐胸中之邪。

手足厥冷，非脉紧胸痛别之。

【附余】

吴氏曰：胸满多用吐法，实者宜瓜蒂散，虚者宜人参芦，或以香苏散，饮下一瓯，以手探喉中吐之亦可。凡伤寒三四日，已传少阳经，脉弦，口苦，发热而胸满，此属小柴胡汤。若胸中满闷者，加枳壳、桔梗各二钱以利之。若胸中满而烦者，加瓜蒌仁二钱。若胁下痛者，枳壳、青皮、桔梗、芍药各一钱半。若胁下硬者，加牡蛎粉二钱。

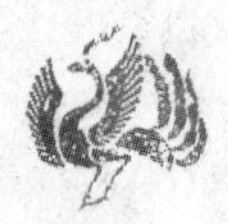

若胸满心烦者，加瓜蒌二钱，黄连一钱半。若憎寒拘急，往来寒热，而胸胁满者，以小柴胡一钱，桂枝一钱，白芍药一钱。《活人》治胸满，气痞不宽，只用枳壳、桔梗各二钱，生姜五片，名曰枳壳汤。凡心之上，胸之分宜枳壳，心之下，胃之分宜枳实，盖枳壳能泄至高之气，枳实能泄至低之气。其瓜蒌仁能泻肺，洗涤胸中痰垢之要药也，故胸满而烦必加之。一法治气痞胸满，用小麦麸一二升，以生枳壳切半，同炒令热，去枳壳，以帛包热麸，熨胸中，频易热之，则气易散而愈矣。

心下满第十五 附心中结痛，宜互考结胸气条

有不因汗、下而心下满者，经曰：邪结在胸，心满而烦，饥不欲食，当吐之。又曰：脉浮而大，心下反硬，有热，属脏者攻之。吴氏按：此言属脏者，宿屎在脏也，不令发汗。二者一吐一下，因其邪之高下也。又有不可下者，如阳明病，若心下硬满，不可攻之，攻之利不止者死，利止者愈。是邪在表里之间，留于心下，未全入腑，故戒之不可下也。有因汗、下后，心下满而微痛者，及吐、下后，心下逆满，宜桂枝白术茯苓汤者。又有下后心下硬满，成结胸与痞者。皆宜详审而互考之。

太阳心下满治例

【和解】

服桂枝，或下之，仍头项强痛，翕翕发热，无汗，心下满微痛，小便不利者，桂枝去桂加茯苓白术汤。

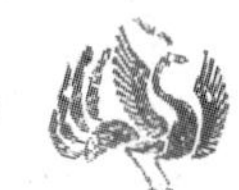

伤寒吐、下后，心下逆满，气上冲胸，起则头眩，脉沉紧，发汗则动经，身为振振摇者，茯苓桂枝白术甘草汤。

伤寒六七日，发热微恶寒，支节烦疼，微呕，心下支结，外证未去者，柴胡加桂枝汤主之。

《活人》云：不满不硬，心下烦闷，谓之支结。又谓，饮水过多，成水结者，小半夏茯苓汤。

【吐】

伤寒五六日，大便后，身热不去，心中结痛者，栀子豉汤。

【下】

伤寒发热，汗出不解，心下痞硬，呕吐而下利者，大柴胡汤。

【刺】

太阳少阳并病，心下硬，项强而眩者，当刺大椎、肺俞，慎勿下，小柴胡加桂亦可。

【熨法】

陶云：若心胸胁下有邪气，结实满闷硬痛，又法用生姜一斤，捣渣去汁，炒微燥带润，用绢包于患处，款款熨之，稍可，又将渣和匀前汁，炒干再熨，许久豁然宽快，此为良法。

【随病治例】

伤寒五六日，头汗出，微恶寒，手足冷，心下满，不欲食，大便硬，脉细者，此为阳微结，有表复有里也。脉沉亦在里。假令纯阴结，不得复有外症。脉虽沉紧，不得为少阴病，以头汗出，故知非少阴也，宜小柴胡汤。设不

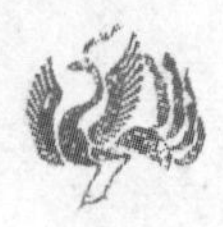

了了者，得屎而解。

太阳病，脉浮动数，头痛发热，微盗汗出，而反恶寒者，表未解也。医反下之，动数变迟，阳气内陷，心下因硬，则为结胸，大陷胸汤主之。

阳明心下满治例

【和解】

阳明病，心下硬满者，不可攻，攻之，利遂不止者死，利止者愈。或用泻心汤。

注曰：阳明腹满者，为邪气入腑，可下之。心下硬满，则邪气尚浅，未全入腑，不可便下之。得利止者，为邪气去，正气安，正气安则愈，若因下利不止者，为正气脱而死。

【下】心下硬，心下痛

得病二三日，脉弱，无太阳、柴胡证，烦躁，心下硬，至四五日，虽能食，以小承气汤少少与，微和之，令小安，至六日，与承气汤一升。若不大便六七日，小便少者，虽不能食，但初头硬，后必溏，未定成硬，攻之必溏，须小便利，屎定硬，乃可攻之，宜大承气汤。

注曰：《针经》云，脉软者，病将下。弱为阴脉，当责邪在里，得病二三日脉弱，是日数虽浅，而邪气已入里也。无太阳证，为表证已罢，无柴胡证，为无半表半里之证。烦躁心下硬者，邪气内甚也。胃实热甚，则不能食，胃虚热甚，至四五日虽能食，亦当与小承气汤微和之，至六日则热甚，与大承气汤一升。若不大便六七日，小便多者，

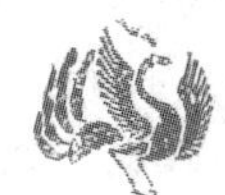

为津液内竭，大便必硬，则可下之。小便少者，则胃中水谷不别，必初硬后溏，虽不能食，为胃实，以小便少，则未定成硬，亦不可攻，须小便利，屎定硬，乃可攻之。

胃气胜则入腑，所以迟。

【随病治例】

阳明中风，脉弦浮大，短气腹满，及心痛，久按之，气不通，鼻干不汗，嗜卧，身及面目悉黄，小便难，有潮热，时时哕者，小柴胡汤四十二。但脉浮，无余症者，麻黄汤二十一。

少阴心下满治例

【下】[1]

少阴病，自利清水，色纯青，心下必痛，口干燥者，急下之，宜大承气汤五十七。

注曰：少阴，肾水也，青，肝色也，自利色青，为肝邪乘肾。《难经》曰，从前来者为实邪。以肾蕴实邪，必心下痛，口干燥也，与大承气汤以下实邪。

厥阴心下疼

【汗】

厥阴为病，消渴，气上冲心，心中疼热，饥不欲食，食则吐蛔，下之利不止，桂枝茯苓白术汤。

【吐】附下后心下痛

病人手足厥冷，脉乍紧者，邪结在胸中。心中满而烦，

---

① 下：原无，据体例补出。

饥不欲食，病在胸中，须吐之，瓜蒂散二百二十。

吴氏曰：凡心下满者，正在心之下，胃之上也。自满而非下之所致，若下早心下满者，此为痞气，另有条也。凡心下满者，以手按之揉之，则散而软者，此虚气也。不发热者，以木香和中汤，若发热者，以小柴胡加枳实一钱，去黄芩，加姜炒黄连一钱，减人参一半。若按之汩汩有声者，此有停水也。若按之硬痛者，有宿食也。若不按而痛，其人喜忘者，蓄血也。各有本条，宜详审而治之。凡少阳脉弦，口苦，发热，心下满者，以小柴胡加枳实、黄连各一钱。

结胸脏结第十六结胸，按之痛，寸脉浮，关脉沉，名结胸是也

心下痞结，按之硬满而痛者，结胸也；按之硬满不痛者，痞气也。经曰：病发于阳发热而恶寒者，反下之，热入因作结胸，病发于阴无热而恶寒者，反下之，因作痞。所以成结胸者，下之太早也，盖表当汗，反下之，里之正气为下所损，则表之全热乘虚入里，结于心下，为结胸也。里之阴分已受邪热为病，是谓发于阴也。或微热，下证未全，不任转泻而反下之，则里之微热虽除，而表之热邪又至，虽不结胸，亦成痞也。小结胸，轻于大结胸，而重于痞也，由误之大小，非以痞为寒也。经谓但结胸，无大发热证，为寒实结胸，诚非寒也，但热微甚尔。及夫脏结者，经谓热结于脏，则为病深，故云难治，若用凉剂而亦有生。又，阳结者，热结于腑，则微而浅也。又，留饮不散而成头汗，脉沉潜及附骨者，积饮成水结胸也。又有不因误下，而成

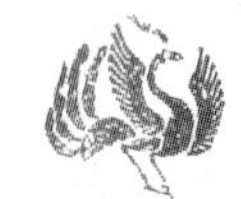

结胸与痞者，此又失下及夫反汗而成者也。经谓热已入里，久不攻之亦至结实，名曰三死一生，是失下也。汗后热气传入心下而痞者，是失汗也。结胸固知当下，或脉浮大者，又不可下，下之则死，是犹带表邪，未全结实故也。又，结胸证悉具，加之烦躁者，亦不治也。夫药所以能逐邪者，必待胃气施布，药力始能温。汗、吐、下以助其邪，邪气胜，胃气绝者，安可为之？

太阳结胸治例

【和解】

小结胸证，在心下，按之则痛，脉浮滑者，小陷胸汤。

注曰：心下硬痛，手不可近者，结胸也。正在心下，按之则痛，是热气犹浅，谓之小结胸。结胸脉沉紧，或寸浮关沉，今脉浮滑，知热未深，与小陷胸汤，以除胸膈上结热也。

太阳少阳并病，而反下之，成结胸，心下硬，下利不止，水浆不下，其人心烦，术附汤、生姜泻心汤一百二十四、小陷胸汤九十三。

注曰：太阳少阳并病，为邪气在半表半里也，而反下之，二经之邪乘虚而入。太阳表邪入里，结于胸中，为结胸，心下硬，少阳里邪乘虚，下干肠胃，遂利不止。若邪结阴分，则饮食如故，而为脏结，此为阳邪内结，故水浆不下而心烦。

太阳病下之，脉促，不结胸者为欲解，脉浮者，必结

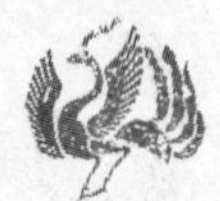

胸。小陷胸汤九十三、黄连泻心汤。

【下】

结胸者，项亦强，如柔痓状，下之则和，大陷胸丸九十四。

《活人》云：结胸，手不得近，用陷胸等药不效，宜枳实理中丸一百三十九，先理其气，次治其痰，泻心汤。

太阳病，脉浮动数，头痛发热，微盗汗出，而反恶寒者，表未解也，医反下之，动数变迟，阳气内陷，心中因硬，则为结胸，大陷胸汤九十二。

伤寒六七日，结胸热实，脉沉而紧，心下痛，按之不硬者，大陷胸汤九十二。

注曰：病在表而下之，热入因作结胸。此不云下后，而云伤寒六七日，则是传里之实热也。沉为在里，紧在里实，以心下痛，按之实硬，是以为结胸，与大陷胸汤，以下结热。

张氏曰：经言，所以成结胸者，以下之太早故也。此不云下后，则云伤寒六七日，结胸热实，此亦不因下早而结胸者，何也？夫下早结胸，事之常，热实结胸，事之变。其热实传里为结胸，乃法之关防不尽者，故仲景述其证，以注方于其下也，于此可见古人用心，曲尽其妙。且如下章，以水结胸胁，但头汗出者，以大陷胸汤主之，亦在常法之外，故条例其证，以彰其理也。亦或其人本虚，或曾吐、下，而里气弱，外邪因入，故为自结胸者也。然所入之因不同，其证治则一理而已。

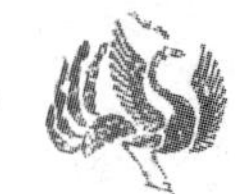

伤寒十余日，热结在里，复往来寒热者，大柴胡汤四十一。但结胸，无大热者，水结在胸胁也。但头微汗出者，大陷胸汤主之此水结胸。

【刺】

妇人中风，发热恶寒，经水适来，得之七八日，热除而脉迟身凉，胸胁下满如结胸状，谵语者，此为热入血室也。当刺期门，随其实而泻之。

太阳少阳并病，头项强痛，或眩冒，时如结胸，心下痞硬者，当刺大椎、肺俞、肝俞。误汗而谵语者，刺期门。

吴氏曰：凡伤寒结胸，身黄，刺大陵二穴，在手掌后两筋间陷中，针入五分。又刺涌泉穴，在足心，针入五分，无令血出。

【禁下】

结胸脉浮大，不可下，下则死。

注曰：结胸为邪结胸中，属上焦之分，得寸脉浮、关脉沉者为在里，则可下。若脉浮大，心下虽结，是在表者犹多，未全结也，下之重虚，邪气复结，则难可制，故云下之则死。桂枝汤一、柴胡加桂枝汤四十五。

张氏曰：用药如用兵，知可而进，知难而退，此理势之必然也。夫寸浮关沉，乃结胸可下之脉，今脉浮大，心下虽结，其表邪尚多，未全结也。若辄下之，重虚其里，外邪复聚而必死矣。仲景所以言此为箴戒，使无踵其弊也。其脉既不可攻，当以候其变，而待其实。假如小结胸证，其脉浮滑，按之则痛，故知邪非深结，亦不敢下，无过解除心下之热耳，小陷胸汤主之。或又曰，结胸倘有外证，

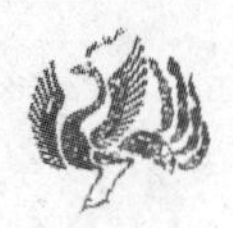

大陷胸还可用否？予曰，结胸无外证，或有微热，或有小潮热，仲景已明言之，其余别无表证。若有外证，其邪亦未结实，不可以结胸论也。经曰，伤寒六七日，发热恶寒，支节烦痛，微呕，心下支结，外证未去者，柴胡加桂枝汤主之。又，伤寒六七日，已发汗而复下，胸胁微结，小便不利，渴而不呕，但头汗出，往来寒热，心烦者，此为未解也，柴胡桂枝干姜汤主之。以上之证，虽云心下支结，及言胸胁满微结二条，俱有外证，所以柴胡加桂，及加桂姜，以和解之。如无外证，止有胸腹结实而痛者，方为结胸病也。

【不治】

结胸症悉具，烦躁者亦死。

注曰：结胸症悉具，邪结以深也。烦躁者，正气散乱也。邪气胜正，病者必死。

此为坏病，随逆而施治之。

【随病治例】

太阳病二三日，不能卧，但欲起，心下必结，脉微弱者，本寒分也。心下结满，有寒分，有水分，有气分，反下之，利止，必作结胸，未止，作协热利。半夏泻心汤、桂枝加厚朴杏子仁汤、小陷胸汤。

病在阳，应发汗，反以水噀之，或灌之，热不得去，弥更益烦，肉上粟起，欲饮水，不渴者，文蛤散。成寒实结胸者，小陷胸汤，白散亦可服。

寒实结胸，《活人》用枳实理中丸。

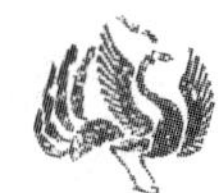

病发于阳，反下之，热入，因作结胸。病发于阴，反下之，因作痞。所以成结胸者，下之太早故也。

注曰：发热恶寒者，发于阳也，而反下之，则表中阳邪入里[1]，结于胸中为结胸，无热恶寒者，发于阴也，而反下之，表中之阴入里，结于心下为痞。

结胸，大、小陷胸。痞，黄连泻心汤主之。

张氏曰：或谓，成无己注云无热而恶寒者，发于阴也，既无热而恶寒为阴证，安可有下之之理？又岂止作痞而已哉？夫仲景所谓阴阳者，指表里而言也，非此之谓也。病在表则当汗，而反下之，因作结胸；病虽在里，尚未入腑，而辄下之，因作痞。所以成结胸者，下之太早故也；痞者，下之太早故也。经曰，脉浮而紧，浮则为风，紧则为寒，风则伤卫，寒则伤荣。又曰，脉浮而紧，复下之，紧反入里，则作痞。由此推之，风邪入里则结胸，寒邪入里则为痞。然此亦皆太阳病之所致，非阴证之所为也。又云，病在阳，应以汗解，阳指表证而言也明矣。况痞证诸条未有因无热而恶寒下之而成者，此成先生之误也。

伤寒五六日，呕而发热，柴胡证具，而以他药下之，柴胡证仍在者，复与柴胡汤，此虽已下之，不为逆，必蒸蒸而振，却发热汗出而解。若心下满而硬痛者，此为结胸也，大陷胸汤主之。若满而不痛者，此为痞，柴胡不中与也，宜半夏泻心汤。

《活人》云：知是痞，先用桔梗汤尤妙。此方行气下

① 则表中阳邪入里：原作“则表里”，据《注解伤寒论》补出。

膈，用无不效。正气未衰，里不受邪，故蒸蒸而振，发热汗出，然后则愈。若下后邪传里甚，心下痞而硬痛者，为结胸，宜大陷胸汤以下里邪。痞微但满而不痛，此为柴胡不可用，半夏泻心汤。无已云，下后阳邪传里者，则结于胸中，以胸中为阳，受邪与陷胸汤。仲景于心下满而硬痛者与结胸，在心之下乎？无已巧言曲喻，以阳受气于胸中，阳邪传里，则结于胸，为结胸者，误也。

伤寒五六日，头汗出，微恶寒，手足冷，心下满，口不欲食，大便硬，脉细者，此为阳微结，必有表，复有里也，脉沉，亦在里也，汗出为阳微，假令纯阴结，不得复有外证，悉入在里，此为半在里[①]半在外也。脉虽沉紧，不得为少阴病，所以然者，阴不得有汗，今头汗出，故知非少阴也，可与小柴胡汤。设不了了者，得屎而解。结胸与痞，半夏泻心汤及陷胸汤。

太阴胸下结治例

【温】

太阴之为病，腹满而吐，食不下，自利益甚，时腹自痛。若下之，必胸下结硬，理中汤。不渴，四逆汤。

注曰：太阴为病，阳邪传里也。太阴之脉，布胃中，邪气壅而为腹满。上不得降者，呕吐而食不下，下不得上者，自利益甚，时腹自痛。阴寒在内而为腹痛，则为常痛，此阳邪干里，虽痛不常，但时腹自痛也。若下之，则阴邪

① 里：原作“表”，据《伤寒论》改之。

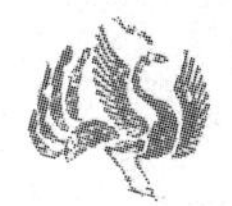

留于胸下，为结硬。经曰，病发于阴，而反下之，因作痞是也。

附脏结

问曰：脉有结胸，有脏结，其状何如？曰：按之痛，寸脉浮，关脉沉，名曰结胸也。何谓脏结？曰：如结胸状，饮食如故，时时下利，寸脉浮，关脉小细沉紧，名曰脏结，舌上白苔滑者，难治。小陷胸汤九十三、大陷胸汤九十二。脏结治法见矣。

注曰：结胸者，邪结在胸，脏结者，邪结在脏。二者皆下后，邪气乘虚入里所致。下后邪气入里，与阳相结者为结胸，结胸以阳受气于胸中故尔，与阴相结者为脏结，以阴受之则入五脏故尔。气[①]与宜通而塞，故痛。邪结阳分，则阴气不得上通，邪结阴分，则阳气不得下通，是二者皆心下硬痛。寸脉浮，关脉沉，知邪结在阳也；寸脉浮，关脉小细沉紧，知邪结在阴也。阴结而阳不结，虽心下结痛，饮食亦自如，故阴气乘肠虚而下，时时自下利。阴得阳则解，脏结得热证多则易治。舌上白苔滑者，结胸，中亦寒，故云难治。

丹溪曰：谨按，脏结病，若非下之太早，则是下之太过也，故邪乘虚入里为病，合曰得热证易治。若是下之早，犹有热结于阴，病既因于下，何经不言，而注言之？此一疑也。既曰表无热，里无热，半表半里又无热，而下文乃云舌上苔滑，恐是下早之过也。邪气既去，正气亦虚，惟

---

① 气：原无，据《注解伤寒论》补出。

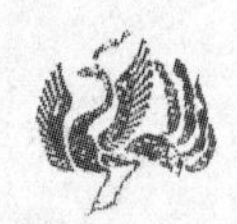

有心经些少虚阳飞上而放舌尔，[1] 此正气因下而虚，何仲景止言难治而不言补？此二疑也。后章言病素有痞痛，引少腹入阴筋者死，而于此不言死，岂以饮食如故，盖痛引少腹阴筋之时，犹有可生之理？何不直言治法，以教后人，抑以其表里无热，而可以待其自愈耶？此三疑也。胃中寒，丹田热，经不言，而注言之，谓之寒者因下利与脉紧而言，谓之热者因舌苔而言，《释微》指舌苔生于心之热，而注言丹田，又果何所据耶也？四疑也。丹田之热或因误下，邪入于阴，若胃中之寒于何而得，岂下后又有所感耶？此五疑也。脏结病，《素》、《难》不言及，而仲景发之，又言时时下利，注谓邪乘虚入里，恐是误下，而成滑利，不收拾尔，何谓于法当下？今按之痛，岂下之后，在里犹有可下之邪？谓之法者，又必当有所考，此六疑也。两感伤寒，脏腑双传，仲景已无治法，今注言病入五脏之两感，不可谓重乎？何谓言易为治？此七疑也。

脏结无阳证，不往来寒热，其人反静，舌上苔滑者，不可攻也。

《活人》：或刺关元穴。仍用小柴胡汤四十二，或用栀子干姜汤。胸中有寒，丹田有热，小陷胸汤九十二。

注曰：脏结，因下后邪气乘虚入里，与阴相结而成。以阴受之则入五脏，不通而塞，故痛，得热证多则易治，舌苔滑是胃有寒，故难治。又谓舌上苔者，丹田有热，胃中有寒，以表里皆寒，故不可攻。又谓脏结于法当下，无

① 心经些少虚阳飞上而放舌：指舌上白苔言。

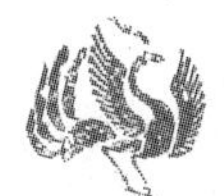

阳证为表无热，人反静为里无热，不往来寒热为半表半里无热。

病胁下素有痞，连在脐旁，痛引少腹，入阴筋者，此名脏结，死。

【附余】

吴氏曰：治血结胸，手不可近，其人嗽水不欲咽，喜忘如狂，大便黑色，小便自利，此血结胸，犀角地黄汤。

《直指方》云：结胸，喘促狂乱，极热大燥，用地龙水，一服未效再服，汗出则愈。又用太乙牛黄丸，竹叶汤调下，以手揉心膈则下。

刘氏用黄连，巴豆七粒作饼子，置脐中，以火灸之，得利为度。

陶氏曰：结胸之证，尝见俗医不问曾下与未下，但见心胸满闷，便与桔梗汤，便呼为结胸，盖本朱奉议之说也。有频频与之反成真结胸者，殊不知结胸乃下早而成，未经下者，非结胸也。乃来邪传至胸中，未入于腑，证虽满闷，尚为在表，正属少阳部分，为半表半里之间，宜用小柴胡汤加枳壳，如未效，则以本方对小陷胸汤，一服豁然，其妙如神。若因下早而成者，方用陷胸汤、丸，分浅深从缓而治之，不宜太峻。上焦乃清道至高之分，若过下则伤元气也，故陷胸汤、丸宜从缓治之。尝读仲景《伤寒论》结胸条云，病发于阳而反下之，热入因作结胸，病发于阴而反下之，因作痞满，所以成结胸者，以下太早故也。及成氏注释曰，发热恶寒者发于阳也，无热恶寒发于阴也。再三熟玩，不能不致疑于其间。盖无热恶寒者，寒

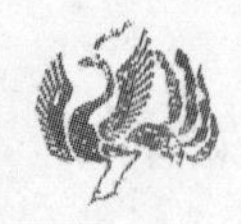

邪直中阴经之真寒证也，非阳经传至阴经之病也，若误下之，不死则危矣，岂可以泻心汤寒热相参之药治之而愈乎？岂反轻如结胸者乎？详此恐言荣卫阴阳也。风属阳，阳邪伤卫，头痛发热，微汗出，反恶寒者，当服桂枝汤止汗散邪。医者不达而下之，胃气重伤，胸中结硬。经又云，结胸证，脉浮大者不可下，下之则死，结胸证悉具，而烦躁者亦死。盖卫出上焦，清道所伤不为不重也，故用陷胸汤峻利之药以下之。寒为阴，阴邪伤荣，当服麻黄发表，误下之而成痞满，宜泻心汤以理痞。盖荣出中焦，黄连能泻心下痞，邪下于膈，不犯清道，则元不伤，故轻于结胸耳。若阴经自中之寒，以泻心汤理之而愈者，未知有也。又云，脉来沉实有力，方为结胸，急用大陷胸汤加枳、桔下之。

痞第十七 宜参看结胸条

心下满硬而痛者为实，为结胸，硬满不痛者为虚，为痞气，不满不硬，但烦闷者为支结。《保命集》云：脾不能行气于四脏，结而不散则为痞。刘纯曰，凡痞而硬者为水停，濡者为气聚①。大抵诸痞皆热也，故攻痞之药皆寒剂，其有一加附子者，是皆辛热，佐其寒凉，欲令开发痞之怫郁结滞，非攻寒也。先发汗或下后，阳气虚，故恶寒汗出，太阳证云，发汗后恶寒者，虚也，此加附子恐大黄、黄连损其阳也，非补虚也。

---

① 濡者为气聚：原无“为气聚”三字，据《古今医统大全》补出。

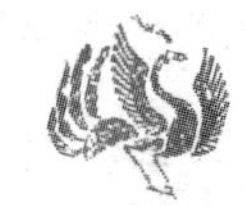

太阳痞治例

【汗】

本以下之，心下痞，与泻心汤，痞不解，其人渴而口燥烦，小便不利，五苓散一百七十主之。

注曰：本因下后成痞，当与泻心汤除之。若服之痞不解，其人渴而口燥烦，小便不利者，为水饮内蓄，津液不行，非热痞也。与五苓散，发汗散水则愈。一方，忍之一日乃愈者，不饮水者，外水不入，所停之水得行，而痞亦愈也。

【调】

脉浮而紧，而复下之，紧反入里，则作痞。按之自濡，但气痞耳，半夏泻心汤。

注曰：浮而紧，浮为伤阳，紧为伤阴，当发其汗，而反下之，若浮入里，阳邪入里则作结胸，浮不入里，而紧入里者，阴邪入里则作痞。

张氏曰：或谓成氏注云，浮为伤阳，紧为伤阴，当发其汗，而反下之，若浮入里为阳邪入里，则作结胸，浮不入里而紧入里者，为阴邪入里，则作痞。观其大意，结胸与痞当有阴阳之别，斯言若何？予曰：结胸与痞同一机耳，不过深浅轻重而已，非有阴阳之异也。若邪深重者则为结胸，浅轻者则作痞，皆下后因邪聚而不散所致也，若以阳邪阴邪分别二证，是违仲景之意也。经曰，伤寒五六日，呕而发热者，柴胡证具，而以他药下之，柴胡证仍在者，复与柴胡汤，此虽下之不为逆，必蒸蒸而振，却发热汗出而解。若心下满而硬痛者，此结胸也，大陷胸汤主之。但

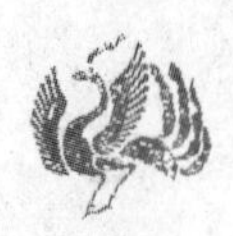

满而不痛者，此为痞，柴胡不中与之，宜半夏泻心汤。由此观之，乃柴胡证下之后，里邪不解，结为此证，无过轻重之分，岂有阴阳之别？然浮亦不能入里，入里则不浮矣，缘柴胡证在半表半里之间，下之亦成此证，况当汗而下者乎？

伤寒中风，医反下之，其人下利数十行，谷不化，腹中雷鸣，心下痞硬而满，干呕，心烦不得安。医见心下痞，谓病不尽，复下之，其痞益甚。此非结热，但以胃中虚，客气上逆，故使硬也，甘草泻心汤一百二十二。

注曰：伤寒中风，是伤寒或中风也，邪气在表，医反下之，虚其肠胃，而气内陷也。下利日数十行，谷不化，腹中雷鸣者，下后里虚胃弱也。心下痞硬，干呕心烦不得安者，胃中空虚，客气上逆也。与泻心汤以攻表，加甘草以补虚。以下后胃虚，内损阴气，故加甘草。

伤寒汗解后，胃中不和，心下痞硬，干呕食臭，胁下有水气，腹中雷鸣下利者，生姜泻心汤。痞而下利，《直指》用术茯汤。

注曰：胃为津液之主，阳气之根。大汗出后，外亡津液，胃中空虚，气上逆，心下痞硬。《金匮要略》曰，中焦气未和，不能消谷，故令噫。干噫食臭者，胃虚而不杀谷也。胁下有水气，腹中雷鸣，土弱而不能胜水也，与泻心汤以攻痞，加生姜以益胃。

生姜泻心，凡言泻心者，少阳邪将入太阴，邪在胸中之下，非心经受邪也。

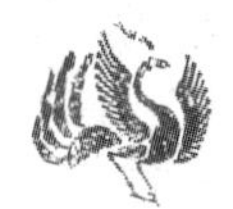

太阳病，外症未除，数下之，遂协热而利，利下不止，心下痞硬，表里不解者，桂枝人参汤。

太阳病，寸缓关浮尺弱，其人发热汗出，复恶寒，不呕，但心下痞者，下之早也。如其不下者，病人不恶寒而渴者，此转属阳明也。小便数者，大便必硬，不更衣十数日，无所苦也。渴欲饮水，少少与之，但以法救之。渴者，五苓散，或用桂枝汤一、附子泻心汤一百二十三、小柴胡加桂枝汤四十五。

【调】

伤寒发汗，若吐、若下，解后，心下痞硬，噫气不除者，旋覆代赭石汤一百五十八。

注曰：大邪虽解，以曾发汗、吐、下，胃气弱而未和，虚气上逆，故心下痞硬，噫气不除，与旋覆代赭石汤，降虚气而和胃。

伤寒服汤药，下利不止，心下痞硬，服泻心汤已，复以他药下之，利不止，医以理中与之，利益甚。理中者，理中焦，此利在下焦，赤石脂禹余粮汤主之。复利不止者，当利其小便。

注曰：伤寒服汤药下后，利不止而心下痞硬者，气虚而客气上逆也，与泻心汤攻之则痞已。医复以他药下之，又虚其里，致利不止也，理中丸，脾胃虚寒下利者服之愈，此下焦虚，故与之其利益甚。《圣济经》曰，滑则气脱，欲其收也。如开肠洞泄，便溺遗矢，涩剂所以收之。此利由下焦不约，与赤石脂禹余粮汤以涩洞泄。下焦主分清浊，

下利者，水谷不分也，若服涩剂而利不止，当利小便，以分其气。

【吐】

病如桂枝证，头不痛，项不强，寸脉微浮，胸中痞硬，气上冲咽喉，不得息者，此为胸有寒也，当吐之，宜瓜蒂散。

【下】

伤寒发热，汗出不解，心下痞硬，呕吐下利者，大柴胡汤。

太阳中风，下利，呕逆，表解者，可攻里。其人漐漐汗多，发作有时，头痛，心下痞硬满，引胁下痛，干呕短气，汗出，不恶寒者，此表解里未和也，十枣汤。

心下痞，按之濡，关脉浮者，大黄黄连泻心汤。

注曰：心下硬，按之痛，关脉沉者，实热也。心下痞，按之濡，关脉浮者，虚热也，大黄黄连以导其虚热。

心下痞，复恶寒汗出者，附子泻心汤。

【温】

伤寒吐、下后发汗，虚烦，脉甚微。八九日，心下痞硬，胁下痛，气上冲咽喉，眩冒。经脉动惕者，久而成痿。或用真武汤一百三十、桂枝茯苓白术甘草汤一百十四。

刘云：痿用振痿汤。

【火逆】

太阳病，汗后，发热恶寒，复下之，心下痞，表里俱

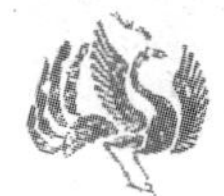

虚，阴阳气竭，无阳则阴独，复加烧针，因胸烦，面色青黄，肤瞤者，难治，色微黄，手足温，易愈。或云心下痞，半夏泻心汤。

【随病治例】

伤寒五六日，呕而发热，柴胡证具，而以他药下之，柴胡证仍在，复与柴胡汤，此虽下，不为逆，必蒸蒸而振，发热汗出而解。若心下满而硬痛者，为结胸，大陷胸汤。但满而不痛者，为痞，柴胡不中与也，半夏泻心汤。

伤寒大下后，复发汗，心下痞，恶寒者，表未解也，当先解表，表解乃攻痞。解表桂枝汤，攻痞大黄黄连泻心汤。

病发于阳而反下之，热入，因作结胸，病发于阴而反下之，因作痞。所以成结胸者，以下之太早故也。痞用黄连泻心汤。

【附余】

《活人》云：审知是痞，先用桔梗枳实汤，往往便差，以其下气故耳，然后随证用诸泻心之法。又云，枳实理中丸，亦妙。表证未解者，先用桂枝解散，直至表证俱无，脉皆沉实，惟痞满未散，然后用十枣汤、诸泻心之类。

赵氏曰：《活人书》第七十六问中云，凡痞服泻心汤不愈，然后可用陷胸汤下之。愚详仲景论陷胸汤无治痞之例，恐太猛难用，又况胸与心下处所不同，痛与不痛，阴阳邪亦异。除结胸外，今将痞证以传经之邪与内陷之邪分为二种，而下治焉。一者病发于阴，身无热而反下之，紧反入

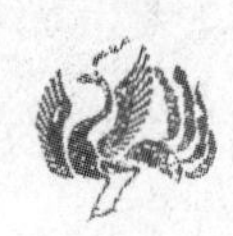

里则作痞，其脉关上沉，为阴邪内陷也，先宜桔梗枳壳汤，次半夏泻心诸汤，随证用之，服泻心汤后，渴而口燥烦，小便不利者，五苓散。二者身有热，不因下后而传邪入里，亦作痞，其脉关上浮，为阳邪随经入里，须先解表而不恶寒者，宜三黄泻心。又有心下痞而汗出恶寒者，以阳邪与表之正气入里，故表虚汗出而恶寒，因加附子以固表也。既结胸证有寒实、热实之殊，则痞证亦有阴阳邪，不为异也。外有痞而硬者，或桂枝人参汤温之，或大柴胡汤、十枣汤下之，亦自同一律也。《活人书》又云，关浮则结热，三黄以泻肝。盖热结则成结胸，非痞也。况心下正属中焦，关脉亦主中部，故汤名泻心，岂可援杂病脉例，以左关为肝部，因谓之泻肝乎？

张氏曰：或谓，痞证多有杂以别症，而心下痞硬者，必非半夏泻心之所宜也。予曰，证候不同，宜从治疗以上诸痞，皆杂别症，非特下早而成也，仲景所以各从其宜，用药以治之。若下早而作痞者，但满而不痛，别无外症，与半夏泻心以攻痞者宜也。

吴氏曰：夫痞者，气郁不通泰也。若不因下早而为痞者，或痰或食或气为之结也。《保命集》曰，治痞用泻心主之，各有冷热之不同，要在辨而治之。如热实而为痞者，大黄黄连泻心汤之类也。或寒多而热少，半夏泻心等汤之类也。要之泻心，非泻心火之热，乃泻心下之痞满也。

腹满腹痛第十八

腹满，俗云腹胀，有属热者，有属寒者。阳热则腹满

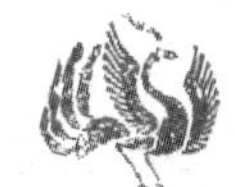

咽干，或大小便秘涩，或潮热谵语等症。阴则腹满吐，食不下，自利益甚，时腹自痛。虽然腹满为里证，又有浅深之别。经曰：表已解，内不消，非大满，犹生寒热，则病不除，是未全入腑，邪犹浅也。若大满，大实坚，有燥屎，可除下之，虽四五日不能为祸，是已入腑，邪已深也。腹满固多可下，又有虚实之殊。经曰：腹满不减为实，可下去之，若腹满时减为虚，则不可下。又曰：腹满不减，减不足言，当下之。《要略》曰：腹满时减，复如故，此虚寒从下上也，当以温药和之。盖虚气留滞，亦为之胀，但比实者，不至坚痛尔。诸经皆有腹满，但太阴属脾土，位中央，又专主腹满之候。腹满之证，二十余条，治法有汗、吐、下、温、刺之异，又有汗、吐、下后，成腹胀者，治法亦各不同。盖胃为津液之主，发汗亡阳，则胃气虚，而不能敷布，诸气壅滞，而为胀满，是当温散，厚朴生姜甘草半夏人参汤可也。吐后邪气不去，加之腹胀满者，胸中之邪下传入胃，壅而为实，故生胀满，当须下之，调胃承气汤可也。邪未入腑，而妄下之，表邪乘虚入，郁胸中，有虚烦，气上下不得通利，腹为之满，故当吐之，栀子厚朴汤可也。医者能审邪气所起之由来，真知邪气所在之虚实，发汗吐下之不差，温补针艾之适当，则十全之功可得也。

又，结胸从心下起至少腹，硬满而痛，与腹满类也。然结胸，按之则痛，手不可近，腹痛，不按常痛，手近不甚也。又，痞亦从心下起至少腹，亦与满类也。然痞或止留心下，腹满但在腹之中也。有此为异，临证宜审。

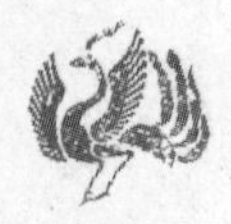

太阳腹满腹痛治例

【温】

发汗后，腹胀满者，厚朴生姜甘草半夏人参汤。

注曰：吐后腹胀与下后腹满皆为实，言邪气乘虚入里为实。发汗后，外已解也，腹胀满知非里实，由脾胃津液不足，气涩不通，壅而为满，与此汤和脾胃而降气。

张氏曰：或问太阳篇中，发汗后诸证，不言太阳病，固所当然，亦合列于伤寒之右，何故止言发汗后腹胀者，厚朴生姜甘草半夏人参汤[①]主之？予曰，凡言发汗后者，以外无表证，里无别术，止有腹胀一事而已，除此之外，即获全安。夫伤寒二字，岂可易言哉？其传变吉凶，犹反掌耳，可与所余一证而并例哉？其诸汗后条目不殊此意。

【刺】

伤寒腹满谵语，寸口脉浮而紧，此肝乘脾，名曰纵，刺期门。

注曰：腹满谵语者，脾胃疾也，浮紧者，肝脉也。脾病见肝脉，木行乘土也。经曰，水行乘火，木行乘土，名曰纵，此其类矣。期门者，肝之募，刺之以泻肝经盛气。

伤寒发热，啬啬恶寒，大渴引饮，腹满自汗，小便利，病欲愈，此肝乘肺，名曰横，刺期门。

【吐】

伤寒下后，心烦腹满，卧起不安者，栀子厚朴汤。

---

① 厚朴生姜甘草半夏人参汤：原作“厚朴半夏生姜人参汤”，据前文改之。

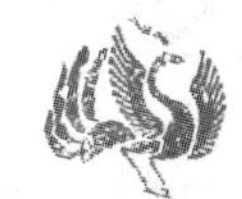

注曰：下后，但腹满而不心烦，则邪气入里为里实，但心烦而不腹满，即邪气在胸中为虚烦。既烦且满，则邪气壅于胸腹间也。满者不能坐，烦者不能卧，故令卧起不安。与栀子厚朴汤，吐烦泄满。

张氏曰：予观成氏所注伤寒，人不能至，于此篇意尽而简，犹为精密，学者宜深究焉。

【随病救逆】

太阳病，过经十余日，心下温温欲吐而胸痛，大便反溏，腹微满，郁郁微烦。先时自极吐、下者，与调胃承气汤。若不愈，不可与。但欲呕，胸中痛，微溏者，此非柴胡证，以呕知极吐、下也，或用吴茱萸汤、半夏泻心汤。

太阳病中风，以火劫发汗，邪风被火热，血气流溢，失其常度，两阳相熏，其身发黄。阳盛则欲衄，阴虚则小便难，阴阳俱虚竭，身体则枯燥。但头汗出，齐颈而还，腹满微喘，口干咽烂，或不大便，久则谵语，甚者至哕，手足躁扰，捻衣摸床，小便利者可治。小便不利，上干下竭，故名不治。大柴胡汤四十一、承气汤。

阳明腹满治例

【汗】

阳明中风，口苦咽干，腹满微喘，发热恶寒，脉浮而紧。若下之，则腹满、小便难也。麻黄汤二十一。

【和解】

三阳合病，腹满身重，难以转侧，口不仁，面垢，谵语遗尿。发汗则谵语，下之则额上生汗，手足逆冷。若自

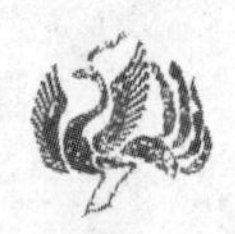

汗者，白虎汤。

阳明病，脉迟，食难用饱，饱则微烦，头眩，必小便难，此欲作谷疸，虽下之，腹满如故，以脉迟故也。栀子柏皮汤。

【下】

伤寒吐后，腹胀满者，与调胃承气汤。

注曰：《内经》云，诸胀腹大，皆属于热。热在上焦则吐，吐后不解，复腹胀满者，邪热入胃也，与调胃承气汤下其胃热。

腹满不减，减不足言，当下之，宜大承气汤五十七。

注曰：腹满不减，邪气实也，经曰，大满大实，自可除下之，大承气汤，下其满实。若腹满时减，非内实也，则不可下。《金匮要略》曰，腹满时减，复如故，此为寒，当与温药，是减不足言也。

张氏曰：或谓减不足言，复曰当下之，何也？此古之文法如是也。言腹满不减，当下之，宜大承气汤，此满而不减之谓也。若时满时减者，不可以当下而论，是减不足言也。然承气汤，当赘于腹满不减处，非可续于减不足言之下也。假如太阳篇中云，伤寒不便六七日，头痛有热者，与承气汤。其小便清者，知不在里，仍在表也，当须发汗。若头痛者必衄，宜桂枝汤。缘桂枝当发汗而设，非为治衄而用也，以其文法所拘，致令后世治衄有麻黄、桂枝之误。其减不足言之说，亦不外乎是理。

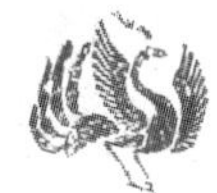

阳明病，下之，心下懊侬而烦，胃中有燥屎者，大承气汤五十七。腹微满，必初硬后溏，不可攻。

注曰：下后，心下懊侬而烦者，虚烦也，当与栀子豉汤。若胃中有燥屎者，非虚烦也，可与大承气汤下之。其腹微满，初硬后溏，是无燥屎，此热不在胃，而在上也，故不可攻。

【分利】

伤寒七八日，身黄如橘子色，小便不利，腹微满者，茵陈蒿汤八十七。

注曰：当热甚之时，身黄如橘子色，是热毒发泄于外。《内经》曰，膀胱者，津液藏焉，气化则能出矣。小便不利，小腹满者，热气甚于外而津液不得下行也。与茵陈汤，利小便，退黄逐热。

【随病治例】

阳明病脉迟，虽汗出，不恶寒者，其身必重，短气腹满而喘，有潮热者，此外欲解，可攻里也。手足濈然而汗出者，此大便已硬也，大承气汤，若汗多微发热恶寒者，表未解也，其热不潮，未可与承气，若腹大满不通者，可与小承气汤五十八。

阳明病，脉浮而紧，口苦咽干，腹满而喘，发热汗出，不恶寒，反恶热，身重，五苓散一百七十、白虎汤六十一。

阳明病，潮热，大便微硬者，大承气汤五十七。若不大便六七日，恐有燥屎，少与承气汤，汤入腹中，不转失气者，此但初硬后溏，不可攻，攻之必胀满不能食。欲饮水

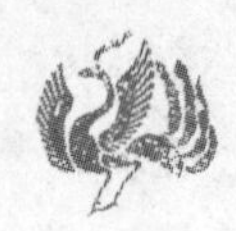

者，与水则哕。后发热者，必大便复硬，以小承气汤五十八。

阳明中风，脉弦浮大，短气，腹都满，胁下及心痛[①]，久按之气不通，鼻干不得汗，嗜卧，身及面目悉黄，小便难，潮热，时哕者，与小柴胡汤。脉但浮，无余症者，与麻黄汤。

太阴腹满治例

【温】

太阴为病，腹满而吐，食不下，自利益甚，时腹自痛。若下之，必胸下结硬，理中汤。不渴，四逆汤九十九。

张氏曰：或谓，凡伤寒初受者，皆在太阳，然后传于阳明、少阳也。病有自阴经而入者，未审何经先受也。夫太阳先受也，病自阳经发者，为外感风寒，邪从表入，故太阳先受之也。病自阴经起者，为内伤生冷，饮食过多，故从太阴入也。夫太阴者脾也，以饮食生冷则伤脾，故腹满而吐，食不下，自利，不渴，手足自温等症也。

【随病治例】

本太阳病，反下之，故腹满时痛，属太阴也，桂枝加芍药汤。大实痛者，桂枝加大黄汤。

注曰：表邪未罢，反下之，邪因乘虚，传于太阴，里气不和，故腹满时痛，与桂枝汤以解表，加芍药以和里也，大实大满，自可除下之，故加大黄以下大实。

① 痛：原脱，据《伤寒论》补出。

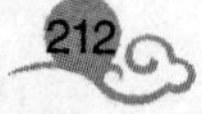

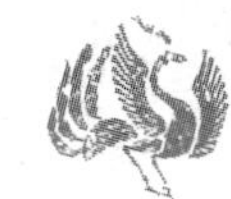

此因误下，用此解表和里。

张氏曰：或谓，太阴病用四逆辈固所当然，复用桂枝、大黄，夫大黄至寒，何谓用之于阴经也？又兼桂枝、大黄寒热相杂而用，何也？曰，夫自利而渴者，属少阴，为寒在下焦，自利不渴者，属太阴，为寒在中焦。以四逆等汤温其脏，此本经当用之药也。其太阳病，反下之，表邪未解，乘虚传于太阴，因而腹满时痛，用桂枝芍药汤，若大实痛者，桂枝加大黄，以除表里之邪。以上二节虽下后而利已，此兼有满痛形症，故用芍药、大黄为宜。若脉浮弱，其人续自便利，设当行大黄、芍药者，宜减之，以其人胃气弱故易动也。

赵氏曰：《活人书》第四问太阴经病证中云，腹满时痛，属太阴也。又云，腹痛，桂枝加芍药汤，痛甚，桂枝加大黄汤。愚详太阴病腹满证有三：有次第传经之邪，有直入本经之邪，有下后内陷之邪，不可不辨也。如腹满咽干者，此非传经之阳邪者乎？法当下之。腹满而吐，食不下，自利益甚，时腹自痛，若下之必胸下结硬，此非直入本经之阴邪者乎？法当温之。如太阳病，医反下之，因尔腹满时痛，此误下内陷之邪也，法当用桂枝加芍药汤，大实痛者，桂枝加大黄汤。今此问中不言桂枝加芍药、加大黄二汤，为治误下后之剂，又不曰大实痛，但曰痛甚，设遇本经直入阴邪，腹满时痛，而脉沉细者，依此用桂枝加芍药、大黄辈下之，岂不贻胸下结硬之悔？又所谓大实痛者，乃胃中邪实结燥而痛，则痛甚与大实证全别。以是知本经阴邪腹满者，宜理中加青皮、陈皮；传经之邪，腹满咽干者，属大柴胡；误下后，腹满痛，方见上。

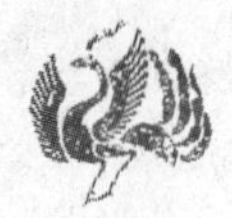

少阴腹满治例

【下】[1]

少阴病，六七日，腹胀不大便者，急下之，宜大承气汤五十七。

注曰：此阴入腑也。六七日，少阴之邪入腑之时，阳明内热壅甚，腹满，不大便也。阳明病，土胜肾水则干，急与大承气汤下之，以救于肾水也。

厥阴腹满例

【温】

下利清谷，不可汗，汗出心腹满，四逆汤九十九。

注曰：下利者，脾胃虚也。胃为津液之主，发汗亡津液，则胃气愈虚，必胀满。

下利腹满，身体疼痛者，先温其里，四逆汤，乃攻其表，桂枝汤。

注曰：下利腹满者，里有虚寒，先与四逆汤温里，身疼痛，为表未解，利止里和，与桂枝汤攻表。

伤寒，哕而腹满，视其前后，何部不利，利之则愈。

注曰：哕而腹满，气上而不下也。视其前后部，有不利者则利之，以降其气。前部，小便也，后部，大便也。或用五苓散、小承气汤。

---

① 下：原无，据体例补出。

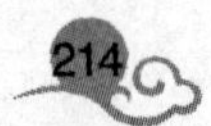

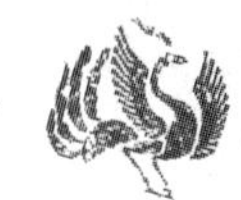

附腹痛附少腹痛刺法

太阳腹痛

【和解】

伤寒，阳脉涩，阴脉弦，法当腹中急痛，先与小建中汤，不差者，与小柴胡汤四十二。

注曰：脉阳涩阴弦，而腹中急痛者，当作里有虚寒治之，与小建中汤，温中散寒。若不差者，非里寒也，必由邪气自表之里，里气不利所致，与小柴胡汤去黄芩加芍药，以除传里之邪。

伤寒胸中有热，胃中有邪气，腹中痛，欲呕吐者，黄连汤。

注曰：湿家下后，舌上如苔者，以丹田有热，胸上有寒，是邪气入里，而为下热上寒也。此伤寒邪气传里，而为下寒上热也。胃中有邪气，使阴阳不交，阴不得升而独治于下，为下寒，腹中痛，阳不得降而独治于上，为胸中热，欲呕吐。与黄连汤，升降阴阳之气。

伤寒五六日，中风，往来寒热，胸胁苦满，默默不欲饮食，心烦喜呕，或胸中烦而不呕，或渴，或腹中痛，或胁下痞硬，或心下悸，小便不利，或不渴，身有微热，或咳者，与小柴胡汤。

【不治】

病胁下素有痞，连在脐旁，痛引少腹，入阴筋者，名

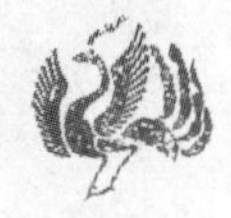

脏结，死。或云此有动气，犯汗、吐、下者，死。

【随病治例】

二阳并病，太阳初得病时，发汗不彻，因转属阳明，续自微汗，不恶寒。若太阳证不罢者，不可下，可小发汗。设面色缘缘正赤者，阳气怫郁在表，当解之、熏之。若发汗不彻，其人烦躁，不知痛处，乍在腹中，乍在四肢，按之不可得，其人短气，但坐，以汗出不彻，更发汗则愈，以脉涩知之，桂枝。不恶寒，大柴胡汤。小汗，宜葛根汤、各半汤、麻黄加芍药[①]汤。

阳明腹痛

【下】

病人不大便五六日，绕脐痛，烦躁，发作有时，此有燥屎，故使不大便也。大承气汤五十七。

注曰：不大便五六日者，则大便必结为燥屎也。胃中燥，其气不得下通，故绕脐痛，烦躁，发作有时也。

大下后，六七日不大便，烦不解，腹满痛者，此有燥屎也。所以然者，有宿食故也，大承气汤五十七。

注曰：大下之后，则胃弱不能消谷，至六七日不大便，则宿食已结不消，故使烦热不解，而腹满痛，是知有燥屎也，与大承气汤以下除之。

发汗不解，腹满痛者，急下之，大承气汤五十七。

① 麻黄加芍药汤：《证治准绳》等多作“麻黄加桂枝汤”，与各半汤同，恐非。

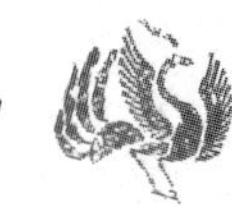

注曰：发汗不解，邪热传入腑，而成腹满痛者，传之迅也，是须急下之。

少阴腹痛治例

【温】

少阴病，二三日不已，至四五日，腹痛，小便不利，四肢沉重疼痛，自下利者，此为有水气。其人或咳，或呕，或下利，或小便利，真武汤一百三十。

注曰：少阴病二三日，则邪气犹浅，至四五日邪气已深。肾主水，肾病不能制水，水饮停为水气。腹痛者，寒湿内甚也，四肢沉重疼痛，寒湿外甚也，小便不利，自下利者，湿胜而水谷不别也，《内经》曰，湿胜则濡泄。与真武汤，益阳散寒湿。

少阴病，下利清谷，里寒外热，手足厥逆，脉微欲绝，反不恶寒，面赤色，或腹痛，或干呕，或咽痛，或利止，脉不出者，通脉四逆汤二百十七。

注曰：下利清谷，手足厥冷，脉微绝，为里寒。身热，不恶寒，面赤色，为外热。此阴甚于内，格阳于外，不相通也。与通脉四逆汤，散阴通阳。

太阴腹痛

【温】

太阴为病，腹满吐，食不下，自利益甚，时腹自痛。若下之，必胸下结硬，或用理中汤，元不渴，四逆汤。

【随病治例】

本太阳病，医反下之，因尔腹满时痛，属太阴也，桂

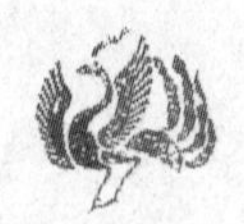

枝加芍药汤主之。大实痛者，桂枝加大黄汤主之。

少阴病，四逆，其人或咳，或悸，或小便不利，或腹中痛，或泄利下重，四逆散。

注曰：四逆者，四肢不温也。伤寒邪在三阳，则手足必热，传到太阴，手足自温，至少阴则邪热渐深，故四肢逆而不温也，及至厥阴，则手足厥冷，是又甚于四逆，以散传阴之热也。

少阴病，二三日至四五日，腹痛，小便不利，下利不止，便脓血者，桃花汤一百七十四。

注曰：二三日至四五日，寒邪入里深也。腹痛者，里寒也，小便不利者，水谷不别也，下利不止，便脓血者，肠胃虚弱，下焦不固也。与桃花汤，固肠止利也。

厥阴腹痛治例

【温】

伤寒四五日，腹中痛，若转气下趣少腹者，此欲小利也。或用附子干姜汤、四逆汤。

注曰：伤寒四五日，邪气传里之时。腹中痛，转气下趣少腹者，里虚遇寒，寒气下行，欲作自利也。

【附余】

吴氏曰：凡腹中痛，可按可揉者，内虚也；不可按不可揉者，内实也。王海藏言，中脘痛者，属脾土。脉沉迟内寒者，理中汤或附子理中丸主之。若阳脉涩，阴脉弦，以小建中汤主之。若小腹痛，属厥阴经分，宜当归四逆汤

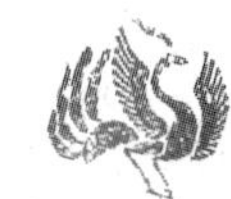

加吴茱萸主之。厥逆者，四逆汤加吴茱萸主之。若大实，腹满而痛，或绕脐刺痛，不大便，脉实者，以大承气汤下之。凡潮热不大便，从心下至少腹，硬满而痛，手不可近者，大陷胸汤下之。若脉弦腹痛，无热无寒者，芍药甘草汤主之。凡脉弦，口苦，发热，腹中痛者，小柴胡去人参加炒白芍汤主之。若寒热交作，腹中痛者，加肉桂、芍药主之。若寒多而痛者，去黄芩，倍肉桂、芍药也。凡少阴发热，手足冷，腹中痛者，四逆散加附子汤、肉桂、炒芍药、吴茱萸主之也。凡发热，脉洪弦而腹痛者，芍药黄芩汤主之。大抵腹痛有虚、有实、有冷、有热，要在脉症，辨而用之。凡蓄血亦令人腹痛，手不可近，自有本条。

若自利腹痛，小便清白，便当温也，理中、四逆，看微甚用。轻者五积散，重者四逆汤，无脉者通脉四逆汤，使阴退而阳复也。

腹痛，欲吐利而烦躁者，多有痧毒，世俗括刺委中穴。

凡脉微弦，少腹痛，厥阴也，宜刺太冲、太渊、太陵，灸归来、关元。脉沉，脐腹痛，少阴也，宜刺太白、神门、三阴交，灸中脘。

陶氏云：伤寒腹中痛，用凉水饮之，其痛稍可者，属热，当用凉药。不已，而或绕脐硬痛，大便结实，烦渴，属燥屎痛，急用寒药下之，或食积痛，治亦如之。若小腹硬痛，小便自利，大便黑，身目黄者，属蓄血痛，治亦如之，加行血药，下尽黑物自愈。此三者痛，随利减之法也。若饮水愈痛，属寒，当用温药，不已，而或四肢厥冷，腹痛呕吐泄利，急用热药。须详脉来有力、无力方可。

刘氏用灰包熨腹痛。

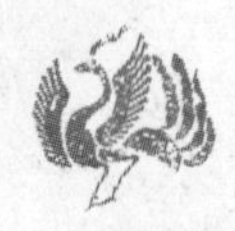

庞氏云：合灸不灸，久则冷结，气上冲心而死。

《活人》云：身无大热，烦渴，大便实或腹痛满，及生赤瘾疹者，调胃承气汤、黄连橘皮汤。

少腹满第十九附少腹急

脐下为少腹。夫胸中满，心下满，皆气也；腹满者，多有燥屎也；少腹满者，有物聚也。盖身半以上，同天之阳，身半以下，同地之阴，清阳出上窍，浊阴出下窍，故在上满者，气也，在下满者，物也。物者，溺与血尔。邪结下焦，则津液不通，气血不行，或溺或血，流滞而胀满也。若小便利者，蓄血之证，小便不利，溺涩证也，俱是热病。惟冷结膀胱，少腹满一证，为寒病，有手足厥冷为可辨。

太阳少腹满例

【汗】

伤寒表不解，心下有水气，干呕，发热而咳，或渴，或利，或噎，或小便不利，少腹满，或喘者，小青龙汤四十一。

【下】

太阳病六七日，表证仍在，脉微而沉，反不结胸，其人发狂者，以热在下焦，少腹当硬满，小便自利者，下血乃愈。所以然者，以太阳随经，瘀热在里故也，抵当汤。

注曰：太阳病六七日，邪气传里之时，脉微而沉，邪气在里之脉也。表证仍在者，则邪气犹当结于胸中。反不

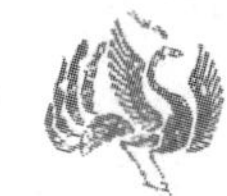

结胸而发狂者，以热结在膀胱也。经曰，热结膀胱，其人如狂，此云发狂，则热又深也。少腹斯满，小便不利者，为无血也，小便自利，血证谛也，故与抵当汤，以下蓄血。

伤寒有热，少腹满，应小便不利。今反利者，为有血也，当下之，不可余药，宜抵当丸。

注曰：伤寒有热，少腹满，是蓄血于下焦。若热蓄津液不通，则小便不利，其热不蓄津液，而蓄血不行，小便自利者，乃为蓄血，当与桃仁承气汤、抵当汤下之。然此无身黄屎黑，又无喜忘发狂，是未至于甚，故不余快峻之药也。可与抵当丸，小可下之也。

太阳病，重发汗，而复下之，不大便五六日，舌上燥而渴者，日晡小有潮热，从心下至少腹，硬满而痛，不可近者，大陷胸汤九十二。

《活人》曰：昼夜谵语，喜忘，少腹满，小便不利，男子为瘀血，妇人为热入血室，抵当汤。

太阳病，身黄，脉沉结，少腹硬，小便不利者，为无血也，茵陈汤。小便自利，其人如狂者，血也，抵当汤九十五。

注曰：身黄，脉沉结，少腹硬，小便不利者，胃热发黄也，可与茵陈汤。身黄，脉沉结，少腹硬，小便自利，其人如狂者，非胃中瘀热，为热结下焦，而为蓄血也，与抵当汤，以下蓄血。

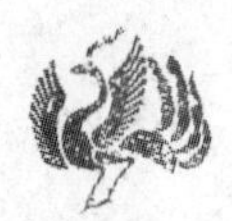

病者手足厥冷，不结胸，小腹满，按之痛者，此冷结在膀胱关元也，或用真武汤一百三十。

注曰：手足厥，不结胸者，无热也，小腹满，按之痛，下焦冷结也。

病胁下素有痞，连在脐旁，痛引少腹，入阴筋者，名脏结，死。或云：此有动气，犯汗、吐、下者死。

附少腹急

太阳病不解，热结膀胱，其人如狂，血自下，下者愈。其外不解者，尚未可攻，当先解外。外解已，但少腹急结者，乃可攻之，宜桃仁承气汤。血下，抵当汤，解表，桂枝汤。

注曰：太阳，膀胱经也。太阳经邪热不解，随经入腑，为热结膀胱，其人如狂者，为未至于狂，但不宁[①]。经曰，其人如狂者，以热在下焦。太阳多热，热在膀胱，必与血相抟。若血不为蓄，为热迫之，则血自下，血下则热随血出而愈。若血不下者，则血为热抟，蓄积于下而少腹急结，乃可攻之，与桃仁承气汤，下热散血。《内经》曰，从外之内，而盛于内者，先治其外，后调其内，此之谓也。

伤寒，阴阳易病，身重少气，少腹里急，或引阴中拘挛，热上冲胸，烧裩散。

---

① 但不宁：后原有“愈”字，恐为衍文，删去之。

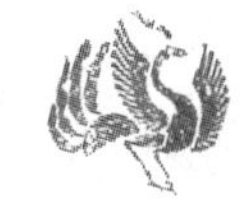

烦热第二十附烦渴

烦者，热也，谓烦扰也，与发热若同而异也。烦热为热，所烦无时而歇，非若发热，而时发时止也。经有烦、有微烦、有烦热、复烦、反烦、烦满、烦痛、烦渴、胸中烦、心中烦、内烦、虚烦、大烦欲解，皆以烦为热也。然阴寒而烦者，亦不少也。盖在表而烦者，则有脉浮，恶风寒，体强痛之症。在里而烦者，则有潮热谵语，不大便，腹满，小便赤涩之症。在半表半里而烦者，则有往来寒热，胸胁疼痛之症。其邪在胸膈以上而烦者，则有胸满懊侬，可吐之症。其阴寒而烦者，则有恶寒而蜷，及下利厥逆，脉微，与夫吐蛔之症。大烦欲解者，其脉必和，但脉不应者，为难治。若是足冷，脉沉细而微者，此阴证之烦也，急用人参、附子热剂温之。若内伤劳役，阴虚火动而烦者，其人身倦无力，自汗，尺脉浮虚也，宜补中益气汤加炒黄连、生地黄、麦门冬、黄柏、知母之类也。若不得睡而心烦者，兼服朱砂安神丸，纳其浮溜之火，而安神明也。此特其大概耳，善治病者，当以诸证互考之可也。

太阳烦热治例

【汗】

太阳病，脉浮紧，无汗，发热，身疼，八九日表证仍在，此当发汗。服药已微除，其人发烦目瞑，剧者必衄乃解，所以然者，阳气重故也。麻黄汤二十一。

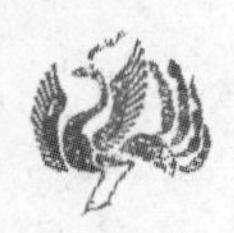

伤寒发汗解，半日许复烦，脉浮数者，可更发汗，宜桂枝汤一。

注曰：烦者，热也。发汗身凉为已解，至半日许，身复热，脉浮数者，邪不尽也，可更发汗，与桂枝汤。

太阳病，初服桂枝汤，反烦不解者，先刺风池、风府，却与桂枝汤一。

风湿相抟，骨节烦疼，掣痛不得屈伸，汗出短气，小便不利，恶风或身微肿者，甘草附子汤一百六，或用白虎汤六十一。

发汗已，脉浮数，烦渴者，五苓散一百七十。

注曰：发汗已，浮数者，表邪未尽也，烦渴亡津液，胃燥也，与五苓散，和表润燥。

中风发热，六七日不解而烦，有表里证，渴欲饮水，水入则吐，曰水逆。五苓散一百七十。

伤寒八九日，风湿相抟，身体疼烦，不能自转侧，不呕不渴，脉浮虚而涩者，桂枝附子汤六。

注曰：伤寒与中风家，至七八日再经之时，则邪气多在里，身必不苦疼痛。今日数多，反身体疼痛，不能自转侧者，风湿相抟也。烦者，风也，身疼不能自转侧者，湿也。经曰，风则浮虚。《脉经》曰，脉来涩者，为病寒湿也。不呕不渴，里无邪也，脉得浮虚而涩，身有疼烦，知

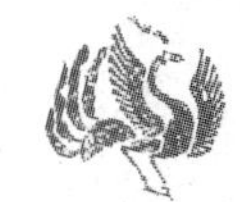

风湿但在经也，与桂枝附子汤，以散表中风湿。

去桂加白术汤，服后其人身痹，半日许再服之，三服尽，其人如冒状，勿怪，此乃附子、白术并走皮肉，逐水气，未得除，故使之耳，法当加桂枝。此本二方，以大便硬，小便自利者，去桂也。以大便硬，小便不利者，当加桂。附子三个，恐太多，虚弱家、产妇宜减之。

病在阳，应汗解，反以冷水噀之灌之，热不去，弥更益烦，肉上粟起，意欲饮水，反不渴者，文蛤散一百九十六。不差，五苓散一百七十。

【和解】

伤寒吐、下后，七八日不解，热结在里，表里俱热，时时恶风，大渴，舌上干燥而烦者，白虎加人参汤六十二。

服桂枝汤，大汗后，大烦渴不解，脉洪大者，白虎加人参汤。

注曰：东垣治阴虚发热，烦渴引饮，肌热躁热，至夜尤甚，其脉洪大，按之无力者，此血虚发躁，当以当归补血汤主之，若以白虎汤与之则误矣。如轻手脉来浮大，按之即无者，乃无根蒂之脉，为散脉也，此虚极而元气将脱也，切不可发表攻热，如误治之则死，须用大剂人参生脉汤救之。此乃脉证治例之妙，水火征兆之微。

伤寒六七日，发热微恶寒，肢节烦疼，微呕，心下支结，外未解者，柴胡加桂枝汤四十五。

注曰：吐、下、发汗，皆损津液，表邪乘虚传里。大

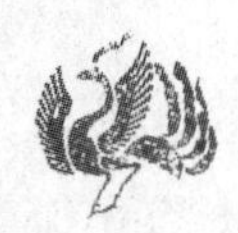

烦者，邪在表也，微烦者，邪在里也。小便数，大便因硬者，其脾为约也，小承气汤和之愈。

【随病治例】

太阳病，过经十余日，心下温温欲吐而胸中痛，大便反溏，微满，郁郁微烦。先时自极吐下者，调胃承气汤。不愈者，不可与。但欲呕，胸中痛，微溏者，此非柴胡证，以呕故知极吐下也。或用吴茱萸汤一百五十七、半夏泻心汤。

【温】

伤寒脉浮，自汗，小便数，心烦，微恶寒，脚挛急，反与桂枝汤一，欲攻其表，此误也。得之便厥，咽中干，烦躁，吐逆者，作甘草干姜汤一百五与之，以复其阳。若厥愈足温者，更作芍药甘草汤一百八与之，其脚即伸。若胃不和，谵语者，少与调胃承气汤五十九。若重发汗，复加烧针者，四逆汤九十九。

【救火逆】

脉浮，宜汗解，用火灸之，邪无从出，因火而盛，从腰以下必重而痹，名火逆也。欲自解者，必先烦，有汗而解，以脉浮故也。或用柴胡加龙骨牡蛎汤四十七、黄连汤六十七。

微数之脉，慎不可灸，因火为邪，则为烦逆，追虚逐实，血散脉中，火气虽微，内攻有力，焦骨伤筋，血难复也。或用甘草汤一百七十、小柴胡加瓜蒌实汤。

注曰：微数之脉，则为热也。灸则除寒，不能散热，慎不可灸也。若反灸之，热因火则甚，遂为烦逆。灸本以

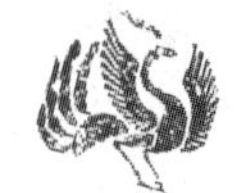

追虚，而复逐热为实，热则伤血，又加火气，使血散脉中，气主煦之，血主濡之，气血消散，不能濡润筋骨，致骨焦筋伤，血散而难复也。

【吐】

太阳病发汗，若下之，而烦热，胸中窒者，栀子豉汤七十九。

阳明烦治例

【和】

阳明病脉迟，食难用饱，饱则微烦，头眩，必小便难，此欲作谷疸，虽下之，腹满如故，脉迟故也。或用栀子柏皮汤八十。

【下】

太阳病，或汗、吐、下后，微烦，小便数，大便因硬，小承气汤五十八和之愈。

大下后，六七日不大便，烦不解，腹满痛者，本有宿食故也，大承气汤五十七。

阳明病，本自汗，更重发汗，病已差，尚微烦不了了者，以亡津液，胃中干燥，故令大便硬。问其小便日几行，小便少，津液当还胃中，故知不久必大便也。或用麻仁丸二百三十九。

【随病治例】

病人烦热，汗出则解，又如疟状，日晡发热，属阳明也。脉实下之，大承气汤五十七，脉浮虚者汗之，桂枝汤一。

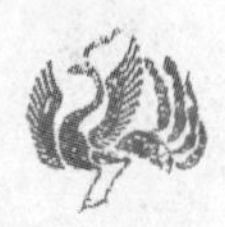

太阴烦治例

【欲愈】

太阴中风，四肢烦疼，阳微阴涩而长者，为欲愈。

注曰：太阴，脾也，主营四末。太阴中风，四肢烦疼者，风淫末疾也。表邪少则微，里尚和则涩而长。长者阳也，阴病而见于阳脉则生，以阴得阳则解，欲愈。

【和解】

伤寒脉浮而缓，手足自温者，系在太阴。当发身黄，小便利者，不发黄。至七八日[①]，虽暴烦下利日十余行，必自止，以脾家实，腐秽当去故。

注曰：太阴病至七八日，大便硬者，为太阴入腑，传阳明也。今至七八日，暴烦下利十余者，脾家实，腐秽去也。下利烦躁者死，此以脾气和，逐邪下泄，故虽暴烦下利日十余行，而利必自止。宜栀子柏皮汤，或用平胃散加川山甲以主之。

少阴烦治例

【温】

少阴病脉紧，至七八日，自下利，脉暴微，手足反温，脉紧反去，为欲解，虽烦下利，必自止。

注曰：少阴病，脉紧者，寒甚也。至七八日传经尽，欲解之时，自下利，脉暴微者，寒气得泄也。若阴寒胜正，阳虚而泄者，则手足厥，而脉紧不去。今手足反温，脉紧

① 七八日：原作“六七日”，据《伤寒论》改。

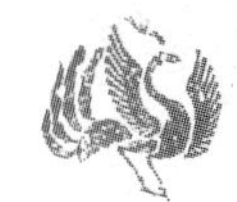

反去，知阳复，寒气去，故为欲解。下利烦躁者逆，此正胜邪微，虽烦下利，必自止。或用理中丸。

少阴病，恶寒而蜷，时自烦，欲去衣被者，可治。

少阴病，下利脉微者，与白通汤一百三十一，利不止，厥逆无脉，干呕烦者，白通加猪胆汁汤。脉暴出者死，微续者生。或云明知阴证，附子温之，干呕而烦，格拒不通，加人尿、猪胆，妙在于此，热因寒用。

注曰：少阴病，下利，脉微，为寒极阴胜，与白通汤复阳散寒。服汤利不止，厥逆无脉，干呕烦者，寒气太甚，内为格拒，阳气逆乱也，与白通和猪胆汁汤以和之。《内经》曰，逆而从之，从而逆之。又曰，从者反治，逆者正治，此之谓也。服汤脉暴出者，正气因发泄而脱也，故死，脉微续者，阳气渐复也，故生。

厥阴烦治例

【温】

伤寒，脉微而厥，至七八日，肤冷，其人躁，无暂安时者，此为脏厥，非为蛔厥也。蛔厥者，其人当吐蛔。今病者静，而复时烦，此为脏寒。蛔上入膈，故烦，须臾复止，得食而呕。又烦者，蛔闻食臭出，其人当自吐蛔。蛔厥者，乌梅丸一百七十八主之，又主久利方。

注曰：脏厥[1]者死，阳气绝也。蛔厥，虽厥而烦，吐蛔

① 脏厥：原作“脏结”，据文意及《证治准绳》改之。

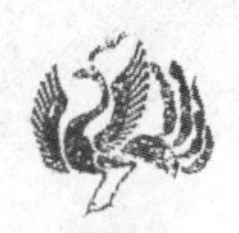

已则静，不若脏厥而躁无暂安时也。病人脏寒胃虚，蛔动上膈，闻食臭出，因而吐蛔，与乌梅丸，温脏安虫。

【欲解】

病六七日，手足三部脉皆至，大烦而噤不能言，其人躁扰者，欲解也。

若脉和，其人大烦，目内际黄者，欲解也。

虚烦、胸中烦、心中烦、烦而悸、悸而烦第二十一

虚烦、胸中烦、心中烦，三者不因汗、吐、下而烦，则是传经之邪不作膈实，但多和解而已，经用小柴胡汤、黄连阿胶汤、猪肤汤是也；若经汗、吐、下而烦，则是邪热内陷，以为虚烦，心中温温然欲吐，愦愦然无奈者是也，但多涌吐而已，经用栀子豉汤、栀子干姜汤、栀子厚朴汤是也。盖有不因汗、吐、下，邪结胸中则为膈实，与瓜蒂散，及阳明心烦，与调胃承气汤，此又烦之实者也。伤寒二三日，悸而烦者，虚也，建中汤。少阳之邪，入腑烦而悸者，热也。大抵先烦而后悸是热，先悸而后烦是虚，治病必求其本者，此也。

太阳虚烦治例

【吐】

伤寒，医以丸药大下之，身热不去，微烦者，栀子干姜汤。

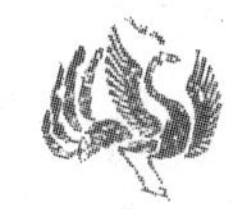

伤寒下后，心烦，腹满，卧起不安，栀子厚朴汤八十一。

发汗、吐、下后，虚烦不得眠，反复颠倒，心中懊侬，栀子豉汤七十九。

注曰：发汗、吐、下后，邪热乘虚，客于胸中，谓之虚烦者，热也，胸中烦热郁闷，而不得发散者是也。热气伏于里者，则喜睡，今热气浮于上，烦扰阳气，故不得眠。心恶热，热甚则必神昏，是以剧者反复颠倒而不安，心中懊侬而愦闷。懊侬者，俗谓鹘突是也。《内经》曰，其高者，因而越之，与栀子豉汤以吐胸中之邪。

【和解】

伤寒五六日，已发汗复下，胸胁满微结，小便不利，渴而不呕，但头汗出，往来寒热，心烦者，为未解，柴胡桂枝干姜汤四十六。

伤寒八九日，下之，胸满烦惊，小便不利，谵语，身重，不可转侧，柴胡加龙骨牡蛎汤四十七。

伤寒五六日，中风，往来寒热，胸胁满，不欲饮食，心烦喜呕，或胸中烦而不呕，或渴，或腹中痛，或胁下痞硬，或心下悸，小便不利，或不渴，身有微热，或咳者，与小柴胡汤四十二。

伤寒中风，医反下之，其人下利，日数十行，谷不化，腹中雷鸣，心下痞硬而满，干呕，心烦不得安。医见心下痞，谓病不尽，复下之，其痞益甚，此非结热，但以胃中

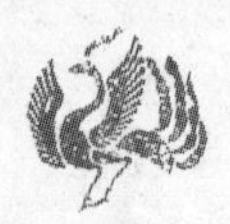

虚，客气上逆，故使硬也，甘草泻心汤一百二十二。

太阳少阳并病，反下之，成结胸，利不止，水浆不下，其人心烦，生姜泻心汤一百二十四、小陷胸汤九十三。

伤寒无大热，口燥渴，心烦，背微恶寒者，白虎加人参汤六十二。

太阳病吐之，当恶寒，今反不恶寒，不欲近衣，此为吐之内烦也。或用竹叶石膏汤七十七、五苓散一百七、生姜泻心汤一百二十四。

注曰：太阳表病，医反吐之，伤于胃气，邪热乘虚入胃而为内烦，故不恶寒，不欲近衣也。

太阳病，汗后，发热恶寒，复下之，心下痞，表里俱虚，阴阳气并竭，无阳则阴独，复加烧针，因胸烦，面青肤瞤者，难治，色微黄，手足温，易愈。或云，痞用半夏泻心汤。

【温】

伤寒吐、下后发汗，虚烦，脉甚微。八九日心下痞硬，胸下痛，气上冲咽喉，眩冒。经脉动惕者，久而成痿。或用真武汤，或用桂枝白术茯苓甘草汤，痿用振痿汤。

【随病治例】

伤寒二三日，心悸而烦者，小建中汤五十。

注曰：伤寒二三日，邪气在表，未当传里之时，心中悸而烦，是非邪气抟所致。心悸者，气虚也，烦者，血虚

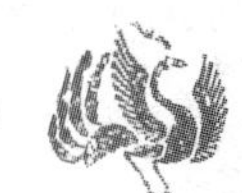

也。以气血内虚，与小建中汤先建其里。

阳明虚烦治例

【下】

阳明病，下之，心中懊憹而烦，胃中有燥屎者可攻。腹微满，初头硬，后必溏，不可攻。大承气汤五十七。

阳明病，不吐不下，心烦者，调胃承气汤五十九。

注曰：吐后心烦，谓之内烦，下后心烦，谓虚烦。今阳明病不吐不下心烦，即是胃有郁热也，与调胃承气汤，以下郁热。

少阳烦悸治例

【下】

伤寒，脉弦细，头痛，发热者，属少阳。不可汗，汗之则谵语。此属胃，胃和则愈，胃不和则烦而悸，调胃承气汤五十九。

【和】

少阳中风，耳无所闻，目赤，胸满而烦者，若吐、下，则悸而惊，救逆，小柴胡汤去黄芩加茯苓。

少阴心烦治例

少阴病，欲吐不吐，心烦，但欲寐，五六日自利而渴者，属少阴也，虚故引水自救，若小便色白者，少阴病形悉具。小便白者，以下焦虚有寒，不能制水，故令色白也。

注曰：欲吐不吐，心烦者，表邪传里也。若腹满痛，

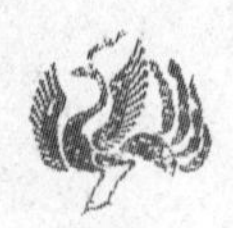

则属太阴，此但欲寐，则知属少阴。五六日，邪传少阴之时。自利不渴者，寒在中焦，属太阴，此自利而渴，为寒在下焦，属少阴。肾虚水燥，渴欲引水者自救。下焦虚寒，不能制水，小便色白也。经曰，下利欲饮水者，以有热故也。此下利虽渴，然以小便色白，明非里热，不可不察。或用四逆汤九十九，《活人》用甘草干姜汤一百五。

【和解】

少阴病，得之二三日，心中烦，不得卧，黄连阿胶汤六十八。

注曰：风伤阳，寒伤阴。少阴受病，则得之于寒，二三日以上，寒极变热之时，热烦于内，心中烦而不得卧也。与黄连阿胶汤，扶阴散热。

少阴病，下利六七日，咳而呕渴，心烦，不得眠者，猪苓汤一百十六。

注曰：下利不渴，里寒也，自利不渴者，属太阴，以脏寒故也。此下利呕渴，知非里寒，心烦不得眠，知协热也。与猪苓汤渗泄小便，分别水谷。经曰，复不止，当利其小便，此之谓欤。

少阴下利，咽痛，胸满，心烦者，猪肤汤。

厥阴烦治例

【吐】

病人手足厥冷，脉乍紧者，邪结在胸中。心中满而烦，饥不能食，病在胸中，瓜蒂散。

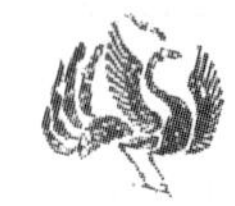

下利后更烦，按之心下濡者，虚烦也，栀子豉汤七十九。

注曰：下利后不烦，为欲解，若更烦而心下坚者，恐为谷烦。此烦而心下濡者，是热乘虚客于胸中，为虚烦也，与栀子豉汤，吐之则愈①。

烦躁第二十二附火逆、口躁烦

成氏曰：烦为烦扰之烦，躁为愤躁之躁，俗谓焦躁是也。合而言之，烦躁为热也，折而分之，烦阳也，为热之轻，躁阴也，为热之甚。先烦而渐至躁者，谓之烦躁；先躁而后复烦者，谓之躁烦②。有不烦而躁者，此为阴盛格阳也虽大躁，欲于泥水中卧，但饮水不得入口者是也，《活人》用霹雳散。又有邪气在表而烦躁者太阳中风，脉浮而紧，不汗出而烦躁，大青龙汤是也，有邪气在里而烦躁者病人不大便六七日，绕脐痛，烦躁，发作有时，此有燥屎是也，有因火劫而烦躁者太阳病，以火熏之，不得汗，其人必躁。太阳病二三日，反躁，火熨其背，令大汗出，火热入胃，躁烦者是也，有阳虚而躁烦者阳微发汗，躁不得眠，与下之后复发汗，昼日烦躁不得眠，夜而安静，不呕不渴，无表症，脉沉微，身无大热者，干姜附子汤，及发汗若下之，病仍不去，烦躁者，茯苓四逆汤是也，有阴盛而烦躁者少阳病，吐利，手足厥冷，烦躁欲死者，吴茱萸汤是也，此皆证之常也。又有诸不治证详附于后，不可不知。如天道和暖，病轻者，以十味芎苏散加麻黄、石膏汗之，或六神通解散亦可。

---

① 栀子豉汤，吐之则愈：原脱，据《张卿子伤寒论》补出。

② 躁烦：原作“烦躁”，据《丹溪手镜》改。

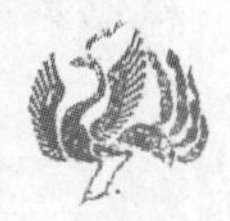

太阳烦躁治例

【汗】

太阳中风，脉浮紧，发热恶寒，身痛无汗，烦躁者，大青龙汤三十八。脉微，汗出恶风者，不可服，服之则厥逆，筋惕肉瞤，此为逆也。或用真武汤一百三十。

二阳并病，太阳初得病时，发其汗，不因转属阳明，续微汗出，不恶寒。若太阳证不罢者，不可下，可小发汗。设面色缘缘正赤者，阳气怫郁在表，当解之。若发汗不彻，其人躁烦，不知痛处，更发汗则愈。或用葛根汤三十一。

太阳病，大发汗后，胃中干，烦躁不得眠，欲饮者，少与之。若脉浮，小便不利，微热，消渴者，五苓散一百七十。

伤寒一日，太阳受之，脉静者为不传。颇欲吐，若躁烦，脉数急者，传也。

注曰：太阳主表，一日则太阳受邪，至二日当传阳明。若脉气微而不传阳明，胃经受邪则喜吐；寒邪传里者则变热，如颇欲吐，若烦躁，脉急数者，为太阳寒邪变热，传于阳明也。

或云麻黄汤二十一，表罢小柴胡汤四十二、白虎汤六十一。

因下之，心下痞，与泻心汤，痞不解，渴而口躁烦，小便不利者，五苓散一百七十。

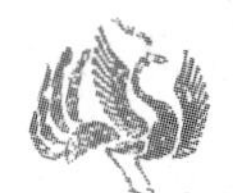

火逆下之，因烧针烦躁者，桂枝甘草龙骨牡蛎汤十七。

注曰：先火为逆，复以下除之，里气因虚，又加烧针，里虚而为火热所损，故生烦躁。与桂枝甘草龙骨牡蛎汤，以散火邪。

太阳病，以火熏之，不得汗，其人必躁，再到太阳不解，必清血，名火邪。或用柏皮汤一百八十五、犀角地黄汤一百五十。

【下】

太阳病，脉浮动数，头痛发热，微盗汗出而反恶寒者，表未[①]解也，医反下之，动数变迟，膈内拒痛，胃中空虚，客气动膈，短气躁烦，心中懊侬。阳气内陷，心下因硬，则为结胸，大陷胸汤主之。若不结胸，但头汗出，余处无汗，剂颈而还，小便不利，身必发黄也。

注曰：动数，皆阳脉也，当责邪在表。睡而汗出者，谓之盗汗，为邪气在半表半里，则不恶寒。此头痛发热，微盗汗出，反恶寒者，表未解也，当发其汗。医反下之，虚其胃气，表邪乘虚则陷。邪在表则见阳脉，邪在里则见阴脉，邪气内陷，动数之脉所以变迟，而浮脉独不变者，以邪结胸中，上焦阳结，脉不得而沉也。客气者，外邪乘胃中空虚入里，结于胸膈，膈中拒痛者，客气动膈也。《金匮要略》曰，短气不足以息者，实也。短气躁烦，心中懊侬，皆邪热为实。阳气内陷，气不得通于膈，壅于心下，为硬满而痛，成结胸也。与大陷胸汤，以下结热。若胃中

① 表未：后至本条注文结尾原脱，据《张卿子伤寒论》补出。

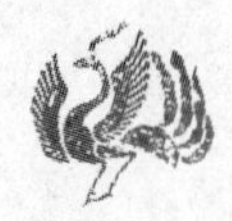

空虚，阳气内陷，不结于胸膈，下入于胃中者，遍身汗出，则为热越，不能发黄。若但头汗出，身无汗，齐颈而还，小便不利者，热不得越，必发黄也。

阳明烦躁治例[①]

【下】

病人不大便五六日，绕脐痛，烦躁，发作有时，此有燥屎，大承气汤[②]五十七。

病人不大便五六日，绕脐痛，烦躁，发作有时者，此有燥屎也，宜承气汤。大抵得病二三日，脉弱，无大柴胡证，烦躁，心下热，小便利，心下硬，以小承气汤，少少微和之。然有病已瘥，面赤微烦，必大便硬，当问其小便日几行，若小便少，津液当还入胃，不须攻也。

少阳烦躁治例

【和解】[③]

伤寒五六日，中风，往来寒热，胸胁苦满，不欲饮食，心烦喜呕，或胸中烦而不呕，或渴，或腹中满，或胁下痞硬，或心中悸，小便不利[④]，或不渴，身有微热，或咳者，小柴胡汤四十二。

---

① 阳明烦躁治例：本段原无，依本书体例，据《证治准绳》补出。
② 大承气汤：本条原在少阳【随病救逆】目下，据文义调整至此。
③ 少阳烦躁治例、和解：原无，据体例补出。
④ 小便不利：前有脱文，据《伤寒论》补出本条，恐本条前仍有脱简。

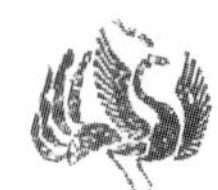

血弱气尽，腠理开，邪气因入，与正气相抟，结于胁下，邪正分争，往来寒热，休作有时。脏腑相连，其痛必下，邪交痛下，故呕。小柴胡汤四十二。

本太阳病不解，转入少阳者，胁下硬满，干呕不能食，往来寒热，尚未吐、下，脉沉紧者，与小柴胡汤四十二。若吐、下、发汗、温针，谵语，柴胡证罢，此为坏病，知犯何逆，以法治之。

伤寒五六日，已汗而复下之，胸胁满微结，小便不利，渴而不呕，但头汗出，往来寒热，心烦者，此为欲解也，柴胡桂枝干姜汤四十六主之。

伤寒八九日，下之，胸满烦惊，小便不利，谵语，一身尽重，不可转侧者，柴胡加龙骨牡蛎汤四十七主之。

注曰：伤寒八九日，邪气以成热，而复传阳经之时，下之虚其里，而热不除。胸满而烦者，阳热客于胸中也。惊者，心恶热而神不守也。小便不利者，里虚津液不行也。谵语者，胃热也。一身尽重，不可转侧者，阳气内行于里，不营于表也。与柴胡汤以除胸满而烦，加龙骨、牡蛎、铅丹收敛神气而镇惊，加茯苓以行津液，利小便，加大黄以逐胃热，止谵语，加桂枝以行阳气，而解身重。错杂之邪，斯悉愈矣。

伤寒汗出，解之后，胃中不和，心下痞硬，干噫食臭，胁下有水气，腹中雷鸣下利者，生姜泻心汤一百二十四。

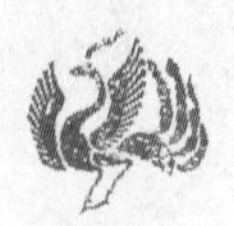

【温】

伤寒吐、下后发汗，虚烦，脉甚微。八九日，心下痞硬，胁痛，气上冲咽喉，眩冒，经脉动惕者，久则成痿。或用真武汤一百三十、桂枝白术茯苓甘草汤。

【随病救逆】

太阳病，过经十余日，心下温温欲吐，而胸中痛，大便反溏，腹微满，郁郁微烦，柴胡汤。先此时自极吐下者，与调胃承气汤。若不愈者，不可与。但欲呕，胸中痛，微溏者，此非柴胡证，以呕故知极吐下也。

注曰：心下温温欲吐，郁郁微烦，胸中痛，当责邪热客于胸中。大便反溏，腹微满，则邪热已下于胃也。日数须多，若不经吐下，止是传邪，亦未可下，当与柴胡汤，以除上中二焦之邪。若曾吐下，伤损胃气，胃虚则邪乘虚入胃为实，非柴胡汤所能去，与调胃承气汤下胃热。以呕知胃气先曾伤动也。

吴茱萸、半夏泻心汤。

太阳病，十日已去，脉浮细而嗜卧者，外已解也。设胸满胁痛者，与小柴胡汤四十二。脉但浮者，与麻黄汤二十一。

注曰：十日已去，向解之时也。脉浮细而嗜卧者，表邪已罢也，病须以和解之。若脉但浮而不细者，则邪气但在表也，与麻黄汤发散之。

太阳病，下后，脉[1]促胸满者，桂枝去芍药汤。若微恶

① 脉：原脱，据《伤寒论》补出。

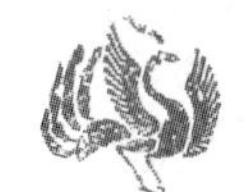

寒者，去芍药方中加附子汤。

太阳病下之，脉促不结胸者，为欲解。脉浮必结胸；脉紧必咽痛；脉弦必两胁拘急；脉细数，头痛未止；脉沉紧，欲呕；脉沉滑者[①]，协热利；脉浮滑者，必下血。病在阳应以汗解之，反以冷水潠之，若灌之，其热被劫不得去，弥更益烦，肉上粟起，意欲饮水，反不渴者，服文蛤散，若不差者，与五苓散。

少阴烦躁治例

【温】

少阴病吐利，手足厥冷，烦躁欲死者，吴茱萸汤一百五十七。

注曰：吐利，手足厥冷，则阴寒气甚，烦躁欲死者，阳气内争。与吴茱萸汤，助阳散寒。

【不治】

少阴病，吐利，躁烦，四逆者，死。

注曰：吐利者，寒甚于里，四逆者，寒甚于表，烦躁而阳气欲绝，是知死矣。

少阴病，四逆，恶寒，身蜷，脉不至，不烦而躁者，死。

少阴病，脉微沉细，但欲卧，汗出不烦，欲吐自利，

① 沉滑者：此至本条结尾，原脱，据《伤寒论》补出。

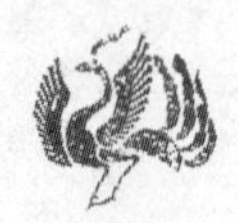

复烦躁，不得寐者，死。

厥阴烦躁治例

【和】

伤寒，热少厥微，指头寒，默默不欲食，烦躁数日，小便利，色白者，热除也。欲得食，其病为愈，若厥而呕，胸胁烦满者，必便血。黄芩芍药汤六十五、小柴胡汤四十二、抵当汤九十五。

【不治】

伤寒，脉微而厥，至七八日，肤冷，其人躁无暂安时者，为脏厥[①]，死。

注曰：蛔厥，虽厥而烦，吐蛔已则静，非若脏厥，躁无暂安时也。

脏厥，《活人》灸关元穴。

伤寒六七日，脉微，手足厥冷，烦躁，灸厥阴。厥不还者死。

注曰：伤寒六七日则正气当复，邪气当罢，脉浮身热为欲解。若反脉微而厥，则阴胜阳也，烦躁者，阳虚而争也，灸厥阴以复其阳。厥不还而阳气已绝，不能复正而死。

伤寒发热，下利，厥逆，躁不得卧者，死。

伤寒得病，无热，但狂言烦躁不安者，五苓散一百七十

---

① 脏厥：原作“脏结”，据《伤寒论》改之。

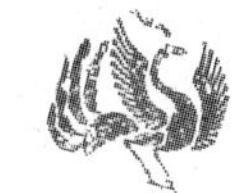

二钱服之。当与新井水一升许，则以指刺喉去之，随手愈。

【附余】

无求子云：昔人患伤寒，身冷，脉微，手足厥而躁甚，医以艾汤调硫黄末四钱服之，即时安卧良久，汗出而愈。

《活人》云：阴盛发躁，名阴躁，四逆汤九十九。又曰，伤寒六七日，阴盛格阳，身冷脉细，烦躁，不饮水者，霹雳散一百二十六。烦躁恶风，自汗不得卧，防风白术牡蛎汤、小建中汤五十。又曰，少阴躁不得眠，黄连鸡子汤六十九。

懊侬第二十三

成氏曰：心中郁郁然不舒，愦愦然无奈，比之烦闷而甚者，懊侬也，俗谓之“鹘突”。由下后表之阳邪乘虚内陷，结伏于心胸之间，故如是也。其治之法，或吐之，或下之，苟或当下反吐，疗热以寒，则变证百出矣，可不慎欤?

太阳懊侬治例

【吐】

发汗、吐、下后，虚烦不眠，反复颠倒，心中懊侬，栀子豉汤七十九。

太阳病，脉浮动数，头痛发热，微盗汗出，而反恶寒者，表未解也。动数变迟，胃中空虚，客气动膈，短气躁烦，心中懊侬，栀子柏皮汤八十。

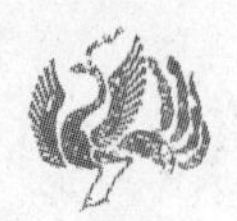

阳明懊侬治例

【吐】

阳明病下之，其外有热，手足温，不结胸，心中懊侬，饥不能食，但头汗出者，栀子豉汤七十九。

阳明病无汗，小便不利，心中懊侬，身必发黄。或用茵陈汤八十七、栀子柏皮汤八十。

注曰：阳明无汗而小便不利者，热蕴于内而不得越，心中懊侬者，热气郁蒸，欲发于外，而为黄也。

阳明病，脉浮而紧，咽燥口苦，腹满而喘，发热汗出，不恶寒，反恶热，身重。若下之，则胃中空虚，客气动膈，心中懊侬，舌上苔者，栀子豉汤七十九。

【下】

阳明病，下之，心中懊侬而烦，有燥屎者，大承气汤五十七。

舌苔第二十四附湿家舌苔

成氏曰：心属火，开窍于舌，本红而泽。舌苔者，舌上有膜，白滑如苔。又有燥涩黄黑之异者，热气有浅深也。邪热在表，则舌无苔，在表里之间，则舌生白苔而滑。湿家舌上如苔者，以丹田有热，胸上有寒，邪初传入里也。阳明，胁下硬满，舌上白苔者，与小柴胡汤，邪在半表半里也。太阳病，若下之，舌上苔者，栀子豉汤，邪客于胸

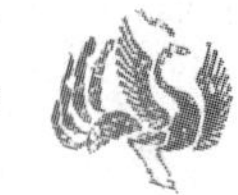

中也。脏结，宜若可下，舌上苔滑者，不可下，犹带表邪故也。及邪传里则舌苔不滑而涩，经用白虎汤是也。若热聚于胃，则舌为黄，《要略》曰，舌黄未下者，下之黄自去。若舌黑者，热之极也。吴氏曰，有阴极，水反刑火者，亦生黑苔也。但苔滑而不燥不涩，不渴而脉沉微，足冷者，急宜四逆汤温之。《针经》曰，热病口干，舌黑者死，鬼贼相刑故也。寒病则无舌苔之证。

太阳舌苔例

【和解】

脏结，无阳症，不往来寒热，其人反静，舌上苔滑者，不可攻。栀子干姜汤八十三、小陷胸汤九十三。

【难治】

脏结者，如结胸状，饮食如故，时时下利，寸脉浮，关脉小细沉紧，舌上白苔滑者，难治，小陷胸汤九十三。

阳明舌苔例

【吐】

阳明病，脉浮而紧，咽燥口苦，腹满而喘，发热汗出，不恶寒，反恶热，身重。若下之，则胃中空虚，客气动膈，短气躁烦，心中懊侬，舌上苔者，栀子豉汤七十九。

【和】

阳明病，胁下硬满，不大便而呕，舌上白苔，小柴胡汤。

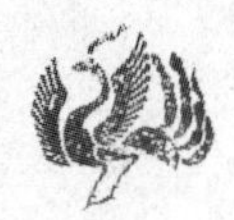

附湿家舌苔[1]

湿家，但头汗出，背强，欲得被覆向火，若下之早则哕，胸满，舌上如苔，以丹田有热，胸中有寒，小陷胸汤九十三。

【附余】

陶氏云：伤寒舌上生苔，不拘滑白黄黑，用井水浸青布片，洗净后用生姜片子时时浸水刮之，其苔自退。凡见黑苔如芒刺者，必死。此热毒入深，十有九死，此肾水克心火也。

吴氏云：舌吐不收，用冰片少许掺舌上，即收。

衄血第二十五

成氏曰：衄者，鼻中出血也，杂病衄血在里，伤寒衄血在表。《病源》曰，心主血，肝藏血，肺主气，开窍于鼻，血得热，随气上从鼻出为衄。是杂病衄者，责其里热也。经曰，伤寒脉浮紧，不发汗，因致衄者，麻黄汤。伤寒不大便六七日，头痛有热者，与小承气汤。小便清者，知不在里，仍在表也，当须发汗。若头痛者必衄，宜桂枝汤。是伤寒衄者，责其表热也。衄虽为热在经，又有不可汗者。经曰，衄不可汗，汗则额上陷，脉紧急，直视不能眴，不得眠是也。前云桂枝、麻黄证者，非治衄也，盖以发散经中邪气，使其不得壅盛于经，迫上而妄行也。衄为热无寒，是以三阴无衄。经曰，少阴病，但厥无汗而强发

---

① 湿家舌苔：原无，据前文标题补出。

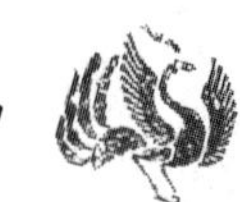

之，必动其血，或从口鼻，或从目出，是名下厥上竭者，死，非衄也。又衄，但头汗出，身无汗，及汗出不至足者，亦死证也。临症宜思。

太阳衄治例

【汗】

太阳病脉浮紧，无汗，发热，身痛，八九日表证仍在，当发汗。其人发烦目瞑，剧者必衄乃解。麻黄汤二十一。

太阳病，脉浮紧，发热，身无汗，自衄者愈。麻黄汤二十一。

张氏曰：或谓经言，衄家不可发汗，汗出必额上陷，今衄血之证，皆赘麻黄于其下，何也？夫太阳脉浮紧，发热无汗，自衄者愈。此一定之论也，何故复用麻黄汤以汗之？而仲景岂有前后相反之理哉？然前条“麻黄汤主之”五字，合当用于“当发其汗”之下，盖以汉之文法，用药诸方皆赘于外条之末，且如大青龙汤证，既云脉微弱，汗出恶风者，不可服，服之厥逆，筋惕肉瞤，此为逆也，又以大青龙汤三十八主之，皆此意也。

伤寒脉浮紧，不发汗，因致衄者，麻黄汤二十一。

注曰：伤寒脉浮紧，邪在表也，当与麻黄汤发汗，若不发汗，则邪无从出，壅甚于经，迫血妄行，因致衄也。

【和解】

太阳中风，以火劫发汗，邪风被火，两阳相熏，其身发黄。阳盛欲衄，阴虚小便难。头汗，腹满微喘，口干咽

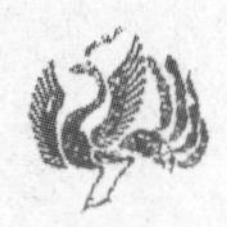

烂，或不大便，谵语，甚者至哕，捻衣摸床，小便利者，可治。衄，黄芩汤六十四。

衄家不可汗，汗则额上陷，脉急紧，直视不能眴，不得眠。黄芩芍药汤六十五。

注曰：衄者，上焦亡血也。若发汗，则上焦津液枯竭，经络干涩，故额上陷，脉急紧。诸脉者，皆属于目，筋脉紧急，则牵引其目，故直视不能眴，眴，瞬合目也。《针经》曰，阴气虚，目不瞑。亡血为阴虚，是以不得眠也。

【随病治例】

伤寒不大便六七日，头痛有热者，承气汤五十七。小便清者，知不在里，仍在表也，须发汗，桂枝汤一，仍头痛者，必衄。

阳明衄治例

【和解】

阳明病，口燥，但欲漱水，不欲咽者，必衄。

注曰：阳明之脉起于鼻，络于口。阳明里热，则渴欲饮水，此口燥，但欲漱水，不欲咽者，是热在经而里无热也。阳明气血俱多，经中热甚，迫血妄行，必作衄也。

当责热，黄芩芍药，衄乃解，黄芩汤。

脉浮发热，口干鼻燥，能食者则衄。黄芩汤六十四。

少阴衄治例

【不治】

少阴病，但厥无汗，而强发之，则动其血，或从口鼻，

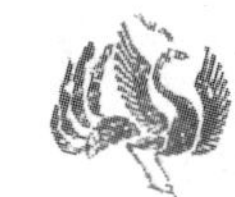

或从目出，名下厥上竭，为难治。

【附余】

陶氏云：伤寒衄血，或成流，久不止者，将山栀炒黑色为细末，吹入鼻内，外用水湿草纸搭于鼻中，其血自止。须分点滴、成流者，其邪在经，不在此法。

墨汁、五倍子烧灰，或服或吹随用。又或刺曲池、合谷泻之。

吴氏曰：凡吐血、衄血，无表证，脉不浮紧者，不可发汗也。

东垣云：脉微者，宜黄芩芍药汤，脉滑数者，犀角地黄汤，如热盛血不止者，河间地黄散、古方四生丸，血虚者，东垣麦门冬饮子、三黄补血汤，若不止者，《活人》茜根散、茅花汤主之也。以上皆治吐血、衄血之良方，但在出入通变也。大抵吐血、衄血，脉滑小者生，脉实大者死。或吐或衄后，脉微者易治。若热反盛，脉反数急者，死也。若衄而头汗出，或身上有汗，不下足者，乃难治也。凡血得热则行，得冷则凝，见黑则止，所以犀角地黄汤中加好京墨一二匙，搅药令黑与之最效也。昔陶尚文治一人，伤寒四五日，吐血不止，医以犀角地黄汤、茅花汤治之反剧，陶公切其脉浮紧而数，遂用麻黄汤，一服汗出而愈也，可谓得仲景之心法也。若脉不浮紧而数者，此法岂可施乎？

哕第二十六附饲，音噎，即膈噎之噎

成氏曰：哕者有声无物，似欲呕物以出，而无所出，但声浊恶，长而有力，直至气尽，而后声止，非如干呕之

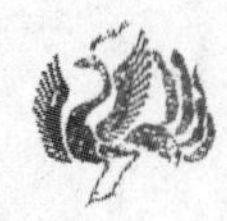

轻而不甚也饲者，但胸喉间气哕，塞不得下通，然无声也。二者皆胃病，但饲轻而哕重也。大抵饲止为虚寒相抟，用青龙去麻黄加附子而可已，至于哕有胃虚冷而哕者经曰：胃中虚冷，不能食者，饮水则哕。又，伤寒大吐下后，极虚复极汗出，其人外气怫郁，复与之水，以发其汗，因得哕，由胃中虚冷故也，有妄下胃虚气逆而哕者经曰：湿家若下之太早则哕，本虚，攻其热则哕，阳明病不能食，攻其热必哕，此皆下后胃虚而哕也，有热气壅郁，气不得通而哕者。轻者可和解之，重者可攻下之经曰：有潮热，时时哕，与小柴胡汤，是和解也。哕而腹满，视其前后，何部不利，利之则愈[1]，是攻下也。伤寒至哕，则病已极，虽亦有可治者，其病终不易矣。如太阳中风，火劫汗后，久则谵语，甚者至哕。又，阳明中风，若不尿，腹满，加哕者，不治。皆言其极也。故《太素》曰，木陈者，其叶落，病深者，其声哕。

太阳哕治例[2]

【下】

太阳中风，以火劫汗，邪风被火热，血气流溢，失其常度，两阳相熏，灼其身，发黄。阳盛则欲衄，阴虚则小便难，阴阳俱虚竭，身体则枯燥。但头汗出，齐颈而还，腹满微喘，口干咽烂，或不大便，久则谵语，甚者至哕，大柴胡汤四十一、承气汤五十七。

【温】

得病六七日，脉迟浮弱，恶风寒，手足温，医二三下之，不能食而胁下满痛，面目及身黄，颈项强，小便难者，

---

① 愈：原作“哕”，据《金匮要略·呕吐哕下利病脉证治》改。

② 太阳哕治例：原无，据体例补出。

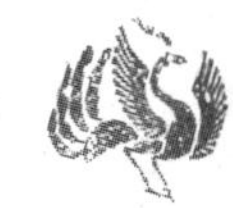

与小柴胡汤四十二，后必下，本渴而饮水呕者，柴胡不中与也。食谷者哕，小橘皮汤一百六十。

附噎

伤寒表不解，心下有水气，干呕发热而咳，或渴，或利，或噎，或小便不利，少腹满，或喘者，小青龙汤汗。

阳明哕治例

【温】

阳明病，不能食，攻其热必哕。所以然者，胃中虚冷故也。以其人本虚，故攻其热必哕。

或宜温之，先小柴胡四十二，次用大承气汤[①]五十七。

注曰：不能食，胃中本寒，攻其热，复虚其胃，虚寒相抟，故令哕也。经曰，关脉弱，胃气虚，有热不可大攻之，热去则寒起，此之谓也。

邪入阳明，热之甚也，见哕。干呕不能食，非热也。

【随病治例】

阳明潮热，大便微硬者，可与大承气汤五十七。若不大便六七日，恐有燥屎，少与小承气汤五十八。若不转失气者，不可攻之，攻之必胀满，不能食也。欲饮水者即哕，橘皮汤一百六十一。

阳明中风，脉弦浮大，短气，腹满而喘，胁下及心痛，鼻干不得汗，嗜卧，身及面目悉黄，小便难，有潮热，时

---

① 大承气汤：原脱“大承”二字，依文后“五十七”补出。

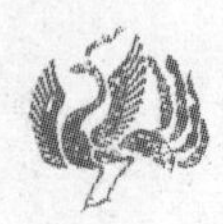

时哕，耳前后肿，刺之小差，外不解，病过十日，脉续浮者[①]，与小柴胡汤四十二。脉但浮，无余症者，与麻黄汤二十一。若不尿，腹满，加哕者，不治。

厥阴哕例

【随病治法】

伤寒，哕而腹满，视其前后，何部不利，利之则愈。利小便，五苓散一百七十，利大便，小承气汤五十八。

【温】

伤寒，大吐下之，极虚，复极汗出，以其人外气怫郁，复与之水，以发其汗，因得哕。所以然者，胃中寒冷故也。吴茱萸汤一百五十七、理中汤一百三十六。

【附余】

赵氏曰：愚尝观庞安常方，有一证用良姜汤，云治伤寒汗后咳噫即哕也不止，是阴阳气升降，欲作汗，升之不上，降之不下，此胃气上逆所致，不可不知也。

吴氏曰：经云，凡哕而腹满者，视其前后部，何部不利，利之则愈。若大便、小便不利者，以五苓散加木香，或用生姜七片，葱白头十四个，淡豆豉七十粒，共捣成饼，加麝香少许，烘热贴脐上，以帛系定，仍用皂角，用石灰火熨其上，令热气入腹，则大小便通矣。《活人书》曰，呕哕手足冷者，小橘皮汤一百六十。哕而烦者，橘皮竹茹汤。哕而有痰热在胃口者，加味竹茹汤。凡病后胃中虚冷，脉沉迟而哕者，理中汤一百三十六加丁香、附子之类，脉不沉迟

① 前后肿，刺之小差，外不解，病过十日，脉续浮者：原脱，据《伤寒论》补出。

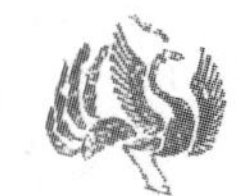

者，只宜用六君子汤加藿香、丁香、干姜、生姜之类。凡呕哕不止者，少佐生姜自然汁主之。凡服药，必徐徐服下，更嚼生姜尤妙。大抵病后呕哕，或久病胃虚不食，足冷脉迟微者，多难治也。

附咳逆辨仲景书虽无咳逆并治法，学者当惟《活人》治哕诸方通变而用之，庶亦有得焉

孙真人以咳逆为哕，误也。盖咳逆其声，才发而遽止，虽发止相续，有至数十声者，然短促不长，有若咳嗽之咳然。故曰：咳逆哕者，似欲呕物以出，而无所出，但声浊恶，长而有力，直至气尽而后声止。故曰：哕逆二者，皆由气之逆上而作，故俱以逆言，然病形实不同也。且咳逆又自有二者之异。伤寒咳逆，乃咳而气逆之病，《辨脉法篇》曰：伤寒咳逆上气，脉散者，死。《平脉法篇》曰：荣卫俱微，根叶枯槁而寒慄，咳逆唾腥，吐涎沫也。二条无治法。《金匮要略》曰：病咳逆，寸口脉微而数，此为肺痈；咳逆上气，时时唾浊，但坐不得眠者，皂荚丸；咳而上气，喉中水鸡声，射干麻黄汤。三条有治法。此五者，虽有可治、不可治之异，是皆咳而气逆之病也，与杂病咳逆不同。杂病咳逆，则前所谓声之才发而遽止，有若咳嗽之咳然，俗云“呃忒”是也，丹溪论之详矣，俱见杂病门。今伤寒家未必无呃忒者，而六经病篇及汗下可否病篇无是者，必亡佚也。伤寒哕，与呃忒病固不同，《活人》皆用竹茹汤治之而愈者，王氏谓此辛甘之剂，有散有缓，有和有补，且二病皆为邪正之气怫郁扰乱所致，故一药可同治也。

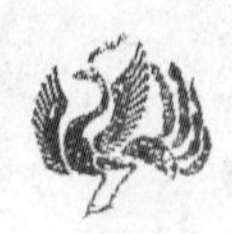

愚按：伤寒哕与咳逆，多由汗下后胃虚而作，然亦有虚而热者，有实而热者，所用橘皮竹茹汤，愚恐亦难详尽。《保命集》以咳逆为噫，噫者俗云“嗳气”是也，详噫气条。

吴氏曰：凡呃逆者，气上逆而为呃忒也。医方或以为咳逆者，非也。经曰，咳逆上气，脉散者死。谓其形损故也。成无己注引《千金方》云，咳逆上气乃咳嗽也，言心火以刑肺金，其气喷逆而为嗽喘也，若肺绝则脉散，皮毛焦折而死，故曰形损也，与咳逆何相干哉？又以为哕者，亦非也，盖哕者其声大而长，即此字之声是也，与呃逆之声大不同矣。然呃忒有因胃热失下而作，且其气皆从胃至胸嗌之间，而为呃忒矣。易老治法，失下，胃热内实，大便硬者，以承气汤五十七下之，便软者，以泻心汤主之。胃虚有热者，橘皮竹茹汤。有痰饮者，半夏生姜汤一百十八，或茯苓半夏汤。若胃冷者，橘皮干姜汤、加味理中汤。《要略》言，其气自脐下直冲于胸嗌间呃逆者，此阴证也，其病不在胃也。且病下虚，内以伏阴，或误用寒凉，遂致冷极于下，迫其相火上冲，率集于胸中以为呃忒，亦欲尽也。病人烦躁，自觉甚热，他人以手按其肌肤则冷，此为无根失守之火，散乱为热，非实热也，乃水极似火，则阴极似阳。若不识此，误用凉药，下咽则败矣。凡治，须用《活人》羌活附子散，或加味附子汤，急温其下，真阳一回，火降呃逆自止也。如冷极呃逆不止者，或兼以硫黄乳香散嗅法，或灸期门、中脘、关元、气海，但要取手足温暖，脉生阳回，阴退则生矣。

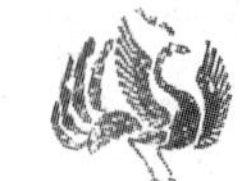

咳嗽第二十七

成氏曰：咳则有声无痰，嗽则有声有痰也。肺主气，形寒饮冷则伤之，使气逆而不散，冲击咽膈，令喉中淫淫如痒，习习如梗而咳嗽也，甚者连续不止，坐卧不安，言语不竟，动引百骸，声闻四近矣。咳嗽有寒者，有热者，有停饮者，有在表者，有在里者，有在半表半里者，病各不同，治亦有异。如停饮与表寒相合而咳者，小青龙汤四十。停饮与里寒相合而咳者，真武汤一百三十。邪热在半表半里而咳者，小柴胡汤四十二。咳为肺疾，必发散而可已。然又有不可发者，经曰，咳而小便利，不可发汗，发汗则四肢厥冷。又曰，咳而发汗，倦而苦满，腹中复坚，此为逆也。又脉数者，为心刑肺金，必死。

太阳咳嗽治例

【汗】

伤寒表不解，心下有水气，干呕，发热而咳，或喘者，小青龙汤四十。

伤寒心下有水气，咳而微喘，发热不渴，服汤已渴者，此寒去欲解也，小青龙汤四十。

【和解】

伤寒六日，中风，往来寒热，胸胁苦满，默默不欲饮食，心烦喜呕，身有微热，或咳者，与小柴胡汤四十二去人参加五味子、干姜①。

阳明咳嗽例

【汗】

阳明病，反无汗而小便利，二三日呕而咳，手足厥者，必苦头痛，若不咳不呕，手足不厥者，头不痛，或小青龙加茯苓。

【和】

阳明病，但头眩不恶寒，故能食而咳，必咽痛，四逆散一百三加桔梗。

少阴咳嗽例

【汗】

少阴病，咳而下利谵语者，被火气劫故也，小便必难，以强责少阴汗也，桂枝甘草龙骨牡蛎汤十七。

注曰：咳而下利，里寒而亡津液也。反以火劫，强责少阴汗者，津液内竭，加火气烦之，故谵语小便难也。

【和】

少阴病四逆，其人或咳，加五味、干姜各五分。

少阴病下利，咳而呕渴，心烦不得眠者，猪苓汤一百十六。

【温】

少阴病，二三日不已，至四五日腹满，小便不利，四

① 小柴胡汤去人参加五味子、干姜：原脱“去”及“干姜”，据《证治准绳》补出。

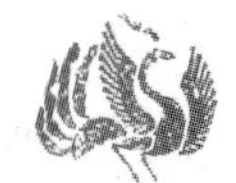

肢沉重疼痛，自下利者，此为有水气。其人或咳者，真武汤加五味、干姜、细辛。

【附余】

其人素有痰证而咳，看热湿风火，而兼治之。《活人》云：伤寒有痰嗽，大半夏汤一百十七。春冬伤寒，秋夏伤湿，咳嗽喉鸣，气不得下，橘皮汤一百六十一。

吴氏曰：凡表寒咳嗽者，脉浮恶寒，身疼拘急，而无汗也，麻黄汤二十一或三拗汤汗之，痰唾如胶者，金沸草散一百九十四汗之，若有热者，参苏饮去木香、人参加桑白皮、杏仁、麻黄汗之亦佳。但察天时与病情，斟酌而用之也。若虚弱人，冒感风寒而咳嗽有痰，或恶风头疼干呕者，宜人参杏仁汤。凡伤寒二三日，传少阳经，脉弦，口苦，发热而咳嗽者，小柴胡汤四十二去人参、大枣、生姜加五味子、干姜主之。若发热，胸中烦满而咳者，加炒瓜蒌；若胸胁痞满，发热而咳者，加枳壳、桔梗主之。凡阴症手足冷，脉沉细，而咳嗽者，四逆汤九十九加五味。大抵伤寒咳嗽，非比杂症同也。按仲景治例，有嗽者不分阴阳二证，俱用五味子、干姜也。盖五味收肺气而止嗽，以干姜之辛温肺经，散逆气也。

喘第二十八

成氏曰：肺主气，形寒饮冷则伤肺，故其气逆而上行，冲冲而气急，喝喝而息数，张口抬肩，摇身滚肚，是为喘也。有邪在表致气不利而喘者，麻黄汤、桂枝加厚朴杏子汤。有水射肺而喘者，小青龙汤。发汗后，饮水必喘，以水灌之亦喘，及伤寒心下有水气，干呕发热而咳或喘者，小青

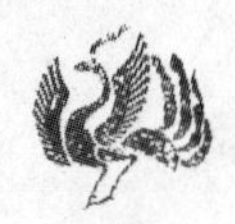

龙去麻黄加杏仁，是欲发散水寒也。经曰，喘而汗出者，与葛根黄芩黄连汤以利之此邪气内攻，气逆不利，因喘而汗出，见其邪气在里也，虽表未解，未可和之，汗出而喘者，与麻黄杏仁[1]甘草石膏汤以发之此外邪壅盛，使气不利，汗出而喘不已，见其邪气在表也，虽经汗、下，亦可发之。若伤寒止于邪气在表而喘者，心腹必濡而不坚，设或腹满而喘，则又为可下之证，经曰，短气腹满而喘是也。又，汗出发润，喘不休者，为肺绝，身汗如油，喘而不休，为命绝，直视谵语，喘满者死，是皆不治之喘也。

太阳喘治例

【汗】

喘家作，桂枝汤加厚朴、杏仁十九。

注曰：太阳病，为诸阳主气，风甚气壅则生喘也。与桂枝汤以散风，加厚朴、杏仁以降气。

太阳病，头疼发热，身痛，腰痛，骨节痛，恶风，无汗而喘，麻黄汤二十一。

伤寒表不解，心下有水气，干呕发热而咳，或喘者，小青龙汤四十。

发汗后，饮水多必喘，以水灌之亦喘。

注曰：喘，肺疾。饮水多喘者，饮冷伤肺也，以冷水灌洗而喘者，形寒伤肺也。用小青龙加杏仁、猪苓汤一百十六。

---

① 杏仁：原无，据《伤寒论》补出。

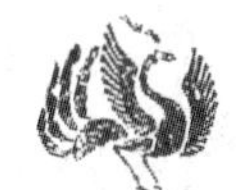

伤寒，心下有水气，咳而微喘，发热不渴。服汤已渴者，此寒去欲解也。小青龙汤四十。

太阳与阳明合病，喘而胸满者，不可下，宜麻黄汤二十一。

太阳病，下之微喘者，表未解也。桂枝加厚朴杏仁汤十久。

注曰：下后大喘则为里气太虚，邪气传里，正气将脱也。下后微喘，为里气上逆，邪不能传里，犹在表也。与桂枝汤以解外，加厚朴、杏仁以下逆气。

汗后，不可更行桂枝汤。若汗出而喘，无大热者，可与麻黄甘草杏仁石膏汤二十四。

下后，不可更行桂枝。若汗出而喘，无大热者，麻黄杏仁甘草石膏汤。

【和解】

太阳病，桂枝证，医反下之，利遂不止，脉促者，表未解也，喘而汗出，葛根黄连黄芩汤三十六。

【下】

太阳中风，劫发汗，邪风被火热，血气流溢，失其常度，两阳相熏灼，其身发黄。阳盛则欲衄，阴虚则小便难，阴阳俱虚竭，身体则枯燥。但头汗，齐颈而还，腹满微喘，口干咽烂，或不大便，久则谵语者，大柴胡汤四十一、小承气汤五十八。

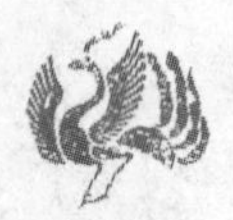

阳明喘治例

【汗】

阳明中风，口苦咽干，腹满微喘，发热恶寒，脉浮而紧。若下之，则腹满小便难。麻黄汤二十一。

阳明脉浮，无汗而喘者，发汗则愈，宜麻黄汤二十一。

【和】

阳明病，脉浮而紧，咽燥口苦，腹满而喘，发热汗出，不恶寒，反恶热，身重。白虎汤六十一、五苓散一百七十。

【下】

伤寒四五日，脉沉而喘满。沉为在里，反发其汗，津液越出，大便为难，表虚里实，久则谵语。大承气汤五十七。

注曰：邪气入内之时，得脉沉而喘满，里证也，则当下之。反发其汗，令津液越出，胃中干燥，大便必难，久则屎燥胃实，必发谵语。

伤寒若吐、若下后不解，不大便至十余日，日晡所发潮热，不恶寒，独语如见鬼状者，惕而不安，微喘直视，脉弦者生，涩者死。微者，但发热谵语者，大承气汤五十七主之。

阳明病脉迟，虽汗出不恶寒者，其身必重，短气腹满而喘，有潮热者，此外欲解，可攻里也。手足濈然而汗出，此大便已硬也，大承气汤五十七。

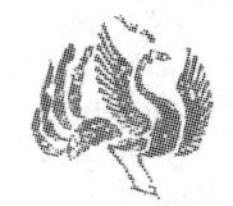

病人小便不利，大便乍难乍易，时有微热，喘冒不能卧者，大承气汤五十七。

【不治】

直视谵语，喘满者死，下利者亦死。

注曰：直视谵语，邪胜也。喘满为气上脱，下利为气下脱，皆主死。

下利，手足厥冷无脉者，灸之不温，若脉不还，反微喘者，死。

注曰：下利，手足厥逆无脉者，阴气独胜，阳气大虚也。灸之阳气复，手足温而脉还，为欲愈，若手足不温，脉不还者，阳已绝也，反微喘者，阳气脱也。

【附余】

吴氏曰：凡表有寒发喘者，脉浮紧，恶寒身疼，无汗也，宜麻黄汤二十一。若表有风发喘者，脉浮缓，恶风[1]，自汗也，宜桂枝汤一加厚朴杏仁主之。凡阳明内实不大便，腹满短气，发潮热而喘者，大柴胡加厚朴、杏仁汤，或小承气汤五十八。凡阴证厥逆，脉沉细而微，气促而喘，无汗者可治，宜四逆汤九十九加五味、杏仁。凡虚人脉伏，若手足逆冷而喘者，五味子汤一百七十一。凡暴冒风寒，脉浮，无汗而喘，苏沈九宝汤。凡热盛有痰，脉弦数而喘，不可汗，不可下，以小柴胡汤四十二加知母、贝母、瓜蒌仁，胸满者加枳壳、桔梗，心下满者加枳实、黄连，舌燥饮水而喘者，加知母、石膏主之。古人云，诸喘为恶，故非轻也。华佗

① 恶风：原脱“恶”字，据文义补出。

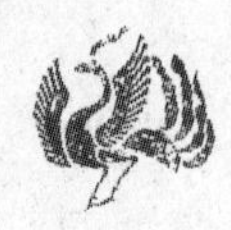

曰，盛则为喘，盖非肺气盛也，乃肺中之邪火盛也。所以泻白者，泻肺中之火也，非泻肺也。又为泻心汤，乃泻心下之痞满者也。《卫生宝鉴》曰，凡看文字，有余当认作不足者，盖为病所不足，病气为有余也。

呕、干呕、吐二十九

成氏曰：呕者声物兼出也，俗谓之“啘”，误也。夫啘与哕，盖字异而音义俱同，吐者但吐出其物而无声也。呕有责为热者，有责为寒者云云，有停饮者，有胃脘脓者，皆当明辨之。至于吐则悉言虚冷也。大抵伤寒表邪欲传里，里气上逆则呕，是以半表半里证多呕。伤寒三日，三阳当尽，三阴当受邪，其人反能食，而不呕者，此三阴不受邪，是知邪气传里者，必呕也。又干姜附子汤证云，不呕不渴为里无热，十枣汤证云，干呕短气，汗出，不恶寒者，此表解里未和也，是知呕病热者多矣。呕家病，气逆者散之，故用生姜以散逆气，痰饮者下之，故用半夏以去水，而呕自止。呕有阳明证，不可攻者，谓其气逆而未收敛入胃也。又，呕而脉弱，小便复利，身有微热，见厥者为难治，此虚寒之甚也。

太阳呕治例

【汗】

太阳病，或已发热，未发热，必恶寒，体痛呕逆，脉阴阳俱紧者，名曰伤寒，麻黄汤二十一。

【吐】

发汗后，虚烦不得眠，若剧者，必反复颠倒，心中懊

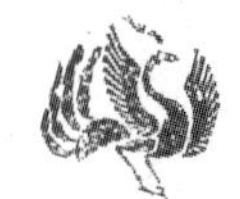

侬，栀子豉汤七十九。若呕者，栀子生姜豉汤。

【下】

太阳病，过经十余日，反二三下之，后四五日柴胡证仍在者，先与小柴胡汤四十二。呕不止，心下急，郁郁微烦者，为未解也，与大柴胡汤四十一，下之则愈。

伤寒发热，汗出不解，心下痞硬，呕吐而下利者，大柴胡四十一。

【和】

若酒客病，不可与桂枝汤，得汤则呕，以酒客不喜甘故也。桂枝去桂加半夏生姜汤。

注曰：酒客内热，喜辛而恶甘，桂枝汤甘，酒客得之则中满而呕。

伤寒五六日，中风，往来寒热，胸胁苦满，默默不欲饮食，心烦喜呕，小柴胡汤四十二。

血弱气尽，腠理开，邪气因入，与正气相抟，结于胁下，正邪分争，往来寒热，休作有时，默默不欲饮食。脏腑相连，其痛必下，邪高痛下，故使呕也。小柴胡四十二。

太阳与阳明合病，不下利但呕者，葛根半夏汤三十七。

注曰：邪气外甚，阳不主里，里气不和，气下而不上者，但下利而不呕，里气上逆而不下者，但呕而不下利。与葛根汤以散其邪，加半夏以下逆气。

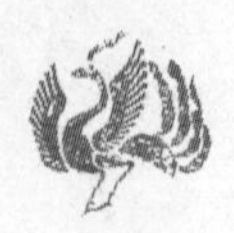

得病六七日，脉迟浮弱，恶风寒，手足温，医下之，不能食而胁下满痛，面目及身黄，颈项强，小便难者，与柴胡汤后必下重，本渴而饮水呕者，柴胡汤不中与也。或云下重，渴欲饮水呕者，五苓散加茵陈蒿八十。

太阳与少阳合病，自下利者，与黄芩汤六十四。若呕者，黄芩加半夏生姜汤六十六。

注曰：太阳阳明合病，自下利为在表，当与葛根汤发汗。阳明少阳合病，自下利者为在里，可与承气汤下之。此太阳少阳合病，自下利为在半表半里，非汗、下所宜，故与黄芩汤以和解之。呕者，胃气逆也，故加半夏、生姜以散逆气。

伤寒六七日，发热，微恶寒，肢节烦疼，微呕，心下支结，外症未去者，柴胡加桂枝汤。

伤寒五六日，呕而发热者，柴胡证具，而以他药下之，柴胡证仍在者，复与柴胡汤四十二。

【随病治例】

伤寒十三日不解，胸胁满而呕，日晡所发潮热，已而微利，此本柴胡证，下之而不得利，今反利者，知医以丸药下之，非其治也。潮热者实也，先宜小柴胡汤四十二以解外，后以柴胡加芒硝主之。

太阳病二日，反躁，凡熨其背而大汗出，大热入胃，胃中水竭，躁烦，必发谵语，十余日振慄，自下利者，此

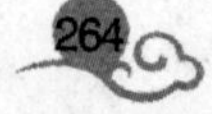

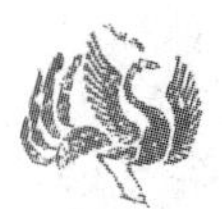

为欲解也。故从腰以下不得汗，欲小便不得，反呕，欲失溲，足下恶风，大便硬，小承气汤五十八，汗多先桂枝汤。

阳明呕治例

【和】

伤寒呕多，虽有阳明证，不可攻之，黄芩生姜半夏汤六十六、小柴胡汤四十二，《活人》用桔梗汤一百六十三。

阳明病，胁下硬满，不大便而呕，舌上白苔者，可与小柴胡汤四十二。

【下】

伤寒，发热无汗，呕不能食，而反汗出濈濈然者，因转属阳明也，大柴胡汤四十一。

【温】

阳明病，反无汗而小便利，二三日，呕而咳，手足厥者，必苦头痛，或用真武汤一百三十去茯苓。

【和】

少阴病，下利六七日，咳而呕渴，心烦不得眠者，猪苓汤一百十六。

【温】

少阴病，二三日不已，至四五日，腹痛小便不利，四肢沉重疼痛，自下利者，此为有水气，其人或咳，或小便利，或不利，或呕者，真武汤一百三十去附子加生姜。

【灸】

少阴病，下利，脉微涩，呕而汗出，必数更衣，反少者，当温其上，灸之。

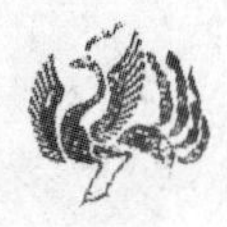

厥阴呕治例

【和】

伤寒，热少厥微，指头寒，默默不欲食，烦躁，数日，小便利，色白者，此热除也，欲得食，其病为愈。若厥而呕，胸胁烦满者，其后必便血。黄芩芍药汤六十五、抵当汤九十五。

呕而发热者，小柴胡汤四十二。

【自愈】

呕家有痈脓者，不可治呕，脓尽自愈。

注曰：胃脘有痈，则呕而吐脓，不可治呕，得脓尽则呕自愈。

【温】

呕而脉弱，小便复利，身有微热，见厥者难治，四逆汤九十九。

蛔厥者，其人当吐蛔。今病者静而复时烦，此为脏寒。蛔上入膈，故烦，须臾复止，得食而呕，又烦者，蛔闻食臭出，其人当自吐蛔。乌梅丸一百七十八。

干呕附欲呕、欲吐、吐、呕哕、水逆吐

成氏曰：呕者，声物兼出也，吐者，物出而无声，惟呕兼声而有之，故无物而声空鸣者，谓之干呕，与哕皆有声而无物也。但干呕其声轻小而短，哕则重大而长也。

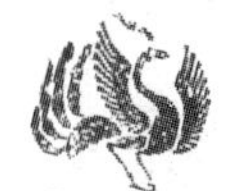

太阳干呕例

【汗】

太阳中风，阳浮而阴弱，阳浮者热自发，阴弱者汗自出。啬啬恶寒，淅淅恶风，翕翕发热，鼻鸣干呕者，桂枝汤一。

中风发热，六七日不解而烦，有表里证，渴欲饮水，水入即吐，名水逆，五苓散一百七十。

伤寒表不解，心下有水气，干呕发热而咳，或渴，或利，或噎，或小便不利，少腹满，或喘者，小青龙汤四十。

【和】

伤寒中风，医反下之，其人下利，日十数行，谷不化，腹中雷鸣，心下痞硬而满，干呕，心烦不得安。医见心下痞，谓病不尽，复下之，其痞益甚，此非热结，但以胃中虚，客气上逆，故使硬也，甘草泻心汤一百二十二。

伤寒一日，太阳受之，脉若静者为不传。颇欲吐，若躁烦，脉数急者为传也。宜与麻黄汤二十一，表罢，小柴胡四十二、白虎汤六十一。

凡服桂枝汤吐者，其后必吐脓血也，宜与黄芩汤六十四、麻黄升麻汤二十三。

注曰：内热者，服桂枝汤则吐，既亡津液，又为热所抟，后必吐脓血，由热伤肺，谓之肺痿，《金匮要略》曰，热在上焦为肺痿。谓或从汗或从呕吐，重亡津液，故得之。

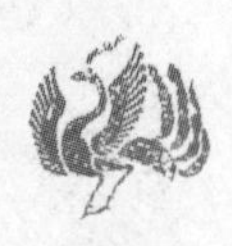

伤寒，胸中有热，胃中有邪气，腹中痛，欲呕吐者，黄连汤六十七。

【温】

伤寒脉浮，自汗，小便数，心烦，微恶寒，脚挛急，反与桂枝汤，欲攻其表，此误也。得之便厥，咽中干，烦躁，吐逆者，甘草干姜汤一百五。

发汗后，水药不得入口为逆，更发汗，必吐、下不止，利小便五苓散一百七十，和胃理中汤一百三十六。

病人脉数，数为客热，当消谷引饮，而反吐者，此以发汗令阳气微，膈气虚，脉乃数也。数为客热，不能消谷以胃中虚冷，故吐也。桂枝白术茯苓甘草汤一百十四、吴茱萸汤一百五十七。

注曰：阳受气于胸中，发汗外虚阳气，故阳气微，膈气虚也。数为热，本合热则消谷，客热则不能消谷。因发汗外损阳气，致胃中虚冷，故吐也。

【下】

太阳中风，下利，呕逆，表解者，可攻之。其人漐漐汗出，发作有时，头痛，心下痞硬满，引胁下痛，干呕，短气，汗出，不恶寒者，此表解，里未和也，十枣汤一百七十二。

张氏曰：或云，干呕胁痛，小柴胡、十枣汤皆有之，一和解，一攻伐，何也？盖小柴胡病在半表半里间，外有寒热往来，内有干呕诸病，所以不可攻下，宜和解，以散表里之邪。夫十枣汤证，外无寒热，其人漐漐汗出，此表已解也，但头痛，心下痞硬满，引胁下痛，干呕短气者，

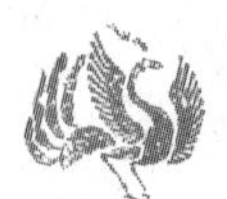

邪热内蓄而有伏饮，是里未和也，与十枣汤以下热逐饮。以上二证，宜从表证以决，有表证而干呕胁痛者，乃柴胡汤证也，无表证而干呕胁痛，即十枣汤证也。上文所言头痛者，而饮家有此证不可以常法拘，仲景所以述此者，恐后学见其头痛以为表不解，而不敢用也。

太阳病，过经十余日，心下温温欲吐，而胸中痛，大便反溏，腹微满，郁郁微烦。先此时，自极吐、下者，与调胃承气汤。但欲呕，胸中痛，微溏者，此非柴胡证，以呕故知极吐、下也。

伤寒发热，汗出不解，心下痞硬，呕吐而下利者，大柴胡汤。

【随病治例】

太阳病，当恶寒发热，今自汗出，不恶寒发热，关上脉细数者，医吐之过也。一二日吐之者，腹中饥，口不能食。三四日吐之者，不喜糜粥，欲食冷食。朝食暮吐，以医吐之所致也，此为小逆。或用桂枝白术茯苓甘草、龙骨牡蛎小和胃气，黄芩半夏生姜汤六十六。

阳明欲吐例

【和】

食谷欲吐者，属阳明也，吴茱萸汤一百五十七。得汤反剧者，属上焦也，小柴胡汤四十二、栀子豉汤七十九、黄芩汤六十四。

注曰：食谷欲呕者，胃不受也，与吴茱萸汤以温胃。

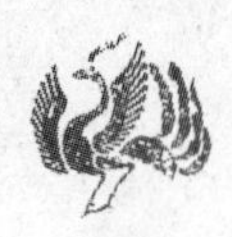

得汤反剧者，上焦不纳也。

少阴干呕例

【温】

少阴病，饮食入口即吐，心中温温欲吐，复不能吐，始得之，手足寒，脉弦迟者，此胸中实，不可下，当吐之。若膈上有寒饮，干呕者，不可吐也，急温之，宜四逆汤九十九。

少阴病，下利脉微者，与白通汤一百三十一。利不止，厥逆无脉，干呕烦者，白通加猪胆汁汤一百三十二。服汤脉暴出，死，微续者生。

少阴病，下利清谷，里寒外热，手足厥冷，脉微欲绝，身反不恶寒，其人面赤色，或腹痛，或干呕，或咽痛，或利止脉不出者，通脉四逆汤二百十七。

少阴欲吐例

【温】

少阴病，欲吐不吐，心烦，但欲寐，五六日自利而渴者，属少阴也，或用四逆汤九十九、甘草干姜汤。

病人脉阴阳俱紧，反汗出者，亡阳也，此属少阴，法当咽痛而复吐利。或用桂枝加干姜汤、四逆汤九十九。

少阴病，吐利，手足逆冷，烦躁欲死者，吴茱萸汤一百五十七。

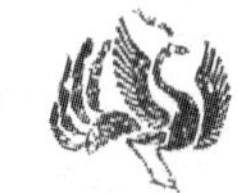

【灸】

少阴病，吐利，手足不逆冷，反发热者，不死。脉不至者，灸少阴七壮。或云桂枝加猪胆汁汤一百三十二。

【不治】

少阴[1]病，脉微细沉，但欲卧，汗出不烦，自欲吐，至五六日自利，复烦躁，不得卧者，死。

太阴欲吐例

【和】

太阴之为病，腹满而吐，食不下，自利益甚，时腹自痛。若下之，必胸下结硬。或用小陷胸汤九十三。

【不治】

太阴病脉微细沉，但欲卧，汗出不烦，自欲吐，至五六日自利，复烦躁不得卧者，死。

厥阴逆吐例

【和】

伤寒本自寒下，医复吐、下之，寒格，更逆吐、下，若食入口即吐，干姜黄连黄芩人参汤一百三十四。

注曰：伤寒邪自传表，为本自寒下，医反吐、下，损伤正气，寒气内为格拒，经曰，格则吐逆，食入口即吐，谓之寒格。更复吐、下，则重虚而死，是更逆吐、下，干姜黄连黄芩人参汤以通寒格。

赵氏曰：仲景之意，以本因寒下，医复吐、下，因成

---

① 少阴：原作“太阴”，原在后太阴欲吐例条下，据《伤寒论》改为“少阴”，移至此处。

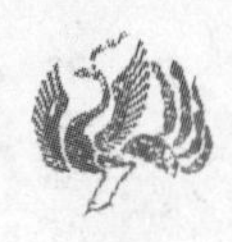

寒格吐证。经云，格则吐逆，若更复吐、下，治之为逆，故用干姜以温里，黄连、黄芩反佐以取之，人参补正气也，今《活人》却言关脉迟，故用此药，何耶？虽然，脉迟为胃中虚冷而吐者固也，又有脉数为胃中虚冷而吐者，仲景尝言之矣。病人脉数，数为客热，当消谷引食而反吐者，此以发汗，令阳气微，膈气虚，脉乃数也。数为客热，不能消谷，以胃中虚冷，故吐也。今以其脉异证同，故引此以为诊视之别。

干呕吐涎沫者，吴茱萸汤。

【附余】

《活人》曰：胃热干呕，桔梗汤一百六十三。干呕而利，黄芩半夏生姜汤六十六。大热呕吐，错语呻吟，不得眠者，黄连解毒汤。诸呕吐不可下，小半夏汤一百十二。若患呕吐而复脚弱，当作脚气治之。

悸三十

成氏曰：悸，心忪也，筑筑惕惕然动，怔怔忪忪不能自安也。有气虚而悸，有停饮而悸，有汗、下后而悸者汗为心液，液去心虚，如鱼无水，故悸。伤寒二三日，心悸而烦者，小建中汤，少阴病，四逆，或悸者，四逆散加桂，是气虚而悸也阳气内弱，心下空虚故悸；饮水多，心下悸，是停饮而悸也心为火而恶水，水既内停，心不自安则为悸也；太阳病，发汗过多，叉手自冒心，心下悸者。太阳病若下之身重，心下悸者，不可发汗，少阳病不可发汗，汗则谵语，此属胃，胃和则愈，胃

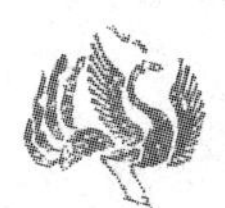

不和则烦而悸，少阳病，不可吐、下，吐、下则悸而惊，是数者皆汗、下后协邪而悸者也。其治或镇固之，或化散之，惟饮之为悸甚于他邪，虽有余邪，必先治悸，何者？以水停心下，无所不入，侵于肺为喘嗽，传于胃为哕噎，溢于皮肤为肿，渍于肠间为利，治不可缓也。故经曰，厥而心下悸，宜先治水，与茯苓甘草汤，后治其厥。厥病甚重，犹先治水，况病之浅者乎。

太阳悸治例

【温】

伤寒二三日，心中悸而烦者，小建中汤五十。

伤寒脉结代，心动悸，炙甘草汤一百七。

注曰：结代之脉，动而终止能自还者，名曰结，不能自还，名曰代，由血气虚衰，不能相续也。心中悸动，知真气内虚也，故用炙甘草汤，益虚补血气而复脉。

生血养气，病后可用。

【和解】

太阳病，小便利者，以饮水多，必心下悸。小便少者，必苦里急也。小便不利，茯苓甘草汤一百十一。里急，吴茱萸汤一百五十七。

注曰：饮水多而小便利者，则水不内蓄，但腹中水多，令心下悸。《金匮要略》曰，食少饮多，水停心下，甚者则悸。饮水多而小便不利，则水蓄于内而不行外，苦里急也。

脉浮数者，法当汗出而愈。若下之，身重心悸者，不

可发汗，当自汗出乃解。所以然者，尺中脉微，此里虚，须表里实，津液自和，便自汗出愈。桂枝加芍药十。

发汗过多，其人叉手自冒心，心下悸，欲得按者，桂枝甘草汤二。

注曰：发汗过多，亡阳也。阳受气于胸中，胸中阳气不足，故叉手自冒心。而心下悸欲得按者，与桂枝甘草汤，以调不足之气。

发汗后，脐下悸，欲作奔豚，茯苓桂枝甘草大枣汤一百十三。

注曰：汗者，心之液。发汗后，脐下悸者，心气虚而肾气发动也。肾之积，名曰奔豚，发则从少腹上至心下，为肾气逆，欲上凌心。今脐下悸，为肾气发动，故云欲作奔豚。与茯苓桂枝甘草大枣汤，以降肾气。

【和解】

伤寒五六日，中风，往来寒热，胸胁满，默默不欲饮食，心烦喜呕，或心下悸，或不渴，身有微热，或咳者，小柴胡汤四十二。

【温】

太阳病，汗出不解，其人仍发热，心下悸，头眩，身瞤动，振振欲擗地，真武汤一百三十。

少阳悸治例

【和】

少阳中风，两耳无所闻，目赤，胸中满而烦者，不

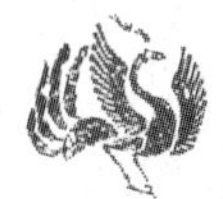

可吐、下，吐、下则悸而惊。救逆，小柴胡去黄芩加茯苓。

赵氏曰：少阳经病证，为不可吐、下，吐、下则悸而惊。又云，尚未吐、下，脉沉紧者，小柴胡汤。又云，已吐、下、发汗、温针后谵语，为坏病。盖不可吐、下者，禁止之辞也。未吐、下者，未经误治，但可和解而已，已吐、下者，失于误治，成坏病也。《活人》于少阳经病证中云，尚未可吐、下，今添一可字，恐未稳。

【下】

伤寒，脉弦细，头痛发热者，属少阳。不可汗，汗则谵语，此属胃，胃和则愈，胃不和则烦而悸。调胃承气汤五十八。

少阴悸治例

【和】

少阴病，四逆，其人或咳，或悸，或小便不利，或腹中痛，或泄利下重者，四逆散一百三，悸者加桂五分。

厥阴悸治例

【和解】

伤寒，厥而心下悸者，宜先治水，当服茯苓甘草汤一百十一，却治其厥。不尔，水渍入胃，必作利。

注曰：《金匮要略》云，水停心下，甚者则悸[①]。厥虽寒胜，然以心下悸为水饮内甚，先与茯苓甘草汤治其水，

① 悸：原作“剧”，据《金匮要略》改。

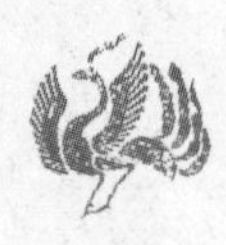

而后治厥。若先治厥，则水饮浸渍肠胃，必作下利。

渴三十一欲饮水附

成氏曰：伤寒邪传里则渴，邪在表则不渴。夫三阳虽或有渴，不如三阴之甚也。故太阴腹满嗌干，少阴口躁舌干而渴，厥阴则消渴，消渴者，饮水多而小便少，谓其热能消水也。盖初传则热微而渴微，传深则热甚而渴甚也。凡渴，与水勿令极意，三阳微渴者五苓散，大渴者白虎汤，三阴热甚而渴者顺下之。其或渴微而强多饮之，则成悸动、支结、喘咳、噎哕、干呕、肿满、下利、小便不利，皆由此也。

太阳渴治例

【汗】

伤寒表不解，心下有水气，干呕，发热而咳，或渴，或利，或噎，或小便不利，少腹满，或喘者，小青龙汤四十。

伤寒，心下有水气，咳而微喘，发热不渴。服汤已渴者，此寒去欲解也。小青龙汤四十。

形作伤寒，其脉不弦紧而弱。弱者必渴，被火者必谵语。弱者发热，脉浮，解之当汗出愈。或麻黄汤二十一、大柴胡汤四十一。

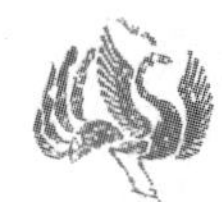

太阳病，发汗后，大汗出，胃中干，烦躁不得眠，欲饮水者，少少与之，令胃气和则愈。若脉浮，小便不利，微热消渴者，五苓散一百七十。

张氏曰：或云烦渴用白虎汤，理所当然，或用五苓散，何也？盖白虎汤乃表证已解，热邪传里而烦渴者用之。今反其汗大出，胃中干，其表已解，不过无津液，故烦躁不得眠，少与之水，胃气得润则愈。若脉尚浮，身有微热而渴，乃表邪未全解，故用五苓散，以桂枝之辛和肌表，白术、茯苓之甘淡以润虚躁也。

太阳病，寸缓、关浮、尺弱，其人发热汗出，复恶寒，不呕，但心下痞者，此以医下之也。如其不下，病人不恶寒而渴者，此转属阳明也。小便数者，大便必硬，不更衣十数日，无所苦也。渴欲饮水，少少与之，但以法救之。渴者，宜五苓散。

发汗已，脉浮数，烦渴者，五苓散。

【和】

本以下之故，心下痞，与泻心汤，痞不解，其人渴而口躁烦，小便不利者，五苓散。

中风发热，六七日不解而烦，有表里证，渴欲饮水，水入即吐，名曰水逆，五苓散。

伤寒中风，往来寒热，胸胁满，默默不欲饮食，心烦喜呕，或渴，或咳者，小柴胡汤四十二。若渴者，去半夏加

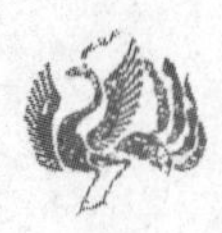

人参、栝蒌根。

伤寒四五日，身热恶风，项强，胁下满，手足温而渴者，小柴胡汤四十二。

得病六七日，脉迟浮弱，恶风，手足温，医二三下之，不能食而胁下满痛，面目及身黄[①]，颈项强，小便难者，与柴胡汤，后必下重，本渴而饮水呕者，柴胡不中与也。

或云，下重渴欲饮水呕者，五苓加茵陈蒿汤八十七。

服桂枝汤，大汗后，大烦渴不解，脉洪大者，白虎加人参汤六十二。

太阳病，发热而渴，不恶寒者，为温病，柴胡、白虎、桂枝去桂加人参。

伤寒无大热，口燥渴，心烦，背微恶寒，白虎加人参汤六十二。

伤寒脉浮，发热无汗，其表不解者，不可与白虎汤。渴欲饮水，无表证者，白虎加人参汤六十二。

伤寒汗出而渴，五苓散一百七十。不渴者，茯苓甘草汤一百十一。

---

① 身黄："黄"字原脱，据《伤寒论》补出。

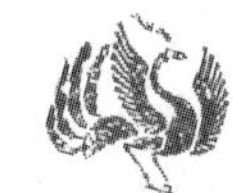

伤寒五六日，已汗复下，胸胁痛[①]微结，小便不利，渴而不呕，但头汗出，往来寒热，心烦者，此为未解也，柴胡桂枝干姜汤四十六。

伤寒病，若吐、若下后，七八日不解，热结在里，表里俱热，时时恶风，大渴，舌上干燥而烦，欲饮水数升者，白虎加人参汤。

【下】

太阳病，重发汗而复下之，不大便五六日，舌上燥而渴，日晡小有潮热，从心下至少腹硬满而痛，不可近者，大陷胸汤九十二。

【刺】

伤寒发热，啬啬恶寒，大渴欲饮水，其腹必满，自汗出，小便利，其病欲解，此肝乘肺也，名曰横，刺期门。

【随病治例】

太阳病，小便利者，以饮水多，必心下悸。小便少者，必苦里急。小便利，茯苓甘草汤一百十一。里急，十枣汤一百七十二。

血弱气尽，腠理开，邪气因入，与正气相抟，结于胁下，正邪分争，往来寒热，休作有时，默默不欲饮食。脏腑相连，其痛必下，邪高痛下，故使呕也，小柴胡汤四十二。服柴胡汤已，渴者，属阳明也，以法治之，或宜大承气汤五十七。

---

① 痛：《伤寒论》中作“满”。

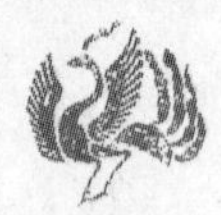

阳明渴治例

【和】

阳明病，汗出多而渴者，不可与猪苓汤，以汗多胃中燥，复利其小便故也。白虎加人参汤六十二、小柴胡去半夏加瓜蒌、竹叶。

张氏曰：其阳明汗多，此阳明病未解而渴，胃中津液干燥，若与猪苓汤，复利其小便，是为实实虚虚之弊也。

【下】

阳明病，发热汗出，此为热越，不能发黄也。但头汗出，身无汗，齐颈而还，小便不利，渴引水浆者，此为瘀热在里，身必发黄，茵陈蒿汤八十七。

【随病治例】

阳明病，潮热，大便微硬者，大承气汤五十七。若不大便，恐有燥屎，与小承气汤五十八，腹中若不转失气者，此但初头硬，后必溏，攻之必胀满不能食也。欲饮水者，与水则哕。其后发热者，必大便复硬而少也，小承气汤五十八。

阳明病，脉浮而紧，咽燥口苦，腹满而喘，发热汗出，不恶寒，反恶热，身重，若渴欲饮水，口干舌躁者，白虎加人参汤六十二。若脉浮发热，渴欲饮水，小便不利者，猪苓汤一百十六。

少阴渴治例

【温】

少阴病，欲吐不吐，心烦，但欲寐，五六日自利而渴

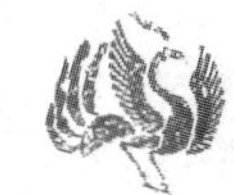

者，属少阴也。或用四逆汤九十九，《活人》用甘草生姜汤一百五。

【和】

少阴病，下利六七日，咳而呕渴，心烦不得眠者，猪苓汤一百十六。

厥阴渴治例

【和】

厥阴之为病，消渴，气上撞心，心中疼热，饥不欲食，食则吐蛔[①]，下之利不止。桂枝茯苓白术汤。

注曰：邪传厥阴，则热已深也。邪自太阳传至太阴，则腹满而咽干，未成渴也；邪至少阴者，口燥舌干而渴，未成消也；至厥阴而消渴者，热甚能消水谷也。饮水多[②]而小便少者，谓之消渴。木生于火，肝气通心，厥阴客热，气上撞心，心中疼热。伤寒六七日，厥阴受病之时，为传经尽，则当入腑，胃虚客热，饥不欲食，蛔在胃中，无食则动，闻食臭而出，得食蛔出，此热在厥阴经也。设使下之，虚其胃气，厥阴木邪相逢，必吐下不止。

无已为表阳邪传里者，非也，消渴，心中疼热也。

【自愈】

厥阴病，渴欲饮水者，少少与之愈。

注曰：邪至厥阴，为传经尽，欲解之时。渴欲得水者，少少与之，胃气得和则愈。

---

① 吐蛔：原脱，据《伤寒论》补出。

② 多：原作“也”，据文义改。

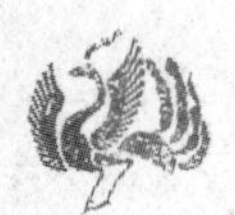

下利，有微热而渴，脉弱者，今自愈。或用麻黄汤二十一。

下利，脉数而渴者，今自愈。设不差，必便脓血，以有热故也。或用黄连汤。

【和】

下利欲饮水者，以有热故也，白头翁汤。

【附余】

阳毒发狂烦躁大渴。《活人》用黑奴丸一百五十四。不大渴者，不可与也。

赵氏曰：《活人》切戒太阳证无汗而渴者，不可与白虎汤，阳明证汗多而渴者，不可与五苓散。愚详仲景论治渴，药有不可与之戒有二。伤寒脉浮发热，无汗，渴欲饮水，无表证者，白虎加人参汤，表不解，不可与，《活人》不云表不解，但云无汗不可与，则误矣。经云，阳明汗多而渴，不可与猪苓汤，《活人》改作五苓散。盖猪苓专渗泄，五苓兼汗利，安得而改之？经既云汗多而渴者，不可与猪苓汤，而太阳伤寒汗出而渴，复用五苓散者，盖渴虽同，汗之多寡则异。太阳属表，未至汗多胃燥，故用五苓渗热和表，非若阳明属里，汗多而胃燥也。经又云，阳明发热汗多，急下之，均是阳明汗多，前证戒利小便，此证不戒利大便，何也？盖渴者邪气散漫在经，未收敛入胃作实，此证不渴，则内已作实，外又发热，恐热内竭津液，故急下之。

且猪苓、五苓，又有可疑者。太阳病，脉浮，小便不利，微热消渴者，五苓散。阳明脉浮发热，渴欲饮水，小便不利者，猪苓汤。脉症皆同，何故用药之不同耶？然太

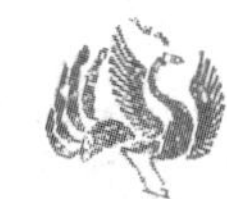

阳邪在表，发汗不解，故用五苓和表行津液。阳明邪已入里，热客下焦，故用猪苓渗泻其热。噫！白虎、猪苓、五苓等药，若能证察于机微，治明于权变，则可与不可与，庶得仲景之妙。

外有自利而渴条下注云，伤寒热入于脏，流于少阴之经，少阴主肾，肾恶燥，故渴而引饮，注用猪苓汤、白头翁汤。又后下利问中重出，自利而渴条下却云，肾虚故引水自救，通用白通、四逆、猪苓等汤。一问以渴为热，一问以渴为虚，冰炭不侔，何凭分别？又且分隶两门，设使后人临病检阅，前后两不相闻，疑误岂小，今详定。少阴病，咳而下利呕渴，心烦不得眠，及厥阴证下利欲饮水，是皆传经之邪热，脉必沉细数，仲景故以滑石、黄连等清利之。其或少阴自利而渴，欲吐不吐，心烦但欲寐，是直入本经之阴邪也，脉必沉微，仲景故以附子、干姜温之。本问何不如此明示脉证，合为一门而明辨之，庶一见而两得焉，清之温之，随其攸利，又何疑误之有。

吴氏曰：凡渴，当分六经而治。太阳经标热，在表则不渴，若热传入膀胱之本则烦渴，脉浮数，小便不利也，五苓散，切不可与白虎汤。凡阳明病脉长，标热，无汗而渴者，葛根解肌汤，或六神通解散倍葛根以汗解之。若阳明热传于胃中，本热，恶热，濈濈汗出而渴，脉浮洪数者，人参白虎汤，五苓不中与也。若阳明本热，或蒸蒸而热，潮热，烦渴舌燥，口干饮水，大便实者，大柴胡汤，或调胃承气汤下之，若内未实，尚未可下，宜小柴胡增损用之。少阳脉弦数，口苦咽干，发热而渴者，小柴胡去半夏加瓜蒌根。余见本条。太阴自利则不渴，惟少阴有口苦饮水，

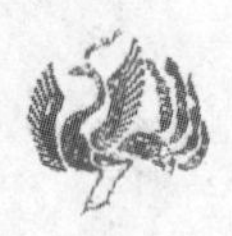

小便色白者，此下有寒也，脉沉者，附子汤。若身寒厥逆，脉滑而口渴者，此里有热也，人参白虎汤。凡阴证烦躁，口渴不能用水，脉沉足冷者，宜四逆汤冷饮之。凡伤寒时气等证，欲饮水者，为欲愈。盖得水则能和其胃气，汗出而解也。不与水则干燥，无由而作汗，遂致闷乱而死也。

凡与水，须察病人勇怯，邪热轻重多少与之，宁从不及，不可太过，恐水多不能渗化，停蓄为害多矣。其人须用新汲井中者为良。凡热病热甚，大便实者，以玄明粉一二钱加入水中饮之最妙。凡中暑烦渴者，加神砂、天水散调水中饮之尤良。如虚人烦渴，不饮水，以灯心煎汤，浸水中与之。凡口渴，细茶汤、白梅汤、绿豆汤，皆可饮之，香水梨、雪梨、嫩藕、西瓜，皆可食之。凡用冰，须以凉水洗去盐味方可。

振战慄三十二

成氏曰：振者，耸动也，战者，战摇也，慄者，心战也。振轻而战重也，战外而慄内也。振者责其虚寒，虚则不至于争，故止于振耸耳。战者为正与邪争，争则鼓慄而战矣。战虽重于振，而慄重于战也。战者正气胜，慄者邪气胜也，皆邪正之相争也。

太阳振治例

【温】

下后复发汗，必振寒，脉微细，以内外俱虚故也。当归四逆汤九十九、真武汤一百三十。

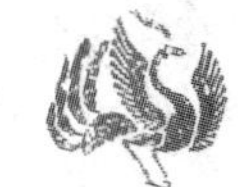

太阳病，已汗不解，仍发热，心下悸，头眩，身瞤动，振振欲擗地，真武汤一百三十。

伤寒吐、下后，心下逆满，气上冲胸，起则头眩，脉沉紧，发汗则动经，身为振振摇者，茯苓桂枝白术甘草汤。

【和解】

伤寒五六日，呕而发热，柴胡证具，以他药下之，柴胡证仍在，复与柴胡汤四十二。

柴胡汤病证下之，若柴胡证不罢，复与柴胡汤。

亡血家复汗之，必寒慄而振，小柴胡四十二、当归四逆汤。

注曰：《针经》云，夺血者无汗，夺汗者无血。发汗则阴阳俱虚，故寒慄而振摇。

【自解】

太阳病未解，脉阴阳俱停，无偏胜也，必先振慄，汗出而解。

太阳病二日，反躁，凡熨其背，而大汗出，大热入胃，胃中水竭，躁烦，必发谵语，十余日，振慄自下利者，为欲解。

【附余】

韩氏曰：汗下后战者，与救逆汤。微减，与羊肉汤，再投而战解。阴气内盛，正气大虚，心慄鼓颔，身不战者，遂成寒逆，宜灸之，或用大建中汤。仲景治尸厥，战而慄

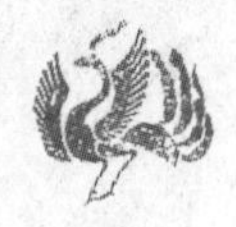

者，刺期门、巨阙。

吴氏曰：凡振者，大抵气血俱虚，不能荣养筋骨，故为之振摇而不能主持也。须大补气血则可，予曾用人参养荣汤得效。又一人身摇不得眠者，以十味温胆汤倍加人参遂愈。《内经》曰，寒之伤人，使人毫毛毕直，鼓颔战慄而无汗，按此表寒而战慄也。经言，病有战而汗出因得解，其脉浮而紧，按之反芤，此为本虚，故当战而汗出也。又曰，脉阴阳俱停，以三部浮沉迟数脉同等，必先振慄，汗出而解。若脉浮数，按之不芤，其人本不虚者，则汗出而解。盖发战也，若不发战而心慄者，此阴中于邪，必内慄也。凡正气怯弱，寒邪在内，必为慄也，学者宜详究焉。

逆厥三十三

四逆者，四肢不温；厥者，手足冷。夫邪在三阳，则手足热，传到太阴，则手足温，至少阴，则逆而不温，至厥阴，则为之厥，甚于逆也。盖自热至温，而四逆至厥者，传经之邪也，四逆散主之。始得之便厥，是阴经受邪，阳气不足，四逆汤主之。

王氏曰：仲景言四逆与厥者非一，或曰四逆，或曰厥，或曰厥逆、厥冷、厥寒，或曰手足逆冷、手足厥逆、手足厥冷、手足厥逆冷，俱是言寒冷耳，故厥逆二字每每互言，未尝分逆为不温，厥为冷也，既不曰温，则为冷矣，尚何异乎？然四肢与手足却有所分，以四字加逆字之上者，是通指手足臂胫以上言也。以手足字加厥逆、厥冷等上，及无手足字者，是独指手足言也。虽然，逆厥俱为寒冷，却

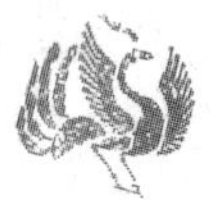

有阴阳之殊。热极而成厥逆者，阳极似阴也，仲景以四逆散寒药治之是也。寒极而成逆厥者，独阴无阳也，仲景虽无四逆汤热药治四逆之条，但四逆汤之名由四肢之冷而立。今以四逆汤治手足厥冷，岂非逆厥之不异乎？成氏既谓四逆为热邪，至少阴病死症二条下，又谓四逆为寒甚，不自悖其说乎？是知四逆亦犹厥之有寒有热，但四肢通冷，比之手足独冷，则有间耳，故仲景曰，少阴病，吐利烦躁，四逆者，死。又曰，少阴病，四逆，恶寒而蜷，脉不至，不烦而躁者，死。又曰，少阴病，吐利，手足厥冷，烦躁欲死者，吴茱萸汤。此三条二为死，一为可治，虽通由诸症兼见而然，然死者以四逆言，可治者以厥冷言，可见四逆重于厥冷矣。成氏谓厥甚于逆，岂不谬耶？

太阳厥治例

【温】

伤寒脉浮，自汗，小便数，心烦，微恶寒，脚挛急，反与桂枝汤，欲攻其表，此误也。得之便厥，咽中干，烦躁，吐逆者，作甘草干姜汤与之。

太阳中风，脉浮紧，发热恶寒，身疼痛，不汗出而烦躁者，大青龙汤。若脉微弱，汗出恶风者，不可服。服之则厥逆，筋惕肉瞤，此为逆也，真武汤一百三十。

阳明厥治例

【温】

阳明病，反无汗而小便利，二三日呕而咳，手足厥者，

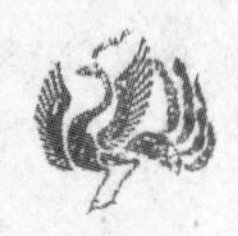

必苦头痛，若不咳不呕，手足不厥者，头不痛。或用真武汤去茯苓。

【和解】

三阳合病，腹满身重，难以转侧，口不仁而面垢，谵语遗尿。下之则额上生汗，手足逆冷。若自汗出者，白虎汤六十一。

少阴厥逆治例

【温】

少阴病，吐利，手足厥冷，烦躁欲死者，吴茱萸汤一百五十七。

少阴病，下利脉微者，与白通汤，利不止，厥逆无脉，干呕烦者，白通加猪胆汁汤一百三十二。脉暴出者死，微续者生。

少阴病，下利清谷，里寒外热，手足厥逆，脉微欲绝，身反不恶寒，其人面色赤，或腹痛，或干呕，或咽痛，或利止脉不出者，通脉四逆汤二百十七。

【和解】

少阴病，四逆，其人或咳，或悸，或小便不利，或腹中痛，或泄利下重者，四逆散一百三。

赵氏曰：仲景上文但云少阴病四逆，《活人》第八十问中改作四肢厥逆。设遇寒厥，下利腹痛而咳者，依其言而用四逆散之凉剂可乎？夫邪自阳经入里而厥者，是热极而厥也，是或可用。直入阴经之寒邪而厥者，是又当乎？四

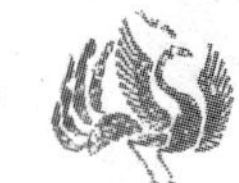

逆散尤当戒之，学者宜详究焉。

【不治】

少阴病，恶寒身蜷而利，手足逆冷者，不治。

少阴病，吐利烦躁，四逆者，死。

少阴病，四逆，恶寒而身蜷，脉不至，不烦而躁者，死。

少阴病，但厥，无汗而强发之，必动其血，未知从何道出，或从口鼻，或从目出，是名下厥上竭，为难治。

厥阴厥逆治例

【和解】

伤寒先厥后发热而利者，必自止。见厥复利，四逆散一百三。

张氏曰：或云，三阴经伤寒，太阴为始则手足温，少阴则手足清，厥阴则手足厥逆。然病至厥阴乃阴之极也，则故反有发热之理？盖阳极则阴生，阴极则阳生，此阴阳推荡必然之理也。《易》：物[①]穷必变，穷者，至极之谓也。阳至极而生阴，故阳病有厥冷之证，阴至极而生阳，则厥逆者有发热之条。凡言厥者热亦深者，乃事之极而变之常。经曰，亢则害，承乃制是也。

① 物：原作“变”，据《易经》改之。

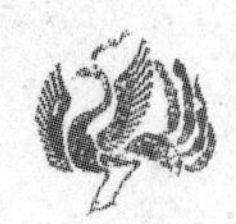

伤寒厥而心下悸，宜先治水，当服茯苓甘草汤一百十一，却治其厥。不尔，水渍入胃，必作利也。

伤寒脉滑而厥者，里有热也，白虎汤六十一。

伤寒先厥后发热，下利必自止，反汗出咽中痛者，其喉为痹。发热无汗而利必自止，若不止必便脓血，其喉不痹。黄芩汤六十四、桃花汤一百七十四、白头翁汤二百四。

伤寒，热少厥微，指头寒，默默不欲食，烦躁数日，小便利，色白者，此热除也，欲得食，其病为愈，若厥而呕，胸胁烦满者，其后必便血。黄芩芍药汤六十五、抵当汤九十五、小柴胡汤四十二。

伤寒，始发热六日，厥反九日而利者，当不能食，今反能食者，恐为除中，食以索饼，不发热者，胃气尚在，必愈，恐暴热来出而复去也。后三日脉之，其热续在者，期之旦日夜半愈。后三日脉之而脉数，其热不罢者，此为热气有余，必发痈脓也，黄芩汤六十四。

伤寒六七日，大下后，寸脉沉而迟，手足厥逆，下部脉不至，咽喉不利，吐脓血，泄利不止者，为难治，麻黄升麻汤二十三。

注曰：伤寒六七日，邪传厥阴之时。大下之后，下焦气虚，阳气内陷，寸脉迟而手足逆，下部脉不至。厥阴之脉，贯膈上注肺，循喉咙。在厥阴随经射肺，因亡津液，

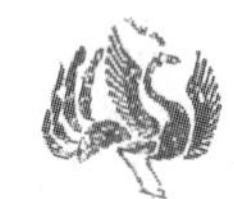

遂成肺痿，咽喉不利而吐脓血也。《金匮要略》曰，肺痿之病，从何得之？被快药下利，重亡津液，故得之。若泄利不止，为里气大虚，故云难治。与麻黄升麻汤，以调肝肺之气。

此药之大者，若瘟毒瘴利，表里不分，毒邪沉炽，或咳，或脓，或血者，皆宜前药。

【温】

凡厥者，阴阳气不相顺接，便为厥。厥者，手足逆冷是也。

注曰：手之三阴三阳，相接于手十指，足之三阴三阳，相接于足十指。阳气内陷，不与阴相顺接，故手足为之厥冷也。

或宜温。

病者手足厥冷，不结胸，小腹满，按之痛者，此冷结在膀胱关元也。或用真武汤一百三十、四物吴茱萸汤，或灸关元。

注曰：手足厥，不结胸者，无热也，小腹满，按之痛，下焦冷结也。

伤寒厥四日，热反三日，复厥五日，其病为进，寒多热少，阳气退，故为进也。四逆汤九十九。

手足厥寒，脉细欲绝者，当归四逆汤。

下利，脉沉而迟，其人面少赤，身有微热，下利清谷

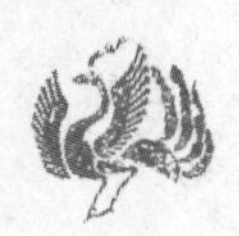

者，必郁冒，汗出而解，病人必微厥，下虚故也。四逆汤九十九。

下利后脉绝，手足厥冷，晬时脉还，手足温者生，脉不还者死。白通汤一百三十一、通脉四逆汤二百十七。

注曰：下利[1]，脉绝，手足厥冷者，无阳也。晬时，周时也。周时厥愈，脉出，为阳气复则生，若手足不温，脉不还者，为阳气绝则死。

下利清谷，里寒外热，汗出而厥者，通脉四逆汤二百十七。

呕而脉弱，小便复利，身有微热，见厥者，为难治，四逆汤九十九。

大汗出，热不去，内拘急，四肢疼，又下利，厥逆而恶寒者，四逆汤九十九。

伤寒，脉微而厥，至七八日其人躁烦，无暂安时者，此为脏厥，多难治。蛔厥者，其人当吐蛔。乌梅丸。

脏厥，吴氏用金液丹、四逆汤九十九救之。

【吐】

病人手足厥冷，脉乍紧者，邪结在胸中。心中满而烦，饥不能食者，病在胸中，当吐之，宜瓜蒂散。

---

① 下利：后原有“厥”字，恐为衍文，删去。

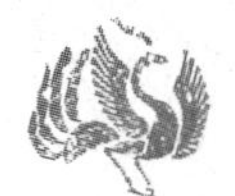

【下】

伤寒一二日，至四五日而厥者，必发热，前热者，后必厥，厥深者，热亦深，厥微者，热亦微，应下之，而反汗者，必口伤烂赤，大柴胡汤四十一。

【禁下】

伤寒五六日，不结胸，腹濡，脉虚，复厥者，不可下，此为亡血，下之死。

诸四逆厥者，不可下之，虚家亦然。

注曰：四逆者，四肢不温也；厥者，手足冷也。皆阳气少而阴气多，故不可下，虚家亦然。下之是谓重虚，《金匮玉函》曰，虚者十补，勿一泻之。

【灸】

伤寒脉促，手足厥逆者，可灸之。

注曰：脉促则为阳虚不相续，厥逆则为阳虚不相接，灸之以助阳气。

【自愈】

伤寒，病厥五日，热亦五日，设六日当复厥，不厥者自愈。厥终不过五日，以热五日，故知自愈。

伤寒发热四日，厥反三日，复热四日，厥少热多，其病当愈。四日至七日，热不除者，其后必便血。黄芩汤六十四、抵当汤九十五。

【不治】

发热而厥七日，下利者，为难治。

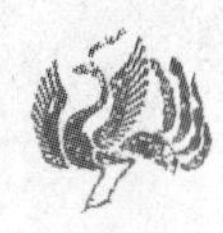

伤寒六七日，脉微，手足厥冷，烦躁，灸厥阴，厥不还者死。

伤寒发热，下利厥逆，躁不得卧者死。

伤寒发热，下利至甚，厥不止者死。

下利，手足厥冷，无脉者，灸之不温，若脉不还，反微喘者死。

【附余】

陶氏曰：阴阳二厥，治之一差，死生立判。阳厥者，先自三阳气分，因感寒邪，起于头痛，发热恶寒，以后传进三阴血分，变出四肢厥逆，乍温，大便燥实，谵语发渴，扬手掷足，不恶寒，反怕热，或腹痛后重，泄利稠黏，小便赤涩，脉沉有力，此见传经热证，谓之阳厥。阳极发厥者，即阳证似阴，外虽有厥冷，内有热邪耳。盖因大便失下，使血气不通，故手足乍冷乍温也，如火炼金，热极金反化水，寒极水反成冰，而能载物。厥微热亦微，四逆散，厥深热亦深，大承气。若不明此，复投热药，如抱薪救火。夫阴厥者，乃三阴血分自受寒邪，初病无身热头痛，就便恶寒，四肢厥冷，直至臂胫[1]以上，过乎肘膝不温，引衣蜷卧，不渴，兼或腹痛，吐泻，小便清白，或战慄，面如刀刮，口吐涎沫，脉沉迟无力，此为阴经直中真寒证，不从阳经传入，谓之阴厥也。轻则理中，重则四逆。又有病自

① 胫：原作“颈”，据《证治准绳》改之。

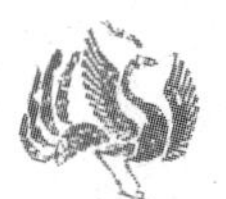

阳经传入，目下系阴证而厥者，亦阴厥也。且夫人之手足乃胃土之末，凡脾胃有热，手足必热，脾胃有寒，手足必寒，此理之常也。至于亢极反成兼化，此又事之变也。学者于此，宜致力焉。

吴氏曰：大抵伤寒发厥，正气已极，宜速加治，但恐复霜，则坚冰将至，又为迟矣。夫阳厥者，必先因热甚不解而致，刘河间谓肢体厥冷，惟心胸有热，大便秘者，以凉膈散养阴退阳，不宜速下，若大便不秘者，以黄连解毒汤主之。凡厥证可下者，内有燥屎也，以手摩病人脐腹，或硬满，或痛者是也。若腹中转失气，屁出极臭者，或绕脐刺痛者，以有燥屎也。轻者调胃承气，重者大承气，或用凉水调下玄明粉一二钱亦佳，或用鸡清入蜜水和一瓯，调入好芒硝末二三钱最效。大抵阳厥，以脉滑别之，则无差也。凡阴厥者，必先因肾气虚寒，或复着外寒，或误寒凉之药，或误下之，则积阴盛于下，微阳衰于上，遂发厥逆，切其脉沉细而微，按之全无者是也，宜四逆汤急温之，冷甚者治例与阴毒同也。凡尸厥者，经言少阴脉不至，肾气微，奔气促迫，宗气反聚，血结心下，阳气退下，热归阴股，而为尸厥也，急宜刺期门、巨阙。昔扁鹊治虢太子病尸厥，针三阳五会穴而愈。盖以阳脉下坠，阴脉上争，宗气聚而不通，上有绝阳之络，下有破阴之纽，破[1]阴绝阳之色，以发脉乱，故形静厥冷，昏沉如死人之状，名曰尸厥，宜阴毒例中求之。

凡伤寒，寒热而厥，面色不泽，冒昧，两手无脉，或一手无脉，此将有好汗出，如亢阳欲雨之状，多用绵衣包

① 破：原脱，据《史记·扁鹊仓公列传》补出。

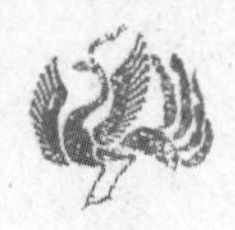

暖手足，急用五味子汤，或兼与桂枝麻黄各半汤汗之而愈。若脉不至，汗不出者，死也。

谵语三十四附郑声、恍惚心乱

成氏曰：谵者谓呢喃而语也，又作谵谓妄有所见而言也。斯皆胃中热盛，上乘于心，心为热冒，则神识昏乱，而语言谬妄也。轻者睡中而言，重者寤亦谬语，经谓谵语、独语、狂语及语言不休与乱言者，由其热之有轻重也谵语错妄，若与人言有次，与独语如见鬼者，热之轻也。狂言无所知识，甚则至于喊叫，与语言不休者，热之甚也。迨夫言乱乃狂言，骂詈不避亲疏，此为神明已乱，难可复制其猖狂也。谵语之由，又自不同，有火劫，有汗出，有下利，有下血，有燥屎在胃，有三阳合病，有过经，有亡阳等。谵语者俱已条具于后，兹不及赘。诸如此者，脉短则死，脉自和则愈。又，身微热，脉浮大者生，逆冷脉沉，不过一日死。或气上逆而喘满，或气下夺而自利，皆为逆也。

太阳谵语治例

【汗】

形作伤寒，其脉不弦紧而弱。弱者必渴，被火者必谵语。弱者发热、脉浮，解之当汗出愈。或用大柴胡汤四十一、麻黄汤二十一。

【调】

汗家重发汗，必恍惚心乱，小便已，阴中疼，与禹余粮丸二百三，或用真武汤一百三十、桂枝茯苓甘草汤一百十三、四逆汤九十九。

注曰：汗者心之液，汗家重发汗，则心虚恍惚心乱，

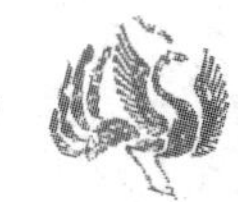

夺汗则无水，故小便已，阴中疼。

伤寒八九日，下之，胸满烦惊，小便不利，谵语，一身尽重[①]，不可转侧者，柴胡龙骨牡蛎汤四十七。

太阳病中风，以火劫发汗，邪风被火热，血气流溢，失其常度，两阳相熏灼，其身发黄。阳盛则欲衄，阴虚则小便难，阴阳俱虚竭，身体则枯燥。但头汗出，齐颈而还，腹满微喘，口干咽烂，或不大便，久则谵语者，大柴胡汤四十、大承气汤五十七。

太阳病二日，反躁，凡熨其背，而大汗出，大热入胃，胃中水竭，躁烦，必发谵语，十余日，振慄，自下利者，此为欲解。或用调胃承气汤五十九。

伤寒十三日不解，过经，谵语者，以有热也，当以汤下之。若小便利者，大便当硬，而反下利，脉调和者，知医以丸药下之，非其治也。若自下利者，脉当微厥，今反和者，此为内实也，调胃承气汤、大柴胡、承气汤。

注曰：伤寒十三日，再传经尽，谓之过经。谵语者，阳明胃热也，当以诸承气汤下之。若小便利者，津液偏渗，大便当硬，反下利者，知医以丸药下之也。下利，脉微而厥者，虚寒也，今脉调和，则非虚寒，由肠虚胃热，协热而利也，以调胃承气汤以下胃热。

---

① 一身尽重：原作“一身尽痛”，据《伤寒论》改之。

伤寒脉浮，自汗，小便数，心烦，微恶寒，脚挛急，反与桂枝，欲攻其表，此误也。若胃气不和，谵语者，少与调胃承气汤五十九。

【刺】

妇人中风，发热恶寒，经水适来，得之七八日，热除脉迟身凉，如结胸状，谵语者，此为热入血室，刺期门，随其实泻之。

伤寒腹满谵语，寸口脉浮而紧，此肝乘脾，名曰纵，刺期门。

太少并病，颈项强痛，或眩冒，时如结胸，心下痞硬者，当刺大椎第一间、肺俞、肝俞二百三十四。不当发汗，汗则谵语，脉弦，五六日，谵语不止，刺期门二百三十三。

吴氏曰：《素问》言，凡过经不解，谵语者，当刺期门，随其实而泻之。刺期门之法，须得脉弦或浮紧，刺之必愈，以正取肝经之邪故也。

【自愈】

妇人伤寒发热，经水适来，昼日明了，暮则谵语，如见鬼状，此为热入血室。无犯胃气及上二焦，必自愈。

阳明谵语治例

【和】①

发汗多，若重发汗者，亡其阳，谵语脉短者死，脉自

① 和：原无，依体例补出。

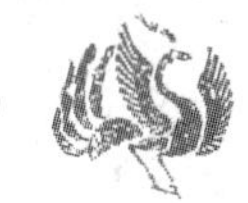

和者不死。或用小柴胡加桂枝汤四十四。

三阳合病，腹满身重，难以转侧，口不仁而面垢，谵语遗尿。发汗则谵语，下之则额上生汗，手足逆冷。若自汗出者，白虎汤六十二。

【吐】

阳明病，脉浮而紧，咽燥口苦，腹满而喘，发热汗出，不恶寒，反恶热，身重。若发汗则躁，心愦愦，反谵语者，若下之则胃中空虚，客气动膈，心中懊侬，舌上苔者，栀子豉汤。

【下】

二阳并病，太阳证罢，但发潮热，手足漐漐汗出，大便难而谵语者，下之则愈，宜大承气汤。

伤寒吐、下后不解，不大便五六日，至十余日，日晡所发潮热，不恶寒，独语如见鬼状者，发则不识人，循衣摸床，惕而不安，微喘直视，脉弦者生，涩者死。微者，但发热谵语者，大承气汤五十七，若一服利，止后服。

阳明病，谵语，发潮热，脉滑而疾者，小承气汤五十八。因与承气汤一升，腹中转失气者，更服一升，若不转失气，勿更与之。明日不大便，脉反微涩者，里虚也，为难治，不可更与承气汤。

阳明病，谵语，有潮热，反不能食者，胃中必有燥屎五六枚也。若能食者，但硬耳，宜大承气汤五十七。

阳明病，其人多汗，以津液外出，胃中燥，大便必硬，硬则谵语，小承气汤五十八。若一服谵语止，更莫复服。

汗出谵语者，以有燥屎在胃中，此为风也，须下之，过经乃可下之。下之若早，语言必乱，以表虚里实故也。下之则愈，宜大承气汤五十七。

伤寒四五日，脉沉而喘满。沉为在里，而反发其汗，津液越出，大便为难，表虚里实，久则谵语。大承气汤五十七。

阳明病，下血谵语者，为热入血室，但头汗出者，刺期门二百三十三，随其实而泻之，濈然汗出而愈。

【不治】

直视谵语，喘满者死，下利者亦死。

少阳谵语治例

【下】

伤寒，脉弦，头痛发热者，属少阳。少阳不可发汗，发汗则谵语。此属胃，胃和则愈，胃不和则烦而悸。调胃、大承气汤五十七。

【坏病】

本太阳病，转入少阳，胁下硬满，干呕，往来寒热，若已吐、下、发汗、温针，谵语，柴胡证罢者，此为坏病，知犯何逆，以法治之。

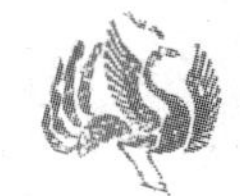

少阴谵语治例

【火逆】

少阴病，咳而下利谵语者，被火气劫故也，小便必难，以强责少阴汗也。或用柴胡龙骨牡蛎汤四十七。

厥阴谵语治例

【下】[①]

下利谵语者，有燥屎也，宜小承气汤五十八。

【附余】

《活人》曰：大便秘，谵语，不恶寒，反恶热，白虎汤。已得汗，身和谵语者，柴胡桂枝汤四十五。火迫而致谵语，亦用白虎汤。

赵氏曰：仲景论中有谵语，有独语，有狂言，有语言不休，皆胃中热极，上乘于心，心为热冒，神识昏乱，语言多出而无次，大抵皆阳经病也，胡不观《中藏经》云，阳候多语，阴候无声，不亦宜乎？

陶氏曰：伤寒失于汗、下，邪热传里，使水涸粪燥，大便不通，必发谵语。或心下硬痛，下利纯清水[②]，燥渴，口出无伦语，亦谵语。凡此皆实，当用寒凉之剂下之。又有汗多亡阳，或下后利不止，身疼痛，或自利清谷，谵语者，凡此皆虚，当辛热之剂温之，此与狂言相类。又云，伤寒余热不除，蕴在心包，使精神短少，冒昧昏沉，睡中言语一二句者，名独语，宜凉剂清之，此与谵语不相类。

---

① 下：原无，依体例补出。
② 纯清水：原作“清谷水”，据《伤寒六书》改之。

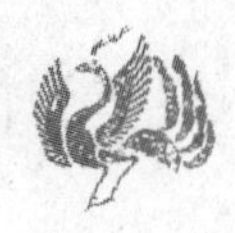

吴氏曰：治伤寒热甚，心烦有痰，神昏谵语者，以竹沥一盏，生天花粉汁一盏服之。或加好金子三五钱同煎为妙。

成氏曰：郑声，不正之声。故孔子曰，放郑声。伤寒郑声，则其声如郑卫之音，转不正也。经曰，虚则郑声。今汗后，或病久人，或病新差后，正气虚而不全，故声转而不正也不正非语谬妄，或语言不续，或前高后低，非其平素正音，故曰郑声。又曰，郑者，重也，正为声转也，昧者妄以重为重叠之重，与谵语混而无别，遂以身热脉数，便难烦渴而多言者为谵语，为热病，以身凉脉小，自利不渴而多言者为郑声，为阴证者，非也。仲景三百九十余证，曲尽伤寒形候。若以郑声为阴病，则于三阴门中亦当条见，若以为阳病，则于三阳门内亦合载之，所以郑声别无症治者，可见不须药治矣。其正气已完①，则声音言语自归于正矣。

实则谵语，虚则郑声。郑声，重声也。

注曰：邪气盛则实，精气夺则虚。谵语由邪气盛而神识昏，郑声由精气夺而神不全也。

【附余】

吴氏曰：大抵郑声，乃因内虚，正气将脱而言，皆不足之貌。如手足并冷，脉息沉细，口鼻气息短少，所说言语轻微无力，气少难以应息者，皆元气将脱也。或呃逆不止，神昏气促，不知人事者，死。如气息不促，手足颇温，其脉沉细而微者，急以附子汤倍人参主之。或以接气丹、

① 完：完全、完好意。

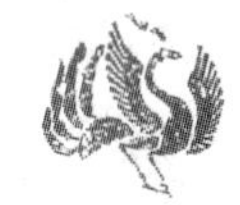

黑锡丹兼进一二服，以助其真气，或浓煎人参徐徐与之。或未可用附子者，以三白汤倍人参主之。

陶氏曰：伤寒因汗、下后，正气虚而本音则郑重，语散不知高下，大小便利，手足冷，名郑声，宜中和之剂治之，此与独语不相类。

短气三十五

成氏曰：短气者，气急而短促，似喘而非，喘则张口抬肩，短气只是气促而不能相续，似喘而不抬肩，似呻吟而无痛也。有责为实者经曰，短气腹满而喘，有潮热，此外欲解，可攻里，此短气之实者也，有责为虚者经曰，趺阳脉微①而紧，紧则为寒，微则为虚，微虚相抟，则为短气，此短气之虚也，有在表者经曰，短气但坐，以汗出不彻故也，更发汗则愈，与其风湿相抟，汗出短气，小便不利，恶风者，甘草附子汤，此邪在表而短气也，有在里者经曰，干呕短气，汗出不恶寒，此表解里未和，十枣汤，与太阳病医反下之，短气，烦躁懊侬，心中硬，成结胸，大陷胸汤，此邪在里而短气也，治各有异。大抵短气为实，《要略》曰，短气不足以息者，实也。又水停心下，亦令短气。《要略》曰，食少饮多，水停心下，微者短气。学者察诸。

太阳短气治例

【下】

太阳中风，下利呕逆，表解者，乃可攻之。其人漐漐汗出，发作有时，头痛，心下痞硬，引胁下痛，干呕短气，汗出不恶寒者，此表解里未和也，十枣汤。

---

① 微：原作“浮”，据《伤寒论》改。

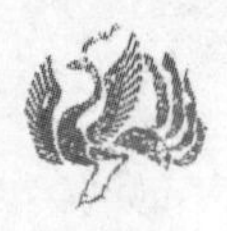

【温】

风湿相抟，骨节烦疼，掣痛不得屈伸，近之则痛剧，汗出短气，小便不利，恶风不欲去衣，或身微肿者，甘草附子汤一百十八。

【随病治例】

太阳病，脉浮而动数，浮则为风，数则为热，动则为痛，数则为虚。头痛发热，微盗汗出，而反恶寒者，表未解也。医反下之，动数变迟，膈内拒痛，胃中空虚，客气动膈，短气躁烦，心中懊憹，阳气内陷，心下因硬，则为结胸，大陷胸汤九十二。

二阳并病，太阳初得病时，发其汗不彻，因转属阳明，续自微汗，不恶寒。若太阳病证不罢者，不可下，可小发汗。设面色缘缘正赤色者，阳气怫郁在表，当解之熏之。若发汗不彻，不足言阳气怫郁，不得越，当汗不汗，其人躁烦，不知痛处，乍在腹中，乍在四肢，短气但坐，以汗出不彻故也，更发汗则愈，桂枝汤一。不恶寒，大柴胡汤四十一。太阳不罢，葛根汤、各半汤、麻黄桂枝加芍药汤。

阳明短气治例

【下】

阳明病，脉迟，虽汗出，不恶寒者，其身必重，短气，腹满而喘，有潮热者，此外欲解，可攻里也。手足濈然而汗出者，此大便已硬也，大承气汤五十七。

【随病治例】

阳明中风，脉弦浮大，短气，腹都满，胁及心痛，鼻

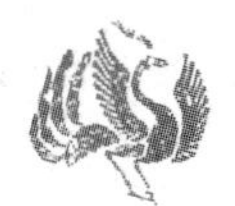

干不得汗，嗜卧，身及面目悉黄，小便难，有潮热，时时哕，与小柴胡汤四十二。但脉浮，无余症者，与麻黄汤二十一。

【附余】

吴氏曰：因汗、吐、下后，元气虚弱，脉来微虚，气不能相接而短少者，以人参益气汤。凡阴证脉弱沉细而迟，手足逆冷，面上恶寒如刀刮，口鼻之气，难以布息而短者，宜四逆汤加人参主之九十九。食少饮多，水停心下，令人气短烦闷，茯苓甘草汤。

陶氏曰：伤寒失于汗下，或因汗下后虚，令人气逆不相接续者，名短气。分虚实治之，此与喘证不相类。

直视三十六附目中不了了

成氏曰：直视者，视物而睛不转动也，睛转者，非也。水之精为志，火之精为神。目者心之使也，神所寓焉，肝之外候也，精神荣焉。《针经》曰，五脏六腑之气，皆上注于目而为之精精之窠为眼，骨之精为瞳子，筋之精为黑，血之精为络，气之精为白，肌肉之精为拘束裹撷。五脏气血调和，精气充荣，则目和而明矣。邪气壅盛，冒其正气，则神识不慧，藏精之气，不上荣于目，则目为之直视。伤寒直视，邪气已极，证多难治狂言直视为肾绝，直视摇头为心绝。直视谵语，喘满者死，下利者亦死。又剧者，发则不识人，循衣摸床，惕而不安，微喘直视，脉弦者生，涩者死。皆邪盛而正气脱。经曰，衄家不可发汗，汗则额上陷，脉紧急，直视不能眴，以肝受血而能视，亡血家肝气已虚，木气已弱，又发汗亡阳，则阴阳俱虚所致也。此虽逆，未为甚。又，直视与目中不了了，形症相近，一可

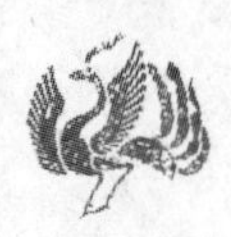

治，一不可治也。

太阳直视例

【和解】

衄家不可发汗，汗出必额上陷，脉急紧，直视不能眴，不得眠，黄芩芍药汤六十五。

【随病治例】

汗后，身犹灼热，名风温，脉阴阳俱浮，自汗身重，多眠，语言难出。若被下者，小便不利，直视失溲。葳蕤汤一百八十九、败毒散、《金匮》风引汤一百四十四。

阳明直视例

【下】

伤寒吐、下后不解，不大便至十余日，日晡所发潮热，不恶寒，独语如见鬼状。剧者发则不识人，循衣摸床，惕而不安，微喘直视，脉弦者生，涩者死。微者，但发热谵语者，大承气汤五十七。

【不治】

直视谵语，喘满者死，下利者亦死。

附

伤寒六七日，目中不了了，睛不和，无表里证，大便难，身微热者，此为实也。急下之，宜大承气汤五十七。

【附余】

吴氏曰：若其目正圆，直视，口噤，或脚弓背反张者，痓病也，多难治。若戴眼反折者，此为上视，绝汗乃出，

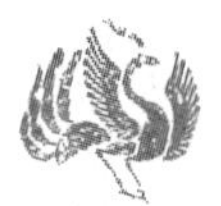

大如贯珠不流，此膀胱绝也，其目中不了了，能视物，但见一半，而不见一半，有所谵妄，而胡言者是也。

郁冒三十七附昏愦

成氏曰：郁为郁结而气不舒，冒为昏冒而神不清，俗谓之“昏迷”是也，皆因虚乘寒所致。经曰，诸虚乘寒者，则为厥，郁冒不仁。此寒气乘虚中上也，骆龙吉以附子汤倍人参、川芎、天麻、干姜之类主之。又曰，太阳病，先下之不解，因复发汗，以此表里俱虚，其人因冒，冒家汗出自愈，由表和也，若不得汗，不解者，以人参三白汤加川芎、天麻，如下虚，脉微者，加附子以温肾经，乃固本也，经曰，滋苗者必固本，伐下者枯其上，此之谓也。《要略》曰，新产妇人有三病，一痉，二郁冒，三大便难。亡血复汗，寒多郁冒。又曰，产妇郁冒，其脉微弱，不能食，大便坚者，盖由血虚而厥，厥而必冒。冒家欲解，必大汗出，观此则郁冒为虚寒可知矣。又少阴病，下利止而头眩，时时自冒者死，以其虚极而脱也。

太阳郁冒治例

【下】

太阳病，先下之而不愈，因复发汗，以此表里俱虚，其人因致冒，冒家汗出自愈。所以然者，汗出表和故也。里未和，然后复下之。或用承气汤五十七。

伤寒吐、下后，发汗，虚烦，脉甚微。八九日，心下痞

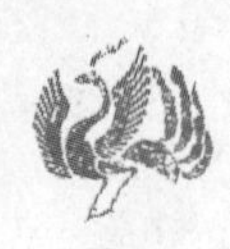

硬，胁下痛，气上冲咽喉，眩冒，经脉动惕者，久而成痿。或用真武汤一百三十、桂枝白术茯苓甘草汤二十，痿用振痿汤。

【和解】

发汗过多，其人叉手自冒心，心下悸，欲得按者，桂枝甘草汤二主之。

未持脉时，病人叉手冒心，试教令咳而不咳，此必两耳无闻也。以重发汗，虚故如此。或用桂枝甘草汤二、小柴胡加桂或芍药。

注曰：发汗多亡阳，胸中阳气不足者，病人手叉自冒心。师见外证，知阳气不足也。又试令咳而不即咳者，耳聋也，知阳气虚明矣。耳聋者，阳气虚，精气不得上通于耳故也。

【刺】

太阳与少阳并病，头项强痛，或眩冒，时如结胸，心下痞硬者，当刺大椎第一间、肺俞、肝俞，慎不可汗，汗则谵语。脉弦，谵语不止，当刺期门。

阳明冒治例

【下】

病人小便不利，大便乍难乍易，时有微热，喘冒不能卧，有燥屎也，宜大承气汤五十七。

少阴眩例

【不治】

少阴病，下利止而头眩，时时自冒者，死。

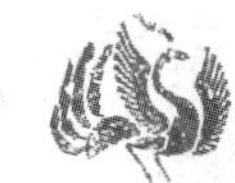

厥阴郁冒例

【温】

下利，脉沉而迟，其人面少赤，身有微热，下利清谷者，必郁冒，汗出而解，病人必微厥。所以然者，其面戴阳故也。或用四逆汤九十九。

自利三十八

成氏曰：自利者，不因攻下而自泄泻也。有表邪传里，里虚协热而利[①]者，有不应攻下，而下之遂利者，是皆协热也。又，三阳合病皆作自利，有发表、攻里、和解之不同太阳阳明合病为在表，故与葛根汤以汗之；太阳少阳合病为在半表半里，故与黄芩汤以和解之；阳明少阳合病为少阳邪气入里，故与承气汤下之。且自利不渴者属太阴，脏寒故也。下利欲饮水者，有热故也，故大便溏，小便自可。与夫发热后重泄，色黄赤者，皆为热也。自利小便色白，少阴病形悉具，与夫恶寒脉微，自利清谷者，皆有寒也。夫自利固多可温，然肠胃有积结与下焦客邪，又非温剂所能止必也，或分利之，或攻泄之乃可也经曰，理中者理中焦，此利在下焦，宜赤石脂禹余粮汤，不差，当利其小便是也。少阴病，自利清水，色纯青，心下必痛，口干燥，与夫下利三部皆平，按之心下硬，或脉沉而滑，或不欲食而谵语，或差后至年月复发，此数者，皆肠胃有积结，而须攻泄者也，此则谓之通因通用。又下利，虽有表证，不可发汗，以下利为邪气内攻，走津液而胃虚也，经曰，下利不可攻表，汗出必胀满是也。盖三阴自利居多，然自利家身凉脉静为顺，身热

---

① 利：原作“热”，据《伤寒明理论》改。

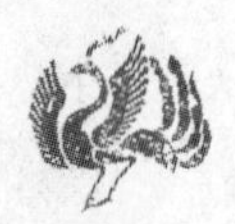

脉大为逆。大抵下利脱气又为难治，盖邪盛正虚，邪壅正气下脱，多下利而死经曰，少阴病自利，复烦躁不得卧寐者死，直视谵语下利者死，下利日十余行，脉反实者死，下利手足厥冷，无脉者，灸之不温，脉不还，死，发热下利至甚，厥不止者死。此数者，皆邪气壅，正气下脱而死。《要略》曰，六腑气绝于外，手足寒，五脏气绝于内，利下不禁。噫，疾成而后药，虽神医莫能为。气已脱矣，孰能为之？六经俱有下利之病，表里寒热，治各不同，学者宜审。

太阳自利治例

【汗】

伤寒表不解，心下有水气，干呕发热而咳，或渴，或利，或噎，或小便不利，少腹满，或喘者，小青龙汤四十。

【和解】

太阳与阳明合病，必自下利，葛根汤三十一。

注曰：伤寒有合病，有并病，本太阳病不解，并于阳明者，谓之并病。三经俱受邪，相合病者，谓之合病。合病者，邪气甚也。太阳阳明合病者，与太阳少阳合病、阳明少阳合病，皆言必自下利者，以邪气并于阴，则阴实而阳虚，邪气并于阳，则阳实而阴虚。寒邪气甚，客于二阳，二阳方外实而不主里，则里气虚，故必下利，与葛根汤，以散经中甚邪。

其脉必浮而长也。

太阳病，外证未除，而数下之，遂协热而利。利下不止，心下痞硬，表里不解者，桂枝人参汤八。

张氏曰：或云，仲景论中，太阳病，桂枝证，医反下

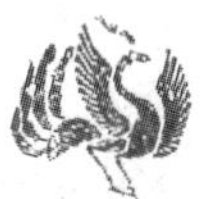

之，利遂不止，与葛根黄连黄芩汤，上条又与桂枝人参汤，且二证俱系表不解，而下之成利者，何故用药有温凉之异？夫二证俱系内虚热入，协热遂利，但脉症不同，故用药有殊耳。经言，脉促者，表未解也，喘而汗出者，葛根黄连黄芩汤主之。夫脉促为阳盛，喘而汗出为里热，其阳盛里热与葛根黄连黄芩者，理所宜也。

太阳与少阳合病，必自下利者，与黄芩汤六十四，若呕者，黄芩加半夏生姜汤。

太阳少阳并病，反下之，成结胸，下利不止，水浆不下，心烦。生姜泻心汤一百二十四、大黄黄连泻心、小陷胸汤九十三。

张氏曰：凡合病，皆下利，各从外证以别焉。夫太阳病头项痛，腰脊强，阳明目疼鼻干，不得卧，少阳病胸胁痛而耳聋。凡遇两经病证齐见，而下利者，曰合病也。虽然但见一证便是，不必悉具，然仲景不言脉证，止言太阳与少阳①合病者，以前章所论包含以上之证，即此理也。况各经之证所见不一，难为定论。

太阳病，桂枝证，反下之，利遂不止，脉促者，表未解，喘而汗出者，葛根黄连黄芩汤三十六。

太阳病，下之，脉促，不结胸者，为欲解。脉沉滑者，

① 少阳：原作“阳明”，据上文改。

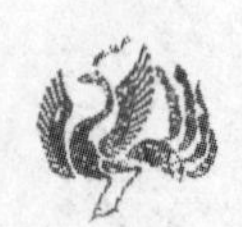

协热利。脉浮滑者，必下血。黄芩芍药汤六十五、黄芩汤六十四。

太阳病二三日，不能卧，但欲起，心下必结，脉微弱者，本寒厥也，反下之，利止，必作结胸。未止，复下之，四日作协热利者，黄芩汤六十四。

伤寒中风，反下之，利遂不止，谷不化，腹中雷鸣，心下硬满，干呕，心烦不安。医见其痞，复下之，痞益甚，此非结热，以胃中空虚，客气上逆，故使硬也。甘草泻心汤一百二十二。

伤寒汗解后，胃中不和，心下痞硬，干噫食臭，胁下有水气，腹中雷鸣下利者，生姜泻心汤。

【下】

太阳中风，下利呕逆，表解者，乃可攻之。其人漐漐汗出，发作有时，头痛，心下痞硬，引胁下痛，干呕短气，汗出，不恶寒者，此表解里未和也，十枣汤一百七十二。

伤寒，发热，汗出不解，心下痞硬，呕吐而下利者，大柴胡汤四十一。

伤寒十三日不解，过经，谵语者，以有热也，当以汤下之。若小便利者，大便当硬，反下利，脉调和者，知医以丸药下之，非其治也。若自下利者，脉当微厥，今反和者，此为内实也，调胃承气汤。

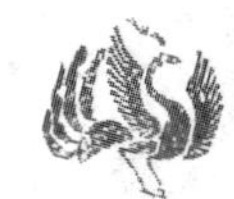

【自愈】

太阳病二日，反躁，凡熨其背，而大汗出，大热入胃，水竭，躁烦，必发谵语，十余日，振慄，自下利者，为欲解也。

【随病治例】

伤寒医下之，续得下利，清谷不止，身痛者，急当救里，四逆汤九十九，身痛，清便自调者，急当救表，桂枝汤一。

注曰：伤寒下之，续得下利，清谷不止，身疼痛者，急当救里，以里气不足，必先救之，急与四逆汤。得清便自调，知里气已和，然后急与桂枝汤以救表，身疼者，表邪也。《内经》曰，病发而不足，标而本之，先治其标，后治其本。此以寒为本也。

伤寒服温药，下利不止，心下痞硬。服泻心汤已，复以他药下之，利不止，治以理中，利益甚。理中者，理中焦，此利在下焦，赤石脂禹余粮汤二百三。复利不止，当利小便，或用猪苓汤一百十六。

伤寒十三日不解，胸胁满而呕，日晡潮热，已而微利。此本柴胡证，下之不利，今更利者，误以丸药下之也。潮热者实也，先宜柴胡以解外，后以柴胡加芒硝。或云，大柴胡加芒硝。

【下后】

太阳病，过经十余日，心下温温欲吐，胸中痛，大便反溏，腹微满，郁郁微烦。先时自极吐、下者，调胃承气

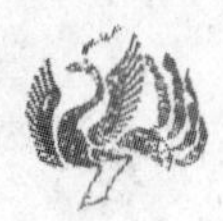

汤。或云，此宜柴胡汤四十二。

阳明自利治例

【和解】

阳明病，潮热，大便溏，小便自可，胸胁满者，小柴胡汤四十二。

病人无表里证，发热七八日，虽脉浮数者，可下。下之脉数不解，而下不止，必协热便脓血也。黄芩汤六十四、柏皮汤一百八十五。

【下】

阳明少阳合病，必下利，其脉不负者，顺也，负者，失也。互相克贼，名为负也。脉滑而数者，有宿食也，当下之，宜大承气汤五十七。

注曰：阳明土，少阳木，二经合病，气不相和，则必下利。少阳脉不胜，阳明不负，是不相克，为顺也，若少阳脉胜，阳明脉负者，是鬼贼相克，为正气失也。《脉经》曰，脉滑者，为病食也，又曰，滑数则胃气实。下利者，脉当微，厥冷，脉滑数，知胃有宿食，与大承气汤以下除之。

【禁下】

阳明病，心下硬满者，不可攻之。利遂不止者死，利止者愈。泻心汤。

【不治】

脏结，如结胸状，饮食如故，时时下利，寸脉浮，关脉小细沉紧，名脏结。舌上白苔滑者，难治。

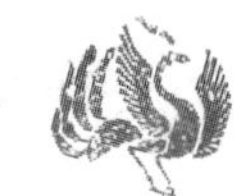

直视谵语，喘满者死，下利者亦死。

太阴自利治例

【温】

太阴为病，腹满而吐，食不下，自利益甚，时腹自痛。若下之，必胸下结硬。或用四逆汤九十九。

自利不渴，属太阴，以其脏有寒故也，当温之。宜服四逆辈。

注曰：自利而渴者，属少阴，为寒在下焦，自利不渴者，属太阴，为寒在中焦，与四逆等汤，以温其脏。

张氏曰：经言辈字者，谓药性同类，惟轻重优劣不同耳。凡太阴自利不渴，师言有用理中而愈者，甚则理中加附子而获安者，凡言辈者盖如此。夫四逆汤甘辛相合，乃大热之剂，苟轻用之，恐有过度之失，所以仲景不为定拟也。莫若以理中循循而用之，至为平稳。如不得已者，四逆方可为用也。

【下】

太阴为病，脉弱，其人续自便利，设当行芍药、大黄者，宜减之，以胃弱易动故也。

注曰：腹满痛者，太阴病也。脉弱，其人续自便利，则邪虽在里，未成大实。欲与大黄、芍药除腹满痛者，宜少与之，以胃气尚弱，易为动利也。

【自愈】

伤寒脉浮而缓，手足自温者，系在太阴，当发身黄，小便利者，不发黄。至七八日，虽暴烦下利，必自止。平

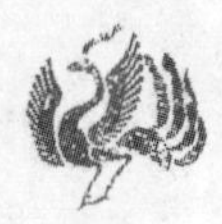

胃散加穿山甲。

少阴自利治例

【和】[①]

少阴病，下利咽痛，胸满心烦者，猪肤汤一百九十九。

少阴病，四逆，或泄利下重者，四逆散一百三。

少阴病，下利六七日，咳而呕渴，心烦不得眠者，猪苓汤一百十六。

【下】

少阴病，自利清水，色纯青，心下必痛，口干燥者，急下之，宜大承气汤五十七。

【温】

少阴病，下利，恶寒而蜷，手足温者可治，四逆汤九十九。

少阴，二三日至四五日，腹痛，小便不利，下利不止，便脓血者，桃花汤一百七十四。

少阴病，二三日至四五日，腹痛，小便不利，四肢沉重，自下利者，此为有水气，其人或咳，或小便利，或下利，或呕者，真武汤一百三十。

① 和：原无，据体例补出。

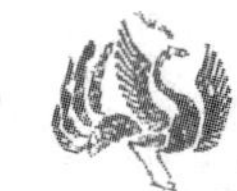

少阴病，下利清谷，里寒外热，手足厥冷，脉微欲绝，身反不恶寒，其人面赤色，或腹痛，或干呕，或利止脉不出者，通脉四逆汤二百十七，利止脉不出者，加人参二两。

少阴病，下利，白通汤一百三十一。

注曰：少阴主水，少阴客寒，不能制水，故自利也，白通汤温里散寒。

少阴病，下利脉微者，白通一百三十一。利不止，厥逆脉微，干呕烦者，白通加猪胆汁汤一百三十二。服汤，脉暴出者死，微续者生。

少阴病，下利便脓血者，桃花汤一百七十四。

注曰：阳病[1]下利便脓血者，协热也。少阴病，下利便脓血者，下焦不约而里寒也。与桃花汤，固下散寒。

少阴病，欲吐不吐，心烦但欲寐，五六日自利而渴者，属少阴也。四逆汤九十九、甘草干姜汤一百五。

病人脉阴阳俱紧，反汗出者，亡阳也，此属少阴，法当咽痛，而复吐利。桂枝干姜汤、四逆汤九十九。

少阴病，吐利，手足厥冷，烦躁欲死者，吴茱萸汤一百

① 阳病：原脱，据《注解伤寒论》补出。

五十七。

【火逆】

少阴病，咳而下利，谵语者，被火气劫故也，以强责少阴汗也。桂枝加龙骨甘草牡蛎汤十七。

【刺】

少阴病，下利，便脓血者，可刺。

注曰：下焦血气留聚，腐化则为脓血。刺之以利下焦，宣通血气。

【灸】

少阴病，下利，脉微涩，呕而汗出，必数更衣，反少者，当温[1]其上，灸之。或用桂枝附子汤六。

刘云：少阴病，吐利，足不冷，反发热，脉不至，灸少阴太溪。

【自愈】[2]

少阴病脉紧，至七八日，自下利，脉暴微，手足反温，脉紧反去者，为欲解也。虽烦，下利必自愈。或用理中丸一百三十九。

【不治】

少阴病，吐利躁烦，四逆者，死。

少阴病，脉微沉细，欲卧汗出，不烦，欲吐，自利，复烦躁，不得卧寐者，死。

少阴病，下利止而头眩，时时自冒者，死。

---

① 温：原脱，据《伤寒论》补出。

② 自愈：原无，据体例补出。

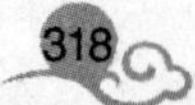

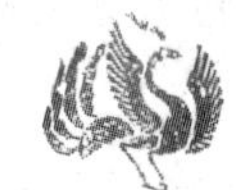

少阴病，恶寒身蜷而利，手足逆冷者，不治。

厥阴自利治例

【和解】[①]

伤寒，始发热六日，厥反九日而利者，当不能食。反能食者，恐为除中，食以索饼。不发热者，胃气尚在，必愈，恐暴热来出而复去也。后三日脉之，其热续在者，旦日夜半愈。若不愈，后三日脉之而数，其热不罢者，必发痈脓。黄芩汤六十四。

伤寒先寒后发热，下利必自止，若不止，必便脓血，其喉不痹。便血，黄芩汤六十四、白头翁汤二百四。

伤寒，厥而心下悸者，宜先治水，茯苓甘草汤一百十一，却治其厥。不尔，水渍入胃，必作利。

下利，寸脉反浮数，尺脉涩者，必清脓血。黄连阿胶汤六十八、黄芩汤六十四。

注曰：下利者，脉当沉而迟，反浮数者，里有热也。涩为无血，尺中涩者，肠胃血散也，随利下必便脓血。清，与圊通，《脉经》曰，清者，厕也。

热利下重，白头翁汤二百四主之。

---

① 和解：原无，据体例补出。

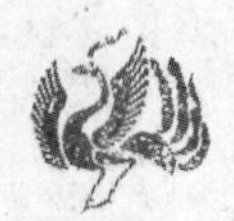

注曰：利则津液少，热则伤气，气虚下利，致后重也。与白头翁汤，散热厚肠。

下利，欲饮水者，以有热也，白头翁汤二百四。

注曰：自利不渴，为脏寒，与四逆汤以温脏。下利饮水，为有热，与白头翁汤以凉中。

下利，脉数，有微热汗出，今自愈。设复紧，为未解。干姜黄连人参汤。

下利，脉数而渴者，今自愈。设不差，必清脓血，有热故也，黄连汤六十七。

下利，脉沉弦者，下重也，脉大者，为未止，脉微弱数者，欲自止，虽发热不死。脉沉弦，四逆汤九十九。脉大，葛根黄芩黄连汤三十六。

伤寒本自寒下，复吐下之，寒格，更逆吐下，食入即吐，干姜黄连黄芩人参汤一百三十四。

伤寒六七日，大下后，寸脉沉而迟，手足厥逆，下部脉不至，咽喉不利，吐脓血，泄利不止，难治。麻黄升麻汤二十三。

厥阴病，消渴，气上撞心，心中疼热，饥而不欲食，食则吐蛔，下之利不止。桂枝茯苓白术汤二十。

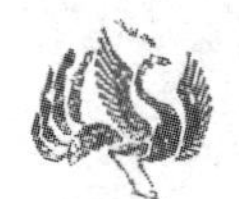

【温】

伤寒四五日，腹中痛，若转气下趋少腹者，此欲自利也。附子干姜汤一百三十三、四逆汤九十九。

脉浮而迟，表热里寒，下利清谷，四逆汤九十九。

大汗出，热不去，内拘急，四肢疼，又下利，厥逆而恶寒者，四逆汤九十九。

大汗，若大下利而厥冷者，四逆汤九十九。

下利清谷，不可攻表，汗出，必胀满。四逆汤九十九。注曰：下利者，脾胃虚也。胃为津液之主，发汗亡津液，则胃气愈虚，必胀满。

下利清谷，里寒外热，汗出而厥者，通脉四逆汤二百十七。

伤寒先厥，后发热而利者，必自止。见厥复利，四逆汤九十九。

下利，脉沉而迟，其人面少赤，身有微热，下利清谷者，必郁冒，汗出而解，病人必微厥，下虚故也。四逆汤九十九。

下利后脉绝，手足厥冷，晬时脉还，手足温者生，脉

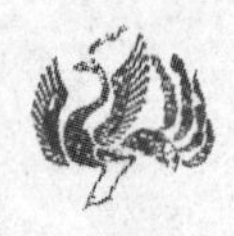

不还者死。或用白通汤一百三十一、通脉四逆汤二百十七。

注曰：下利后，脉绝，手足厥冷者，无阳也。晬时，周时也。周时厥愈脉出，为阳气复则生，若手足不温，脉不还者，为阳气绝则死。

【吐】

下利后，更烦，按之心下濡者，虚烦也。栀子豉汤七十九。

【下】

下利谵语，有燥屎也，宜小承气汤五十八。

注曰：实则谵语，有燥屎为胃实，下利为肠虚，与小承气汤以下燥屎。

【灸】

下利，手足厥冷无脉者，灸之不温，若脉不还，反微喘者，死。

【自愈】

少阴负趺阳者，为顺也。

注曰：少阴肾水，趺阳脾土。下利为肾邪干脾，水不胜土，为微邪，故为顺也。

下利有微热而渴，脉弱者，今自愈。

【不治】

伤寒，发热下利，厥逆，躁不得卧者死。

伤寒发热，下利至甚，厥者死。

伤寒六七日，不利，便发热而利，汗出不止者死，有

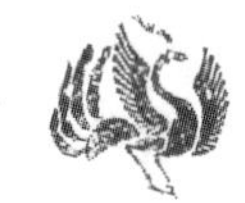

阴无阳故也。

伤寒下利，日十余行，脉反实者死。

注曰：下利者，里虚也，脉当微弱，反实者，邪气盛也，故死。《难经》曰，脉不应病，病不应脉，是为死病。

发热而厥，七日下利者，为难治。

【随病治例】

下利，腹胀，身痛者，先温其里，乃攻其表。桂枝汤。

【附余】

《活人》曰：自利而渴者，属少阴，脉微者，白虎汤六十一、黄连阿胶汤六十八。

张氏曰：或云白虎汤乃大寒之剂，安能止少阴之利哉？盖少阴下利，脉绝者，白通汤主之。夫白通汤用姜、附大热之剂，《活人》岂用寒凉而止少阴之利哉？此误以通字作虎字明矣。

吴氏曰：凡自利者，不因攻下而自泻利，俗言“漏底伤寒”是也，有协热，有协寒，俱要详辨。《原病式》曰，泻白为寒，青、黄、红、黑皆为热也。太抵泻利完谷不化，色不变，有如鹜溏，或吐利腥臭，小便澄澈清冷，口无燥渴，其脉或沉细，或迟微无力，或身虽热，手足逆冷，恶寒蜷卧，此皆为寒也。凡热证，则口中燥渴，小便或黄赤，或涩而不利，或所下如垢腻之状，其脉多数，或浮，或滑，或弦，或大，或洪，或有邪热不杀谷，其物不消化者，当以脉证别之。凡胃虚内热，烦渴泻利，脉弱者，七味人参白术散。若发热者，参胡三白汤去黄芩加炒黄连。若腹满，

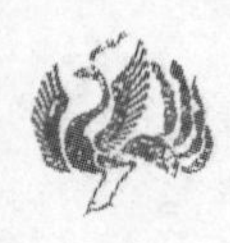

小便不利者，五苓散合理中汤。若呕者，加藿香、半夏、生姜、陈皮。如湿多而泻不止者，加苍术、白术。如腹胀者，加厚朴。腹疼不止，加炒白芍、肉桂、木香温之。凡伤寒作利，脉浮，表未解者，仲景以小青龙汤去麻黄，加荛花二钱，炒令赤色，盖散表邪，兼治水也。若小便不利，大便水泻不止者，宜五苓散。水甚不解，亦加荛花一钱以行水，水行利自止也。凡下利，不可发汗，当先治利，利[①]止内实，正气得复，邪气得解，则汗出而愈也。盖利下由内虚，若加发汗则内外皆虚，变证为难治也。

筋惕肉瞤三十九

成氏曰：经云，阳气者，精则养神，柔则养筋。发汗津液枯，少阳气大虚，筋肉失养，故惕惕而跳，瞤瞤然而动也，直宜温经益阳，真武之类是矣。又伤寒吐、下后，复发汗，筋脉动惕者，久而成痿，及太阳病发汗复下之，表里俱虚，复加烧针，因肤瞤者，难治，二者逆之甚也，又非若但发汗后可比，发汗吐下，庸可忽诸。

太阳筋惕肉瞤例

【温】

太阳病，脉微弱，汗出恶风者，不可服大青龙，服之则厥逆，筋惕肉瞤，宜真武汤一百三十。

---

① 利：原无，据文义补出。

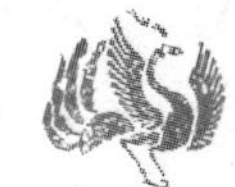

太阳病已汗不解，仍发热，头眩身瞤，振振欲擗地者，真武汤，或以人参养荣汤倍人参、当归。

伤寒吐、下后，复发汗，虚烦，脉甚微。八九日，心下痞，胁下痛，气上冲咽喉，眩冒，经脉动惕者，久而成痿。真武汤一百三十、桂枝茯苓白术甘草汤。

太阳病，发汗，复下之，表里俱虚，复加烧针，因胸烦，面色青，肤瞤者，难治，色黄，手足温者，易愈。前方选用。

附阳明惕治例

伤寒吐、下后不解，不大便五六日至十余日，日晡所发潮热，不恶寒，独语如见鬼状，循衣摸床，惕而不安，微喘直视，脉弦者生，涩者死，但发热谵语者，大承气汤。

阳明脉浮而紧，咽燥口苦，腹满而喘，发热汗出，不恶寒[①]，反恶热，身重。若加烧针，必怵惕躁烦不得眠。

【附余】

《活人》曰：伤寒吐、下后，发汗，脉微，心下痞，胁痛，气上冲，筋脉动惕，此为逆甚。

吴氏曰：夫此证皆因发汗攻表太过，邪热未解，血气虚夺，筋肉失养所致。或不因此，由素禀血少，邪热抟于血脉之中，火性动惕故也。曾治一人伤寒，不经发汗，七

---

① 不恶寒：前原衍“不恶，发热汗出”，据《伤寒论》删去。

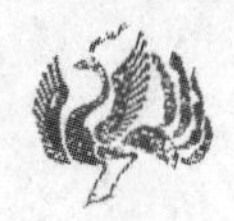

八日筋脉动惕，潮热来尤甚，其肉不瞤，大便秘结不行，小便赤涩，以手按脐旁硬痛，此有燥屎也，以加味大柴胡汤下之而愈。又一人伤寒十余日，曾三四次发汗过多，遂变肉瞤，身振摇，筋脉动惕，此汗多气血俱虚故也，以加味人参养荣汤二剂而愈。又一人汗后，虚烦不得眠，筋惕肉瞤，内有热，以加味温胆汤治之而愈。凡治此证，要察虚实可也。

热入血室四十

成氏曰：血室者，荣血停止之所，经脉留会之处，即冲脉也。男子则运行之，女子则上为乳汁，下为月水。伤寒之邪，妇人则随经便得而入，以冲脉与少阴之络起于肾故也。男子由阳明内热方得而传，以冲脉并足阳明故也。在男子则下血谵语，在妇人则月水适来。经曰，阳明病，下血谵语者，此为热入血室者。斯盖通言男子，不止谓妇人也。妇人热入血室，有须治而愈者，有不须治而愈者，如经所云是也。

太阳热入血室例

【和解】

妇人中风七八日，续得寒热，发作有时，经水适断[①]者，此热入血室，其血必结，故使如疟状，发作有时，小柴胡汤四十二。

① 适断：原作“适来”，据《伤寒论》改之。

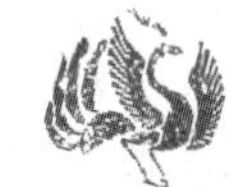

《索矩》云：血结宜育肠汤。

【刺】

妇人中风，发热恶寒，经水适来，得之七八日，热除而脉迟身凉，胸胁下满，如结胸状，谵语者，此为热入血室也，当刺期门，随其实而泻之。

《保命集》云：用甘草芍药汤一百八，不已刺隐白。

【自愈】

妇人伤寒发热，经水适来，昼日明了，暮则谵语，如见鬼状，此热入血室。无犯胃气及上二焦，必自愈。

或云：邪入腑而谵语者，宜下。此由热入血室，不须下药，以犯胃气。血结寒热者，与小柴胡汗之，此则经行而不留结，不须下药以犯上焦。胸胁满，如结胸者，可刺期门，此无胸满胸结之证，不须刺之以犯中焦。

阳明热入血室例

【刺】

阳明病，下血谵诸者，此热入血室，但头汗出者，刺期门，随其实而泻之。

张氏曰：前四证，仲景拟定以为热入血室，其他悉无干预也。夫热入血室，致病不过如此，其余虽遇适来与适断，而无以上之症者，皆非热入血室也，当随其证而治之矣。

赵氏曰：按前妇人热入血室三证，《活人》谓血室结聚，不因经水来去之时，而曰恶寒近火所致，何其自立异论如此？盖邪之所凑，其气必虚，当经水来去之时，血室因虚，致表邪乘虚而入，或行或结，未尝无针药之可治，亦不言因近火所致，而仲景论诸火邪所致惊狂谵语、发黄

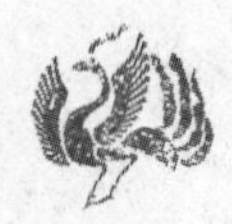

清血、吐血重痹等证者，岂专谓男子，不谓妇人耶？火气结血，能遽如许？

【附余】

吴氏曰：按，期门穴在两乳下第二肋，动脉应手。是穴一法以乳下一指为率，此乃厥阴肝经之募也，故血室乃肝经明矣，其用小柴胡，《活人》或加生地、牡丹皮，亦是肝经药也。成氏本《内经》以冲脉为血室，按经言，冲为血海，任主胞胎，非言室也。盖心出血而肝纳血，如纳物于室，故曰血室。按泻期门，迎而夺之，盖迎其经脉，动而伸之，左手开针孔，疾出其针，而徐按之也。

发黄四十一

成氏曰：湿热俱甚，则发身黄。伤寒至于发黄，为病亦已甚矣。邪风被火，两阳相熏，其身必黄。阳明病被火，额上汗出，小便不利，必发身黄。此皆由内有热，而被火攻，发黄者也。阳明病，无汗，小便不利，心中懊侬，必发黄者，由阳明热盛而发黄也。伤寒汗已，身目为黄，以寒湿[①]在里不解故也，此不可下，宜于寒湿中求之，是知非特湿热发黄，而寒湿亦发黄也。但寒湿之黄身如熏黄，色暗而不明也，热盛之黄，黄如橘色，出染着衣，正黄如柏也。大抵黄家属太阴，太阴为湿热蒸之而致。经曰，太阴当发身黄是也。一或脉沉结，少腹硬，小便自利，其人如狂者，又为蓄血在下焦使之黄也。发黄非止寸口近掌无脉，

① 寒湿：原作“寒”，据《伤寒明理论》改。

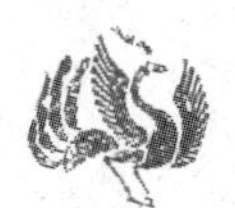

鼻气出冷为不治之证，又若形体如烟熏，直视摇头，为心绝，环口黧黑，柔汗发黄，为脾绝，是皆不治之证也。

太阳发黄例

【下】

太阳病，身黄，脉沉结，少腹硬满，小便自利，其人如狂者，血也，抵当汤九十五。

【和解】

得病六七日，脉迟浮弱，恶风寒，手足温，医数下之，不能食，胁下满痛，项强，小便难，面目及身黄，茵陈五苓散八十八。

太阳病，脉浮动数，头痛发热，微盗汗出，反恶寒，表未解也，医反下之，客气动膈，若不结胸，但头汗出，小便不利，身必发黄，栀子柏皮汤。

【自愈】

太阳病，已汗，遂发热恶寒，复下之，表里俱虚，复加烧针，因胸烦，面青，肤瞤者，难治。色微黄，手足温者，易愈。

色微黄，非病也，所以验其病之易愈也。

【火逆】

太阳中风，以火劫汗，两阳相熏，其身发黄。阳盛欲衄，阴虚小便难，阴阳俱虚，身体枯燥。防己黄芪汤一百六十七、栀子柏皮汤。

若发汗已，身灼热者，名曰风温。脉阴阳俱浮，自汗身

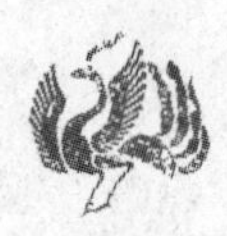

重，多眠睡，鼻息必鼾，语言难出。若被火者，微发黄色。

阳明发黄例

【汗】

伤寒瘀热在里，身必发黄，麻黄连轺赤小豆汤。

阳明病，发热，但头汗出，小便不利，渴引水浆，此瘀热在里，身必发黄，茵陈蒿汤八十七。

【和解】

伤寒七八日，身黄如橘子色，小便不利，腹微满者，茵陈蒿汤八十七。

伤寒脉浮缓，手足自温者，系在太阴，当发身黄，小便利，不发身黄。至七八日，大便硬，阳明病也。发黄，茵陈汤八十七。

注曰：浮为阳邪，缓为脾脉。伤寒脉浮缓，太阴客热。邪在三阳则手足热，邪在三阴则手足寒。今手足自温，是知阳邪在太阴也。太阴土也，阳邪蒸之则色见于外，当发身黄。小便自利者，热不内蓄，不能发黄。至七八日，大便硬者，即太阴之邪入腑，转属阳明也。

阳明病无汗，小便不利，心中懊侬，必发黄。栀子柏皮汤、五苓散。

阳明中风，脉弦浮大而短气，腹满，胁下及心痛，鼻干不得汗，嗜卧，身及面悉黄。茵陈五苓散八十八、小柴胡。

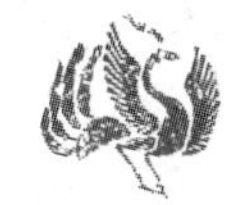

伤寒身黄，发热者，栀子柏皮汤。

阳明病，面合赤色，不可攻。必发热，色黄，小便不利，栀子柏皮汤。

阳明病，被火，额上微汗，小便不利者，必发黄。五苓散一百七十、栀子柏皮汤。

伤寒汗已，身目为黄，以寒湿在里不解故也。不可下，于寒湿中求之。茵陈汤八十七。

注曰：《金匮要略》谓，黄家所起，从湿得之。汗出热去，则不能发黄。发汗已，身目为黄者，风气去，湿气在也。脾恶湿，湿气内著，脾色外夺者，身目为黄。若瘀血在里发黄者，则可下。所以寒湿在里，故不可下，当从寒湿法治之。

太阴身黄例

伤寒脉浮而缓，手足自温者，系在太阴。太阴当发身黄，若小便自利者，不能发黄。以脾家实，腐秽当去故也。

【附余】

张氏曰：或谓伤寒发黄，惟阳明与太阴两经有之，俱言小便利者不能发黄，何也？盖黄者土之正色，以太阴与阳明俱属土，故发黄也。其黄之理，外不能汗，里不得小便，脾胃之土为热所蒸，故色见于外为黄也。若小便利者，热不内蓄，故不能变黄也。其有别经发黄者，亦由脾胃之土受邪故也。

赵氏曰：明瘀热发黄与瘀血发黄，外证及脉未尝相似。

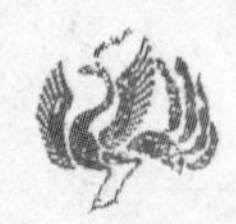

且如头汗出，齐颈而还，腹微满，小便不利，渴饮水浆，为瘀热证；小腹急结，其人如狂，小腹硬满，小便自利，大便黑，为瘀血证，此外症之不似也。瘀血脉微而沉，或沉结；瘀热脉则浮滑紧数，此脉状之又不相似也。然则相似者，但色黄耳。若论黄色之相似，非特瘀热与瘀血。又如风温被火，微发黄色；太阳火劫发汗，两阳相熏灼，其身发黄；阳明被火，额上微汗，必发黄者，是又挟火邪所致者。外此，亦有黄色之不相似者乎？曰，湿家之熏黄则异矣。可不各以其似、不似而明辨欤？

吴氏曰：痞气发黄，病人心下满硬，按之不痛者是也，宜半夏泻心汤加茵陈、枳实之类，若小便不利，宜五苓散加茵陈、山栀之类，盖痞消则黄自退矣。

结胸发黄者，心胸满硬，按之痛，或手不可近，大陷胸汤加茵陈，结去则黄自退矣。

内伤发黄者，其人脾胃素虚，或食寒物，停滞不散，中州变寒，而发黄也。或呕逆，或腹满，或自利，小便少者，宜调中汤加茵陈，或理中汤加枳实、青皮、陈皮、茵陈之类。如逆冷，脉沉者，必加熟附温之可也。

阴证发黄，其人两手脉沉细迟，肢体逆冷，肉上粟起，或气促呕闷，舌上白苔而滑，遍身发黄，或时烦躁，面赤，或欲投泥水中，此阴黄也，宜附子理中汤，或四逆汤少加茵陈。凡治阴黄，须兼以热汤温之，或以盆盛汤，令病人坐于上，以布蘸热搭于黄上，乃愈。大抵发黄则罨[1]曲相似，湿热、瘀热者则多有之，内伤阴黄者则间有之也，各

① 罨：音掩，掩盖意，此处指发酵曲类的工艺。

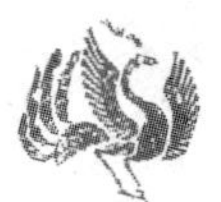

宜详辨。《脉经》曰，脉沉，渴饮水者，必发黄也。大抵身热烦渴，无汗，小便不利者，必发黄也。

或曰：春夏时，身黄，热闷，挼[①]韭菜向胸间擦之。

发狂四十二

成氏曰：《难经》谓，狂之始发也，少卧而不饥，自高贤也，自辩智也，自贵倨也，妄笑好歌乐也，妄行走不休也。《病源》曰，阳邪并于阳则狂，阴邪并于阴则癫。是知发狂皆阳盛也。阳明病，恶人与火，闻木音则惕然而惊，心欲动，独闭户牖而处，甚则登高而歌，弃衣而走，逾垣上屋，其所上处，皆非素所能者，是谓阳邪并于阳也。伤寒热毒在胃，并于心脏，使神不宁，遂发狂也。伤寒发狂，邪热已极，非大吐下，则不能已。又有热在下焦，其人如狂者，经曰，热入膀胱，其人如狂。如狂，则未至于狂，但卧起不能安耳。其或狂言，目反直视，为肾绝，死。汗出辄复热，狂言不能食，为失志，死。若此，殆非药石所及也。

太阳发狂例

【下】

太阳病六七日，表证仍在，脉微而沉，反不结胸，其人发狂者，以热在下焦，少腹当硬满，小便自利，下血乃愈。所以然者，以太阳随经，瘀热在里故也。抵当汤九十五。或云，轻则桃仁承气汤。

---

① 挼：音若，上声，揉搓意。

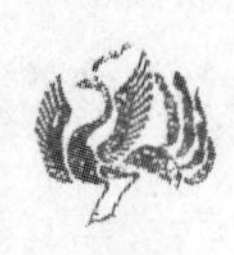

太阳病不解，热结膀胱，其人如狂，血自下者愈。其外不解者，尚未可攻，当先解外。外解已，但少腹急结者，乃可攻之，宜桃仁承气汤。

张氏曰：或云上二条证，俱系下焦蓄血，中间虽有轻重，未审缘何而致此也。此皆发汗不得其宜，或当汗不汗，或汗迟，或脉盛汗微，或覆盖不周而不汗，其太阳之邪无从而出，故随经入腑，结于膀胱，今小腹硬满，若小便不利者，血不蓄，若小便利者，乃蓄血证也。血或不蓄，为热迫之，血则自下，血下则热随血出而愈。若蓄血而不下，其外不解者，尚未可攻，当先解外。外已解，但少腹急结者，乃用桃仁承气汤攻之。此如狂者之所处也，其发狂者则不然。表证虽在，脉已沉微，邪气传里，容可已乎？下之则愈，抵当汤。

太阳病，身黄，脉沉结，少腹硬，小便不利者，为无血也，小便自利，其人如狂者，血证谛也，抵当汤九十五。

【救逆】

伤寒脉浮，以火迫劫之，亡阳，必惊狂，起卧不安者，桂枝去芍药加蜀漆牡蛎龙骨救逆汤。

阳明发狂治例

【汗】

阳明病，欲食，小便反不利，大便自调，其人骨节疼，翕翕如有热状，奄然发狂，濈然汗出而解者，此水不胜谷气，与汗共并，脉紧则愈。或云桂枝汤。

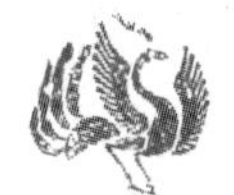

【附余】

俱氏曰：夫发狂为伤寒最恶之候，其例有九，各类于后。

阳盛发狂者，《内经》曰，阳盛则四肢实，实则能登高也。《难经》所谓重阳者狂是也。热盛则神昏，狂妄骂詈，不避亲疏。凡欲施治，必先以凉水微噀其面，或以硝水法搭胸中，甚者以玄明粉、寒水石散先与之，以折其热势，俟稍定乃可察，脉若实大，或滑大，大便秘，脐腹满硬者，急以大承气汤五十七倍加芒硝下之，如势轻，未可大攻者，以三黄石膏汤、栀子仁汤、三黄泻心汤之类主之。

阳毒发狂者，盖其人素有积热于内，因患伤寒，又失于发汗误下，其热蕴而为毒，六脉洪大而数，疾之甚也。其候舌卷焦黑，鼻如烟煤，或面赤咽痛，狂言自利，或发斑，头面胸背状如锦纹，或如豌豆、赤豆之状而发狂者，七日内可治，七日外多难治也，宜阳毒升麻汤、犀角大青龙汤三十八、三黄石膏汤、栀子仁汤之类，选而用之。大抵与阳盛发狂治例同也，因其发斑咽[①]痛，故曰毒也。

阳厥怒病发狂，《内经·病能论》曰，阳气者，因暴折而难决，故善怒也。病名阳厥，盖阳气暴折，郁而多怒则发狂也。治以铁落饮者，以金制木之意也，兼以平肝降火之剂主之。若兼以痰火内盛而狂者，宜竹沥汤。

阴证烦躁如发狂状，非狂也。《外台秘要》曰，阴极发躁，欲坐井中，欲投泥水中卧，或欲向阴凉处坐，躁乱不安，亦如狂也。但手足逆冷，脉息沉微细迟，虽烦渴不能

---

① 发斑咽：原脱，据《伤寒全生集》补出。

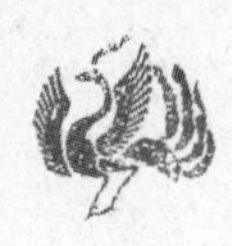

饮水者是也，宜霹雳散、附子汤，甚者火焰散、金液丹之类救之。详见烦躁条下，不可一例以阳狂治也。

陶氏曰：伤寒发狂奔走，人难制伏，先于病人处生火一盆，用醋一碗倾于火上，其烟冲入鼻内即安，方可察其阳狂阴躁，亲切用药无差。若初起，头疼发热恶寒方除，以后登高而歌，弃衣而走，逾垣上屋，骂詈叫喊，大渴欲死，脉来有力，乃因邪热传里，阳盛发狂，当用寒药下之，此为阳狂。凡见舌卷囊缩者不治。若病起，无头痛，身微热，面赤戴阳，烦躁，脉来沉微无力，欲坐于泥水中，乃因寒极①而发躁，即阴证似阳，当用热药温之，此为阴躁，凡见厥冷下利谵语者不治。医不察脉，以虚阳上膈而躁，误为实热，反与凉药，使渴盛躁急，则气消，成大害矣。须详脉来有力无力，此为良法。

刘氏曰：三阳热极，脉大，见渴而狂者，黄连解毒汤。不已，承气汤。

庞氏曰：发狂吐下后，及虚人未解者，宜人参白虎汤加辰砂五苓散，清其浮火。《直指方》用寒水石、黄连末各一钱，调冷水送下。

《活人》云：阳气独胜，阴气暴绝，必发躁狂走，妄言面赤，咽痛发斑，或下利赤黄，脉洪实，或滑，宜用酸苦之药，收阴抑阳，葶苈苦酒汤、黑奴丸。大渴躁盛方可与，否则与之反为祸。

阳毒，狂躁发斑，甚则逾垣上屋，轻者桔梗大黄汤、阳毒升麻汤、栀子仁汤。又龙胆草一物汤，治阳狂。

---

① 寒极：原作“寒热”，据文义改。

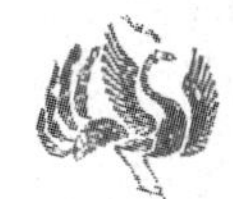

伤寒选录卷五

蓄血四十三

成氏曰：血留下焦而瘀者，蓄血也。大抵伤寒，先看面目，次观口舌，次观心下至少腹，以手揣之，若少腹硬满，若小便不利者，是津液留结，可利小便，若小便自利者，是蓄血证，可下瘀血。其阳明病，有蓄血而喜忘者，证之甚也，宜抵当汤。太阳，有热结膀胱如狂者，证之轻也，宜桃仁承气汤。经云，病人无表里证，发热七八日，脉虽浮数，可下之。假令已下，脉数不解，合热则消谷善饥，至六七日，不大便者，此有瘀血，抵当汤主之。若脉数不解，而下不止，必协热而便脓血也，此证当不大便六七日之际，又无喜忘如狂，并少腹硬满之候，与承气下者多矣，何以知为蓄血？盖脉浮而数，浮则热伤气，数则热伤血，因下之后，浮数俱去则已，若下后，数去而脉俱浮者，则荣血间热去，并于卫气间热，心中则饥也，邪热不杀谷，则有潮热发渴之证也。及下之后，浮去而数不解者，则卫气间热去，合于荣血间之热，热气合并，逼血下行，胃虚协热，消谷善饥。血至下焦，若下不止，则血得以去

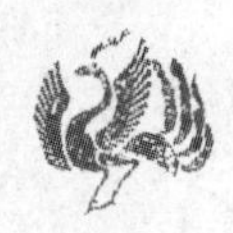

泄，必便脓血也。若不大便六七日，则血不得出泄，蓄在下焦，为瘀血，须抵当汤下之。此实症之奇异，治法之玄微也。

太阳蓄血例

【下】

太阳病六七日，表证仍在，脉微而沉，反不结胸，其人发狂者，以热在下焦，少腹当硬满，小便自利者，下血乃愈。所以然者，以太阳随经，瘀热在里故也。抵当汤九十五。

太阳病，身黄，脉沉结，少腹硬，小便不利者，为无血。小便自利，其人如狂者，血证谛也，抵当汤九十五。

太阳病不解，热结膀胱，其人如狂，血自下，下者愈。不解当先解外。外解，但少腹急结者，桃仁承气汤六十。

伤寒有热，少腹满，应小便不利；今反利者，为有血也，当下之，不可余药，宜抵当丸。

阳明蓄血例

阳明证，其人喜忘者，必有蓄血。所以然者，本有久瘀血，故令喜忘，屎虽硬，大便反易，其色必黑，宜抵当汤。

注曰：《内经》云，血并于下，乱而喜忘，此下本有久瘀血，所以喜忘也。津液少，大便硬，以蓄血在内。屎虽硬，大便反易，其色黑也。宜抵当汤，以下瘀血。

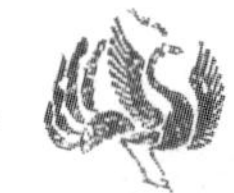

病人无表里证，发热七八日，虽脉浮数者，可下之。假令已下，脉数不解，合热则消谷善饥，至六七日，不大便者，有瘀血，抵当汤九十五。

【附余】

吴氏曰：凡蓄血者，瘀血留结于内。盖伤寒病在太阳，当汗不汗，则瘀血在里，必血结也。大抵看伤寒病人，心下两胁少腹，但有硬满处，以手按则痛者，便当问其小便何如，若小便不利，乃水与气也，若小便自利者，为有血也。

《保命集》云：又分三焦蓄血，上焦胸中手不可近，犀角地黄汤，中脘手不可近者，桃仁承气汤，脐下少腹不可近者，抵当汤。

陶氏曰：以手按之，小腹若痛，而小水自利，大便黑，兼或身黄，谵妄燥渴，脉沉实者，为蓄血，桃仁承气下尽黑物则愈。若按之小腹胀满，不硬痛，小水不利，则溺涩也，五苓散加减利之，不可大利，恐耗竭津液也。若按小腹，绕脐硬痛，渴而小水短赤，大便实者，有燥屎也，大承气汤下之。

体痛四十四附四肢痛、阴痛、腰痛

成氏曰：体疼，乃六经俱有之症，有表有里，有寒有热，有风有湿，如太阳伤寒，荣血不利，身疼者，宜发汗。发汗后，脉沉迟，体疼者，又宜温。中暍身疼者，白虎解之。里寒外热，身疼者，先当救里，而后攻表。寒在三阴，则脉沉身疼，风在三阳，则肢节烦疼，四逆、柴胡之剂，

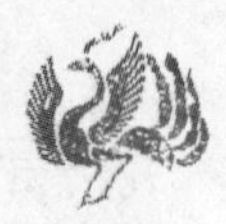

不可不审。

《活人》云：太阳身痛但拘急，耳中湿，身痛不可转侧，阴毒身痛，体势沉重，宛如被杖，以此别之。

太阳体痛治例

【汗】

太阳病，或已发热，或未发热，必恶寒，体痛呕逆，脉阴阳俱紧者，名曰伤寒。麻黄汤二十一。

太阳病，头痛发热，身疼，腰痛，骨节疼痛，恶风，无汗而喘者，麻黄汤二十一。

太阳病，脉浮紧，无汗，发热，身疼痛，八九日不解，表证仍在，当发其汗。服药已，微除①，其人发烦目瞑。剧者必衄，衄乃解。麻黄汤二十一。

太阳中风，脉浮紧，发热恶寒，身疼痛，不汗出而烦躁者，大青龙汤三十八。

二阳并病，太阳初得病时，发其汗，汗先出不彻，因转属阳明，续自微汗出，不恶寒。若太阳证不罢者，不可下，可小发汗，设面色缘缘正赤，阳气怫郁在表，若发不彻，其人烦躁短气，不知痛处，乍在腹中，乍在四肢，按之不得，但坐，以汗出不彻，更发汗则愈，以脉涩知也。

---

① 服药已，微除：原脱，今据《伤寒论》补出。

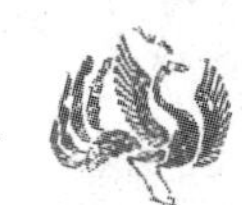

或用葛根汤。

温病，发热头痛，脉反沉，若不差，身痛，当救里，四逆汤。

脉浮紧者，法当身疼痛，宜以汗解之。假令尺中迟者，不可发汗。何以知之然？以荣气不足，血少故也。

注曰：夺血者无汗，尺脉迟者，为荣血不足，故不可发汗，当归四逆汤二百十六，小建中加黄芪五十。

伤寒八九日，风湿相抟，身体疼烦，不能自转侧，不呕不渴，脉浮虚而涩者，桂枝附子汤主之。

风湿相抟，骨节烦疼掣痛，不得屈伸，近之则痛剧，汗出短气，小便不利，恶风不欲去衣，或身微肿者，甘草附子汤。

发汗后，身疼痛，脉沉迟者，桂枝加芍药生姜各一两人参三两新加汤主之。

注曰：汗后身痛，邪气未尽也。脉沉迟，荣血不足也。经云，其脉沉者，荣气微也。又云，迟者，荣气不足，血少故也。与桂枝汤以解未尽之邪，加芍药、生姜、人参，以益不足之血。

张氏曰：或云经言，表邪盛，脉浮而紧，法当身疼痛，宜以汗解之。况身疼，皆系表邪未尽，此又加人参、芍药、生姜以益血，何也？予曰，表邪盛则身疼，血虚则身亦痛。

其脉浮紧者，邪盛也，其脉沉微者，血虚也。盛者损之则安，虚者益之则愈。仲景凡言发汗后，以外无表证，里无热证，止余身疼一事而已，若脉稍浮盛，则为表邪未尽解。今言脉沉迟，此血虚而致然也，故加人参、生姜、芍药以益血。

疮家虽身疼痛，不可发汗，发汗则痉。

注曰：表虚里热，则生疮，疮家身疼如伤寒，不可发汗，发汗则表气愈虚，热愈甚，生风故变痉也。桂枝加芍药汤。

【随病治例】

伤寒下后，下利清谷不止，身痛者，急当救里，四逆汤，后身痛，清便自调者，急当救表，桂枝汤。

阳明体痛治例

【汗】

阳明病，欲食，小便反不利，大便自调，其人骨节疼，翕翕如有热状，奄然发狂，濈然汗出而解者，此水不胜谷气，与汗共并，脉紧则愈。桂枝汤。

少阳体痛治例[①]

【和解】

伤寒六七日，发热微恶寒，肢节烦疼，微呕，心下支

① 少阳体痛治例：原无，据前后文意补出。

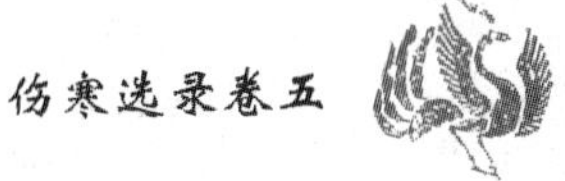

结，柴胡加桂枝四十五。

太阴体痛治例

【自愈】

太阴中风，四肢烦疼，阳微阴涩而长者，为欲愈。

少阴体痛治例

【温】

少阴病，身痛，手足寒，骨节痛，脉沉者，附子汤一百二十七。

少阴病，至四五日，腹痛，小便不利，四肢沉重疼痛，自下利者，有水气。真武汤。

厥阴体痛治例

【温】

大汗出，热不去，内拘急，四肢疼，又下利，厥逆而恶寒者，四逆汤九十九。

【随病治例】

下利，腹满身痛者，先温其里，四逆汤，乃攻其表，桂枝汤。

阴痛

汗家重发汗，必恍惚心乱，小便已，阴疼，禹余粮丸。真武汤一百三十，四逆汤九十九，桂枝茯苓甘草汤一百十三。

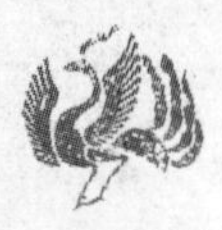

二阳并病，太阳初得病时，发其汗不彻，因转属阳明，续自微汗。

【刺】

阳明病，下血谵语，此热入血室。但头汗者，刺期门。

身重四十五

成氏曰：身重之由，有风湿，有风寒，有风湿俱见，有火逆，有易病，有三阳合病。虽所得不一，然悉属三阳，非若身疼，兼有三阴里寒也，怀病有矣，寒则无之，识者鉴焉。

太阳身重治例

【汗】

伤寒脉浮缓，身不疼，但重，乍有轻时，无少阴证者，大青龙汤三十八。

注曰：此伤寒见风脉也。伤寒者身疼，此以风胜，故不身疼，中风者身重耳，以兼风，故乍有轻时，不发厥吐利，无少阴里证者，为风寒外甚也。与大青龙，发散表中风寒。

【和解】

汗已，身犹灼热，名风温。脉阴阳俱浮，自汗身重，多眠鼻鼾，语言难出。不可汗，不可火，身重汗出，汉防己汤。

脉浮，宜汗解，宜火灸之，邪无从出，犹腰以下必重

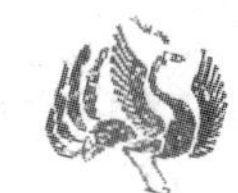

而痹，柴胡加龙骨牡蛎汤四十七，黄连汤六十七。

脉浮数者，法当汗解。若下之，身重心悸者，不可发汗，当自汗出乃解。所以然者，尺中脉微，此里虚也，须表里实，津液自和，便自汗出愈。下后，桂枝加芍药汤十。

伤寒八九日，下之，胸满烦惊，小便不利，谵语，身重不可转侧，柴胡加龙骨牡蛎汤四十七。

张氏曰：病有身重，不能转侧，下后血虚，津液不营于外也。身疼不能转侧者，风湿相抟于经，而里无邪也。经云，伤寒八九日，风湿相抟，身疼体烦，而不能自转侧，不呕不渴，脉浮虚而涩者，以桂枝附子汤六主之。此以柴胡加龙骨牡蛎汤主之，以上二证，言不能转侧颇相似，论疼与重俱不相侔，各从本法为宜也。

阳明身重治例

【下】

阳明病，脉迟，汗出不恶寒，身重短气，腹满而喘，有潮热者，此外欲解，可攻里也。手足濈然汗出者，此大便已硬也，大承气汤五十七。若汗多，微发热恶寒者，外未解也，其热不潮，若腹满不通者，可与小承气汤。

【和解】

阳明病，脉浮而紧，咽燥口苦，腹满而喘，发热汗出，身重，反恶热。勿汗，勿下，勿烧针，白虎汤六十一，五苓散。

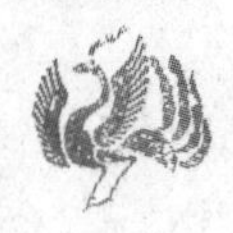

三阳合病，腹满身重，难以转侧，口不仁，面垢，谵语遗尿。不可汗，不可下，若自汗者，白虎汤六十一。

【附余】

伤寒阴阳易病，其人身重少气，少腹里急，或引阴中拘挛，热上冲胸，头重不欲举，眼中生花，膝胫拘急，烧裩散二百十四。

【附余】

成氏曰：凡太阳经，脉浮紧，身体痛，骨节疼，恶寒无汗者，以麻黄汤汗之。若轻者，以羌活神术汤，少加麻黄以汗之。若自汗者，不可汗，以九味羌活汤加之。凡少阴手足寒，身体痛，骨节疼，脉沉者，附子汤主之。然此阴阳一证，一般身疼，用药则相去霄壤。浮沉之脉，要在指下认识。若误发少阴经汗，则为下厥上竭，可不谨哉？表里俱寒者，身疼下利清谷也。凡救里，宜四逆汤，救表宜桂枝汤。阴毒伤寒，身疼如被杖之疼，则脉沉厥冷也，劳倦亦身体疼，则脉虚困倦也。

多眠四十六风温、合病

成氏曰：多眠，嗜卧也，三阳则属于半表半里之症，太阴、厥阴，别无多眠之候，惟少阴则脉沉细而嗜卧，与太阳为表里故也。

【和解】

汗后身犹灼热，名风温，脉阴阳俱浮，自汗身重，多眠鼻鼾，语言难出，不可下，不可火，《活人》用小柴胡四十二，葳蕤汤一百八十九。

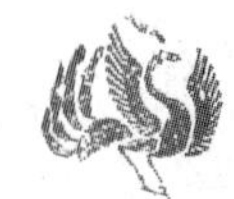

三阳合病，脉浮大，上关上，但欲眠，目合则汗，或用小柴胡四十二。

【随病治例】

太阳病，十日以去，脉浮细嗜卧者，外已解。设胸满胁痛，传少阳，与小柴胡。若脉浮者，麻黄汤。

阳明中风，脉弦浮大，短气腹满，胁及心痛，鼻干不得汗，嗜卧，身及面目悉黄，小便难，潮热时哕者，小柴胡汤。

脉但浮，无余症者，麻黄汤二十一。

【温】

少阴之为病，脉微细，但欲寐也。

注曰：少阴为病，脉微细，为邪气传里深也。卫气行于阳则寤，行于阴则寐。邪传少阴，则气行于阴，而不行于阳，故但欲寐。或用四逆汤。

少阴病，欲吐不吐，心烦，但欲寐，五六日，自利而渴者，少阴也，四逆汤，《活人》甘草干姜汤。

【不治】

少阴病，脉微细，但欲卧，汗出不烦，欲吐，至五六日，自利，复烦躁，不得卧寐者，死。

【附余】

吴氏曰：凡少阴脉微细，但欲寐，或蜷卧，恶寒或喜向壁卧，或身体静重欲寐，脉沉微，逆冷者，皆属阴证也，宜附子汤温之一百二十七。

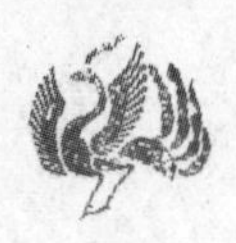

凡狐惑者，虫食下部名狐，上部名惑，盖狐则咽干声嗄，惑则面乍白乍赤乍黑，但欲眠睡，默默也，治例见本条。

不能言四十七附语言难出、喑哑

成氏曰：不能言及语言难出有二证。其一则太阳风温，其一则少阴咽中生疮。是皆传经之邪，热气壅闭所致。阴寒之证，气血通行，则关节开张，语言出矣。

太阳少阴不能言例

【和解】

发汗已，身犹灼热，名风温，脉尺寸俱浮，自汗身重，多眠，鼻鼾，语言难出，或用葳蕤汤一百八九、败毒散四十八、小柴胡四十二、风引汤一百四十四。

少阴病咽中伤生疮，不能言语，声不出者，苦酒汤。

【附余】

吴氏曰：夫声嗄不能言，狐惑伤寒，上唇有疮，咽干声嗄者，痉证口噤不能言者，治法俱见本条。热病喑哑不言，三四日不得汗出者，死。热甚，火伤肺金，不能言者，宜清肺降火。风热壅盛，咳嗽声嗄者，清风降痰火。又有失于发散，风邪伏于肺中者，当发散之。

鼻鼾鼻鸣四十八附鼻塞

成氏曰：风温则鼻鼾，太阳中风则鼻鸣，由风气壅塞，

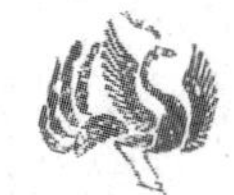

卫气不利所致。阳明、少阳、三阴，虽亦有中风，然邪不在表，故鼻不鸣，而不鼾也。

太阳鼻鼾鼻鸣例

【汗】

太阳中风，阳浮阴弱，阳浮热自发，阴弱汗自出，啬啬恶寒，淅淅恶风，翕翕发热，鼻鸣干呕者，桂枝汤。

【和解】

汗已，身犹灼热，脉浮自汗，身重多眠，鼻鼾，语言难出，不可下，不可火。

小便不利四十九附小便难

成氏曰：小便不利有数种。被下而小便不利者，津液耗于内也。因汗而小便不利者，津液亡于外也。发黄与痞，及夫热病，小便不利者，热郁所致，风湿相抟，与夫阳明风中，其小便不利，寒邪所乘，其小便难者，亦多由汗下而然。宜详辨之。

太阳小便不利例

【汗】

伤寒表不解，心下有水气，干呕发热而咳，或渴，或利，或噎，或小便不利，少腹满，或喘者，小青龙汤。

【温】

风湿相抟，骨节烦疼，掣痛，不得屈伸，汗出短气，小便不利，恶风不欲去衣，或身微肿，甘草附子汤一百六。

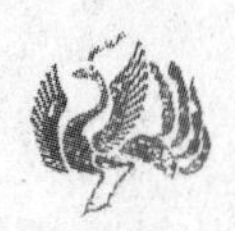

太阳病，大发汗后，胃干烦躁，不得眠，欲饮水者，少少与之，若脉浮，小便不利，微热消渴者，五苓散。甚者，猪苓汤。

本已下之，心下痞，与泻心汤，痞不解，渴而口燥烦，小便不利者，五苓散一百七十。

服桂枝汤，或汗，或下之，仍头项强痛，翕翕发热，无汗，心下满微痛，小便不利者，桂枝去桂加茯苓白术汤二十。

【和解】

太阳病饮水多，必心下悸，小便少者，茯苓甘草汤一百十，《活人》用小柴胡去芩加茯苓四十三。

太阳病，身黄，脉沉结，小腹硬，小便不利，茵陈汤八十七。

伤寒五六日，中风，往来寒热，胸胁痛，不欲饮食，心烦喜呕，或心下悸，小便不利者，小柴胡四十二。

伤寒五六日，已发汗而复下之，胸胁满微结，小便不利，渴而不呕，但头汗出，心烦，往来寒热，此为未解，柴胡桂姜汤四十六。

伤寒八九日，下之，胸满烦惊，小便不利，谵语，一身尽重，不可转侧者，柴胡加龙骨牡蛎汤四十七。

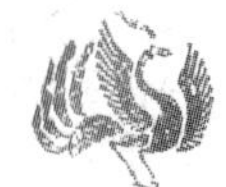

太阳病，脉浮动数，头痛发热，微盗汗，反恶寒者，表未解，反下之，动数变迟，客气动膈，短气烦躁，懊憹，阳气内陷，心下因硬，则为结胸，若不结胸，但头汗出，小便不利者，必发黄。栀子柏皮汤八十、茵陈汤八十七。

【附余】

汗已，身犹灼热，名风温，脉阴阳俱浮，自汗身重，多眠鼻鼾，语言难出，不可火，不可下，下者小便不利，直视失溲，风引汤一百四十四、葳蕤汤一百八十九。

【自愈】

大下后，复发汗，小便不利者，亡津液故也，勿治之，得小便利，必自愈。

阳明小便不利例

【汗】

阳明病，面合赤色，不可攻，必发热色黄，小便不利。桂枝加芍药汤十，葛根汤三十一。

阳明病，小便反不利，大便自调，骨节疼，翕翕如有热，奄然发狂，濈然汗出而解者，脉紧则愈，桂枝汤。

阳明病，被火，额上微汗，小便不利者，必发黄，五苓散一百七十、栀子柏皮汤八十。

阳明病，脉浮紧，咽燥口苦，腹满而喘，发热汗出，反恶热，身重，不可汗、下、烧针。若发汗则躁，心愦愦，反谵语。若下后，脉浮发热，渴而小便不利者，猪苓汤一百十六。

阳明病，若中寒不能食，小便不利者，手足濈然汗出，此欲痼瘕，必大便初硬后溏，以胃冷，水谷不别故也，厚朴生姜甘草半夏人参汤一百二十一、吴茱萸汤一百五十七、理中汤一百三十六。

阳明病，发热，但头汗出，小便不利，渴引水浆，此瘀热在里，必发黄，茵陈汤八十七。

阳明病无汗，小便不利，心中懊憹者，身必发黄，茵陈汤八十七、五苓散一百七十、栀子柏皮汤八十。

伤寒七八日，身黄如橘子色，小便不利，腹微满者，茵陈汤八十七。

【下】

病人小便不利，大便乍难乍易，时有微热，喘冒不能卧者，有燥屎也，宜大承气汤五十七。

得病二三日，脉弱，无太阳、柴胡证，烦躁，心下硬，至四五日，虽能食，以小承气和之，至六日，与大承气。若不大便六七日，小便少者，虽不能食，不可攻，须小便利，乃可攻之，宜大承气汤。

少阴小便不利例

【温】

少阴病，二三日不已，至四五日，腹痛，小便不利，四肢沉重疼痛，自下利者，有水气，真武汤一百三十。

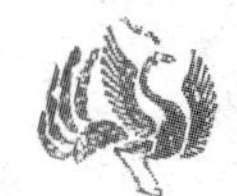

少阴病，四五日，腹痛，小便不利，下利不止，便脓血者，桃花汤一百七十四。

【和】

少阴病，四逆，或咳，或悸，或小便不利，或腹痛，泄利下重者，四逆散。

厥阴小便不利例

【汗】

伤寒，哕而腹满，视其前后，何部不利，利之则愈。五苓散一百七十。

【附余】

吴氏曰：凡伤寒小便不通，刺任脉二穴，在脐下一寸，用长针入八分，又刺支沟二穴，在手腕后三寸，两骨之间陷中，针入二分。凡伤寒小便不利，当分六经治之，太阳、少阴详见本条。太阴腹满自利，小便不利，无热脉沉者，理中汤一百三十六合五苓散一百七十，更加厚朴、木香，分利其小便，而大便自止也。厥阴寒闭，厥冷脉伏，囊缩入腹，小便不利，宜四逆汤、通草、茯苓，或灸气海、石门穴，或以葱熨法治之。若阴虚火动，小便赤涩不利者，加木通、生地黄、知母、黄柏。凡内热甚，大便不通，小便赤涩不利者，八正散治之。

凡不渴，小便不利者，热在血分也，宜知母、黄柏、生地黄之类。夫膀胱为津液之府，气化而能出也，若有汗多者，津液外泄，小便因少，不可利之，恐重亡津液也，待汗止小便自行矣。又，小便自利，不可妄利之，恐引热入膀胱，则变蓄血，又为害也。

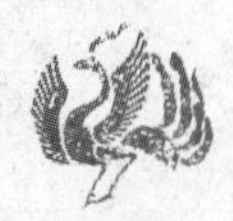

赵氏曰：伤寒小便难，仲景论有发汗漏不止，桂枝加附子汤六，有阳明中风，或脉弦浮大，而潮热哕者，或脉浮而紧，误下而成腹满者，又有阳明脉浮迟，饱则微烦头眩者，《活人》问中，当以传经邪热，与漏风亡阳，分作两条，其桂枝加附子汤六证，乃亡阳经虚所致，岂得均谓之阴虚阳凑，为有热耶？要当以小柴胡证，及误下证、谷疸证，次于阳凑传邪之下，却别出一条，云外有汗，多亡阳，津液不足，亦有小便难者，还以桂枝加附子汤证属之。

太阳小便难例

【汗】

得病六七日，脉迟浮弱，恶风寒，手足温，数下之，不能食，而胁满痛，身目黄，项强，小便难者，与柴胡汤，必下重，桂枝茯苓白术汤二十，麻黄连绍赤小豆汤二十六。

太阳病中风，以火劫汗，邪风被火，两阳相熏，发黄。阳盛欲衄，阴虚小便难。但头汗出，腹满微喘，口干咽烂，或不大便，久则谵语，甚者至哕，捻衣摸床，小便利者，可治。小便难，五苓散一百七十。

【温】

太阳病，发汗，遂漏不止，恶寒，小便难，四肢微急，难以屈伸，桂枝加附子汤六。

阳明小便难例

【汗】

阳明中风，口苦咽干，腹满微喘，发热恶寒，脉浮紧，

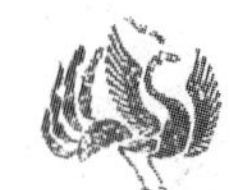

若下之，腹满、小便难。五苓散一百七十。

【和解】

阳明病脉迟，食难用饱，饱则微烦，头眩，小便难，此欲作谷疸，虽下之，腹满如故。所以然者，脉迟故也。栀子柏皮汤八十。

阳明中风，脉弦浮大，短气腹满，胁及心痛，鼻干不得汗，嗜卧，身目悉黄，小便难，潮热而哕者，《活人》小柴胡加茯苓。

少阴病，咳而下利，谵语者，被火劫也，小便必难，以强责少阴汗也，桂枝加龙骨甘草牡蛎汤。

【即灸】

或曰，阴证小便不利，必阴囊缩入小腹，痛欲死者，灸石门仍以返魂丹，当归四逆汤二百十六。世医炒盐及热药脐下熨之，以致阴气俱热，郁无出处，即上冲心，往往有死者。

气上冲胸五十附气上撞心

成氏曰：气上冲者，腹里气时时上冲也。此汗、吐、下后之疾，虽经下之，邪犹在表故也。痞病，气上冲咽喉，亦由误汗、吐、下而生。又有病如桂枝证，胸中痞气上冲咽喉，不得息，瓜蒂散，盖未经汗、吐、下，作膈实故，宜吐也。厥阴，气上撞心，易病气上冲，尤宜消息，按条而施治焉。

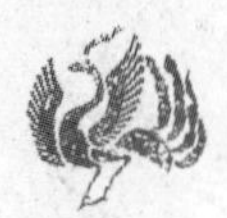

太阳、厥阴气上冲心例

【汗】

太阳病，下之后，气上冲者，桂枝汤一。不上冲者，不可与。

注曰：太阳病属表，而反下之，则虚其里，邪欲乘虚传里。气若上冲者，里不受邪，而气逆上，与邪争也，则邪仍在表，故当复以桂枝汤解外；其气不上冲者，里虚不能与邪争，邪气已传里，故不可更与桂枝汤攻表。

太阳病，烧针发汗，针处被寒，核起而赤者，必发奔豚。气从少腹上冲心者，灸其核上各一壮，与桂枝加桂汤。

注曰：烧针发汗，则损阴血，而惊动心气。针处被寒，气聚而成核。心气因惊而虚，肾气乘寒而动，发为奔豚。《金匮要略》曰：病有奔豚，从惊发得之。肾气欲上乘心，故其气从少腹上行心也。先灸核上，以散其寒，与桂枝加桂汤，以泄奔豚之气。

伤寒汗、吐、下后，虚烦，脉甚微。八九日，心下痞硬，胁下痛，气上冲咽喉，眩冒，经脉动惕者，真武汤、桂枝茯苓白术甘草汤。

【吐】

病如桂枝证，头不痛，项不强，寸脉微浮，胸中痞硬，气上冲咽喉，不得息，此胸有寒也，宜吐之，瓜蒂散。

【和】

厥阴病，消渴，气上冲心，心中疼热，饥而不欲食，

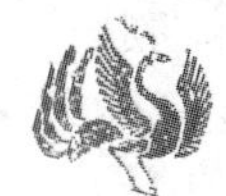

食则吐蛔，下之利不止，桂枝茯苓白术汤。

【附】

伤寒，阴阳易，身体重，少气，少腹里急，或引阴中拘挛，热上冲胸，烧裩散。

吐血咯血五十一

成氏曰：杂病吐血、咯血，责为实邪，伤寒吐血、咯血，皆由误汗、下，并火逆而致。诚非寒病热之，微甚者也，是为坏病，宜随其逆而调之。惟少阴厥竭，误汗一证，强动经血，故云难治。

太阳、少阴、厥阴吐血例

【和解】

凡服桂枝汤-吐者，其后必吐脓血，黄芩汤、麻黄升麻汤。

脉浮热甚，反灸之，必咽燥唾血，茅花汤、解毒汤、黄芩芍药汤。

亡血家不可汗，汗则寒慄而振，小柴胡汤。

【不治】

少阴病，但厥无汗，强发之必动血，或从口鼻，或从目出，名下厥上竭，为难治。

伤寒六七日，大下后，寸脉沉而迟，手足厥逆，下部

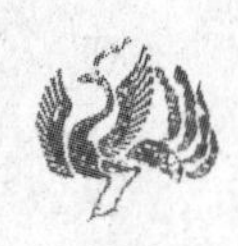

脉不至，咽喉不利，唾脓血，泄利不止者，为难治，麻黄升麻汤。

【附余】

《建略例》云：上焦血用黄芪桂枝汤，中焦血用当归建中汤、增损胃风汤，下焦血用芎归术附汤、桂附六合汤。阴证三焦出血，色紫不鲜，此重沓寒湿，化毒凝泣，浸渍而成，用黑锡丹，见《直指方》。

《活人》曰：脉迟细，其人无热，所吐皆紫黑色，血寒则凝，理中丸。

陶氏曰：伤寒吐血不止，用韭汁磨墨呷下，其血见黑必止。如无韭汁，用鸡清亦可。正谓赤属火，而黑属水也。

少阴证，恶寒发热，无头疼，误大汗，使血从耳目口鼻出者，名阴血，多不语，此与鼻衄阳血不同。

四肢筋脉拘急五十二

成氏曰：拘急者，拘强难以屈伸也。不拘病证在何经，凡见是证，皆阴寒所致，寒主收引故也。仲景之法，虽太阳表证，及风湿相抟，而见挛急者，亦处以桂枝加附子汤、甘草附子汤之类，况阴经里病，霍乱之候，四逆之剂其可缺诸。

太阳、厥阴筋脉拘急例

【温】

太阳病，发汗漏不止，其人恶风，小便难，四肢微急，

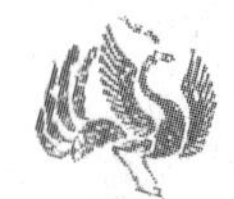

难以屈伸，桂枝加附子汤。

风湿相抟，骨节烦疼，不得屈伸，汗出短气，小便不利，恶风，或身微肿，甘草附子汤。

伤寒，脉浮自汗，小便数，心烦，微恶寒，脚挛急，本桂枝加附子汤，反用桂枝汤—攻表，误也，作甘草干姜汤以复其阳，若愈足温，更作芍药甘草汤以伸脚。

大汗出，热不去，内拘急，四肢疼，又下利厥逆，恶寒者，四逆汤。

【附】

阴阳易病，身体重，少气，少腹里急，膝胫拘急者，烧裩散。

【附余】

吴氏曰：凡伤寒大汗已出，因而露风则汗不流通，风邪乘虚，袭于经络，故手足挛搐，不能屈伸，筋脉拘急也。宜牛蒡根散主之。

风寒两中五十三

成氏曰：风寒两中，有二症。经曰，太阳中风，脉浮紧，发热恶寒，身无汗而烦躁者，大青龙汤。若脉微弱，汗出恶风者，不可服，服之则厥逆，筋惕肉瞤，此太阳中风兼寒而寒多也寒则伤荣，故发热恶寒，身疼者，寒多也，风则伤卫，当自汗出，今无汗而烦躁者，风少也，为荣卫俱实，与大青龙，除荣卫之风寒也，脉若微弱，汗出恶风者，为荣卫俱虚，宜桂枝加附子之属，反服青龙，则必亡阳，故生厥

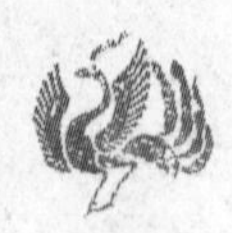

逆，筋惕肉瞤，此治之逆也，宜真武汤。盖大青龙证与麻黄汤证相似，特有烦躁为异耳，无烦躁麻黄汤，有烦躁大青龙。误用麻黄，止能去荣中之寒，不能解卫中之风，大青龙乃麻黄汤中加姜、枣、石膏，以解其风，则荣卫俱安矣。此条识证，妙在太阳中风烦躁六字而已。又经曰，伤寒脉浮缓，身不疼，但重，乍有轻时，无少阴证，大青龙汤，此太阳伤寒兼风而风多也身不疼者，寒少也，恐人误作少阴中寒，以无身疼，恶风寒之表证也，且但身重，乍有轻时之证，俗工不谓之中湿，殊不知有脉缓为异耳。寒微风胜，故身不疼而但重，乍有轻时，既无少阴、厥阴吐利之里证，则宜大青龙汤发散表中之风寒，若有少阴证者，又当以少阴治之也。此条识证，妙在无少阴证四字而已。盖太阳与少阴为表里，故云无少阴证，但在太阳表也。

【温】

太阳中风，脉浮紧，发热恶寒，身疼痛，不汗出而烦躁者，大青龙汤。若脉微弱，汗出恶风者，不可服。服之则厥逆，筋惕肉瞤，真武汤。

【汗】

伤寒脉浮缓，身不疼，但重，乍有轻时，无少阴证，大青龙汤主之。

面赤五十四附面垢、眼赤、面青目赤

成氏曰：太阳病，面反有热色，二阳并病，面色缘缘正赤，阳明面合赤色，是皆表邪，必发散解肌而愈。少阳目赤，和解而安，少阴面赤色、厥阴面少赤，以面戴阳故也，二者非四逆汤不可。面赤虽由阳热而生，然各经俱无

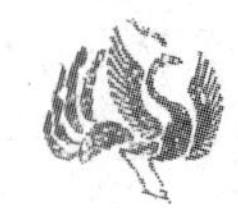

可下之证。在少阴、厥阴者，本证有下利、厥逆、脉微，实为阴寒之病，纵面赤似阳，只是兼化而已。

太阳、阳明、少阴、厥阴面赤合病面垢例

【汗】

太阳病，八九日，如疟状，一日二三度发，脉微缓者，为欲愈。脉微而恶寒者，阴阳俱虚，不可更汗、吐、下。面色反有热色者硬，反下利，脉调和者，医以丸药下之，非其治也。自利者，脉当微厥，今反和，为内实，调胃承气汤。

太阳中风，以火劫汗，邪风被火，两阳相熏，发黄欲衄，小便难，头汗出，腹满微喘，口干咽烂，或不大便，久则谵语，甚者至哕，捻衣摸床，小便利者可治，或用大柴胡汤、承气汤。

二阳并病，太阳初得病时，汗之不彻，因属阳明，续自微汗，不恶寒。若太阳证，不可下，可小发汗。设面色缘缘正赤，乃当汗不汗，汗之则愈，以脉涩故知，各半汤、葛根汤。

阳明病，面合赤色，不可攻，葛根汤微汗之。

【温】

少阴病，下利清谷，里寒外热，手足厥逆，脉微欲绝，反不恶寒，其人面赤色，或腹痛，或干呕，或咽痛，或利止，脉不出者，通脉四逆汤加葱。

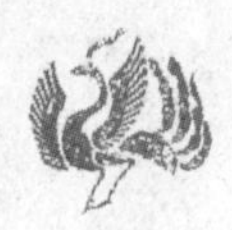

厥阴，下利脉沉迟，面少赤，身微热，下利清谷，病人必微厥，郁冒汗出而解，以面戴阳，下虚故也，四逆汤。

【附】

太阳病，汗后，遂发热恶寒，复加烧针，因胸痞，面色青，肤瞤者，难治；色微黄，手足温者，易愈。

三阳合病，腹满身重，难转侧，口不仁，谵语，面垢，遗尿。不可汗、下，若自汗者，白虎汤。

少阳中风，两耳无所闻，目赤，胸满而烦者，不可吐、下，小柴胡汤。

身痒五十五

太阳病有身痒，阳明病有身如虫行，俱为荣卫气虚，微邪在表，无从而出，故有为痒，如虫行之状也，悉宜各半汤。

太阳、阳明身痒虫行例

【汗】

太阳病，得之八九日，如疟状，发热恶寒，热多寒少，若其人不呕，清便欲自可，一日二三度发，脉微缓者为欲愈。脉微而恶寒者，不可更汗、下、吐，面反有热色者，以不得小汗出，身必痒，宜桂枝麻黄各半汤。

阳明病多汗，反无汗，身如虫行皮中状者，虚故也，

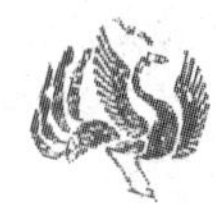

宜桂枝麻黄各半汤，《活人》用术附汤、黄芪建中汤。

赵氏曰：虫行皮中状者，即经言身痒是也。久虚者以表气不足，津液不充于皮肤，使腠理枯涩，汗难出也。若谓虚则当补，毕竟阳明受邪为病，邪可补乎？如用术、附、黄芪辈，皆收汗药，则荣卫郁闭，邪无从出，内热发矣。何况，其病又无吐利胃虚等症，病不在里，但皮肤中表气虚之，理宜和解可也。莫若借用各半汤，或有热者，柴胡桂枝汤，庶乎辛甘之剂，可以和其荣卫，通行津液而解，未审当否。

小便自利五十六附小便数、遗尿、淋血

成氏曰：小便自利，有在表者，有在里者，有热而利者，有寒而利者，六经俱有之证，难以概治，宜考经条分之可也。小便数者，三阳有在表者，有在里者，三阴并无小便数之症，宜详察之。

太阳小便自利例

【下】

太阳病六七日，表证仍在，脉微而沉，反不结胸，其人发狂，以热在下焦，小腹当硬满，小便自利者，下血乃愈，抵当汤。

太阳病，身黄脉沉结，小腹硬，小便自利，其人如狂，血证也，抵当汤。

伤寒有热，小腹满，应小便不利，今反利者，为有血

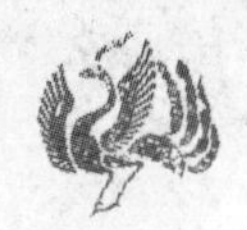

也，宜小下之，抵当汤九十五。

伤寒十三日不解，过经谵语，以有热也，当以汤下之，若小便利者，大便当硬，而反下利，脉调和者，知医以丸药下之，非其治也。若自下利者，脉当微厥，今反和者，此为内实也，调胃承气汤主之。①

太阳病不解，热结膀胱，其人如狂，血自下，下者愈。其外不解者，尚未可攻，当先解外。外解已，但少腹急结者，乃可攻之，宜桃核承气汤。

【温】

太阳病，小便利者，以饮水多，必心下悸。小便少者，必苦里急，小便不利，甘草茯苓汤。

伤寒八九日，风湿相抟，身体疼烦，不能转侧，不呕不渴，脉浮虚而涩者，桂枝附子汤，若其人小便自利，去桂枝加白术汤。

【刺】

伤寒发热，恶寒，大渴欲饮水，其腹必满，自汗，小便利，为欲解，此肝乘肺，名曰横，刺期门。

阳明小便自利例

【和解】

阳明病，反无汗，而小便利，二三日，呕而咳，手足

① 大便当硬……主之：原书缺文，据《伤寒论》补出。

厥者，必苦头痛，小青龙加茯苓。无汗，小便利，茯苓不当用，恐非青龙。

【下】

得病二三日，脉弱，无太阳、柴胡证，烦躁，心下硬，以小承气微和之，不大便六七日，小便少者，虽不能食，但初硬后溏，未可攻，小便利，大承气汤。

伤寒脉浮而缓，手足自温，系在太阴，当发身黄，若小便自利者，不能发黄。至七八日大便硬，为阳明病也，用大承气。

【导法】

阳明病，自汗，更发汗，小便自利，此为津液内竭，屎虽硬不可攻之，宜蜜煎导而通之，猪胆汁或土瓜根，皆可为导。以不能得小汗，身必痒，以桂麻各半汤。

太阴小便自利例

【自愈】

伤寒脉浮而缓，手足自温，系在太阴，当发黄，小便自利，不发黄。至七八日，虽暴烦下利，日十余行，必自止。

愚按：以上数条，非以小便自利为病，盖以验病之下与不当下也。若小便不利，而少腹硬者，屎也，当渗泄之，若小便自利而少腹硬者，非血则粪也，当通利之，且病之发黄与不发黄，及病之死与不死，皆可于此而验之焉。

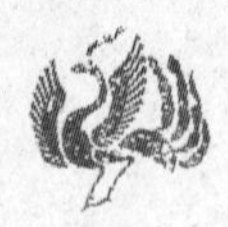

少阴小便自利例

【温】

少阴病，二三日至四五日，腹满，小便不利，四肢沉重疼痛，自下利者，为有水气，或小便利，真武汤。

少阴病，欲吐不吐，心烦，但欲寐，五六日，自利而渴者，属少阴也，虚故引水自救，若小便色白者，以下焦虚有寒，不能制水，故令色白也，四逆汤。

既吐且利，小便复利，而大汗出，下利清谷，内寒外热，脉微欲绝者，四逆汤。

厥阴小便自利例

【自愈】

伤寒，热少厥微，指头寒，默默不欲食，烦躁数日，小便利，色白者，此热除也，欲得食，为病愈。

太阳小便数例

【温】

伤寒脉浮自汗，小便数，心烦微恶寒，脚挛急，桂枝附子汤。

【下】

趺阳脉浮而涩，浮则胃气强，涩则小便数，浮涩相抟，大便则难，其脾为约，麻仁丸。

注曰：趺阳者，脾胃之脉诊，浮为阳，知胃气强，涩

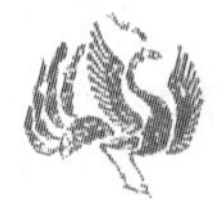

为阴，知脾为约。约者，俭约之约，又约束之约。《内经》曰，饮入于胃，游溢精气，上输于脾，脾气散精，上归于肺，通调水道，下输膀胱，水精四布，五经并行，是脾主为胃行其津液者也。今胃强脾弱，约束津液，不得四布，但输膀胱，致小便数，大便难，与脾约丸，通肠润燥①。

太阳病，汗、吐、下后，微烦，小便数，大便因硬，小承气汤和之愈。

【随病治例】

太阳病，寸缓、关浮、尺弱，其人发热汗出，恶寒不呕，但心下痞者，下之早也。如其不下，病人不恶寒而渴者，此转属阳明也。小便数者，大便必硬，渴欲饮，五苓散，或加桂枝汤、小柴胡汤。

【附余】

《活人》曰：小便数者，何也？肾与膀胱俱虚，而客热乘之，虚则不能制水，热则小便涩，故小便不快而数起也。

赵氏曰：太阳病，自汗，四肢拘急，难以屈伸，心烦，微恶寒，脚挛急，若小便数者，慎不可行桂枝也，宜与甘草干姜汤、芍药甘草汤。此虚寒所致，与上文客热等证，全不相合，又多四肢拘急，难以屈伸八字，即系前篇小便难之证，今却添入于此间，小便数证之下，何耶？又云，伤寒，脉浮便数，若胃中不和，谵语者，少与调胃承气汤，盖仲景论中，此论专主胃气不和、谵语，未尝兼治脉浮、自汗、小便数之证，何不曰若服甘草干姜汤后，胃气不和，

① 通肠润燥：后原有“桂枝汤”三字，恐衍文，今删去。

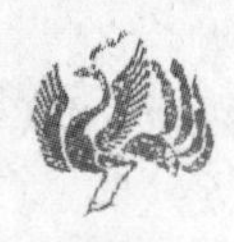

谵语者，少与调胃承气汤，不亦宜乎？

吴氏曰：凡小便数者，频欲去，而不多也。太阳、阳明，治各有条，凡肾虚有热，而小便频数者，清心连子饮，或人参三白汤加知母、黄柏、麦门冬、石莲肉之类，或服滋补丸亦佳，或补中益气汤加知母、黄柏、生地黄、麦门冬主之也。

太阳失溲、三阳合病遗尿例

太阳病二日，反躁，凡熨其背，大汗出，大热入胃，水竭，躁烦谵语，十余日，振傈，自下利者，为欲解。若腰以下不得汗，欲小便不得，反呕，欲失溲，足下恶风，大便硬，或用承气汤。

汗已，身犹灼热，名风温，脉阴阳俱浮，自汗身重，多眠，鼻鼾，语言难出，勿火勿下。若被火者，小便不利，直视失溲，咳而小便利。若失小便者，不可汗，汗则四肢厥逆，桂枝茯苓白术汤、真武去茯苓、桂枝甘草汤。

三阳合病，腹满身重，难以转侧，面垢谵语，遗尿，不可汗下，宜白虎汤。

【附余】

吴氏曰：凡遗尿者，自出而不知也。其热盛神昏遗尿者，为可治，若阴证，下寒逆冷遗尿，脉沉微者，多难治，宜附子汤加干姜、益智，以温其下也。若厥阴囊缩，逆冷脉微遗尿者，四逆加吴茱萸汤温之，不回者死。凡伤寒汗下后，热不解，阴虚火动而遗者，以人参三白汤加知母、

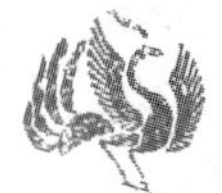

黄柏，或补中益气汤加知母、黄柏、麦门冬、生地黄、五味之类。若狂言，反目直视，谵语遗尿者，此为肾绝。《内经》言膀胱不利为癃，不约则遗溺，又曰水泉不止者，膀胱不藏也。盖肾与膀胱为表里，肾虚则膀胱之气不约，故遗尿也，要在滋补膀胱之气也。东垣谓溲便遗失，肺金虚，又当补肺气也。大抵肺虚、肾虚、热盛者，皆可治，惟肾绝遗尿，则不可治，此下焦气绝，不归其部故也。

不得眠五十七

成氏曰：不得眠，有因汗下而然者，有不因汗下而致者，有因火逆而致者，治见本条。但不得眠，皆为热证。其有太阳汗下之后，昼日烦躁，不得眠一证，虽用干姜附子汤，盖复其汗下所亡之阳，非治其所感之寒病也，亦不敢通视为常痛然。少阴脉沉细，自利烦躁，不得卧者死，伤寒，发热下利，厥逆烦躁，不得卧者亦死，俱为正气弱，阳不能复故也。

《活人》曰：汗为火之液，多则神昏，故不眠，大热则神不清，故不眠。大下则动血，心主血，故不眠。瘥后，热气未散，阴气未复，亦不眠。

太阳不得眠例

【汗】

太阳病二三日，不得卧，但欲起，心下必结，脉微弱者，此有寒分也，桂枝加厚朴杏子汤。

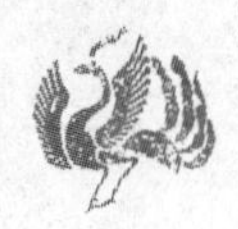

伤寒，脉浮，以火劫之，惊狂，起卧不安者，桂枝去芍药加蜀漆龙骨牡蛎救逆汤。

【温】

下后，复发汗，昼日烦躁，不得眠，夜而安静，[①]不呕，不渴，无表证，脉沉微，身无大热，干姜附子汤。

【和】

衄家，不可汗，汗则额上陷，脉急紧，直视不眴，不得眠，黄芩芍药汤。

伤寒下后，心烦腹满，卧起不安者，栀子厚朴汤。

发汗、吐、下后，虚烦不得眠，反复颠倒，心中懊侬，栀子豆豉汤。

【自愈】

太阳病，发汗后，胃中干燥，不得眠，欲饮水者，少与之则愈。

阳明不得眠例

【吐】

阳明病，脉浮而紧，咽燥口苦，腹满而喘，发热汗出，反恶热身重，若加烧针，必怵惕烦躁，不得眠，栀子豉汤。

【下】

病人小便不利，大便乍难乍易，时有微热，喘冒不能卧者，有燥屎也，大承气汤。

---

① 夜而安静：原作“夜不安静”，据《伤寒论》改之。

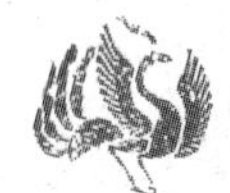

少阴、厥阴不得眠例附太阳但坐

少阴病，下利六七日，咳而呕渴，心烦不得眠者，猪苓汤。

少阴病，得之二三日，心烦不得卧，黄连阿胶汤。

少阴病，脉微沉细，但欲卧，汗出不烦，欲吐，至五六日，自利，复烦躁，不得寐者死。

【不治】

伤寒，发热下利，厥逆烦躁，不得卧者死。

附但坐

二阳并病，太阳初得病时，发其汗不彻，转属阳明，续自微汗，不恶寒，若太阳证不罢，不可攻，可小发汗。汗之不彻，其人不知痛处，按之不得，短气但坐，以汗出不彻故也，更发汗则愈，以脉涩故知。或云，小发汗，葛根汤。

【附余】

吴氏曰：凡太阳病，脉浮数，身疼，无汗出而烦躁，不得眠者，宜汗之则愈。冬月天寒，宜麻黄汤，春夏秋温，宜轻剂以汗之。

凡阳明标热，头额痛，目疼，身热鼻干，不得眠，脉长者，宜葛根解肌汤汗之。

凡少阳发热，口苦心烦，不得眠，脉弦数者，小柴胡加黄连、山栀之类，若虚弱人，津液不足者，加麦门冬、

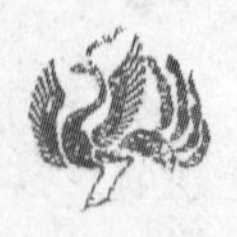

酸枣仁之类。

太阳病，发汗后，不得眠，脉浮数，微热烦渴，小便不利者，五苓散，脉数大者，宜人参白虎汤，或竹叶石膏汤，不可用五苓散。凡汗、下后，虚烦不得眠者，加味温胆汤、酸枣仁汤、栀子乌梅汤、朱砂安神丸之类，选而用之。

《活人》曰：烦躁恶风，自汗，不得眠，防风白术牡蛎汤。伤寒瘥后不眠，栀子乌梅汤。

不大便五十八附大便难、大便硬、燥屎

成氏曰：不大便、大便难、大便硬、燥屎，悉属里证，宜下者多矣，然而有表未罢，风温相抟，尤宜先解表，已而下之，可也。如经曰，伤寒不大便六七日，头疼有热者，小便清，知不在里，仍在表也。是其证多见于阳明，盖胃土，万物所归，无所复传，自太阳、少阳传入者，众所共知，而于三阴传入者，鲜或能识，若能熟视其微，则三阴有急下之证多矣，岂非仲景之微意欤？

太阳不大便例

【汗】

伤寒不大便六七日，头疼有热，承气汤。小便清者，知不在里，仍在表也，须汗以桂枝汤。

【下】

太阳病，发汗，复下之，不大便五七日，舌上燥而渴，

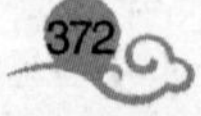

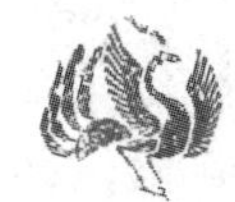

日晡潮热，从心下至小腹，硬痛不可近者，大陷胸汤。

太阳中风，以火劫汗，邪风被火，两阳相熏，发黄欲衄，小便难，但头汗出，腹满微喘，口干咽烂，或不大便，或用大柴胡汤、承气汤。

阳明不大便例附下重、大便难

【下】

病人不大便五六日，绕脐痛，烦躁，发作有时者，有燥屎也，或用大承气汤。

得病二三日，脉弱，无太阳、柴胡证，烦躁，心下硬，至四五日，虽能食，以小承气汤和之，至六日，与大承气。若不大便六七日，小便少者，虽不能食，但初硬后溏，未可攻之，虽小便利，屎定硬，可攻，大承气汤。

趺阳脉浮而涩，浮则胃气强，涩则小便数，大便则难，其脾为约，麻仁丸。

若人小便不利，大便乍难乍易，时有微热，喘冒不能卧者，有燥屎也，大承气汤。

伤寒六七日，目中不了了，睛不和，无表里证，大便难，身微热者，实也，急下宜大承气汤。

二阳并病，太阳证罢，但发潮热，手足漐漐汗出，大

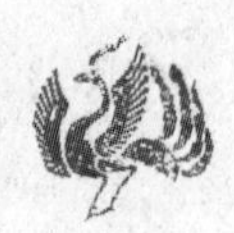

便难而谵语者，大承气汤。

问曰：何缘得阳明病？曰，太阳病，发汗，若下，若利小便，此亡津液，胃中干燥，因转属阳明，不更衣，内实大便难者，此名阳明也，麻仁丸。阳明主饮食，不易受邪，太阳失治，故转属阳明，大承气汤。

注曰：本太阳病不解，因汗、利小便，亡津液，胃中干燥，太阳之邪入腑，转属阳明。古人登厕必更衣，不更衣者是谓不大便。不更衣则胃中物不得化，故为内实，干津液热，大便则难，为阳明里实也。

少阳阳明者，发汗，利小便已，胃中躁烦实，大便难是也，或用大承气、大柴胡。

伤寒四五日，脉沉而喘满，沉为在里，反发其汗，大便为难，表虚里实，久则谵语，或大承气。

大下后六七日，不大便，烦不解，腹满痛者，有燥屎也，大承气汤。

病人无表里证，发热七八日，虽脉浮数，下之，脉数不解，合热则消谷善饥，至六七日，不大便者，有瘀血，宜抵当汤。

【和解】

阳明病，胁下硬满，不大便而呕，舌上白苔者，小柴胡汤。

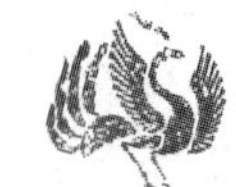

【随病治例】

阳明病，谵语潮热，脉滑而疾者，小承气汤，不转失气者，勿更与之。明日不大便，脉反微涩者，里虚也，为难治，勿更与承气。

阳明病，潮热，大便微硬者，可与大承气，不硬者勿与。若不大便六七日，恐有燥屎，少与小承气汤，入腹中不转失气，勿攻。欲饮水者，与水则哕，其后发热，必大便复硬而少也，以小承气和之。

伤寒吐、下后不解，不大便五六日，日晡潮热，不恶寒，独语如见鬼状，剧者循衣摸床，微喘直视，脉弦者生，涩者死，微者但发热谵语，大承气。

得病六七日，脉迟浮弱，恶风寒，手足温，医数下之，不能食，胁下满痛，及身黄项强，小便难者，与柴胡汤，必下重，呕者，五苓加茵陈。

少阴、厥阴不大便例

少阴病六七日，不大便者，急下之，大承气。

伤寒哕而腹满，视其前后，何部不利，利之则愈，五苓散、小承气。

【附余】

吴氏曰：凡伤寒，不大便，针气海一穴，在脐下一寸五分，入八分。针三里二穴，凡血虚肠燥不通者，盖因发

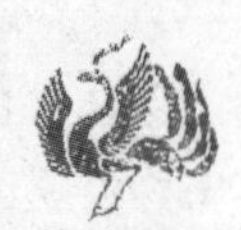

汗，去血过多，或新产，或久病虚人，脉弱者，宜当归润燥汤、麻仁丸润而行之，或蜜煎导法，盖不可下也。

太阳大便硬例

伤寒五六日，头汗出，微恶寒，手足冷，心下满，不欲食，大便硬，脉细者，此为阳微结，有表复有里也，脉沉亦在里也，汗出为阳微。假令纯阴结，不得复有外证，可与小柴胡汤，设不了了，得屎而解。

【温】

伤寒八九日，风湿相抟，身体疼痛，不能自转侧，不呕不渴，脉浮虚而涩者，桂枝附子汤。若大便硬，小便自利者，去桂枝加白术汤。

【下】

太阳病二日，反躁，凡熨其背，而大汗出，大热入胃，水竭烦躁，必发谵语。十余日，振慄，自下利者，为欲解。若从腰以下不得汗，欲小便反呕，欲失溲，足下恶风，大便硬，小承气。

阳明之为病，胃家实也。

注曰：邪传入胃，热毒留结，为胃实。华佗曰，热毒入胃，须下去之，是知邪在阳明之本为胃家实是也。

【自解】

太阳病，寸缓关浮尺弱，其人发热汗出，复恶寒，不呕，但心下痞者，下之早也。如其不下，不恶寒而渴者，此转属阳明，小便数者，大便必硬，不更衣十日，无所苦也。

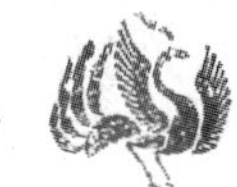

【下】

阳明病，脉迟，汗出不恶寒，身重短气，腹满而喘，潮热手足汗出者，大便已硬，此外欲解，可攻里也，大承气汤。

阳明病，多汗胃燥，大便必硬而谵语，小承气汤。

阳明证，其人喜忘，必有蓄血，屎虽硬，大便反易而黑，宜抵当汤。

病有太阳阳明、正阳阳明、少阳阳明，邪自太阳经传入腑者，谓之太阳阳明，脾约是也，麻仁丸。

注曰：阳明，胃也。邪中太阳经，传之入腑者，谓之太阳阳明。经曰，太阳病，若吐、若下、若发汗后，微烦，小便数，大便因硬者，与小承气汤，即是太阳阳明，脾经病也。

赵氏曰：仲景论太阳阳明者，脾约是也。其证曰，太阳病，发汗，若下，若利小便，此亡津液，胃中干燥，大便难，因转属阳明也，法当下之。又云，尺寸俱浮者，太阳受病也，其脉上连风府，故头项痛，腰脊强；尺寸俱长者，阳明受病也，其脉挟鼻，终于目，故身热目疼鼻干，不得卧；尺寸俱弦者，少阳受病也，其脉寻胁，络于耳，故胸胁满而耳聋。此三经受病，未入于腑，可汗而已，即此观之，可见身热目疼鼻干，不得卧者，乃是阳明病在经，而未入腑，但可汗，而不可下，命名谓是太阳阳明也。盖太阳阳明，脾约属麻仁丸。阳明病在经，未入腑，宜用败

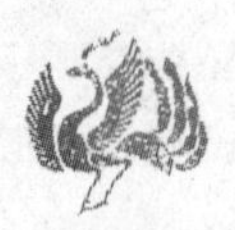

毒散、升麻汤。大凡名正则言顺，证定则治不差也。

张氏曰：仲景言太阳阳明合病，必自下利。成无己曰，寒邪气盛，客于二阳，二阳方外实而不主里，里气虚故下利，与葛根汤，以散经中之邪。经曰，太阳阳明病者，脾约是也，注曰，阳明胃也，太阳经传之入胃者，谓之太阳阳明也，若发汗后微烦，小便数，大便因硬，与小承气汤，即太阳阳明，脾胃病也，二理昭然。夫二阳合病，方在经，故汗之，脾约之病已入腑，故下之，然表里汗下之殊，其间天壤之隔，安可同日而语哉。若二阳合病即脾约，当在阳明篇中，何故载之太阳之下，仲景言太阳与阳明合病，脾约证言太阳阳明其□□□□，可不察欤？朱肱辄将脾约为合病，而李先可又随而和之，实皆仲景之罪人也。

正阳阳明，胃家实是也，大承气汤。

注曰：邪自阳明经传入腑者，谓之正阳阳明。经曰，阳明病，脉迟，虽汗出，不恶寒，其身必重，短气腹满而喘，有潮热者，外欲解，可攻里也，手足濈濈然汗出者，此大便已硬也，大承气汤。阳明，即是正阳阳明，胃家实是也。

张氏曰：六经传变，乃伤寒之常理。如太阳病不传阳明经，而就入腑者，为太阳阳明也；其正阳阳明，乃病在阳明经，不传少阳，而就入胃者，为正阳阳明也；少阳阳明者，乃少阳病不传三阴，而入胃者，曰少阳阳明也。入胃更不复传，实与三阳合病不同。夫三阳合病，谓各经之证齐到，故曰合病，其三阳明证先自本经病，不传别经，而转入胃者而言也。或云三阳俱能入胃，愿言其症之详，

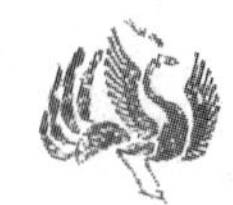

夫经言阳明者胃家实是也。凡言入胃者，谓已有下证，大便已硬，理堪宜下，故言入胃也。假如太阳病，发汗，若下，若利小便，此无津液，胃中干燥，不更衣，内实，大便难者，此为太阳阳明也。若阳明经病，身热，汗自出，不恶寒，反恶热，因而大满大实者，此为正阳阳明也。若少阳柴胡证，不可发汗，汗则谵语，此属胃，乃少阳阳明也。夫病既入胃，谓之传腑，法当攻下，下之则愈。

汗出谵语者，以有燥屎，此为风也，须下之，过经乃可。若下之早，语言必乱，以表虚里实故也，大承气汤。

伤寒脉浮而缓，手足温者，系在太阴，当发黄，若小便利者，不发黄，至七八日，大便硬者，属阳明也，大承气汤。

阳脉实，因发其汗，出多者，为太过，为阳绝于里，亡津液，大便因硬也，小承气汤。

阳明病，本自汗，更重发汗，病已差，尚微烦，胃亡津液，大便硬故也，当问其小便，若本日三四行，今日但再行，津液当还胃中，不久必大便也，或用麻仁丸、五苓散。

【导】

阳明病，自汗出，若发汗，小便自利者，为津液内竭，虽硬不可攻，宜蜜导之，土瓜根及猪胆汁。

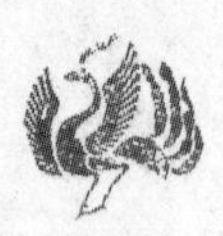

太阳病，吐、下、汗后，微烦，小便数，大便因硬，小承气汤和之愈。

阳明病下之，懊侬而烦，有燥屎者，大承气汤。

赵氏曰：《活人》九十八问，仲景说初硬后溏有二证，小便不利、小便少，皆水谷不分耳。

愚详：初硬后溏，仲景论中有四证，内有二证不言小便，一证言小便不利，一证言小便少，此问今但言有二证，皆水谷不分，何也？今以二证，不因小便多少、利否者言之。阳明病潮热，不大便六七日，与小承气汤，不转失气者，此但初头硬，后必溏，不可攻之，此胃中邪热未作实者也。又太阳病下之，心中懊侬而烦，腹满者，初头硬，后必溏，此虚烦，热在上，胃中无燥屎者也。其一证小便不利者，阳明病，中寒不能食，小便不利，手足濈然汗出，此欲做痼瘕，必大便初硬后溏，所以然者，以胃中水谷不别故也。又一证言小便少者，服承气汤一升，若不大便六七日，小便少者，虽不能食，但初硬，后必溏，未定成硬，攻之必溏，虽小便利，屎定硬，乃可攻之。今以上二证，言小便者详之，则知仲景测大硬否之法，必皆以小便观之，如小便清，知不在里，利不止者，利其小便，小便数少，津液当还入胃中，必大便，皆可验者，虽然小便利，屎定硬，因为可攻。亦有小便自利，大便硬，而不可攻者，何也？仲景云，阳明病，自汗出，或发汗，小便自利，此为津液内竭，虽硬不可攻之，当须自欲大便，宜蜜煎导，盖非里热作实，故不可攻也，何又疑为太阳病。又一证云，若吐，若下，若发汗，微烦，小便数，大便因硬，与小承

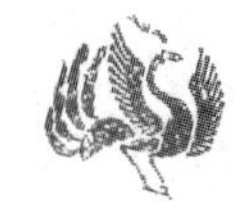

气汤和之。此两证汗后大便硬，小便利皆同，而治法不同，一攻一导，义何也？盖后证为有传邪，故微烦，又因发汗、吐、下后，小便数，内亡津液，大便硬，是热邪入里，故以小承气汤利之，至若前证小便自利，以无传邪，故无烦症，大便虽硬，不得为里热，但肠头干燥，止可用蜜导也，仲景之书，一字不苟，治法霄壤，读之者可不于片言只字以求其意欤，幸相与勉欤。

伤寒四五日，至无表证与里证，又未可下，小柴胡汤，不愈，大便硬者，大柴胡汤。

阳明病，谵语，潮热，反不能食者，胃中有燥屎也，若能食者，但硬尔，大承气汤。

下利谵语者，有燥屎也，小承气汤出厥阴论篇上。

阳明燥屎三条，见前不大便例，宜互看。

咽干五十九附口燥舌燥

成氏曰：咽干、口燥、舌涩，俱为热证，但有微甚耳，惟太阳中寒，桂枝附子汤证，由误汗咽干，作甘草干姜汤，以复其阳者，随其逆治，坏病者也，非治其本寒也。然咽干之由，有由汗、下后而得者，有不因汗、下而得者，其间治法或和解，或微汗，或急下，或微下，当考兼有之证，而施轻重之治，然其为热则一也。盖经谓，咽喉干燥，亦不可汗，以其多有里证故也，实无寒病，善治者，尤宜互

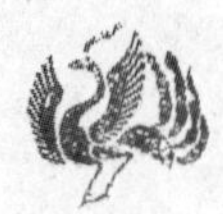

考渴条，乃获全功。

【禁汗】

咽喉干燥者，不可发汗。

注曰：津液不足也。

【温】

伤寒脉浮，自汗，小便数，心烦，微恶寒，脚挛急，本桂枝附子汤证，反与桂枝汤攻表，得之便厥，咽干，烦躁吐逆者，甘草干姜汤。

伤寒吐、下后，七八日不解，表里俱热，时时恶风，大渴，舌上干燥而烦者，白虎加人参汤。

太阳咽燥例

本下之，心下痞，与泻心汤，痞不解，其人渴而口燥烦，小便不利者，五苓散。

【下】

太阳病，重发汗，复下之，不大便五六日，舌上燥渴，日晡小有潮热，从心下至小腹，硬满而痛者，大陷胸汤。

阳明咽燥例附咽喉不利、少阳咽干

阳明病，口燥，漱水不欲咽者，必衄，或用黄芩芍药汤、犀角地黄汤。

脉浮而紧，咽燥，口苦，腹满而喘，发热汗出，不恶寒，反恶热，身重，或用小柴胡汤。

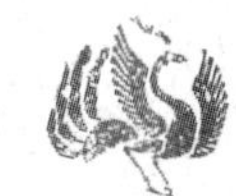

阳明病，汗，若下后，渴欲饮水，口干舌燥者，白虎加人参汤。

脉浮，发热，口干鼻燥，能食者，必衄，或用黄芩汤。

阳明中风，口苦咽干，腹满微喘，发热恶寒，脉浮而紧，或用麻黄小柴胡汤。

少阳病，口苦咽干目眩也，小柴胡汤。

少阴口干例

少阴病，自利清水，色纯青，心下痛，口干燥者，急下，大承气汤。

少阴病，得之二三日，口燥咽干者，急下之，大承气汤。

注曰：伤寒传经五六日，邪传少阴，则口燥舌干而渴，为邪渐深也。今少阴病得之二三日，邪气未深入之时，便作口燥咽干者，是邪热已甚，肾水干也，急与大承气汤下之，以全肾也，正经自病其深入，宜急下之，若燥则死，肾水干燥故也。

张氏曰：或云承气汤阳明当下之证宜用，今少阴病亦用，何也？盖胃为水谷之海，主养四旁，四旁有病，皆能传之入胃，其胃土燥则肾水干，以二三日则口燥咽干，是热之深，传之速也，故曰急下之，以全肾水。夫土实则水清，谓水谷不相混，故自利清水而口干燥，此胃土实热而

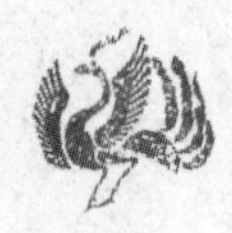

致然也。下利色青，青，肝也，乃肝邪传肾，缘肾之经脉从肺出，络心，注胸中，由是而心下痛，故急下以去实热，逐肾邪，其六七日，腹胀不大便，以入腑之邪壅甚，胃土胜则肾涸，故急下以逐胃热，滋肾水。盖阳明与少阴皆有急下之条，然而证虽不同，其入腑之理则一，是以皆用大承气汤也。

厥阴咽不利口烂例

伤寒六七日，大下后，寸脉沉而迟，手足厥冷，下部脉不至，咽喉不利，唾脓血，泄利不止者，难治，麻黄升麻汤。

伤寒一二日至四五日而厥者，必发热，应下之，反发其汗，必口伤烂赤。

【附余】

吴氏曰：少阴脉疾可下，脉沉附子汤，加知母、黄柏、麦门冬、五味子、天花粉。若虚，热病后烦热不解者，以竹叶石膏汤，须去半夏，加天花粉润之。凡发汗、吐、下后，口燥咽干，此津液衰少，肾水不升，虚火上炎也，宜生津益气汤，或竹叶石膏汤，若脉沉微，足冷舌燥者，多难治。其少阴有急下以救肾水之例，若虚人水竭火燥，不可下者，以补中益气汤，倍加人参、五味、麦门冬、天花粉、黄柏、知母，以滋水也。

狐惑病亦咽干，默默不欲眠，目不能闭，声嗄，咽干，为狐惑。但虫蚀下部者为狐，其咽干，下唇有疮，黄连犀

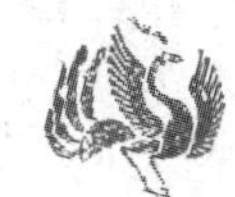

角汤。

赵氏曰：《活人》谓脾脏有热，则津液枯少，故令口燥而咽干，津液枯少故也。然非独脾脏有热，脾主太阴，太阴腹满而咽干，此可言脾热，特一证尔，余皆非也，如白虎加人参汤证，口舌干燥者，表里俱热也，口苦咽干者，少阳经热或阳明中风也，口燥咽干急下之，自利清水，色纯青，心下痛，口干燥者，少阴经热也，咽干烦躁吐逆者，误汗，津液少而欲作阳明内热者也，如上数证，岂亦脾脏有热哉？

咽痛六十 附咽肿并腮颊肿痛

太阳、阳明，咽痛各一证，悉属热也，太阳治以半夏散，阳明治以四逆散加桔梗。少阴咽痛有六证，热证者四，寒证者二，热者治以猪肤汤、甘草汤、桔梗汤、苦酒汤、半夏散，寒者治以桂枝干姜汤、真武汤、四逆汤。厥阴咽痛一法，亦热也，治以桔梗汤。咽痛皆热病，何独少阴二证寒耶？其一以汗多亡阳，故用干姜附子，以复阳温经也，其一以阴盛格阳，故用通脉四逆，以散阴通阳也。

太阳阳明咽痛例

【和】

太阳病下之，脉紧者，必咽喉痛，半夏散。

阳明病，但头眩，不恶寒，故能食而咳，其人必咽痛，四逆散。

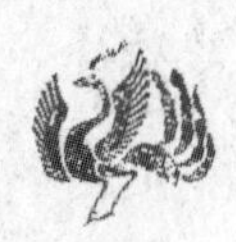

少阴厥阴咽痛例

【和解】

少阴病二三日，咽痛者，甘草汤，不差，桔梗汤。

注曰：阳邪传于少阴，为咽痛，服甘草汤则差，若寒热相抟，为咽痛者，服甘草汤不差，与桔梗汤以和少阴之气。

少阴病咽痛，半夏散及汤主之。

注曰：甘草汤，主少阴客热咽痛，桔梗汤，主少阴寒热相抟咽痛，半夏散及汤，主少阴客寒咽痛也。

少阴病，下利咽痛，胸满心烦者，猪肤汤。

少阴病，咽中生疮，不能言，语声不出者，苦酒汤。

注曰：客伤于络，则经络干燥，使咽中伤，生疮，不能言语，声不出者，与苦酒汤以解络热，愈咽疮。

【温】

脉阴阳俱紧及汗出者，亡阳也，法当咽痛，而复吐利。

少阴病下利清谷，里寒外热，手足厥冷，脉微欲绝，反不恶寒，面赤色，或咽痛，或利止，脉不出者，通脉四逆汤。

【和解】

伤寒，先厥后发热，下利必自止，反汗出，咽痛者，为喉痹。

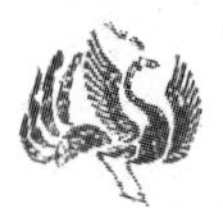

【附余】

张氏曰：或云六经伤寒，皆不言咽痛，惟少阴篇中有咽痛、咽伤之证，何也？夫少阴咽痛，乃经络所系，盖少阴之脉，上贯肝膈，入肺，循喉咙，系舌本，故有咽伤痛之患。《内经》曰，所生病者，咽肿上气，嗌干及痛，此经脉所系，邪气循行而致然也。

《活人》云：有非时暴寒中人，伏于少阴经，始不觉，旬日乃发，脉微弱，先咽痛，似伤寒，非喉痹之疾，次必下利，古人谓之肾伤寒，始用半夏桂甘汤、四逆散。

赵氏曰：《活人书》近来见四样印本，皆是四逆散，然四逆散不主咽痛，恐刊者之误，不能无疑。仲景论云，四逆散治少阴病传邪作热，四肢逆而不温者，今此证盖是伏寒于少阴经而脉微弱，法当温散，既先用半夏桂甘汤温剂，何复用柴胡寒剂继之，此必是四逆汤也。何况通脉四逆汤方后有咽痛加桔梗之例，用此又何疑焉？

肾伤寒，吴氏用附子温经，此用四逆散，恐误。

吴氏曰：凡咽痛，有阴阳二毒。凡阳毒，咽喉肿痛，乃热极也，阴毒，咽喉不利，乃冷极也。阳毒脉浮数而大，咽痛吐脓血，《千金》、《外台》用乌扇膏治之，《活人》用黑奴丸，又阳气独胜，狂躁咽痛，脉洪实滑促，《活人》用葶苈苦酒汤治。伤寒咽痛，用生甘草浓煎汤予之，水浸山豆根，苦水含之，或用鹤虱草捣汁，入米醋，漱喉中，亦妙。

刘氏曰：咽痛有疮，黄柏、细辛末敷之。凡伤寒腮颊红肿，并咽喉肿痛者，刺少商、委中出血。少商穴在手大指端内侧，去爪甲角如韭叶，以三棱针刺血出，愈。

便脓血六十一

成氏曰：便脓血，热病也，其在太阳者，误发淋汗，因便血，猪苓汤，此坏病也，由小便淋沥所致，故利其小便而愈。阳明病，下血，谵语，此热入血室，刺期门以散其热也。经云，无表里证，因下后协热便脓血者，热势下流故也。其在少阴，便脓血，又有至四五日，腹痛便脓血，治以桃花汤，成无已释为里寒，非也。桃花汤虽用干姜，然分两最微，赤石脂、粳米居多，盖调正气，涩滑脱，佐用辛以散之之义。又八九日，一身尽热，必便血也；又便脓血者，可刺厥阴；又伤寒，先厥后热，必便脓血；又伤寒，厥少热微，后必便血；又下利，脉数而渴，必清脓血。是数者，皆传经之热邪也，各随其轻重，或用微凉，或用疏导，无不愈者，误用辛热，罔或得痊，世因以为难疗之疾，殊不知仲景著便脓血，别无死候，学者宜究心焉。

太阳便血例

【清热】

太阳病，以火熏之，不得汗，其人必躁，再到太阳经，不解，必清血，为火邪，柏皮汤、犀角地黄汤。

太阳病，下之，其脉促，不结胸者，此为欲解，脉沉滑者，协热利，脉浮滑者，必下血，黄芩芍药汤、抵当汤。

【分利】

淋家不可发汗，发汗必便脓血。

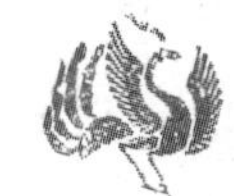

注曰：膀胱里热则淋，反以汤药发汗，亡耗津液，增益客热，膀胱虚躁，必小便血。

阳明便血例

【清热】

病人无表里证，发热七八日，虽脉浮数者，可下之，下已，脉数不解，而下不止，必协热便脓血，黄芩汤、柏皮汤。若小便淋涩难者，病在下焦，三十三日愈，若溺时头觉痛，六十日愈，如头不觉痛，淅淅然寒者，四十日愈，如溺时觉快然，但有头眩者，二十日愈也。

少阴便血例

【温】

少阴病，至四五日，腹痛，小便不利，下利不止便脓血者，桃花汤。

少阴病，八九日，一身手足尽热，以热在膀胱，必便血也。桃仁承气汤、抵当汤。

少阴病，下利便脓血者可刺。

厥阴便血例

【附余】

或曰：三下不通，不可再下，当吐，提之，用棕榈皮烧汤，坐盆内浴之，亦谓之外迎，虚者，用皂角烟熏即通。服药不通，以盐炒热，熨脐下，须臾即通。若脐冷结不通，

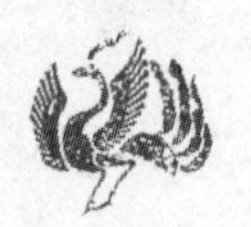

不可便熨，冷散攻心必死，须先服温药，久乃可熨。

张氏曰：或云屎贮于大肠，溺贮于膀胱，此必然也，仲景言胃中有燥屎，何也？夫伤初病，水谷之在胃者，为热所迫，缘邪热不杀谷，因而不能变化，遂留结于胃中，此其津液干燥，则成结粪，以其满实，为谵语潮热，此阳明当下之证也，所言燥屎在胃者，此也。

【清热】

伤寒先厥后发热，下利必自止，若不止，必便脓血。黄芩汤、桃花汤、白头翁汤。

伤寒，热少厥微，指头寒，默默不欲食，烦躁小便利，色白者，此热除也，欲得食，为欲愈。若厥而呕，胸胁烦满者，其后必便脓血，黄芩芍药汤、抵当汤。

伤寒厥少热多，其病当愈，四日至七日，热不除者，必便脓血，黄芩汤、抵当汤。

下利，脉数而渴者，今自愈。设不瘥，必清脓血，黄连汤。

下利，寸脉反浮数，尺中自涩者，必清脓血。黄连阿胶汤、黄芩汤。

【附余】

吴氏曰：凡下血、便脓血，有阴阳冷热之不同，要详辨之。古人言见血无寒，又言血得热而行，此大概之言也。大抵属热者当八九，属寒者才一二，不可拘泥谓无寒也。《要

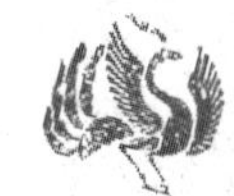

略》曰，阳证内热则下鲜血，阴证内寒则下紫黑，如豚肝也。且夫阳证，脉数而有力者，为实热，苦寒之药可投。若数而无力者，虚热，当甘温养血药中，少佐寒药可也。若阴证，则脉迟而有力者，为有神，可治，无力者，难治也。凡下利脓血，身热脉大者，为难治，身热脉小者，为易治也。

合并病六十二

合病，两经俱病；并则一经证罢，而并归于一经也。太阳与阳明合病有三证，其邪凑有浅深之殊，故用药有汗下、和解之异，治见各条。三阳合病有二证，其一证用白虎汤，其一证无治法，后人用小柴胡白虎之类，盖此二证，俱有三阳之候，故不可汗下。二阳并病有二证，表未解者，汗之，表已解，有里证者，下之。太阳与少阳并病有三证，其一由误下以致心下硬，成结胸，其一项强如柔痉状，心下硬，如结胸，刺肺俞、肝俞，慎勿发汗，汗则谵语不止，宜刺期门，其一心下硬，项强而眩者，刺大椎、肺俞，不宜下也。

太阳阳明少阳合病例

【汗】

太阳与阳明合病，喘而胸满者，不可下。麻黄汤。

【解肌】

太阳与阳明合病，自下利，葛根汤。不下利，但呕者，葛根加半夏。

或曰：由太阳表未罢，而阳明里又至，两阳合病，热甚于表，乘虚渐攻于里，故下也，其不下利而呕者，邪气虽攻里，未入于胃，但气逆而呕，故加半夏以止呕逆。

庞氏曰：外证必头痛，腰疼，肌热，目疼鼻干也。脉浮大，太阳受病也，长者，阳明也。头、腰，太阳也，肌、目、鼻，阳明也。

太阳与少阳合病，自下利者，与黄芩汤。若呕者，黄芩加半夏生姜汤。

或曰：此表实里虚热，入攻里，故自下利，若兼痰饮则呕也。

【下】

阳明少阳合病，必下利，脉长者为顺，脉弦者为负，负者克贼也。脉滑而数者，有宿食，大承气汤。

或曰：阳明土，少阳木，其脉弦者，木乘土也，不弦者，不负也，负者必死。若滑而数者，有宿食，非负也，故宜下。

三阳合病，腹满身重，难以转侧，口不仁，面垢谵语，遗尿，不可汗下。若自汗者，白虎汤。

三阳合病，脉浮大，上关上，但欲眠睡，目合则汗。小柴胡白虎汤。

或曰：此二证，俱有三阳之继，此不可汗下。

太阳少阳并病例

【解肌】

二阳并病，太阳初得病时，发其汗，汗先出不彻，因

转属阳明，续自微汗出，不恶寒，大柴胡汤。

若太阳证不罢，不可下，可小发汗，设面色缘缘正赤，阳气怫郁在表，汗之不彻，其人烦躁短气，不知痛处，更发汗则愈，葛根汤。

【下】

二阳并病，太阳证罢，但发潮热，手足漐漐汗出，大便难而谵语者，大承气汤。

【和解】

太阳少阳并病，反下之，成结胸，心下硬，下利不止，水浆不下，心烦。生姜泻心汤、小陷胸汤。

【刺】

太阳与少阳并病，头项强痛，或眩冒，时如结胸，心下痞硬，刺大椎第一间、肺俞、肝俞，不可汗，汗则谵语。不止，刺期门。

太阳少阳并病，心下硬，颈项强而眩者，刺大椎、肺俞，慎勿下。

【附余】

赵氏曰：愚尝疑合病、并病之难明也久矣，姑释之。盖合病者，二阳经，或三经同受病，病之不传者也。并病者，一阳经先受病，又过一经，病之传者也。且如太阳阳明并病一证，若并而未尽，是传未过，尚有表证，仲景所谓太阳证不罢，面色赤，阳气怫郁在表，不得越，烦躁气短是也，犹当汗之以各半汤。若并之已尽，是谓传过，仲景所谓太阳证罢，潮热，手足汗出，大便硬而谵语者是也，法当下之以承

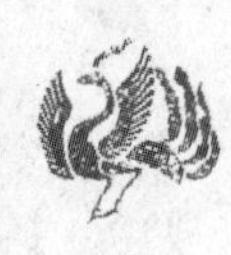

气汤。是知传则入腑，不传则不入腑，所以仲景论太阳阳明合病，止出三证，如前太阳阳明并病，则言其有传变如此也。又如阳经互相合病，皆自下利，仲景于太阳阳明合病则主以葛根汤，太阳少阳合病主以黄芩汤，少阳阳明合病主以承气汤。至于太阳少阳并病，其证头项强痛，眩冒，如结胸，心下痞硬，当刺大椎、肺俞、肝俞，不可汗下。太阳阳明并病，已见上论。但三阳合病，仲景无背恶寒语句，虽别有口燥渴，心烦，背微恶寒者，乃属太阳证，而非三阳合病也。《活人》言，三阳合病，背恶寒者，非也。三阳若与三阴合病，即是两感，所以三阴无合病例也。

张氏曰：夫并者，乃催并、督并之义，非吞并相就之理。然催并系去声，吞并之并乃上声，《史记》曰，始皇初并天下，即此理也。夫并之理，乃前病未解，后病已至，有逼相并之义，故曰并病也。经曰，太阳与少阳并病，头项强痛，或眩冒，时如结胸，心下硬者，当刺大椎第一间、肺俞、肝俞，慎不可发汗，如果并就作一家，则仲景不具两经之证而言也，其非并字明矣。

又曰：或云，三阳合病，有太阳阳明，有正阳阳明，有少阳阳明，似乎重出。予曰，各有所指，不过表里之分耳。夫三阳合病在表，三阳阳明病在里，事在两途，即非重出。在表者，宜解散以痊安，在里者，非攻下则不可。然表里证治，迥各不同，惟编目有似乎重出。

惊六十三

夫惊，坏病也，由误下、火逆、温针所致，仲景之法，

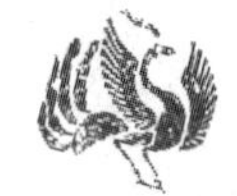

不过随其逆而调之。

太阳少阳惊痫例

【和解】

汗已，身犹灼热，脉浮自汗，身重，多眠，鼻鼾，语言难出，名风温。若被火者，剧则如惊痫，时瘛疭，风引汤。

伤寒八九日，下之，胸满烦惊，谵语者，柴胡加龙骨牡蛎汤。

伤寒脉浮，以火劫之，亡阳必惊狂，起卧不安者，救逆汤。

太阳伤寒，加温针，必惊也。桂枝甘草龙骨牡蛎汤。

注曰：寒则伤荣，荣气微者，加烧针，则血留不行。惊者，温针损荣血，而动心气。《金匮要略》曰，血气少者，属于心。

少阳中风，则两耳无闻，目赤，胸满而烦者，若吐下之，则悸而惊。救逆汤、小柴胡去黄芩加茯苓。

【附余】

吴氏曰：大抵伤寒，汗吐下之后，虚极之人，或因事未决，遂生惊悸者，宜养血安神镇心之剂，或朱砂安神丸之类。

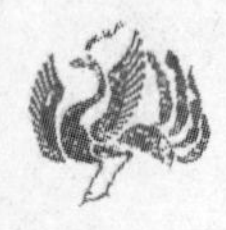

腹中雷鸣六十四

成氏曰：腹中雷鸣有二证，坏病也。其一由伤寒反下之而致者，甘草泻心汤，以误下损阴气故耳，其一由伤寒汗出解之而生者，生姜泻心汤，以误汗损阳气而然。盖用此二汤以复阴阳之气耳。

太阳腹中雷鸣例

【和解】

伤寒中风，医反下之，遂利不止，谷不化，腹中雷鸣，心下痞硬，干呕心烦不安，医复下之，其痞益甚，甘草泻心汤。

伤寒汗出解之后，胃中不和，心下痞硬，干噫食臭，胁下有水气，腹中雷鸣，下利者，生姜泻心汤。

噫气六十五

成氏曰：噫气，俗谓之嗳气是也。伤寒有二症，皆由误汗、吐、下，胃气弱而不和，虚气上逆，心下痞硬，故下利者，治见后条。

太阳噫气例

【和解】

汗下后，伤寒汗出解之后，胃中不和，心下痞硬，干噫食臭，胁下有水气，腹中雷鸣下利者，生姜泻心汤。

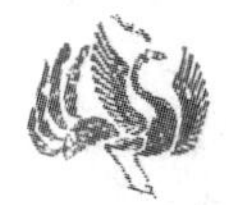

伤寒汗、吐、下解后，心下痞硬，噫气不除者，旋覆花代赭石汤。

恶热六十六

成氏曰：恶热者，四肢不用，盖覆而喜凉者是也，有三法，故恶热则表证罢，悉阳明里热，三阴寒，并无恶热者，盖伤热则恶热，犹伤风恶风之类是也。

阳明恶热例

【和解】

阳明病，脉浮而紧，咽燥口苦，腹满而喘，发热汗出，不恶寒，反恶热，身重。白虎汤、五苓散选用。

阳明病，虽得之一日，恶寒将自罢，即自汗出而恶热也。桂枝汤。

【下】

阳明身热，汗自出，不恶寒，反恶热也。大承气汤。

蜷六十七

成氏曰：蜷者，屈缩不伸是也，皆阴寒之极。虽在阳经见是证者，然有表证，亦宜用温经之剂，桂枝附子是也，况在三阴里寒，下利厥逆者乎？四逆之类，奚可缺诸？若有阴无阳者，为不治。

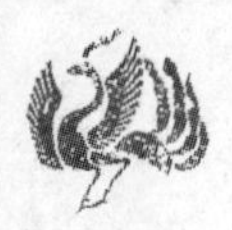

少阴蜷例

【温】

少阴病，下利，若利自止，恶寒而蜷，手足温者，可治。或云四逆汤、真武汤。

少阴病，恶寒而蜷，时时自烦，欲去衣被者可治。《活人》用小柴胡汤。

【不治】

少阴病，恶寒身蜷而利，手足逆冷者，不治。

少阴四逆，恶寒而身蜷，脉不至，不烦而躁者死。

除中六十八

成氏曰：除中者，脏寒应不能食，今反能食者是也。有二证，悉属厥阴。脏寒，其一证由误服黄芩汤凉药而致，期以必死。其一则热少厥多，胃气在者必愈，恐暴来出而复去者，死，其热续在者生，此不应药故也。

厥阴除中例

【和解】

伤寒，始发热六日，厥反九日而利。凡厥利，反能食者，恐为除中，食以索饼，不发热者，知胃气尚在，必愈。

【不治】

伤寒脉迟六七日，而反与黄芩汤撤其热。脉迟为寒，

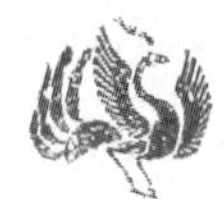

今反与黄芩汤，复除其热，腹中应冷，当不能食，今反能食，此名除中，必死。

痈六十九

成氏曰：痈者，恶疮腐脓，皆热气有余。其一则厥阴，厥后热不罢而发痈脓，在外者也。其一则厥阴呕家，有痈则发在胃外者也。

厥阴痈治例

【和解】

伤寒，始发热六日，厥反九日而利。凡厥利者，当不能食，今反能食者，恐为除中，食以索饼。不发热者，知胃气尚在，必愈。后三日脉之，其热续在者，期之旦日，夜半愈。脉之而脉数，其热不罢者，必发痈脓也。黄芩汤。

【自愈】

呕家有臃肿者，不可治，脓尽自愈。

肿七十 附瘥后水气

成氏曰：肿有三证，太阳风湿相抟，身微肿者，宜治湿，阳明中风，耳前后肿者，宜刺，大病瘥后，腰以下肿者，宜利小便。

太阳、阳明肿例

【温】

风湿相抟，骨节烦疼，掣痛不得屈伸，近之则痛剧，

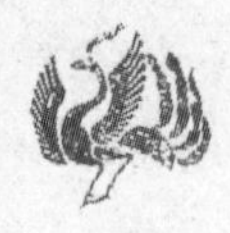

汗出短气，小便不利，恶风不欲去衣，或身微肿者，甘草附子汤。

【分利】

大病瘥后，从腰以下有水气者，牡蛎泽泻汤。

【刺】

阳明中风，脉弦浮大而短气，腹都满，胁下及心痛，久按之气不通，鼻干不得汗，嗜卧，一身及面目悉黄，小便难，有潮热，时时哕，耳前后肿，刺之，少瘥。

循衣摸床七十一

成氏曰：循衣摸床，危恶之候也，有二证。其一，由太阳中风，以火劫汗，因成坏病，循衣摸床，小便利者生，不利者死。其二，由阳明里热之极，循衣摸床，脉弦者生，涩者死。

太阳、阳明循衣摸床例

【下】

太阳中风，以火发汗，邪风被火，两阳相熏，其身发黄，阳盛则欲衄，阴虚则小便难，但头汗出，腹满微喘，口干咽烂，或不大便，久则谵语，甚者至哕，手足躁扰，捻衣摸床，小便利者可治，或用大柴胡汤、承气汤。

伤寒吐、下后不解，日晡所发潮热，不恶寒，独语如见鬼状。剧者，发则不识人，循衣摸床，惕而不安，微喘直视，脉弦者生，涩者死。

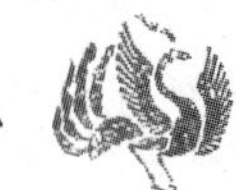

【自解】

自解者，必当先烦，乃有汗而解。脉浮，故知汗出解也。烧针令其汗，针处被寒，核起而赤者，必发奔豚。气从少腹上冲心者，灸其核上各一壮，与桂枝加桂。若痛甚，手足厥逆者，当归四逆汤，肉桂、吴茱萸主之。

风湿相抟七十二

成氏曰：风湿相抟有二症，其一则本是伤寒至八九日，复遇风湿相抟者，桂枝附子汤，以散表中风湿，其一则只是风湿相抟，骨节烦疼等症，宜甘草附子汤，以散湿固卫，能认此证妙在脉浮虚而涩，脉若沉实滑大数者，非也。

太阳风温相抟例

【温】

伤寒八九日，风湿相抟，身体烦疼，不能转侧，不呕不渴，脉浮虚而涩者，桂枝附子汤。若大便硬，小便自利者，去桂加白术汤。

风湿相抟，骨节烦疼，掣痛，不得屈伸，近之则痛剧，汗出短气，小便不利，恶风不欲去衣，或身微肿者，甘草附子汤。

奔豚七十三

成氏曰：奔豚者，因其素有肾积，复感伤寒之邪，攻

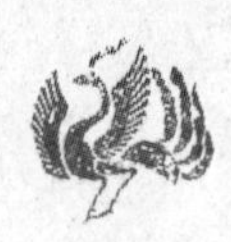

冲下焦，致其发动如江豚之奔冲，或因汗下后，心气虚而攻冲肾积也，多用桂者，以其桂能泄奔豚，茯苓能伐肾邪也。脐下有动气，亦曰奔豚。

太阳奔豚例

【和解】

发汗后，其人脐下悸，欲作奔豚，茯苓桂枝甘草大枣汤主之。或用理中汤去白术加肉桂。

耳聋七十四

成氏曰：耳聋有二，其一由重发汗，虚故如此，其一少阳中风，以致无闻。

太阳、少阳耳聋例

【和解】

未持脉时，病人叉手自冒心，试教令咳，而不咳者，此必耳聋无闻也，以重发汗，虚故如此，或用桂枝甘草汤。

少阳中风，两耳无闻，目赤胸满，而烦者，不可吐下，或用小柴胡汤。

瘛疭七十五

成氏曰：瘛者，筋急缩也，疭者，筋伸也，或伸缩而

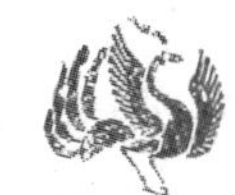

不止者，瘛疭也。俗谓之搐搦，乃风热甚之病，宜以祛风涤热之凉剂，或有可生，若妄加灼火，及发表之药，祸不旋踵。

太阳瘛疭例

【祛风涤热】

汗已身灼热者，名曰风温。风温为病，脉阴阳俱浮，自汗，身重，多眠鼻鼾，语言难出。不可下，不可火，若被火者，微则发黄，剧则惊痫瘛疭。防风通圣散。

【附余】

吴氏曰：夫瘛疭者，大抵与婴孩发搐相似，古人以此多属于风，盖风主动摇故也。骆龙吉言，心主脉，肝主筋，心属火，肝属木，火主热，木主风，风火相炽，则为瘛疭也，若夫不应，汗下后所生者，当平肝木，降心火，佐以和血脉之剂，如羌活、防风[①]、黄芩、柴胡、黄连、芍药、生地黄、当归、川芎、天麻之类也。或用大承气。

若兼有痰者必加竹沥、天南星、半夏。如风邪急搐，须加全蝎、白僵虫之类也。若伤寒曾经汗下后，多日传变而得此证者，乃病势已过，多难治也。盖因虚极生风所致，须用小续命汤、大建中汤增损一二味主之。若瘛疭，戴眼反折，绝汗乃出，如贯珠，着身不流者，此太阳绝也，又有唇吻反青，四肢漐习，动而不止，似瘛疭而无力，搐搦，此为肝绝。盖汗下后变生此证者，多死，凡用小续命汤有汗去麻黄，无汗者去黄芩，要在通变，庶无

---

① 防风：自此至下段止，原在奔豚后，据《证治准绳》改之。

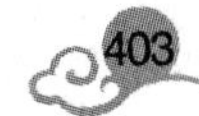

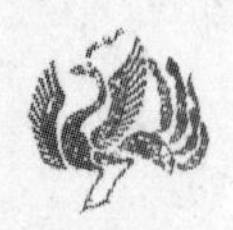

误也。

【附余】

吴氏曰：华佗云，伤寒循衣摸床，死，两手撮空者，死。凡向壁卧，逆冷郑声，循衣缝者，死。或曰，小便利者，可治。大抵阴阳二气俱绝者，则妄言撮空也，学者详之。

吐蛔七十六

成氏曰：吐蛔有三症，悉属胃冷之候。盖仲景处以为乌梅丸之类，后人间用吴茱萸、理中汤效者，能温脏和胃故也。

太阳厥阴吐蛔例

【温】

病人有寒，复发汗，胃中冷，必吐蛔。桂枝龙骨汤、乌梅丸、理中丸。

注曰：病人有寒，则当温散，反汗之，以损阳气，胃中冷，必吐蛔。

蛔厥者，其人当吐。令病者静，而时复烦，此为脏寒。蛔上入膈，故烦，得食而呕，又烦者，蛔闻食臭出，其人当自吐蛔。蚘厥者，乌梅丸。

厥阴之为病，气上撞心，心中疼热，饥不欲食，食则吐蛔，下之利不止。

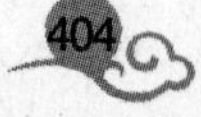

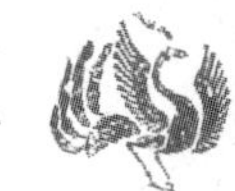

【附余】

陶氏曰：凡看伤寒，须问病人有何疼痛处，所苦所饮，饮食大便，并服过何药，问有吐蛔者，虽有大热，忌下凉药，犯之必死，盖胃中有寒，蛔上入膈，大凶之兆，急用炮干姜理中汤加乌梅二个煎服，蛔安却以小柴胡汤退热，盖蛔性闻酸则静，见苦则安故也。

吴氏曰：凡蛔厥重者吐长虫，舌燥口干，常欲饮冷水，浸口不欲咽，蛔上烦躁，昏乱欲死，两手脉沉迟，足冷至膝。甚者，连就并屎俱出，大便秘而不行。此症虽多，可救治也，宜加味理中丸、安蛔散、乌梅丸治之。

摇头七十七以下俱增附

痉病，身热足寒，项强恶寒，时头热面赤，目脉赤，独头面摇，卒口噤，背反张也，宜小续命汤。

摇头言者，里有病也。

阳脉不治，则头为之摇。

直视摇头为心绝，形体如烟熏，直视不可治也。

【附余】

吴氏曰：凡摇头有二，一者里病也，盖内有病则头为摇也，宜察痛而治之，为风肿，一者心绝，凡头摇多属于风，盖风主动摇也，凡风脉必得弦而急，宜治风则愈也。如神术汤加防风、天麻、全蝎，僵蚕之类主之。

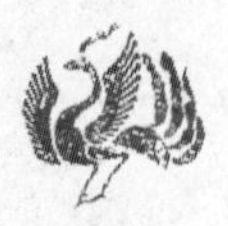

狐惑七十八

《千金》云：狐惑者，取其进退犹豫之意，伤寒不发汗，或因下利，腹内热，饮食少，三虫求食，蚀人五脏，及下部而得之，其候齿燥，思饮食，面目乍赤乍白乍黑，舌上白，唇黑有疮，四肢沉重，忽忽喜眠，虫食其喉为惑，其声嗄，虫食下部为狐，其咽干甚者，虫食其脏而死，当看上唇有疮，虫食脏也，下唇有疮，虫食其肛也，杀人甚急。

刘氏云：唇疮声嗄，桃仁汤，仲景用泻心苦参汤，刘氏黄连犀角汤，雄黄锐散，纳谷道中。

发斑七十九

【附余】

吴氏曰：凡发斑有六，一曰伤寒发斑，二曰阳毒，三曰内伤寒发斑，四曰阴证发斑，五曰时气发斑，六曰温毒发斑。

一曰伤寒发斑，盖因汗下灸，当汗不汗当下不下，热毒蕴于胃中而发也。《千金方》云，红赤者为胃热，紫赤者为热，甚紫黑者，为胃烂也。故赤斑出者，五死一生，黑斑者，十死一生也。大抵鲜红起发者吉，虽大亦不妨，但稠密成片紫赤者，为难治，杂黑者，为尤难也。凡斑既出，虽得脉洪数有力，身温足暖者，易治，若脉沉小，足冷元气弱者，多难治。凡斑欲出未出之际，且与四味升麻

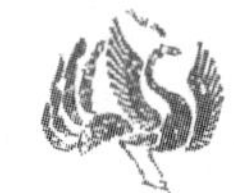

汤，先透其毒，若脉弱者，倍加人参，食少大便不实者，倍用白术主之。若斑已出，则不宜再升发也。又不可发汗，汗之更增斑烂，又不宜早下，下之则斑毒内陷矣。如脉洪数，热盛燥渴者，以人参化斑汤主之。若消斑毒，或以犀角玄参汤、大青四物汤之类。如热毒内甚，心烦不得眠，错语呻吟者，以黄连解毒汤加玄参、升麻、大青、犀角之类主之。热甚烦渴，喘咳者，解毒合化斑汤主之。若斑势稍退，内实不大便，谵语有潮热者，大柴胡汤加芒硝，或调胃承气汤下之。一人伤寒八九日发斑，四肢强硬，昏沉谵语不知人，大便四五日不通，以调胃承气汤一下而愈。如未可下，有潮热烦渴者，且与小柴胡汤去半夏加黄连、山栀、黄柏、栝蒌根主之，或加大青亦佳，如无，以大蓝代之，或真青黛代之，亦可。大抵解胃热胃烂之毒，必以黄连、大青、犀角、玄参、升麻、青黛、石膏、知母、黄芩、山栀、黄柏之类也，要在审察病情，合宜而用之矣。

二曰阳毒已深，内外结热，舌卷焦黑，鼻如烟煤，狂言见鬼，面色发斑如锦，五日可治，阳毒升麻汤，或用白虎加人参，表证多，防风通圣散去硝黄。斑毒始因炽热发为赤斑，热症具者，可用大青四物汤、玄参升麻汤，若热毒深入，斑发紫黑，是毒热陷于内，不治矣。《活人》曰：阳毒狂燥发斑甚者，逾墙上屋，阳毒升麻汤、栀子汤、桔梗大黄汤、黑奴丸。陶氏曰：有失于汗下，或本阳证，误投热药，使阳毒深入，阳气独胜，阴气暴绝，登高而歌，弃衣而走，骂詈叫喊，燥渴欲死，面赤眼红，身发斑黄，或下利赤黄，六脉浮大，名阳毒发斑，用酸苦之药，阴气

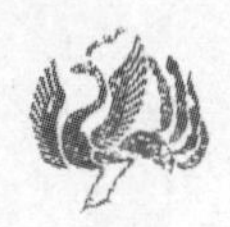

复而大汗解矣。如大便实者，当以寒药下之，宜三黄石膏汤、三黄巨胜汤。

三曰内伤寒者，此因暑月得之，先用伤暑，次食凉物，并卧凉处，内外皆寒，逼其暑火浮游于表，而发斑也。海藏治完颜小将军病寒热间作，有斑三五点，鼻中微血出，两手脉沉涩，皮肤按之殊无大热，此内伤寒也，与调中汤数服而愈。凡夹暑者，加香薷、扁豆主之。

四曰阴证发斑，亦出胸背手足，但稀少而淡红也。此人元气素虚，或先欲事内损肾气，或误服凉药太过，遂成阴证，伏寒于下，逼其无根失守之火，聚于胸中，上独熏肺，传于皮肤而发斑点。但如蚊蚋蚤虱咬痕，然非大红点也，与调中温中，加以茴香、炒白芍药主之。寒甚脉微者，以大建中汤主之，则真阳自回，阴火自降，而病乃愈，此治本不治标也。大抵发斑，身温足暖，脉数大者为顺，身凉足冷，脉微细者为逆也。凡治斑，不可专以斑治，必察脉之浮沉，病之虚实，而治之可也。

五曰时气发斑，伤寒五六日斑出，猪胆鸡子汤，兼咽痛，以紫雪细细咽之，或发斑咽痛，玄参升麻汤，发斑，呕吐清汁，眼赤口疮，下部生疮，咳而下利，黄连橘皮汤。

六曰温病发斑见温病条，吴氏曰：曾治一人，伤寒七八日，因服凉药太过，遂变身凉，手足厥冷，通身黑斑，惟心头发暖，乃伏火也，诊其六脉沉细，昏沉不知人事，亦不能语言，状似尸厥，遂用人参三白汤，加熟附子半枚、干姜二钱，水二钟，煎一钟，与之服下，一时许，斑色渐红，手足渐暖而苏醒也，后复有余热不清，此伏火后作也，

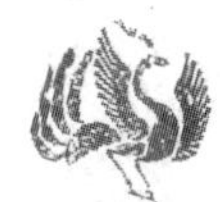

以黄连解毒汤、竹叶石膏汤调之而愈。

【刺】

凡伤寒发斑，胡言见鬼，泻合谷二穴，及刺三里泻之，并刺委中出血。三里穴，在膝下三寸，两筋分肉间，按定则冲阳脉不动也，针入五分。

汗下后，胃气极虚而发斑者，此火游行外所致，宜补以降之，白虎加参、术。

身无大热，烦渴大便实，或腹痛满，及生赤斑，调胃承气汤。

赵氏曰：《活人》云，发斑有两证，有温毒，有热病。又云，表虚里实热，毒乘虚出于皮肤，所以发斑疮瘾疹，如锦纹，《素问》谓之疹。愚详仲景论无此证治，但华佗云，热毒未入于胃，而下之胃虚，热入烂胃，又热已入胃，不以时下之，热不得泄，亦胃烂，其斑如鸡头大，微隐起，喜着两胁。王仲弓云，下之太早，热气乘虚入胃故也，下之太迟，热留胃中，亦发斑，或服热药多，亦发斑。微者赤，五死一生，剧者黑，十死一生，皆用白虎加人参汤，一名化斑汤，及阿胶大青汤。又《索氏新书》云，阳毒病人出斑，皆如灸迹，指面大青黑，并不免于死者，古人云胃烂如此，可信矣。世之人，或谓斑有生者，非斑也，皆疹耳，其状如蚊虫咬，小点而赤是也，故其多生矣。今此瘾疹如锦纹者，疹也，非斑也，以斑即是疹，亦非也，谓表虚里实者，亦非也，如上所言，岂特两证乎？

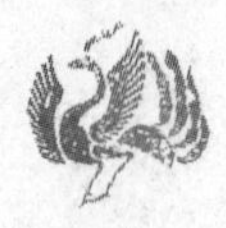

火邪八十增入

《医林》曰：火邪者，以其不当用火而用之，故谓之火邪。凡伤寒服汗药而至于再三，而汗不行，此津液内竭也，其症固危，若寻常汗症，药未至切，而汗不行，遽以火逼于床榻之下，劫夺取汗，炎气熏灼，邪热交并，变为惊狂等症。实者则烦躁不已，虚者真阳脱亡，当量其虚实而解散之。

【发汗】

脉浮，宜以汗解，用火灸之，邪无从出，因火而盛，病从腰以下，必重而痹，名火逆也，麻黄杏仁薏苡仁甘草汤。

脉浮热甚，反灸之，此为实，实以虚治，因火而动，必咽燥唾血。

【和解】

伤寒脉浮，以火劫之，亡阳必惊狂，起卧不安者，桂枝去芍药加龙骨蜀漆牡蛎汤。

火逆下之，因烧针烦躁者，桂枝甘草龙骨牡蛎汤主之。

【凉血】

太阳以火熏之，不得汗，发燥不解，必下清血，犀角地黄汤。

【滋津】

少阴，咳利谵语，被火气劫故也。小便必难，宜滋津。

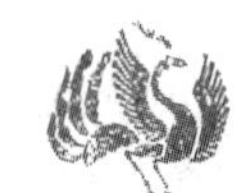

【可治】

太阳中风以火劫之，邪因火热，两阳熏灼，热发于外，身必发黄，热抟于内，则小便难，火热大甚，则手足躁扰，捻衣摸床，为难治，若小便利者，火气未剧，尚可治也。

太阳汗下，心下痞，表里俱虚，阴阳气并竭，复加烧针，胸烦面青，肤瞤者，难治，色黄，手足温者，可治。

吴氏曰：凡火烧地令赤，布桃柏叶席于其上，扶病人卧之，取汗，或者烧火砖，喷之以醋，纸包置被中蒸之，或者以香艾等烧烟，置被中熏之，或者以热瓦喷之以醋，纸包熨胸背，四肢以上，皆取汗也。或以烧针刺之，或以艾火灸之，或以火置于床下，或向火于身前，此皆逼迫寒气也。且夫人生天地间，惟阴阳二气而已，若伤寒内盛，则阳气下陷也。盖用火之法者，无非引导阳气，以退阴寒也。所以寒气在表，不汗出，未变热者，可以火攻取汗也。若已变热，病在阳经，阳气自盛，不可以火济火也，或者以热物熨，皆令大汗出而火热入胃，则发谵语也。凡病人脉弱者，被火攻，必发谵语，凡烧针令其汗出者，针处被寒，核起而赤者，必发奔豚也，此皆误火，须宜仔细。

《发明》曰：《针经》云，陷下则灸之。天地间无他，惟阴阳二气而已，阳在外，在上，阴在内，在下，今言下陷者，阳气下陷入阴血之中，是阴反居其上而覆其阳，脉症俱见，寒在外则灸之。《异法方宜论》云，北方之人，宜灸焫也，为冬寒大旺，伏阳在内，皆宜灸之。《难经》云，热病取会之气穴，为阳陷入阴中，取阳气通天之窍穴，以火引火而导之，此宜灸焫也。若将有病者，一概灸之，岂

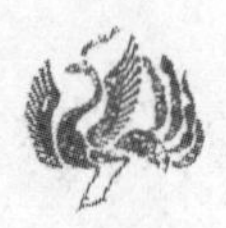

不误哉？仲景云，微数之脉，慎不可灸。又云，身之穴，三百六十有三，其三十穴灸之，有害七十九穴，刺之为灾。

刘氏曰：不可刺者，宜灸之。一则沉寒痼冷，二则无脉，知阳绝可也，三则腹皮急而阳陷也，舍此三者，余皆不可灸。若表见寒症，身汗出，身常清，数慄而寒，不渴，欲覆厚衣常恶寒，手足厥，皮肤干枯，其脉必沉细而迟，但有三症，皆宜灸之。阳气下陷故也。若身热恶寒，时见躁作，或面赤面黄，咽干嗌干口干，舌上黄赤，时渴，咽嗌痛，皆热在外，但有三症，皆不宜灸。其脉浮数，或但数，亦不可灸，灸之，灾害立生，若有鼻不闻香臭，鼻流清涕，眼睑时痒，或欠或嚏，恶寒，其脉必沉，是脉症相应也。或轻手得弦紧脉者，是阴伏其阳也，虽面赤宜灸之。

水气八十一增入

《医林》曰：水为至阴，其性则寒，病有内热，得水则消烁之，若身热内寒，得水则两寒相抟，故水停心下，用小青龙汤，以干姜、细辛、半夏之辛，行其水也，余如茯苓等剂，取其能下蓄水，若水结在胸，但头汗出，遍身无汗，是水不得外泄，用陷胸汤下之，生阴内寒，必当温也。

【和解】

伤寒表不解，心下有水气，干呕发热喘咳，或渴，或利，或小便不利，少腹满，小青龙汤。

心下有水气，咳而微喘，发热不渴。服汤已渴者，此寒去欲解。小青龙汤。

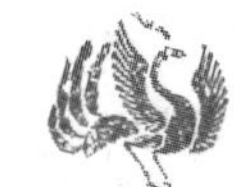

【下】

结胸，无大热，此水结在胸，但头汗出者，大陷胸汤。

【温】

少阴腹痛，小便不利，四肢沉重疼痛，下利，此有水气，或咳呕，或小便利，真武汤。

厥而心下悸，宜先治水，宜茯苓甘草汤。

【分利】

中风发热，六七日烦渴欲饮水，水入即吐，有表里证，名水逆，五苓散。

【软坚清热】

病在阳，应以汗解，反以水噀之，若灌之，其热不得去，弥更益烦，肉上粟起，欲水，反不渴，文蛤散。

按：吴氏曰，凡水攻者，须察病人大小壮怯，审其邪热轻重，而酌量与之也。凡饮水，新汲井水，味甘而凉者最佳，若饮少者，三五口而止，能饮者，半碗而止，少待半时，又渴欲饮者，虽仍新汲与之，虽频与无妨，但不宜一饮而极也，意凡饮水后，忽然寒战交作，汗出而解者有也。若饮水而不与之，则干燥无由，而汗作反烦躁闷乱也。古人以伤寒时气，欲饮水者，为之欲愈也。凡热盛者，必用水渍法，或以水喷其面，或以水浇洗其身，或置病人于水中，或以水浸手足，或以水浸舌，漱口而不欲咽者，已见各条。大抵阳症阳脉，内实热甚，烦渴舌燥者，与水则无疑也。凡水停心下，轻则为支结，重则为结胸。若水渍入肠，则为泻利；若内寒饮之，其人必噎；饮症与水，则为呃逆；若胃虚与之，则为呕哕；汗后与之，则为发喘；

以水灌之，亦喘，或为腹满，或为小便不利，或为寒慄。此皆误用水之祸，可不谨哉？凡中暑霍乱，渴欲饮水者，亦少与之，如夏用冰水有盐，味咸不解渴，多以水洗涤与之，腊日水雪尤妙。

漱水不欲咽八十二增入

此症属阳明，凡内有热者，欲饮水，今欲水而不欲咽，是热在经而里无热也。阳明经气血俱多，经中热甚，逼血妄行，故知必作衄也。

《医林》曰：凡伤寒脉浮，鼻中燥，口燥，但欲漱水而不欲咽者，是欲衄也。亦有瘀血漱水不欲咽者。

【凉血】

阳明身热头痛，漱水不欲咽，必发衄，脉微，犀角地黄汤。不止，茅花汤。

【下】

外症无寒热，漱水不欲咽，必发狂，此瘀血停留，轻者桃仁承气汤，甚者抵当汤，取尽黑物为度。

刘氏曰：凡伤寒脉沉，手足冷，或时烦躁作渴，少欲漱水不欲咽者，宜四逆汤温之，又下利，厥逆无脉，咽干烦渴，欲漱水不欲咽，宜白虎加猪胆汁、人尿主之。凡厥阴蛔厥，伤寒烦躁，吐蛔，口燥舌干，但欲凉水浸舌，并口唇时不可离，不欲咽者，宜理中加乌梅。大抵阴虚烦躁，发渴不能饮水，或有勉强饮下，良久复吐出，或饮水而呕，或哕逆者，皆内寒也。盖无根失守之火，游于咽嗌之间，假作燥渴，则不饮水也。或为能饮不吐，复欲饮者，热也。

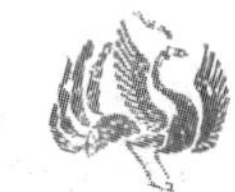

昼夜偏剧八十三增入

《医林》曰：热入血室，阴虚亡阳，阴虚则夜不宁，阳虚则昼不安。

【和解】

妇人伤寒发热，昼日明了，暮则谵语，为热入于血室①，宜小柴胡加牡丹皮。以阴虚而邪入之也，故暮谵昼了。

【温经】

下之后，复发热，昼则烦躁，不得眠，夜则安静，不呕，不渴，无表里证，脉沉微，无大热者，宜干姜附子汤，谓下而复发汗，以亡阳而卫在阴也，故昼夜偏剧。

吴氏曰：凡病昼静夜剧者，宜四物汤，用生地黄、酒炒黄连、黄芩、山栀子、黄柏、牡丹皮、软柴胡之类。若夜静昼剧者，此热在气分，宜小柴胡加知母、黄柏、山栀、地骨皮之类。若昼夜偏剧者，此气血俱有热也，宜小柴胡加四物，更加黄连、山栀之类。若有表证，不得汗，昼夜不得安，脉浮数者，宜发汗则愈也。若有里实，大便不通，燥屎结聚，发躁，昼夜不得安者，宜下之则愈。

不仁八十四即肉苛，增入

不仁，谓痒痛寒热屈伸久，刺皆不知也。正气为邪

① 血室：原作虚室，据《伤寒论》改之。

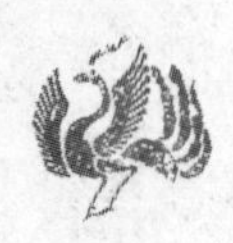

气闭伏，郁而不散，荣卫气血俱少，不能通行故也。经曰：少阴肾气微，少精血，奔气促迫，上入胸膈，精气反聚，血结心下，阳气退下，热归阴股，与阴相动，令身不仁，此为尸厥，其乘寒之厥，郁冒不仁，此即尸厥可知。

《直指方》用甘草干姜汤、桂枝芍药加干姜各半汤，以意度内。灸中极穴，亦名玉泉。

【刺】

昔越人治虢太子病尸厥，以郁冒不仁为可治，刺之而得痊，实神医之得诊也。设或脉浮而洪，身汗如油，喘而不休，水浆不下，形体不仁，此又为命绝，虽越人其能起之欤？当于厥症、尸厥例求之。

吴氏曰：《内经》云，人之肉苛，虽近衣絮，犹尚苛也。骆龙吉曰，伤寒发汗过多，亡其血者而变此症，盖荣虚而卫实也。血气不得和通，而肌肉失所养，故顽痹不仁，而不知痛痒也。经曰，诸虚乘寒，则为郁冒不仁者，此属气血俱虚，又为寒邪所袭，故血脉凝滞，而为不仁也，要在辨而治之也。

百合八十五增入

百合者，百脉一宗，悉致其病，无复经络，其状食卧行坐，欲而不能，似寒无寒，似热非热，常默然不知所以，口苦小便赤，药入即吐利，如有鬼邪，盖此因病失于调理，余症在阴则攻阳，在阳则攻阴，当汗反下，以此为逆，各不得解，故用百合等药，取其和合于百脉也。

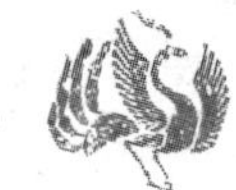

【清热凉血】

百合知母汤，百合地黄汤。

【洗浴】

一月不解，变成渴者，用百合一斤，水一斗，浸一宿，温暖浴身，或用滑石代赭汤。

吴氏曰：大抵伤寒汗吐下后，元气虚劳，多变此证。孙真人曰，若恶寒而呕者，病在上焦，二十三日愈。若腹满微喘，大便坚，三四日一行，微溏者，病在中焦，六十三日愈。

两感八十六[1] 增入

庞氏曰：《素问》载两感于寒，其脉应与其病形，言六日死者，是脏腑荣卫或有所通行，故四日少阴与太阳俱病，五日太阴与阳明俱病，六日厥阴与少阳俱病，是重传得六日，死矣。其有三日死者，《素问》谓阳明为五脏十二经脉之长，其血气盛，故不知人，三日其气乃绝，而死矣。夫邪气盛则实，表里邪实，并令血气入胃，不通于荣卫，故血气随邪而尽，则三日死矣。其脉候《素问》已脱，今详。凡沉者，属阴也，一日脉当沉而大，沉者少阴也，大者太阳也，二者脉当沉而长，三日脉当沉而弦，凡阴不当合病，唯三阳可以合病，今三阴与三阳合病，故其脉似沉紧而大，似沉实而长，亦类革至之死脉也。

赵氏曰：两感为必死之证，仲景复以治有先后、发表

① 两感八十六：原书此段以下接便脓血篇后，恐错简，今改之。

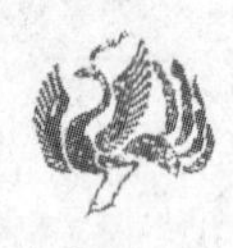

攻里之说继之者，盖不忍坐视，而欲觊其万一之可治也。今《活人书》云，宜救里以四逆汤，后救表以桂枝汤，殊不知仲景云太阳与少阴俱病，则头痛，为太阳邪盛于表，口干而渴，为少阴邪盛于里也。阳明与太阴俱病，则身热谵语，为阳明邪盛于表，不欲食，腹满，为太阴邪盛于里也。少阳与厥阴俱病，则耳聋，为少阳邪盛于表，囊缩而厥，为厥阴邪实于里也。三阳之头痛、身热、耳聋，救表已自不可，三阴之口干渴、腹满、囊缩而厥，不下可乎？今《活人书》引下利身疼痛，虚寒救里之例，而欲施于腹满烦渴、囊缩谵语热实之证，然乎？否乎？盖仲景所谓发表者，葛根、麻黄是也，所谓攻里者，调胃承气是也，今《活人书》以救为攻，岂不相悖？若用四逆汤，是以火济火，而腹满、谵语、囊缩等证何由而除，脏腑何由而通，荣卫何由而行，六日死者，可立待也。吁，两感虽为不治之证，然用药之法，助正除邪，虚实实虚，补不足损有余之理，学者不可不素有一定之法于胸中也。

成氏曰：经云两感不治，谓其表里双传，妨于汗、下，故云不治，然今之医者，初见是症，多忽之而莫辨，以头疼腹痛而渴，视其常有之症，用药轻缓，或误投汤药，多有不救者矣。诸病虽皆前症，盖初病不渴，病至次日而渴者，入里传经之邪也，虽中暍即渴者，以有自汗损阴故也，下利即渴，呕吐即渴，亡津液故也，非此两感，无汗、吐、利，而始病即渴者也。经云，两感治有先后，攻里发表，本自不同，太阳少阴，谓先发汗而后下，阳明太阴，表里双攻，少阳厥阴，先下之而后汗之。虽有此治，然无差理，病在太阳少阴，迅速治疗，犹或可生，病在阳明太阴，已

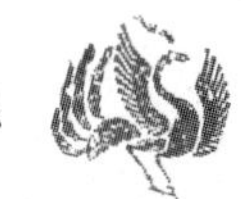

难治疗，至于少阳厥阴，虽神医亦不起也。

吴氏曰：两感必死不治者，乃一日传二经，阴阳俱病也，欲治阳而有阴，欲治阴急而有阳急，表里不可并攻，阴阳难同一法，故不治也。《活人书》有先后之法，急救里宜四逆汤，次救表桂枝汤者，此表里皆寒急救之法，非日传二经之法也。《保命集》曰，内伤于寒，外伤于风，或内伤于食，外伤于寒，或先伤于湿，而后伤于风，或先伤于风，而后伤于湿，或先伤于寒，而后伤于风之类，此亦内外俱病，表里俱伤，乃为可治，故宜大羌活汤，间有可生者。

愚按：海藏所谓两感，指一经而言，盖一经有一经表里，如今之表既伤风里又伤寒，故以青龙汤治之是也，非一日，经云为之两感也。

阴证似阳八十七增入

此证大率以脉为主，诸数为热，诸迟为寒，若虚阳上膈，发烦躁，误以为热，反与凉剂，则反成大病矣，四逆汤加葱白散。

《医林》曰：烦躁面赤，身热，脉反沉微也。

韩氏曰：面色虽见阳症，皆是阳在上焦，其下二焦阴气已盛，若调理得下焦有阳，则上焦阳气必降而下，上焦虽见阳，其热浅于下焦也。

又曰，脉沉细属里，而当温散，凡热而脉沉为阳经虚。《直指方》云理中汤、四逆汤、甘草干姜汤随证轻重用。

陶氏曰：伤寒无头痛，则止发热恶寒，脉沉，此名少

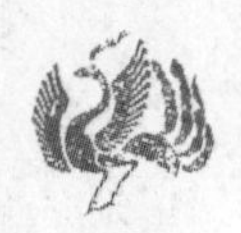

阴证似太阳，当辛温之剂散之，与太阳不相类。

吴氏曰：夫阴证似阳者，乃水极似火也，盖伤寒传变，误服凉剂，攻热太速，其人素本肾气虚寒，遂变阴证，冷甚于内，逼其浮阳之火发于外，其人面赤烦躁，身有微热，渴欲饮水，复不能饮，大便秘结不通，小便淡黄，或呕逆，或气促，或郑言，或咽喉痛，所以状似阳证，或见面赤烦渴，大便秘结，作阳证，妄投寒凉之药，下咽遂毙，可不谨哉。切其脉沉细迟微者，急以通脉四逆汤倍加人参、附子，以接其真阳之气，谓之紧要之治也，设或差迟，遂致阴盛阳衰，参、附亦不能救之。此与阴盛格阳例同，王太仆所谓身热脉数，按之不鼓击者，此名阴盛格阳，非热也。

阳证似阴八十八增入

《医林》曰：其脉沉滑，头面指爪温，皆阳实伏热在内也，小便赤，大便秘，脉沉滑，四肢逆冷，热深也，宜急下之，大、小承气汤，热深厥深，调胃承气汤。

陶氏曰：若伤寒先起，头疼发热恶寒，已后传里，而反怕热，发渴谵语，或潮热自汗，大便不通，或揭去衣被，扬手掷足，或发黄狂乱，此为阳经自表传入阴经之热证，俱当攻下之。设或当下失下而变出手足乍冷乍温者，此阳极发厥，则症似阴，名阳厥，急当下之。

吴氏曰：阳证似阴，乃火极似水也，盖伤寒热甚，失于汗、下，阳气亢极，郁伏于内，反见胜己之化于外，故身寒逆冷，神气昏昏，状若阴证也。大抵唇焦舌燥，能饮水，大便秘硬，小便赤涩，设有稀粪水利出者，此内有燥

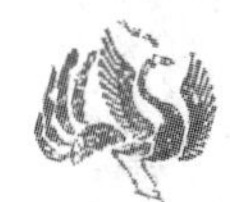

屎结聚，乃旁流之物，非冷利也，再审有屁极臭者，是也。其脉虽沉，切之必滑有力，或时躁热，不欲衣被，或扬掷足，或谵有力，此阳证也。轻者，人参白虎汤，或小柴胡合解毒汤主之，内实者，须下之，以调胃承气汤，或有潮热者，以大柴胡加芒硝，若大实大满，秘而不通者，以大承气汤下之，必须审察轻重，酌量用之。盖此与阳盛拒阴亦同。王太仆所谓病人身寒厥冷，其脉滑数，按之鼓击于指下者，非寒也，此名阳盛拒阴也。

阴盛格阳八十九增入

《医林》曰：伤寒六七日，无大热，身冷脉细，烦躁不饮水，此阴盛格阳也，正阳回阴。

许氏曰：脉沉紧而细，不饮水者，当用附子霹雳散，饮水者不可与服。

《伤寒例》云：面少赤，阴盛于内，格阳在外，其病必重，用通脉四逆汤，正合仲景法。

东垣云：冯内翰侄因病伤寒，目赤而烦渴，脉息七至，按之不鼓。经曰，脉至而从，按之不鼓，诸阳皆然，此阴盛格阳于外，非热也，与姜、附之剂，汗出愈。

阳盛拒阴九十增入

《医林》曰：《内经》言病至而从，按之不鼓，诸阳皆然。王氏曰，言病热而脉数，按之不鼓动于指下者，此寒胜格阳而致，非热病也。

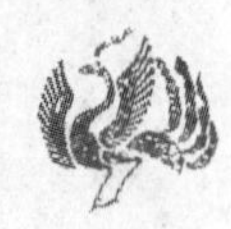

阴盛阳虚、阳盛阴虚九十一增入

论曰：阴盛则外寒，阳虚则外寒，属表，故表证条云外寒者，汗之则愈也，阳盛则内热，阴虚则内热，内热属里，故里证条云内热者下之则愈也。

赵氏曰：《活人》第三十三问引《素问》云，阳虚则外寒，阴虚则内热，阳盛则内热，阴盛则外寒。故治伤寒者，阳虚阴盛，汗之则愈，下之则死，阴虚阳盛，下之则愈，汗之则死，阴阳虚盛，非谓分尺寸也。《难经》云阴阳虚盛者，说脉也，《素问》云阴阳虚盛者，说表里也，仲景论伤寒汗、下，故引《素问》表里之论，与《外台》所论合矣，《外台》云表病里和，汗之则愈，表和里病，下之则愈。

愚详：《素问》论阴阳虚盛四证者，杂病也，《难经》六难之文，论脉也，《外台》所述之文，论伤寒表里也，但仲景所论阴阳虚盛之意，理实奥焉。经云邪气盛则实，精气脱[①]则虚，因正气先虚以致邪气客之，而为盛实，于是有阴虚阳盛、阳虚阴盛二证之别，今《活人书》却将《素问》所论杂病阴阳虚盛四证，合而引证仲景伤寒四证之法，又改阳盛内热作外热，阴盛内寒作外寒，所论初未常合，愚因拓仲景所主阴阳虚盛之理而详说之。盖盛者指邪气而言，虚者指正气而言，阴阳虚盛，邪正消长之机也，且正气在人，阳主表，而阴主里，邪气中人，表为阴，而里为

① 脱：《内经》中作“夺”。

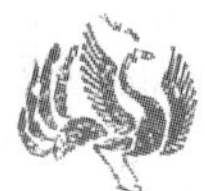

阳。若夫表之真阳先虚，故阴邪乘阳而盛实，表受邪者，阳虚也，脉浮紧者，阴邪盛于外也，是谓阳虚阴盛，所以用桂枝辛甘之温剂汗之，则阴邪消，温之则真阳长，使邪去正安，故愈。又若里之真阴先虚，故阳邪入阴而盛实，里受邪者，阴虚也，脉沉实者，阳邪盛于内也，是谓阴虚阳盛，所以用承气酸苦之寒剂下之，则阳邪消，寒之则真阴长，邪去正安，故愈。如其不然，阳盛而用桂枝，下咽即毙，阴盛而用承气，入胃即亡，是皆盛盛虚虚而致邪失正也。以是之仲景所主阳虚阴盛、阴虚阳盛二证之意深，盖指一为表证，一为里证，邪正消长而言，非兼言表和里病、里和表病，而谓之阴阳虚盛也，况和者无病处也，以和字训虚字，恐碍理。

丹溪曰：谨按，章内之言阴阳，将同所指乎？抑各有所指乎？若以桂枝、承气为言，犹言热盛寒虚、寒虚热盛，又恐有碍，而注先以表里言，次言阳邪阴邪，又指寒热，下言阴不足阳不足，又似指血气，末又言内热表寒，又似指寒热汗下，死生如反掌耳，所指纷纭，学者将何所据欤？若夫以表里言阴阳，似乎明易可晓，而谓表盛者可下，里盛者可汗，则吾不知也。

陶氏曰：四十八难曰，病之虚实，出者为虚，入者为实。盖表之真阳既虚，故阴以盛出而乘阳，是以脉浮于外，其病在表，法当汗之。当其阴邪出表，脉浮于外之时，不可自惑，以为阴脉盛也，阴邪传于外，不汗之则邪何由而去？桂枝之性温，乃所以助阳，阳长则阴邪所由以消，辛甘发散为阳者，此也。仲景所谓承气入胃，阴盛乃亡者，正恐阴盛出外而误以承气下之，安得而不亡阳。邪入于内

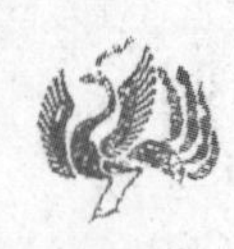

不下之，则邪从何而出？承气之性寒，寒之乃所以抑阳，阳受其抑则微，而真阴所由长，酸苦涌泄者此也。仲景所谓桂枝下咽，阳盛则毙，正恐阳盛入内，误以桂枝汗之，又安得而不死。观古人发表之药多温，攻里之药多寒，则知阴阳虚实之意，非止为汗下设，所以为用药寒温设也。

王氏曰：《难经》言伤寒阳虚阴盛，汗之则愈，下之而死，阳盛阴虚，下之则愈，汗出而死。夫邪之伤于人也，有浅深。浅则居表，深则居里。居表则闭腠理，发沸热，见恶寒恶风，头痛等症，于此惟辛温解散而可愈。入里则为燥屎，作潮热狂言，谵语大渴等症，于此惟咸寒攻下而可平。夫寒邪外客，非阴盛而阳虚乎，热邪内炽，非阳盛而阴虚乎，汗下一差，死生反掌。《伤寒微旨》曰，此阴阳指脉之尺寸，言尺脉实大，寸脉短小，名阴盛阳虚，可汗；寸脉实大，尺脉短小，名阳盛阴虚，可下。苟汗证已具，而脉未应，必待尺脉力过于寸而后行汗；下证已具，而脉未应，必待寸脉力过于尺而后下，窃意越人设《难》，以病不以脉，其所治也，何互以脉不以病乎？且脉固以候病也，倘汗下之证已急，不可稍缓，欲不待，则惑于心，欲待之，则虑其变，二者之间，将从病欤？将从脉欤？吾不得无疑于此也。仲景引此而继以桂枝下咽，阳盛则毙，承气入胃，阴盛以亡之语，然麻黄亦表药也，其不言之，何欤？且若以阴盛为寒邪，寒邪固宜用麻黄也，今反举桂枝，又何欤？余曰，仲景谓凡伤寒之病，多从风寒得之，又云脉浮而紧，浮则为风，紧则为寒，又桂枝汤条而曰恶风，夫风寒分言，则风阳而寒阴，风苟行于天地，严凝凛冽之时，其得谓之阳乎？是则风寒常相因耳，故桂枝、麻黄皆温剂也，以温

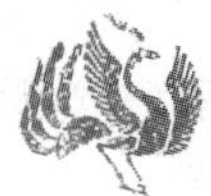

剂为治，足以见风寒之俱为阴邪矣。但伤卫则桂枝，伤荣则麻黄，荣卫虽殊，其为表则一耳，仲景此言，但以戒汗下之误为主，不为荣卫设也，举桂枝则麻黄在其中矣。所谓阳盛则毙者，是言表证已罢，而里证既全，可攻而不可汗；所谓阴盛以亡者，是言里证未形，而表证独具，可汗而不可攻。由是观之，则越人、仲景之本旨，庶乎畅然于其中矣。

阳证阳毒九十二增入

阳毒之证，初受病时，所加邪毒深重，加以当汗失汗，当下失下，或吐下后，邪热乘虚而入，误服热药使毒热散漫，如抱薪救火，无不延燎。至于六脉沉实，舌卷焦黑，鼻中如烟煤，身面锦斑，狂言直走，逾垣上屋，登高而歌，弃衣而走，皆其症也，五日可治，六七日不可治，白虎加人参名化斑汤。斑盛者青黛一物汤，咽痛玄参升麻汤。

陶氏曰：阳毒伤寒，服药不效，斑烂皮肤，手足皮俱脱，身如涂朱，眼珠如火，燥渴欲死，脉洪大而有力，昏不知人，宜三黄石膏汤主之，或升麻栀子汤吐之。若热甚，时狂时昏，口噤咬牙，药不可下者，用水渍法，候牙宽，狂乱稍定，投药亦良，如黑奴丸，不可轻用。

《活人》曰：阳气独胜，阴气暴绝，必发躁，狂走妄言，面赤咽痛，发斑或下，下利赤黄，脉洪实或滑促，宜酸苦之药救阴。

又曰，阳毒轻者，桔梗大黄汤、阳毒升麻汤、栀子仁汤，又龙胆草一物汤。

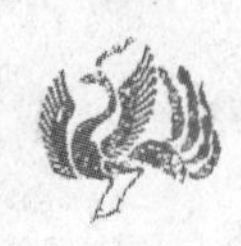

赵氏曰：阳根于阴，阴根于阳，无阳则阴无以化，无阴则阳无以生，可见两者不能相无也。又仲景云阳气先绝，阴气后绝，此人死，身色必青，阴气前绝，阳气后竭，此人死，身色必赤，则知阴阳二气在人身中不可偏绝，绝则无复生之理。今《活人书》论阴毒而曰阳气绝，论阳毒而曰阴气绝，既绝矣，是为不治之证，又何药焉。盖阴阳二证之深重也，又挟毒气是为阴毒、阳毒，故其药皆用升麻、犀角、雄黄、大青辈，以解其毒，然后阳毒泄而阴气复，阴毒泄而阳气复，大汗出而解矣。《活人书》何不曰阳气极盛、阴气极微为阳毒，阴气极盛、阳气极微为阴毒？庶不为极绝之证。

阴证阴毒九十三

陶氏曰：阴毒病，手足指甲皆青，脉沉细而急者，四逆汤，无脉者，通脉四逆汤。阴毒，甘草汤、真武汤、厚朴丸、白术汤、肉桂散皆可选用。

【正阳回阴】

霹雳散、正元散、天雄散、附子散、劫金液丹。

【熏】

逆冷囊缩者，以炒豆投热醋中，如法熏之。

【熨法、灸法】

陶氏曰：一伤寒直中阴经，真寒证，或阴毒证，身如被杖，腹中绞痛，呕逆沉重，不知人事，四体坚冷如石，手指甲唇青，药不入口，六脉沉细，或无脉欲绝者，将葱缚一握，切去根叶，取白三寸许，捣如饼，先用麝香半分

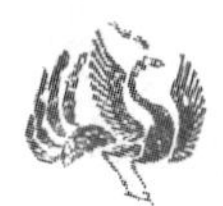

填于脐中，后放葱饼脐上以火熨之，连换二三饼，稍醒灌入生姜汁，煎服回阳救急汤，如不醒，再灸气海、关元二三十壮，使热气通其内，逼邪外出，以复阳气，如用此法，手足温和，汗出即醒者，有生意也，手足不温，汗出不醒人事者，死也。

吴氏曰：夫阴毒者，其人肾虚，素有积寒在下，或因先伤欲事，而又着寒，或误服寒凉之药，或食生冷之物，内既伏阴，复感外寒，内外皆寒，遂成阴毒也。盖积寒伏于下，微阳消于上，赵氏所谓阴气极甚，阳气极微而成毒也。宋迪云阴毒伤寒，则额上手背，冷汗自出，其毒渐深，则鼻如烟煤，舌上苔黑而滑也，其候目睛疼，头重，或身如被杖，背强，小腹里急，或脐下绞痛，或咽喉不利，或心下坚硬，或气促呕闷，或咳逆不止，甚则唇青面黑，舌卷囊缩，四肢厥冷，其六脉沉细而迟，或伏而不出，此皆阴寒为毒也，急以温热之剂救之，而不可缓。海藏谓三二日间，或可起行，不甚觉重，或时阴火上冲，头面烘热，面赤烦躁，状似阳证，医若不识，误投凉药，则渴甚燥，转急而难治矣。

王氏曰：考之仲景虽有阴毒之名，然其所叙之证，不过面目青，身痛如被杖，咽喉痛而已，并不言阴寒极甚之症，况其所治之方，亦不过升麻、甘草、当归、鳖甲而已，并不用大温大热之药，是知仲景所谓阴毒者，非阴之病，乃是感天时恶毒异气，入于阴经，故曰阴毒耳。后之论者，遂以为阴寒极甚之证称为阴毒，乃引仲景所叙面目青、身痛如被杖、咽喉痛，数语并而言之，却用附子散、正阳散等药以治。窃谓阴寒极甚之证，固亦可名为阴毒，然终非

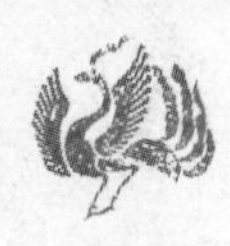

仲景立名之本意，观后人所叙阴毒，与仲景所叙阴毒自是两般，岂可混论。后人所叙阴毒，亦只是内伤冷物，或不正暴寒所中，或过服寒药所变，或内外俱伤于寒而成耳，非天地恶毒异气所中者也。

吴氏曰：或问阴毒伤寒，用附子汤冷服，何也？此盖阴极于下，阳浮于上之治法也。予曾治一人，伤寒十余日，脉沉细，手温而足冷，大便不通，面赤，呕烦渴，药不能下，惟喜凉水二三口或西瓜一二块，食下良久，而复吐出，此阴寒于内，逼其浮阳，失守之火，聚于胸中，上冲咽嗌，故为面赤呕烦也，遂用附子大者一个，以生姜自然汁和白面包裹，煨热去面，取附子，去皮、尖，切作八片，又以人参三钱，干姜炮三钱，水二盅，煎取一盅，浸于冷水中，待药冷，与之即愈。按，《内经》曰，若调寒热之逆，冷热必行，则热药冷服下嗌之后，冷体既消，热性即发，由是病气随愈，呕烦皆除，情且不违，而致大益，此之谓也。盖近世患阴证伤寒，往往疑似参差，初便不敢用附子，直待阴极阳竭而用之，则为迟矣，大抵治法，有是病投是药，岂可狐疑而误治哉。且夹阴伤寒因欲事，伏阴于内，却又着寒，内外皆阴，阴气独盛，则阳气以衰，故脉沉而足冷也，必须急用人参健脉以益元气为主，佐以附子温肾经散寒邪，以退阴而回阳也，若舍此二味不用，将何以救之哉，古之谚曰“伤寒偏死下虚人”，诚哉斯言也。许学士以真气为主者，盖真气乃人命根蒂也，可不论哉？若不察真气之虚实，而欲急攻其热，或施汗下，或多用寒凉之药，攻热未愈，阴寒复生，病至危殆，良可悲夫。

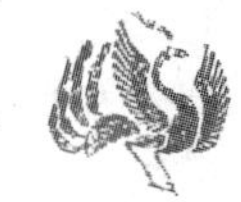

【又用方】

雄鸡血滴入无灰热酒内饮之，以衣被温覆取汗。

舌卷囊缩九十四增入，出《蕴要》

扁鹊曰：舌卷囊缩者死。孙真人谓阴阳易病，卵缩则舌吐出，死。凡囊缩，有热极而缩者，凡热极者有可下，冷极者宜急温之。下之宜大承气汤，温之宜附子四逆加茱萸汤，并艾灸关元气海，葱熨等法治之。

表里俱见九十五增入

《医林》曰：表里俱见，疑似之间，最宜详别。在表宜汗，在里宜下，今既两证俱有，大率以表证多则先治其表，里证多则先治其里。

若肢节疼，不烦渴，脉浮大，虽痞，宜汗之，桂枝汤。

六七日不大便，头痛有热，脉浮大，小便清者，知不在里，尚在表也，桂枝汤。

太阳表未解而数下之，遂协热而利不止，心下痞硬，表里不解，桂枝人参汤。

太阳病医下之，因尔腹痛，桂枝加芍药汤。

有表证而脉迟者，不可汗，亦不可下，宜小建中汤。

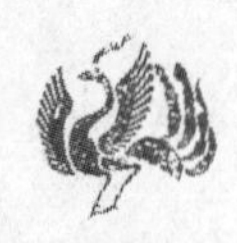

误下利不止，喘而渴，葛根黄连黄芩汤。

烦躁口苦，腹满而喘，发热汗出，不恶寒反恶热，此阳明症也，则脉反浮而紧，是有表里俱见，不可汗下，宜栀子汤吐之。

脉浮而大是表，其人发渴，小便赤，却当下，五苓散。

脉弦细，不欲食，则当下，其人头汗出，身热微恶寒，手足冷，此两证俱见，宜小柴胡汤。

脉浮而大是表，其人心下痞，却当下，若烦渴燥热，小便赤涩，宜用大柴胡汤。

无表里九十六增入

《医林》曰：无表里者非汗证，又非下证，俱可用小柴胡汤，服后俟其余症，更以小柴胡加减法治之亦良。

下后，症数不解，至六七日不大便，有瘀血也，抵当汤。脉数善饮，六七日不大便，亦瘀血证也。

六七日，目中不了了，睛不和，无表里证，发热，大便难，脉虽浮数，大柴胡汤，甚者大承气汤。

伤寒十三日不解，胸满而呕，日晡潮热，已而微利，

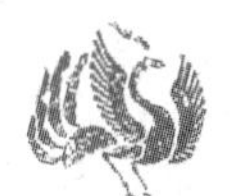

此本柴胡证，下之而不得利，今反利者，知以丸药下之，非其治也。潮热者，实也，先与小柴胡以解外，后服柴胡加芒硝。

太阳病，过经十余日，反二三下之，后四五日，柴胡证在，仍与小柴胡汤，呕不止，心下微烦，为未解，大柴胡。

伤寒十三日不解，过经，谵语者，以有热也，当以汤下之。若小便利者，大便当硬，而反下利，脉和者，知医以丸药下之，非其治也，自下利者，脉当微厥，今反和者，内实也，宜调胃承气汤。

太阳病，过经十余日，心下欲吐，胸痛，大便反溏，腹微满，微烦，若不经吐下者，当与柴胡汤，若曾经吐下者，则邪气乘虚入胃为实，调胃承气汤。

吴氏曰：经言伤寒十三日不解，谓之过经，若脉尺寸陷者，大危也。凡过经不解，人弱脉虚者不可下，以人参三白汤或小柴胡增损主之，若虚烦少气者，以人参竹叶汤，若虚烦不得眠者，参胡温胆汤。要当审察虚实治之。

发汗后不解九十七有虚、有实、渴

《医林》曰：伤寒初感，始以太阳，故以发汗为首，汗行如雨散云收，其病乃愈，倘汗行不解者，或表邪未尽，或邪热传里，或邪气乘虚内客，故有汗后而不解者。

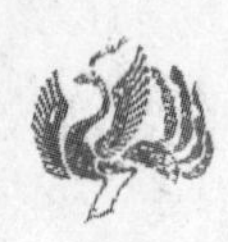

发汗病不解，反恶寒，虚也，芍药甘草附子汤，脉细身倦者方可服。

太阳病，发热，汗不解，仍发热，心下悸，振振欲擗地，真武汤。

发汗后身疼痛，脉沉者，桂枝加芍药人参新加汤。

太阳发汗，遂漏不止，其人恶风，小便难，四肢拘急，难以屈伸，桂枝加附子汤。

大汗出，热不去，内拘急，四肢疼，下利恶寒，四逆汤。

发汗过多，冒心，心下悸，欲得按，桂枝甘草汤。

汗后，腹胀满，厚朴生姜人参汤。

太阳病，发汗后，大汗出，胃中干燥，不得眠，欲饮水者，少少与之，令胃气和则愈，若脉浮，小便不利，微热消渴者，五苓散。

发汗已，脉浮数，烦渴，五苓散。

服桂枝汤，脉洪大，与桂枝汤如前法，若形如疟，日再发，汗出必解，麻黄汤。

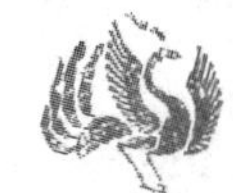

发热，汗出不解，心中痞硬，呕吐不和，大柴胡汤。

服桂枝汤，大汗出，大烦渴不解，脉洪大，白虎加人参汤。

发汗后，脐下悸，欲作奔豚，茯苓桂枝甘草大枣汤。

发汗后，不恶寒，但恶热，蒸蒸发热者，实也，调胃承气汤。

发汗后，不可更行桂枝，汗出而喘，无大热者，麻黄杏仁甘草汤。

下后不解九十八

《医林》曰：去伤寒之邪，不过汗、吐、下之三法也，三法得当，病势易衰，则愈矣，三法失宜，病势危恶，传变不已，诚可虑也。况发汗吐下后，邪气乘虚而未散，或壅室而未尽，则当量其虚实以治之。先贤谓知邪气之虚实，发汗吐下之不差，温补针艾之适当，则万全之功可得矣。若过经者，以六日传六经，七日为一候，若不愈十三日，乃再传经尽，所以谓之过经也。

伤寒五六日，大下后，身热不去，心中结痛，未欲解也，栀子豉汤。下后心烦腹满，卧起不安，栀子厚朴汤。

阳明下之，心中懊憹而烦，栀子豉汤。有燥屎者，大

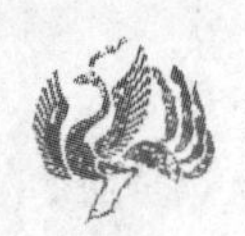

承气汤。

太阳下后，脉促胸满，桂枝去芍药汤，微寒，去芍药，方中加附子。医以丸药下之，身热不去，微烦，栀子干姜汤。

太阳桂枝证，医反下之，利遂不止，脉促者，表未解，喘而汗出，葛根黄连黄芩汤。

服桂枝汤，或下之，仍头项强，无汗，翕翕发热，心下满微痛，小便不利，桂枝去桂加茯苓白术汤。

太阳病，过经十余日，二三下之，呕不止，心下微烦，大柴胡汤下之。

六七日，大下后，寸沉而迟，手足厥逆，下利，脉不至，咽喉不利，吐脓血，泻利不止，为难治，麻黄升麻汤。

汗吐下后不解九十九增入

五六日，已发汗，复下，胸胁满微结，小便不利，渴而不呕，但头汗出，往来寒热，心烦，为未解，柴胡桂姜汤。

太阳，汗吐下后解，心下痞硬，噫气不除，旋覆代赭石汤。

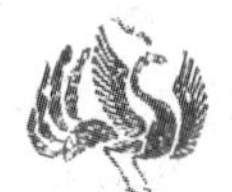

太阳，先发汗不解，而复下之，脉浮者，则知病在外，当须解外，桂枝汤。

发汗若下之，病仍不解，烦躁不得眠，茯苓四逆汤。

大汗，若大利而厥者，四逆汤。

下后复发汗，昼日烦躁不得眠，夜而安静，不呕不渴，无表证，脉沉微，身无大热，干姜附子汤。此下后复发汗，必振寒，脉微细，此内外俱虚也。

伤寒本寒，后复吐下之，食入口即吐，干姜黄连黄芩人参汤。

发汗吐下后，虚烦不得眠，剧者反复颠倒，心中懊侬，栀子豉汤。

发汗若下之，烦热，胸中窒，栀子豉汤。

吐下后，不大便五六日，至十余日，日晡发潮热，不恶寒，独语如见鬼，循衣摸床，脉弦者生，涩者死，但发热谵语，大承气汤。

吐下后腹胀满，邪热入胃也，调胃承气汤。

太阳吐下后微烦，小便数，大便硬，小承气汤。

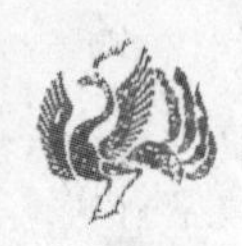

吐下后七八日不解，热结在里，表里俱热，时时恶风，大渴，舌上干燥，烦欲饮水，白虎加人参汤。

吐下后心下逆满，气上冲胸，头眩，脉沉紧，发汗则动经，身为振振摇，茯苓桂枝白术甘草汤。

急下急温一百增入

《医林》曰：少阴急下急温，阳明急下急温者，病热已迫，时有变也，故称急者，非若他症，尚可缓也。少阴属肾主水，口燥咽干，乃热邪内炎，肾水将竭，故当急下，如腹胀不大便，土胜水也，亦当急下。阳明属胃土，汗多热盛，急下以存津液，腹满痛为土实，急当下之。热病目不明，热不已者死。今目睛不和，症亦危矣，须急下。少阴急温二症，内寒已甚，急温无疑矣。

少阴病，得之二三日，口燥咽干者，急下之，大承气汤。

少阴病，自利纯清水，必痛心下，口燥咽干者，急下之，大承气汤。

少阳病，六七日，腹胀不大便，急下之，大承气汤。

阳明发热，汗多者，急下之，大承气汤。

伤寒六七日，目中不了了，睛不和，无表里证，大便

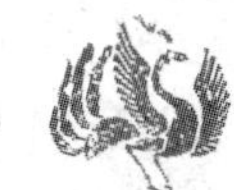

难，身微温，急下之，大承气汤。

发汗不解，腹满痛，急下之，大承气汤。

吴氏曰：腹胀硬满而喘，有潮热者，内实谵语，烦渴腹满，或发狂不大便者，宜急下。经云，凡下利，三部脉皆平，硬者宜下之，俱宜大承气汤。

【温】

少阴，脉沉，急温之，四逆汤。

注曰：既吐且利，小便复利而大汗出，下利清谷，内寒外热，脉微欲绝者，不云急温，此少阴有脉沉，而云急温者，彼虽寒甚，而症已形见于外，治之则有成法，此初脉沉，未有形症，不知邪之乃发何病，故急温之。

少阴膈上有寒饮，干呕，不可吐下，急温之，宜四逆汤。

易病一百一附女劳复

伤寒，阴阳易之为病，其人身体重，少气，少腹里急，或引阴中拘挛，热上冲胸，头重不举，眼中生花，膝胫拘挛者，烧裩散主之，豭鼠猪皮汤，小便不利五苓散，当归白术干姜汤。

注曰：易病者，谓新差而未平复，尚有余邪，交接阴阳，男女相易则为阴阳易，易者，犹换也，以无病人传染其病者，是为微邪。仲景处以烧裩散，单小之方治之，曷尝有死症哉？其不易自病者，谓之女劳复，内损真气，外动邪热，死有舌出验之。

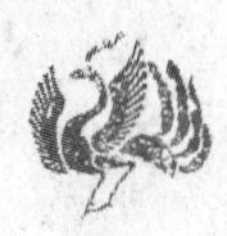

大病新差，血气未复，余邪未尽，强合阴阳得病，名曰阴阳易。[1] 新差未平复，而妇人与之交，得病名曰阳易；妇人新病差未平复，男子与之交，得病名曰阴易。以阴阳相感，其余毒相染者，如换易也，其人病身体重，少气者，损动真气也，少腹里急，引阴中拘挛，膝胫拘急，阴气极也，热上冲胸，头重不欲举，眼中生花者，感动之毒，新易之气熏蒸于上也，与烧裩散以导阴气。

《医林》曰：离经病见，多主死，太过曰至，一呼三至曰至，不及曰损，一呼一至曰损，二脉唯阴阳易病有之。

张氏曰：假如妇人病新瘥未平复，而男子与之交，因感外邪而卒病，实非余邪相染，医见病速谓之阴易，于法何以别乎？夫易病者，有上条所见之症存焉，其与外所感，岂相侔哉？设若风寒外伤，当有表证，安有小腹里急，引阴中拘挛者乎？或又云，假如男子病新差未平复，强合阴阳而自病，仍小腹里急，引阴中拘挛，症同易病，求其理何故不染易他人而自复？未审其症治可同何法也，病虽自理，复与易同，亦用烧裩散以诱安其气。夫易病之为合阴阳，感动余邪，而其人正气本虚，故能染着，不然安得受其邪哉。今病自复，缘正气尚虚，而余邪因动，悉非外感，故与易同，亦用烧裩散以安正气，正安则余邪自平矣。

吴氏曰：《千金》云阴阳易病，男子则阴肿，小腹绞痛，妇人则里急，腰胯内痛，头重不举，目中生花，有时阴火上冲，头面烘热，耳中蝉鸣，胸中烦闷，甚者手足挛拳，百节解散，男子卵缩入腹，妇人痛引阴中，皆难治。

① 名曰阴阳易：原脱“阴阳易”三字，据文意补出。

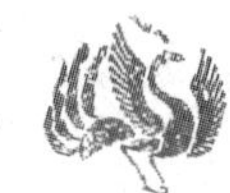

易老分寒热而治，若伤在少阴肾经，有寒无热者，以附子汤调下烧裩散。如有热者，以鼠屎竹茹汤下烧裩散主之。

又曰，凡男子大病瘥后，早犯女色而为病，名曰女劳复。《活人》以豭鼠屎汤主之，有热者竹皮汤，烧裩散。《千金方》以赤衣散主之，虚弱者以人参三白汤调下赤衣散为妙。若小腹急痛，脉沉逆冷者，以当归四逆汤加附子、吴茱萸，送下赤衣散救之，仍以吴茱萸一升，酒拌炒，熨小腹为佳。凡卵缩入腹，离经脉见，死。

劳复食复、瘥后昏沉等证一百二

大病瘥后劳复者，枳实栀子汤主之，若有宿食者，加大黄如博棋子五六枚。

注曰：病有劳复，有食复，伤寒新瘥，血气未平，余热未尽，早作劳动病者，名曰劳复病。病热少愈，而强食之，热有所藏，因其谷气留传，两阳相合而病者，名曰食复。劳复则热气浮越，与枳实栀子汤以解之，食复则胃有宿食，加大黄以下之。劳复者谓劳动而病再作也，凡病人新瘥，梳头洗面，持重则动力气，忧思恐怒则伤神，饮食内伤则遗热，皆能复病也。盖伤寒之邪自外而入也，劳复之邪自内发也，治有轻重等差，其劳复则不然，其见邪之复来也，发汗吐下，随宜施治，迎而夺之，不待其传也。御内为女劳复，必死，详见易病中。

吴氏曰：凡新瘥后，宜先进白粥汤，次进浓米饮及糜者，亦须少予之，常令不足，其诸般肉食，鲜肥油腻之物，皆不可食。若食少胃弱者，以四君汤加味主之。如表热，

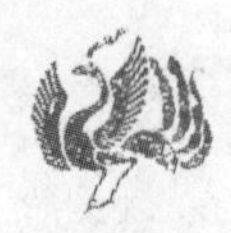

加软苗柴胡；内外有热，少佐黄芩；若心下痞，心烦内热者，加枳实、加黄连；如不眠，更加酸枣仁；有痰，加橘红、半夏，呕吐者亦加之；如米饮不化，加神曲、麦芽；肉食不化，加棠求子[①]、枳实、青皮之类消导之。

凡酒味，乃大热有毒者也，但天寒唯酒不冰可见也。盖伤寒热病，本热未解，而欲饮酒，则转加热盛，而病剧也。若脉弦大者，须用小柴胡，加葛根、黄柏、黄连、乌梅，若脉洪大者，以人参白虎汤，加葛根、黄连，或竹叶石膏汤、黄连解毒，皆可用也。

又曰，夫大病新瘥后，血气尚虚，余热未尽，古人所谓，如大水浸墙壁，水退土尚坚，但宜安卧守静以养气，设若早起劳动，则气沸腾而发热也。经言，脉浮者以汗解之，脉实者以下解之，若不可汗、不可下，宜小柴胡随证增损用之，或濈然汗出而解，或头颤汗出而解也。凡新瘥后，虚烦不得眠者，参胡温胆汤加酸枣仁主之，虚热烦躁渴者，竹叶石膏汤加半夏。

《千金方》治劳复以麦门冬汤，易老加人参以益血气也。若身热食少无力者，以参胡三白汤，或用补中益气汤，增损主之，如无热而下虚有寒者，以黄芪建中汤，虚甚者以大建中汤、人参养荣汤之类，若阴虚火动者，少加知母、黄柏，以救肾水也。

伤寒瘥已，后更发热者，小柴胡汤主之，脉浮者以汗解之，脉沉实者以下解之。

---

① 棠求子：山楂之古籍别名。

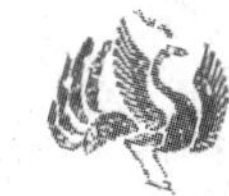

注曰：瘥后余热未尽，更发热者，与小柴胡汤以和解之，脉浮者，热在表也，故以汗解，脉沉者，热在里也，故以下解之。

大病瘥后，从腰以下有水气者，牡蛎泽泻散主之。

注曰：大病后瘥，脾胃气虚，不能制弱肾水，水溢下焦，腰以下为肿也，《金匮要略》曰，腰以下肿，当利小便，与牡蛎泽泻散，以利小便散水也。

病人脉已解，而日暮微烦，以病新瘥，人强与谷，脾胃气尚弱，不能消谷，故令微烦，损谷则愈。

注曰：阳明旺于申酉戌，宿食在胃，故日暮微烦，当小下之以消谷。

大病差后，喜唾，久不了了者，胃上有寒，当以药丸温之，宜理中丸。

注曰：汗后阳气不足，胃中虚寒，不纳津液，故喜唾，与理中丸以温其胃。

吴氏曰：《千金方》瘥后，口干喜唾，或咽痛，因大枣十枚、乌梅三个，共捣细，入蜜炼丸，如枣核大，含口中徐徐咽下。或咽痛以山豆根凉水浸，含咽苦汁亦佳。

凡伤寒汗出愈后，渐觉昏昏不醒，如鬼祟之状，或错语呻吟，此因汗出未尽，邪热伏于心包所致，《活人》以知母麻黄汤汗之，但虑病后血气俱虚，其脉弱人虚者，只宜十味温胆汤加黄连，若有寒热潮热，日晡发热者，以小柴

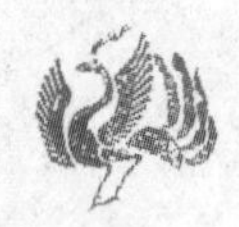

胡汤随证增损主之。

《千金方》治豌豆疮，只以黄连一味酒炒，水煎服之，外以赤小豆为末，入真青黛，以鸡清和，涂疮上，其效如神。

凡伤寒出汗不彻，邪热结耳后一寸二三分，或耳下俱硬肿者，名曰发颐，此为遗热成毒之所致也，宜速消散则可，若缓则成脓，又为害也。

伤寒解后，虚烦少气，气逆欲吐者，竹叶石膏汤主之。

注曰：伤寒解后，津液不足而虚羸，余热未尽，热则伤气，气逆欲吐，与竹叶石膏汤调胃散热。

怫郁一百三增入

吴氏曰：条具于下，以便观者。

一者，汗不彻，阳气怫郁在表，面色缘缘正赤，其人烦躁，不知痛处，须发汗乃愈。

二者，病人小便不利，大便乍难乍易，时有微热，怫郁不得卧者，此有燥屎也，宜调胃承气汤。

三者，伤寒吐下虚极，胃中冷，外气怫郁乃假色见于面，此内寒，宜理中汤，如冷甚，必加附子亦准愚按，此正阴胜阳隔病也。

四者，□□□□，汗出不解，邪热因火为甚，外热来攻，乃发□□□□，肌肉身目俱黄，茵陈汤。

五者，阳明内实热盛，脉洪大，面赤烦渴，舌燥饮水者，人参白虎汤，内实，潮热面红，不大便，大柴胡加芒

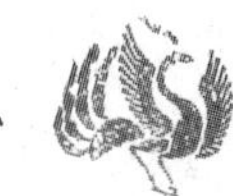

硝下之。

六者，少阴病，下利清谷，里赤咽痛者，通脉四逆汤加葱白。

凡此六者，下利脉沉迟，面少赤，身有微热，下利清谷，必郁冒，汗出而解，病人必微厥，所以然者，其面戴阳，下虚故也。大抵怫郁，阴盛并下虚者，自是面赤不光，若阳病，表不解，并内实热甚者，赤而光盛也，当审虚实，不可见面红，便以为热也。

伤寒选录卷六

霍乱一百四 丹溪曰内有所积，外有所感，阳不升，阴不降，乖隔而成也

【脉法】

经曰：脉伏者霍乱。丹溪曰：脉多伏或绝。

徐氏曰：脉来浮洪者可治，微而迟，气少不语者难治。

愚谓：脉难尽凭，病之难易，人之死生，望闻问切之间，必有所得者。

【霍乱治法】

问曰：并有霍乱者何？答曰，呕吐而利，名曰霍乱。

注曰：三焦者，水谷之道路，邪在上焦，则吐而不利，邪在下焦，则利而不吐，邪在中焦，则既吐且利，以饮食不节，寒热不调，清浊相干，阴阳乖隔，遂成霍乱。轻者止曰吐利，重者挥霍撩乱，名曰霍乱。不渴，理中丸，渴饮水，五苓散。

问曰：病发热头痛，身疼恶寒，吐者，此属何病。答曰，此名霍乱，自吐下，又利止复更发热也，宜桂枝白术汤。

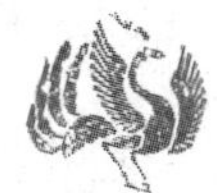

注曰：发热头痛，身疼恶寒者，本是伤寒者，因邪入里，伤于脾胃，上吐下利，令为霍乱，利止里和，复更发热者，还是伤寒，必汗出而解。

伤寒其脉微涩者，本是霍乱，今是伤寒，却四五日至阴经上转入阴，必利。本呕下利者，不可治也，欲以大便而反失气，仍不利者，属阳明也，便必硬，十三日愈。所以然者，经尽故也。

注曰：微为亡阳，涩为亡血，伤寒脉微涩，本是霍乱吐利，亡阳亡血，吐利止，伤寒之邪未已，还是伤寒，却四五日邪转阴经之时，里和，遇邪必作自利，本呕者，邪甚于上，又利者，邪甚于下，先霍乱，里气太虚，又伤寒之邪再传为吐利，是重虚也，故为不治。若欲似大便而反失利，仍不利者，利为血，不利为实，欲大便而反失气，里气热也，此属阳明，便必硬也。十三日愈者，伤寒六日传变三阴三阳，后六日再传，经尽则阴阳之气和，大邪之气去而愈也。宜麻仁丸，乃系太阴理中，便硬不能食，与结阴同法，小承气汤。

下利后，当便硬，则能食者愈，今反不能食，到后经中，颇能食，复过一经能食，过之一日当愈。不愈者不属阳明也。宜小承气汤。

注曰：下利后亡津液，当便硬，能食为胃和，当自愈，到后经中为言七日后再经也，颇能食者，胃气方和，当愈，不愈者暴然使之能食，非阳明气和也。

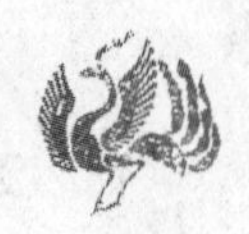

恶寒，脉微而复利，利止亡血也，四逆加人参汤。

注曰：恶寒，脉微而利者，阳虚阴胜也，利止则津液内竭，故云亡血。《金匮玉函》曰，水竭则无血，与四逆汤温经助阳，加人参生津益血。

霍乱，头痛，发热，身疼痛，热多欲饮水者，五苓散。寒多，不用水者，理中丸。

注曰：头痛发热，邪自风寒而来。中焦为寒热相半之分，邪稍高，居阳分，而为热，多欲饮水者，五苓散以分利之；邪稍下，居阴分，而为寒，多不用水者，理中丸以温补之。

吐利止而身痛不休者，当消息和解其外，宜桂枝汤小和之。

注曰：吐利止，里和也，身痛不休，表未解也，与桂枝汤小和之。《外台》云，里和表病，汗之则愈。

吐利汗出，发热恶寒，四肢拘急，手足厥冷，四逆汤。

注曰：上吐下利，里虚也，汗出，发热恶寒，表未解也。四肢拘急，手足厥冷，阳虚阴胜也。与四逆汤助阳退阴。

既吐且利，小便复利而大汗出，下利清谷，内寒外热，脉微欲绝者，四逆汤。

注曰：吐利亡津液，则小便当少，今复利而大汗出，阳气大虚，津液不固也。脉微为亡阳，若无外热，但下利

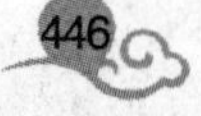

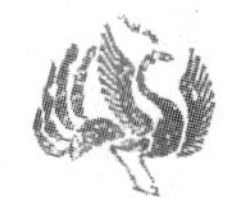

清谷，为纯阴。此以外热，为阳未绝，犹可与四逆汤救之。

吐已下断，汗出而厥，四肢拘急，脉微欲绝，通脉四逆加猪胆汁。

注曰：吐已下断，津液内竭，不当汗出而厥；今汗出而厥，四肢拘急，脉微欲绝者，阳气大虚，阴气独胜也。若纯与阳药，恐阴为格拒，或呕或躁，不得入也。与通脉四逆汤，加猪胆汁之苦入心而通脉，胆寒补肝而和阴，引汤药不被格拒。经曰，微者逆之，甚者从之，此之谓也。

吐利发汗，脉平，小烦者，以新虚不胜谷气故也。

注曰：食入于胃，长气于阳，以新虚不胜谷气，是生小烦。

【伤寒与霍乱异】

伤寒发热，脉弦，汗出不解，心下痞而吐利，大柴胡汤。此无躁扰烦乱，故非霍乱之候。霍乱所以与伤寒异者，此也。

【伤寒变为霍乱】

《保命集》云：伤寒霍乱，转筋身热，脉长，阳明本病，胃受湿热，中焦气滞，或因冷饮，或感温气，冷热不调，阴阳相抟，故转筋，暴热，吐泻，中焦胃气所主也。

徐氏曰：伤寒传变为霍乱者，殊少，惟夏秋暄[①]热，腠理开发，感风湿暍之气而生，此症多有阴阳虚实不同，学者审之。

---

① 暄：音宣，暖意。

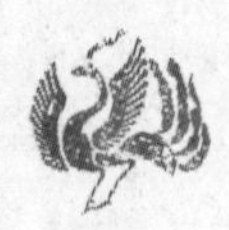

【霍乱非因鬼邪，皆由饮食，此前人确论】

《三因》曰：霍乱者，心腹卒痛，头痛，寒热，吐利，眩晕是也，先心痛则先吐，先腹痛则先利，心腹齐痛，吐利并作，甚则转筋，入腹则毙。盖阴阳反戾，清浊相干，上下奔逸，治之唯宜温暖，更详所因而调之。因风，恶风有汗，因寒，恶寒无汗，湿则重着，暑则热烦，此外因也。元气不足，郁聚饮食，痞膈满闷，随其胜复而作吐利，此内因也。其或饱食恣饮，旗胀停凝，遂发吐利，此不内外因也。与丹溪所论互有发明，因并及之，但立方未能以尽其变，学者宜推格。

《活人》曰：内伤于食，外感于暑，暑湿相抟，阴阳交争，以致霍乱，此疾多生于醉饱，盛于夏秋，然寒月虽有，亦犹伏暑而然，脉候虽沉，手足虽厥，不可遽用热药，纵使当用，宜凉服，刘守真用益元散治之，正此意也。

【霍乱转筋】

陈氏曰：阳明养宗筋，属胃与大肠，今暴吐下，津液顿亡，外伤四气，内积七情，饮食甜腻，攻闭诸脉，枯削于筋，筋失所养，故挛缩急痛，甚则遍身筋转，卵缩舌卷，为难治也。

愚谓：此言转筋，似有二者之异。今暴吐利，津液顿亡，此言吐利之后转筋也，故宜从养血凉血之例；外感内积，攻闭诸脉，此言霍乱将发转筋也，治宜从丹溪或吐或下之例。未审是否，用者详之。

【转筋治法】

男子以手挽其阴，女子以手牵其乳，近两旁。

转筋属血热，四物加酒芩、红花、苍术、南星，煎服。

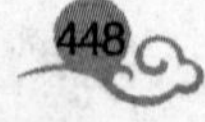

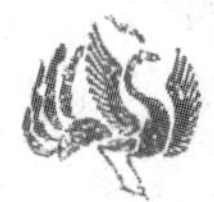

【干霍乱】

刘草窗曰：忽然心腹胀满绞痛，欲吐不吐，欲利不利者是也，俗名绞肠痧。成氏曰，所伤之物，不得泄出，壅闭正气，隔绝阴阳，所以多死。呜呼，饮食有节，起居有常，乌致此疾？经云，饮食自倍，肠胃乃伤是也。

徐氏曰：陈氏谓人肠胃素厚，形气实者，故感四气，则吐不行，干霍乱也，大抵热胜痰郁则闷乱，湿胜饮郁则吐下，形气虚者，祸不旋踵。

丹溪曰：干霍乱最难治，死在须臾，升降不通故也。吐提其气，最是良法，俗多煨盐咸汤吐之，或有用白矾为末泡汤服之取吐亦良。陶云须入皂荚末二三分，服吐尤妙，切勿与谷食，虽米汤饮之，立死，必待吐泄过一二时，饥甚方可与稀粥。

【霍乱烦渴】

陈氏曰：吐利并作，津液顿亡，肾必枯燥，引水自救。

刘氏曰：吐利，大渴，烦躁，冷汗出，转筋，脉沉迟，清暑益气汤。

《活人》曰：霍乱，自汗内热，渴甚者，小柴胡汤、白虎汤、香薷饮冷服。又云呕利，热多而渴，五苓散、小柴胡汤冷服。

徐氏曰：渴与水者，唯宜温暖。热甚者，天水散辈以甘缓火也。

【霍乱随病治例】出《保命集》

吐利，头痛身热，属太阳、阳明也，宜和中，平胃散辈；脉浮，自汗，四君子加桂；脉浮，无汗，四君子加麻黄。

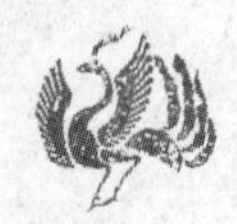

吐利，转筋，胁痛，脉弦，属少阳也，宜平胃加木瓜，或建中、柴胡加木瓜。

吐利，转筋，腹痛，体重，脉沉而细，属太阴也，四君子加芍药、良姜。

吐利，四肢拘急，脉沉而迟，属少阴也，四君子加姜、附、厚朴。

吐利，四肢厥冷，脉微缓，属厥阴也，建中加归、附。

吐下，腹痛，手足逆冷，理中去术，加熟附，名四顺汤出《元戎》。

吐利后转筋，理中加煅石膏一两。

大法生姜理中汤最好出丹溪。

有宜吐者，虽已自吐利，还须吐，以提其气，用二陈汤、探吐，或樟木煎汤亦可。

一方，苍术、厚朴、陈皮、葛根各一钱半，滑石三钱，白术二钱，木通一钱，炙甘草煎服，或用姜汤下保和丸四十粒。

内有物所伤，外有邪所遏，大法宜发汗，有用吐，兼发散之。亦有用温药解散者，二陈加川芎、苍术、防风、白芷等。

委中出血，俗用汤拍绳刮委中，视有紫黑点者，锋针刺之出血。

干霍乱，或腹中绞刺急痛，宜刺委中，及用绳刮会命穴，乃臂臑对腋处也。

霍乱已死，腹中有暖气者，盐纳脐中，灸七壮。

霍乱转筋，蓼一把去两头，水煮，熏洗，盐汤亦可。

《活人》曰：但有热症而霍乱者，切不可用附子等燥热

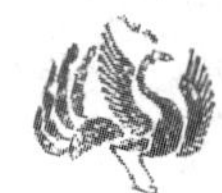

之剂，如抱薪救火。止可用白虎汤，及解暑药极冷服。

霍乱，吐利，自汗，手足冷，脉沉绝，不渴者，四逆汤、理中丸。

愚按：霍乱治法有汗，有下，有吐，有温，有刺，有灸，有熏洗，治各不同者，盖以霍乱变症种种多端，内伤者当分有余不足而补泻之；外感者当分风寒暑湿而解利之；内伤兼外感者，又当别其表里虚实，内外寒热，孰多孰少，而操纵之。加干霍乱者，宜吐之或下之；如转筋痛者，宜养之或清之；其他或分利，或消导，或熏洗，或灸，或刺，临证施治，各适其宜，不可混同而苟且也。《保命集》又分六经症治，固可以开示后人，但药多温补，似有所未当也。常见东南病此者多，观其所发之症，似皆内伤多也，间有头痛发热，只恐挥霍缭乱而使然也，有之，其间固有外感，微邪郁遏肤腠，以致内伤，不能通畅而作者，恐但少耳已。其来也速，其发也暴，顷刻之间，药难措手，俗用煨盐咸汤探吐，又以油绳刮委中、夺命等穴，多获全济，既吐之后，虽不药，亦自可。盖以霍乱多由气血郁滞而生，内有吐法以提其气，外有刮法以行其血，固有捷于药者，特表出之，以备仓卒。

痉一百五

【痉脉】

太阳病，发热，脉沉而细者，名曰痉。或曰脉沉细，故为痉。若浮大，为伤风、伤寒矣。

注曰：太阳发热为表病，脉当浮大，今反沉细，既不

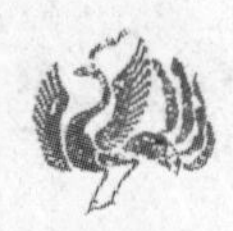

愈，则太阳中风重感于湿，而为痉也。《金匮要略》曰，太阳病，其证身体痛，强几几，然脉反沉迟，此为痉，栝蒌桂枝汤主之。

此条当与柔痉合而为一。柔痉言证，而此言脉也，盖沉细只当作感湿变痉脉看，恐不可以通该诸痉脉也。《脉经》曰：痉病，发热，脉沉细者，难治。又曰，痉脉，按之紧如弦，直上下行。又曰，其脉伏坚直上下。又曰，痉病，发汗已，其脉浛浛如蛇。是痉脉，种种不同也。

徐氏释之曰，痉证属风寒湿所伤，有汗者，脉必浮缓，无汗者，脉必浮紧，若脉沉细，湿所伤也，坚、直上下行，皆紧之象也。发汗已，如蛇者，亡津液而无胃气之象也。观徐氏所释，以脉之浮缓、浮紧、沉细而分风寒湿之三痉，理最明白。《活人书》等专以伤湿发痉，一脉而该，夫诸痉之脉又仗此以差别伤寒之证矣，一或如徐氏之所释者，又将何而差别耶？殊不知脉虽难仗，而症则可察，《活人》论痉，项背反张，如发痫状，与伤寒异者，抑有取焉。

【中风重感俱为痉症】

病身热足寒，项强恶寒，时头热面赤，目脉赤，独头面摇，卒口噤，背反张者，痉也。

注曰：此亦太阳中风，重感寒湿为痉。身热，足寒，湿伤下也；时头热面赤，目脉赤，独头摇，卒口噤，风伤上也；风寒湿客于太阳经中，则筋脉拘缩，头项强急，而背反张也。或云小续命汤加减通治痉，陶氏云，刚痉为阳，去附子，柔痉为阴，去麻黄。

【刚痉治法】

太阳病，发热，无汗，反恶寒，为刚痉，《活人》治以

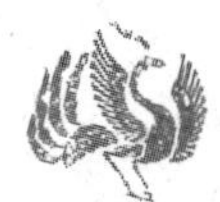

葛根汤。一云无汗，先谵语者，发刚痉。又云仰目是阳痉，麻黄加葛根汤。云岐子用麻黄加独活防风汤。

注曰：《千金》云，太阳中风，重感寒湿则变痉。太阳病，发热无汗，为表实，则不当恶寒，今反恶寒者，则太阳中风，重感于寒，为痉病也。以表实感寒，故名刚痉。

《活人》曰：胸满口噤，卧不着席，脚挛急，咬牙者，大承气汤五十七。或云恶寒罢，咬牙，大便秘者，方宜用。

【柔痉】

太阳病，发热汗出，不恶寒，为柔痉。《活人》治以桂枝加瓜蒌、葛根。一云有汗先厥逆者，发柔痉。又云合目是阴痉，桂枝加葛根汤。

注曰：太阳病，发热汗出为表虚，则当恶寒，其不恶寒，为阳明病。今发热汗出，而不恶寒者，非阳明证，则是太阳中风，重感于湿，为柔痉也。表虚感湿，故曰柔痉。

结胸者，项亦强，如柔痉状，下之则和，大陷胸汤。

《治例》云：头项强，少腹满，小便难，已成痉者，五苓散。

《治例》云：阴痉，厥逆，筋脉拘急，汗出不止，桂心白术散。项强头摇，口噤，附子散。闭目合面，附子防风散。

徐氏曰：按，仲景论刚柔二痉并属太阳，《活人》论阴阳二痉，既以阳痉属刚痉，阴痉属柔痉，而乃以术、附、姜、桂热药治阴痉，则是以阴专主于寒治，恐非至当之论。

【汗下后发痉】

太阳病，发汗太多，因致痉。

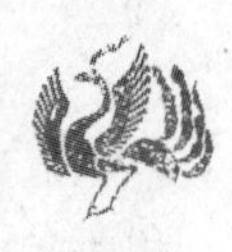

注曰：发汗太多则亡阳。《内经》曰，阳气者，精则养神，柔则养筋，阳微不能养筋，则筋紧痛急而成痉也。

疮家，虽身疼痛，不可发汗，汗出则痉，桂枝芍药汤。

张氏曰：或云假如冬春之间，人患疮疾者甚众，若病伤寒，既不发汗，作何法以治之，安可一概而论？亦有轻重之殊。若疮症轻而寒症重，其人壮实，其脉紧盛，苟不发汗，容可已乎？然而用药当须从轻重，果有疮疾淹久，日流清水，人物消瘦，或有寒热，如此之类，须身疼痛，必不可汗。夫疮家表虚血滞则生，复发其汗是为重虚，因致痉也，但当和解，从缓而治之可也。

风病下之则痉，复发汗，必拘急。

徐氏曰：按，此谓汗之而致痉，则不专于风寒湿之外感矣，是又因坏症而成也。汗下太过，皆亡津液损血之所由也，《治例》宜防风通圣散。

张氏曰：或云发汗过多，何故卒有角弓反张之证？夫经言血虚则紧急，此发汗过多，血虚不能养筋，以致紧急，其皆反张而似弓，因成痉也。其治之法，当益血为先，白芍药与黄芩，此为枢要，待血复筋舒，然后审证以调治。

【痉与伤寒相似而异】

《活人》曰：二症皆此太阳中风，又重感寒湿而致然也。古人以强直为痉，外症与伤寒相似，但脉沉迟弦细而项背反张，强硬如发痫状为异耳。

【痉与风病相似而异】

徐氏曰：诸痉强直，皆属于湿，由湿土过极，反兼风

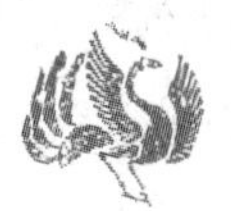

木之化，兼化者，虚象，实非风也。诸暴强直，皆属于风者，亦由风木自甚，反见燥金之形，但土性安静，木性动摇，痉病强直而安静，故主于湿，风病强直而搐搦，故属于风。二者有本化，有虚象，不可不察。

【痉与风病同法】

《病机》云，痉病属湿，当详有汗无汗，合以流湿、祛风、缓筋、发表，而愈也。强直属风，乃厥阴风大势甚而成，治以泻火补金，木自平矣。

徐氏曰：此言痉病项强，以外感风寒湿气者言之也。风病强直，以风木自病者言之也。

【痉有三阳之分】

徐氏曰：刚痉、柔痉，并属太阳，至于项强口噤一痉，乃太阳兼阳明也，因有阳明，故不宜汗，而有用大承气法者。《难知》云，伤寒痉症五种，皆属太阳，余经不言，圣人之大意也。若头低视下，手足牵引，肘膝相构，阳明痉也。若一日或左或右斜视，并一手一足搐搦者，少阳痉也。汗之，止之，和之，下之，各随其经，可使必已，盖为此也。《内经》又言，肺、肾、大肠、督脉，与夫六气皆能致之。愚即此而观，可见痉病不专于太阳一经，亦非止风寒湿三者所变也，学者宜推类以尽其余。

【痉不专于外感，亦有内伤】

子和曰：吕君王妻，年三十，病风搐，目眩，角弓反张，数日不食，医作惊风风痫，治以南星、雄黄、乌、附，不效。予以此为火盛制金，不能平木，肝木茂而自病，先涌风痰二三升，次以寒剂下之，又以铧针刺百会出血而愈。

徐氏曰：风搐本与痉症不同，而痉症属湿土，极必兼

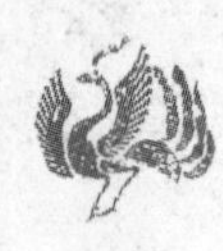

风木动摇之化；风搐属木，木极必见金燥紧敛之形，要之亦可同论。故取此条以证痉病不专于风寒湿之外至，亦有风火热之内作者也。

产后汗出多而致痉者，不可服小续命汤。

徐氏曰：产后血气本虚，汗出多则卫气亦虚矣，纵有风邪乘之，小续命用麻黄辈岂可服乎？况有虚象而实非风者哉。丹溪亦曰，产后中风，不可服小续命汤，服之则死。

【大率与痫相似，比痫为虚】

或云：痫病，身软，时醒；痉病，身强直反张，不时醒，甚有昏冒而遂亡者。

丹溪曰：宜补，有火有痰，宜人参、竹沥之类，不用兼风药。

【诸痉治法】

徐氏曰：有外邪所伤而致痉，有汗下过多而致痉，《千金》又谓温病热入肾中亦为痉，小儿病痫，热甚亦为痉，又有血气内虚，外风寒湿热所中而变痉，或因七情怒气而发痉，或因湿热内盛，痰塞经络而致痉。与夫病疮人，疮口未合，风入之为破伤风，湿入之为破伤湿与痉，但多头强项急，余并相似，及产后致斯疾者，治各不同也。大抵外邪所伤，宜用风药发散风寒，又风药能胜湿。至于邪热入肾，及内症作痉，本无外邪，与夫先因内虚，而受外邪又虚，而挟痰火湿热，及怒气者，则又非风药所能处治，唯宜补虚降火，敦土平木，清痰去湿，随症而用，方能尽善，诸书皆为外感立法，临病不可不审。

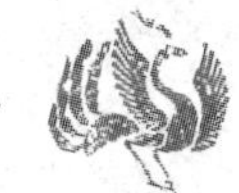

湿一百六

成氏曰：湿有数种，有湿痹者，痹者，痛也，有寒湿相抟者，有头中寒湿。此中之浅者，有先湿而后感风者，治各不同，条陈于下。

【脉法】

《脉经》曰：沉而缓，沉而细者，皆中湿。脉大或脉浮虚而涩者，皆寒湿；脉来滑疾，湿热；脉洪而缓，阴阳两虚，湿热自甚；脉浮，风湿。

赵氏曰：夫仲景论风湿之脉，浮虚而涩，且浮者，风也，涩者，湿也。《脉经》亦曰，脉来甚者为病寒湿也。《活人书》以一浮脉为风湿之诊，浮可言风，不可言湿，当从仲景浮虚而涩可也。

【风湿治法】

病者一身尽疼，发热，日晡剧者，此名风湿，或汗出当风，或久伤取冷所致，宜麻黄杏仁薏苡仁甘草汤。或云桂枝加白术汤，麻黄加白术汤，防己黄芪汤，附子白术汤。

注曰：一身痛者，湿也，发热，日晡剧者，风也，汗出当风而得之者，先受湿而后感风，久伤取冷而得之者，先伤风而后中湿，与麻黄杏仁[1]薏苡甘草汤。

【风湿相抟治法】

伤寒八九日，风湿相抟，身体疼烦，不能转侧，不呕不渴，脉浮虚而涩者，桂枝附子汤，以散表中风湿。若其

---

① 杏仁：原脱，据文意及方名补出。

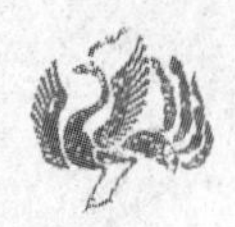

人大便硬，小便自利，去桂加白术汤。

此条妙在脉浮虚而涩，脉若沉实滑大数者，非也。

风湿相抟，一身尽痛，法当汗出而解，大发其汗，但风气去，湿气在，微微似欲汗者，风湿俱去也，麻黄白术汤，桂枝附子汤，风湿宜汗，桂枝加白术黄芪防己汤。

注曰：《内经》谓阳受风气，阴受湿气，又曰伤于风者，上先受之，伤于湿者，下先受之，风湿相抟，则风在外而湿在内，汗大出者，则外邪去而里湿未除，汗微微而出者，其气缓，则内外之邪皆出，故风湿俱去也。

风湿相抟，骨节烦疼，掣痛不得屈伸，近之则痛剧，汗出短气，小便不利，恶风，不欲去衣，身微肿，甘草附子汤。《活人》用杏仁汤。

【寒湿相抟】

湿家，但头汗出，背强，欲得被覆向火者，若下之，则哕，胸满，小便不利，舌上如苔者，以丹田有热，胸中有寒，渴欲得水，而不能饮，则口燥烦也。或云小陷胸汤，甘草附子汤；小便不利，五苓散，理中去姜加术选用；小便利者，桂枝加附子，理中加茯苓，茯苓白术汤选用。

注曰：湿胜则多汗，伤寒则无汗，寒湿相抟，须有汗而不能周身，故但头汗出也。背属太阳而主表，若受寒湿，表气不利，而背强也。表有邪者，则外恶寒，欲得被覆向火者，此寒湿之邪在表故也。若下之早，则伤其胃气，损其津液，故致哕而胸满、小便不利。下后，上焦阳气因虚而陷于下焦，为丹田有热，表中寒邪乘虚而入于胸中，为

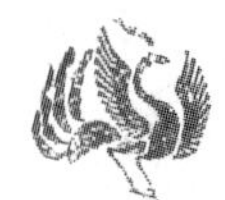

胸上有寒，而舌生白苔也。脏躁则欲饮水，以胸上客寒湿，故不能饮而但口燥烦也。

【头中寒湿】

湿家，病身疼发热，面黄而喘，头痛，鼻干而烦，脉大，能饮食，腹中和，此头中寒湿，故鼻塞，纳药鼻中则愈，瓜蒂散。

注曰：湿家不云关节烦疼，而云身上疼者，是湿气不流关节而外客肌表也；不云发热身似熏黄，复云发热面黄而喘，是湿不干于脾而薄上焦也。复受湿气，则湿邪为深。今头痛，鼻塞而烦，是湿客于阳，而不客于阴也。湿家之脉当沉细，为湿气内流，今脉大者阳也，则知湿气在表也。又自能饮食，而无满痞，为腹中和无病，知其湿气微浅，内药鼻中，以泄头中寒湿。

【湿热】

湿家为病，一身尽痛，发热，身如熏黄也。

注曰：身黄如橘子色者，阳明瘀热也，此身色如似熏黄，即非阳明瘀热，身黄发热者，栀子柏皮汤主之。为表里有热，则身不疼痛，此一身尽痛，非伤寒客热也，知湿邪在经而使之。脾恶湿，湿伤则脾病而色见，是以身发黄者，为其黄如烟熏，非正黄色也。

徐氏曰：此本湿热症，而论不言热，无治法，或治以白术附子汤、甘草附子汤、桂枝加桂等药，愚恐与湿热病不宜。

【辨伤湿、中湿、风湿不同】

吴氏曰：伤湿者，湿伤太阳经起也；中湿者，湿中太阴脾经或肾经也；风湿者，或先伤湿而后伤风，风湿相抟

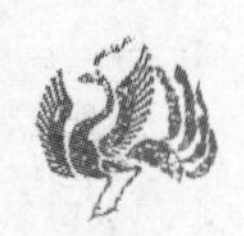

而为病也。

【湿痹】

太阳病，关节疼而烦，脉沉而细，此名湿痹。小便不利，大便反快，当利其小便，或云甘草附子汤，麻黄连翘赤小豆汤。《千金翼》细字作缓字。

注曰：《金匮要略》云，雾伤皮腠，湿流关节，故疼痛而烦。湿同水也，故脉沉而细，水之体也。痹，痛也。因其关节烦疼，故名湿痹，非脚气之痹。《内经》曰，湿胜则濡泄，小便不利，大便反快者，湿气内胜也。当利小便，以泄湿气。古云，治湿不利小便，非其治也。

赵氏曰：《活人》云，一身尽疼，发热身黄，小便不利，大便反快，此名中湿。又注云，脉细者，非也。愚详仲景上文脉沉而细为湿痹，今《活人》却以脉细为非，岂湿痹与中湿异欤？既曰身黄，又不明言其色如熏黄与黄如橘子色，岂中湿与阳明瘀热同欤？至于治法，既曰不可火攻，不可发汗，而仲景有湿家下之早则哕，又下之早则额上汗出，微喘，小便利者死，小利不止者亦死，此又有不可下者也。

【风寒湿杂合为痹、为痉】

徐氏曰：错杂之邪合至，当论其先后多少，分治可也。

《活人》曰：风寒湿杂至，合而为痹，身重，汗出恶风，痛如历节状，防己黄芪汤。

经曰：病身热足寒，头项强急，恶寒，时头热面赤，目脉赤，独头摇，卒口噤，背反张者，此太阳中风，重感寒湿为痉也，或云白术黄芪附子汤。

【湿病与伤寒相似】

黄氏曰：太阳湿家病，与太阳伤寒相似，其不同者，

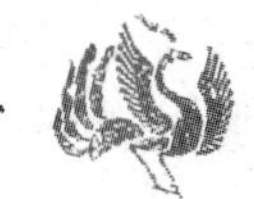

湿脉沉而细也。

愚按：《脉经》曰，脉大或浮虚，皆寒湿。是沉脉亦不专于沉细，岂可恃此以差别伤寒，还当以症参之，庶几无失。湿脉与痓脉亦有相似者，而症则不同，湿则身疼，痓则身不疼也。

赵氏曰：头疼发热，背强身痛，似与伤寒相似，其不同者，脉沉而细，头汗面黄，能饮食，所以为异也。夫太阳伤寒，脉必浮盛，今脉沉细，苟非湿证，即阳证得阴脉也。盖有面黄头汗，其为湿也明矣，其湿家能饮食者，为病在经而不干于里也，然大便反快而小便滞者，亦经络涩滞，不能施化所致也。

【湿温】

《活人》曰：其人伤湿，又中于暑，名曰湿温。两胫逆冷，胸满，头目痛，妄言多汗，其脉阳浮而弱，阴小而急，茯苓白术汤，白虎加苍术汤，切勿发汗，汗之名重暍，必死。

《医林》曰：轻者十味香薷饮，清暑益气汤。

赵氏曰：《活人》云，尝伤于湿，因而中暑，湿热相抟，则发湿温。许学士云，先受暑后受湿，虽所言感受先后不同，而其证治则一。又论脉曰，阳濡而弱，阴小而急。许学士以关前为阳，关后为阴，纪氏则以浮为阳，沉为阴，虽所言部位不同，而其脉状则一也。要之二说皆通，不可偏废。然于用药则白虎加苍术，诚为至当，但《活人书》前不可表门兼言术附汤，此湿温门却但言白虎，而不言术附，何耶？庞氏方云，愚医昧于冷热之脉，见足胫冷，多行四逆辈，如此杀之耳。湿温脉小紧，有类

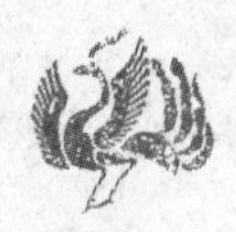

伤寒脉，但证候有异，数进白虎则胫自温而瘥，朱氏之意，岂以术附与四逆药物相类，恐犯庞氏之戒，而此问不载，设若湿气胜温，脏腑虚，大便滑，术附其可废乎？屠氏药法见前。

《本义》云：一身尽痛，不能转侧者，谓之湿温。

【湿有二】

贾氏曰：湿热证多，寒湿证少，当以脉症辨之。如脉滑数，小便赤涩，引饮，为湿热证；若小便自利清白，大便泻利，身疼，自汗，为寒湿证。徐氏云，东南方湿热证多，丹溪所谓六气之中，湿热为病，十居八九是也。

【地之湿气，感则害皮肉筋脉】

愚按：经曰，寒湿中人，皮肤不收，肌肉坚紧，此所谓渍人皮肉也。丹溪曰，因于湿，首如裹，失而不治，郁而为热，热伤血不能养筋，故大筋软短而为拘挛；湿伤筋不能束骨，故小筋弛长而为痿弱，此所谓害人筋脉也。

【湿有自内而生者】

贾氏曰：湿为土气，火热能生湿土，故夏热则万物滋润，秋凉则万物干燥。故湿病之生，因热怫郁，不能宣行水道，故停滞而生湿也。

按：此言热生湿，丹溪又言湿生热，愚谓二者相因，湿郁亦能生热，热郁亦能生湿也。

【湿有自外而入者】

贾氏曰：脾土脆弱之人，易为感冒，岂必水不流而后为湿哉？人只知风寒之威严，不知暑湿之炎暄，感人于冥冥之中也。丹溪曰：湿有自外入者，有自内得者，阴雨湿地皆从外入，治宜汗散，久则疏通渗泻之。

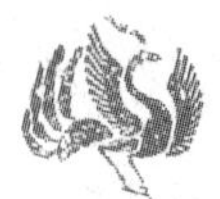

【湿为痿，为痹，为肿，为痛，所挟有寒热不同】

徐氏曰：湿证挟寒者，内甚则腹痛下利，外甚则四肢重疼或肌肉濡渍，痹而不仁；挟热者，内甚则泄利，外甚则或痛，或热，或肿，发黄；挟风者，多外甚而身重痛，汗出。如此等证，虽内伤外感不同，况有集杂之邪合至，当论先后多少，分治可也。

【治湿大法】

陈氏曰：脾虚多中湿。

徐氏曰：脾虚中湿，内因多者，中满痞膈泻痢；外因多者，痿痹胕肿疼酸，况有挟风、寒、暑、热不一。前人以挟风与湿在表者，宜解肌；兼寒与在半表里者，宜温散，宜渗泄；湿在里，宜下；里虚者，宜分消实脾土为上；外感非脾虚，宜汗之、灸之。要在适中病情也。

河间曰：治湿不利小便，非其治也，葶苈木香散、神芎丸，下水湿，消肿胀，利小便，理脾胃，无出此也。腹胀脚肿甚者，舟车丸下之；湿热内甚，发黄，茵陈汤下之，或佐以防己黄芪汤；一身尽肿痛，或无汗，是湿流关节，邪气在表，宜五苓散加官桂、苍术微汗之；若自汗多，热燥津液，内水不利，切勿利之，宜防己白术甘草汤。

丹溪曰：湿在上，宜微汗而解。经曰，湿上甚而热，治以苦温，佐以甘辛，以汗为效，不欲汗多，故不用麻黄、干葛等剂；湿在中焦，宜利小便，此淡渗治湿也。一云，湿在下，宜升提。

陶氏曰：立秋至霜降前，有头疼，发热，不恶寒，身体疼，小便短，名湿病，亦用辛凉之药，加燥剂以解肌，亦不宜大发汗。里证见者，用寒凉之药急攻下；表证不与

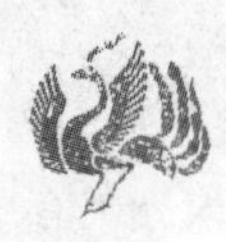

正伤寒同治法，里证治同。

【肥人多湿】

局方用燥剂，为劫湿病也，湿得燥则豁然而收。

二陈汤加酒芩、羌活、苍术，散风行湿最妙。

苍术治湿，上、下部都可用。一云上焦湿用苍术，其功甚烈。

【死证】

湿家下之，额汗出，微喘，小便利者，死；下利不止者，亦死。

注曰：湿家发汗则愈。《金匮要略》曰，湿家身烦疼，可与麻黄加术四两，发汗为宜。若妄下，则大逆，额上汗出而微喘者，阳气大逆也，小便自利，或下利者，阴气下流也，阴阳相离，故云死也。《内经》曰，阴阳离决，精气乃绝。

暍一百七

愚按：中暍、中暑、中热，名虽不同，实一病也。若冬伤于寒，至夏而变为热病者，此则过时而发，自内达表之病，俗谓晚发是也，又非暴中暑热新病之可比，或曰新中暑病脉虚，晚发热病脉盛。

【暍病治法有清热，有解肌】

太阳中热，暍是也，汗出恶寒，身热而渴，白虎汤七十一。

注曰：汗出恶寒，身热而不渴者，中风也。汗出恶寒，身热而渴者，中暍也。

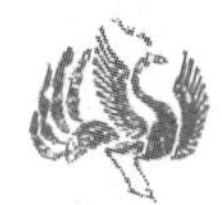

太阳中暍，发热恶寒，身重而疼，脉弦细芤迟，小便已，洒洒然毛耸，手足逆冷，小有劳，身即热，口开，前板齿燥，亦宜白虎汤。若发汗，则恶寒甚；若加温针，则发热甚；下之，则淋甚。

注曰：此则表里俱病者也。发热恶寒，身重疼痛者，表中暍也；脉弦细芤迟者，中暑脉虚也；小便已，洒然毛耸，手足逆冷者，太阳经气不足也；小有劳，身即热者，谓劳动其阳而暍即发也。《内经》曰，阳气者，烦劳则张是也；口开，前板齿燥者，表里有热也。《内经》曰，因于暑汗，烦则喘喝，口开，谓喘喝也，以喘喝不止，故前板齿干燥，若发汗以去表邪，则外虚阳气，故恶寒甚；若以温针助阳，则火热内攻，故发热甚；若下之以除里热，则内虚而膀胱燥，故淋甚。徐氏曰，此条无治法，东垣以清暑益气汤主之，所谓发千古之秘也。

太阳中暍，身热疼重，而脉微弱，此夏日伤冷水，水行皮中所致也。一物瓜蒂散，或云五苓散。

注曰：脉虚身热，得之伤暑，身热脉微弱者，暍也，身体疼重者，水也，夏时暑热以水灌洗而得之也。

【中暍与伤寒相似而异】

张氏曰：清邪中上，浊邪中下，其风寒湿者，皆地之气，系浊邪，所以俱中足经，惟暑乃天之气，系清邪，所以中手少阴心经也。凡病，其症多与伤寒相似，但暍与伤寒脉不同耳。夫伤寒虽恶寒发热，初病未至于烦渴，惟暑则不然，初病即渴，所以与伤寒为异也。且伤寒之脉，必浮盛，中暑之脉，虚弱或弦细芤迟者有之。经曰，脉盛身

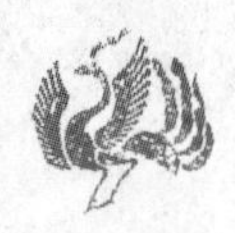

寒，得之伤寒，脉虚身热，得之伤暑，此之谓也。假如太阳病，项背强几几，反汗出恶风，若当炎暑之时，岂不与中暍相似，惟其不渴，故与桂枝加葛根汤主之，凡居夏秋之令、炎暑之时，必当依经详审，则无差失之患矣。

愚谓：以症言之，伤寒恶寒，伤热恶热；以脉言之，伤寒脉盛，伤暑脉虚，且暑脉虚细与湿痉之脉有相似者，而症则不同，暑则自汗而渴，湿则不渴，痉则身疼也。

【脉虚身热，得之伤暑】

《玉机》曰：按许学士云，伤暑其脉弦细芤迟，何也？《内经》曰，寒伤形，热伤气。盖伤气而不伤形，则气消而脉虚弱，所谓弦细芤迟，皆虚脉也。仲景以弦为阴，而朱肱亦曰中暑脉细弱，则皆虚脉也，可知矣。

【暑证有冒、有伤、有中】

戴氏曰：冒、伤、中，三者轻重之分。或腹痛水泄，胃与大肠受之，恶心者，胃口有痰饮，此二者冒暑也，可用黄连香薷饮，黄连退热，香薷消暑。或身热头疼，躁乱不宁者，或身如针刺者，此为热伤肉分，当以解毒白虎汤加柴胡，气虚加人参。或咳嗽，发寒热，盗汗不止，脉数者，热伤肺经，火乘金也，此为中暑，宜用清肺汤、柴胡、天水散之类，急治则可。

【夏月伏阴在内】

丹溪曰：夏月阳气尽出于地，人之腹属地气，于此时浮于肌表，腹中虚矣。夏月伏阴在内，此阴字有虚之义，若作阴冷看，误矣。前人治暑，有用大顺散温热药者，盖以凉亭水阁，寒泉冰雪所伤也，非为伏阴，而用火令之时，烁石流金，有何阴冷。孙真人令人夏月服生脉散，非虚

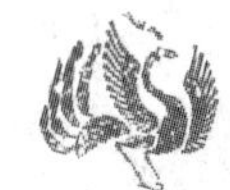

而何？

刘氏曰：按，洁古谓静而得之为中暑，动而得之为中热。东垣谓避暑于深堂大厦得之，曰中暑，宜大顺散；劳役得之，曰中热，宜苍术白虎汤。夫暑、热一也，夏令之气也，静居堂厦而病，乃夏月伤冷之病，何以中暑而求别于中热耶？

王氏曰：窃谓暑热者，夏之令也，火行于天地间，人或劳役，或饥饿，元气亏乏，不足以御，天令亢极，于是受伤而为病，名曰中暑，亦名曰中热，其实一也。今乃以动静所得分之，何哉？夫中暑者，固多在劳役之人，劳役则虚，虚则邪入，邪入则病。不虚，则天令虽亢，亦无由以伤之类。避暑于深堂大厦，得头疼恶热等症者，盖亦伤寒之类耳，不可以中暑名之，其所以烦心，与肌肤大热者，非暑邪也，身中阳气受阴寒所遏而作也，既非暑邪，岂可以中暑名乎？苟欲治之，则辛温轻扬之剂，发散可也。夫大顺散一方，甘草最多，干姜、杏仁、肉桂次之，除肉桂外，其三物皆炒，其初意本为病者伏热，引饮过多，脾胃受湿，呕吐，水谷不分，脏腑不调所立，故甘草、干姜皆火炒。又肉桂而非桂枝，盖温中药也，其杏仁不过取其能下气耳，若以此药治静而得之之证，吾恐不能解表，反增内烦矣，今世俗往往不明。类曰，夏月阴气在内，大顺散为必用之药。夫阴气非寒气也，盖夏月阳气发散在外，而阴气则在内耳，岂空视阴气为寒气，而用温热之药乎？阴果为寒，何以夏则欲水乎？其苍术白虎汤虽宜用，然亦岂可视为通行之药乎？必参之治暑诸方，随所见之症而用之，然后合理。夫所谓静而得之证，虽当暑月，即非暑病，宜

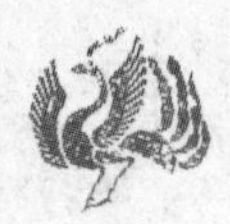

分出之，勿使后人有似同而异之忽。

暑证用黄连香薷饮、清暑益气汤、五苓散等，有挟痰者，加南星、半夏之类，虚者加人参、黄芪之类。

【暑伤五脏，为症不同】

陈氏曰：暑入心则噎闷，昏不知人，入肝则眩晕顽痹，入脾则昏睡不觉，入肺则膹满痿躄，入肾则消渴。

徐氏曰：暑渴之症，变异不等，非止归五脏。盖人之形气有虚实，所感有轻重，轻则后时而发，至秋成疟痢是也，重则即时而发。如以上症至，有轻变重，重变轻，亦自感由浅深传，有兼并，况人之形志苦乐不一，岂得无变异乎？四时之症皆然。

中暍死者，治之不得用冷，宜温散，得冷即死，途中无汤，以热土熨脐中，然使更溺。凡觉中暑，急嚼生姜一大块，水送下。如已迷闷，嚼大蒜一瓣，水送下。如不能嚼，水研，灌之至醒。

愚按：治暑药之冷热，当凭脉症，用之不可执此为常。前用熨法，此盖暑伤于气，故气虚，卒倒卒无所知，以热土熨脐，正如艾灸丹田，而接引阳气之谓也。后用姜蒜，此又暑袭于外，痰郁于内，故用姜蒜以豁痰散郁也。

【夏月宜补元气】

东垣曰：脾胃虚弱，遇六七月，湿旺汗泄，身重短气，四肢痿软，脚欹[①]眼黑，此肾与膀胱俱竭之状也。况汗大泄则亡津液，津者，庚，大肠所主，三伏庚金受囚，木无可

① 欹：音奇，通攲，倾斜意。

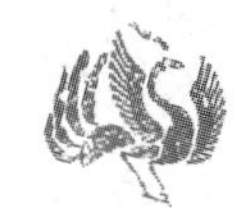

制，故风湿相抟，骨节烦疼也。夫壬膀胱已绝于巳，癸肾水已绝于午，今更逢湿旺，助热为邪，西北方之寒清绝矣。圣人立法，夏宜补者，为热伤元气，以人参、麦门冬、五味滋水之源，泻内火，补庚金，益元气也。

【中暑发为痿厥诸症】

东垣曰：长夏湿热蒸人，损伤元气，四肢困倦，精神短少，两脚痿软，遇早晚之际，则发寒厥，日高之后，复热如火，乃阴阳气血俱不足也。或心胸痞满，肢节沉疼，或气高而喘，身热而烦，小便黄而少，大便溏而频，或利或渴，自汗，体重，此血先病而气不病也。若湿气先抟，脉必洪缓而迟，病虽互换，少瘥，其天暑湿令则一，宜以清燥之剂治之。或远行大热而渴，则热舍于肾，故水不胜火，发为骨痿，此湿热成痿也。或热厥而阴虚，或寒厥而气虚，四肢如火为热厥，四肢寒冷为寒厥，寒厥腹中有寒，热厥腹中有热，为脾主四肢故也。

徐氏曰：此论暑热证候，则同冬月伤寒传变，为证之不一，彼为寒伤形，此为热伤气，若元气虚甚受病，忽于一时不救者，与伤寒阴毒顷刻，害人实同，故东垣启是病例，大开后人之盲聩也，宜与痿门兼看。

【暑风】

贾氏曰：此由火热制金，不能平木，搐搦，不省人事，其脉虚浮者，风也，虚者，暑也，俗名暑风，乃相火甚而行令也。先以温水化苏合香丸，次以黄连香薷饮加羌活，或双解散加香薷尤良。

【治暑大法】

贾氏曰：暑者，相火行令也，人感之，其脉虚，外症

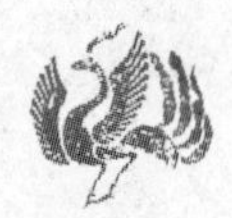

头疼口干，面垢自汗，倦怠，或背恶热，甚者迷闷不省，而为霍乱吐利，痰滞呕逆，腹痛，泄利下血，发黄生斑，皆是其症，治法清心利小便者为上，汗多者不可利，宜白虎汤。次分表里以治，如在表，头疼恶寒，双解加香薷及二香散、十味香薷散；如在半表半里，泻泄烦渴，饮水吐逆，五苓散，热甚烦渴，益元散；若表解里热，宜半夏解毒汤，下神芎丸。或老人及素弱人冒暑，脉微下利，渴而喜温，或厥冷，不省人事，宜竹叶石膏汤加熟附半个，冷饮，次以来复丹、五苓散治之。凡夏月暑证，不可服诸热燥剂，致斑毒发黄，小便不利，闷乱而死矣。

徐氏曰：此言治暑之法，可谓详备，然于暑风相火为病，而用苏合香丸，至用双解，皆当审谛脉症，不可差失。详苏合香但可用于阴寒所遏，或内伤生冷及气中，或中恶者，此等又不可谓之暑风相火之证矣，学者审之。

陶氏曰：中暑脉虚而伏，身热，背恶寒，面垢自汗，烦躁大渴，毛耸恶寒，昏冒倦怠，而身不痛，与伤寒诸证不同，内外俱热，口燥烦渴，四肢微冷，而身不痛，用白虎汤；痰逆，恶寒，橘皮汤；热闷，不恶寒，竹叶石膏汤；头痛，恶心，烦躁，心下不快，小便不利，五苓散下消暑丸。中暑用小柴胡汤最良。

温病一百八

成氏曰：温之为病，盖以冬时得之，热轻故也，所以自春止于夏至前也，若夏后则为伤寒热病矣，所治之法故不与伤寒热病同，但可以冲和之剂，轻于解散为佳，若施

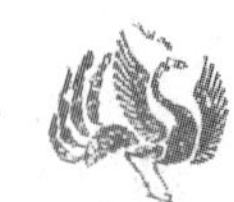

汗吐下之法，太峻则反变异矣，所忌者，风温切不可发汗，若汗之，为太逆，多不可救矣。

解太阳病，发热而渴，不恶寒者，为温病，柴胡、白虎、桂枝去桂加人参汤。

注曰：发热而渴，不恶寒者，阳明也。此太阳受邪，知为温病，非伤寒也。积温成热，所以发热而渴，不恶寒也。

王氏曰：观此则知温病不当恶寒，而当渴。其恶寒而不渴者，非温病矣。仲景虽不言暑，然暑病与温病同，但复过一时而加重，与温病其不恶寒而渴则无异也。

《活人》曰：升麻葛根汤、解肌散，热多者小柴胡汤；不渴，外有微热者，小柴胡加桂；虚烦者，竹叶石膏汤；发渴者，小柴胡去半夏加人参瓜蒌根汤；发渴，烦躁，脉实，大便秘者，大柴胡汤微利之；嗽者，小柴胡加五味子汤；寒热相等，及先热后寒者，小柴胡汤；烦躁，小便赤涩，素有瘴气，不服水土，呕吐者，五苓散；先寒后热，小柴胡加桂；多热者，白虎汤；多寒者，柴胡桂姜汤；大便秘，间日发作，大柴胡汤。

【温病分经用药】

吴氏曰：大抵治温病发表，不与伤寒同者，盖此病因春时温气而发，非寒邪初伤于表也，此怫郁之热自内而发于外，故宜辛凉之剂而发散之。若时令和暖，不可用麻黄汤发之也。如天道尚寒，必须少佐麻黄亦可。要在临时审察，不可执一说也。凡温病发为三阳者多，而发于三阴者少，若发于三阴，必有所因也，或饮寒物内伤太阴而得之，

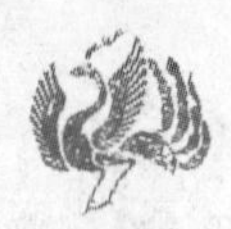

或因欲事先伤少阴而得之者，其治例皆与伤寒三阴条证同传法。凡温病壮热，脉浮大有力者，可治；若沉涩细小者，多难治也。所以温病大热攘攘，脉小足冷，多难治也。

陶氏曰：温病于冬时感寒所得也，至春变为温病耳。伤寒汗下不愈而过经，其症尚在，而不除者，亦温病也。经曰，温病之脉，行在诸经，不知何经之动，随其经之所在而取之。如太阳证，头疼恶寒，汗下后，过经不愈，诊得尺寸俱浮者，太阳病温也，人参羌活散加葛根、葱白、紫苏以汗之，或有自汗身疼者，宜九味羌活汤增损主之。如身热目疼，汗下后，过经不愈，诊得尺寸俱长者，阳明病温也，宜葛根解肌汤，加十味芎苏散以汗之。如胸胁痛，汗下后，过经不愈，诊得尺寸俱弦者，少阳病温也，宜十味芎苏散，或小柴胡加减用之，兼有太阳证者，羌活散加黄芩，兼有阳明，加葛根、升麻之类。其三阴经当于前三阴条求之。如腹满嗌干，诊得尺寸俱沉细，过经不愈，太阴病温也。如口燥舌干而渴，诊得尺寸俱沉，过经不愈者，少阴病温也。如烦满囊缩，诊得尺寸俱微缓，过经不愈者，厥阴病温也。是故随其经而取之，随其证而治之。如发斑乃温毒也。治温大抵不宜发汗，过时而发，不在表也，已经汗下，亦不在表也。经曰，不恶寒而反渴者，温病也。明其热自内达外，无表证明矣。《难经》曰，发热恶寒，脉来浮数者，温病也。

【风温】

若发汗已，身灼热者，名曰风温。风温为病，脉阴阳俱浮，自汗出，身重多眠睡，鼻息必鼾，语言难出，若被下者，小便不利，直视失溲，若被火者，微发黄色，剧则

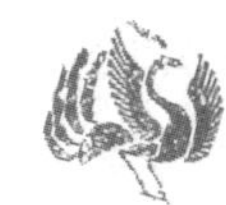

如惊痫，时瘛疭。若火熏之，一逆尚引日，再逆促命期。

《活人》云：切莫发汗，若发汗谵语，多不可救，唯宜葳蕤汤。热甚者知母葛根汤、小柴胡汤；渴者，瓜蒌汤；身重汗出，汉防己汤。

《伤寒例》云：伤寒热未歇，又感于风，变为风温，阳脉浮滑，阴脉濡弱，其症头痛身热，自汗多眠。

《治论》云：风温宜小柴胡汤，未能了了者，柴胡桂枝汤，取小汗不可大汗也。

陶氏曰：风温，尺寸俱浮数，伤于风，因而伤热，风与温抟，即为风温，其外症四肢不收，身热自汗，头疼喘息，发渴昏睡，或体不仁。

病在少阴、厥阴二经，葳蕤汤、人参败毒散、葛根龙胆汤、小柴胡汤选用。未醒者，柴胡桂枝汤。

【春温】

此冬时冒寒，伏藏肌肤，而未即病，至春而发，则郁久而变热矣。经云，冬伤于寒，春必病温是也。仲景云，太阳病，发热而渴，不恶寒者为温病，其恶寒不渴者，非温病矣。《百证》云，发热头疼，亦恶寒，但恶寒不若伤寒之甚尔。赵氏曰：伤寒汗下不愈而过经，其证尚在不除者，亦温病也。《活人书》温病温脉引《难经》之文也。

愚按：诸书论温病，皆曰证同中暑，论温脉则各不同。《活人书》前条云脉数而大散，后条云脉浮紧，《百证歌》云脉浮数。然《活人》、《百问》二书俱以浮言，独嗣真不以浮言，未审何说为是。然嗣真说似长，学者详之。

赵氏曰：温病欲出，值天时和煦，自内达表，反见于

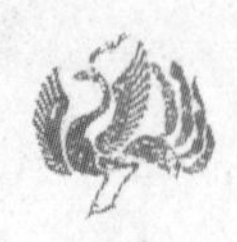

右关不浮紧而微数。

《活人》曰：春应温而清气折也，责邪在肝，或身热头疼，目眩呕吐，长幼率皆相似，升麻葛根汤、解肌汤。四时通用败毒散。

陶氏曰：交春分后至夏至前，不恶寒而渴者，为温病，用辛凉之药微解肌，不可大发汗，急证见者，用寒凉之药急攻下，不可误汗、误下，常须识此，表证不与正伤寒同，治里证同。

【夏温】

陶氏曰：交夏至后，有头疼发热，不恶寒而渴，此名温病，愈加热者，名热病。止用辛凉之药解肌，不宜大汗，里证见，急攻下，表证不与正伤寒同，治里证治法同。

《活人》曰：夏应暑而寒气折之，责邪在心，或身热头痛，腹满自利，长幼率皆相似，理中汤、射干汤、半夏桂甘汤。

【秋温】

《活人》曰：秋应凉而大热折之，责邪在肺，湿热相抟，民多病瘅，咳嗽，喘，金沸草散、白虎加苍术汤。病瘅发黄，茵陈五苓散。

陶氏曰：立秋至霜降节前，有头疼发热，不恶寒，身体痛，小便短者，名湿病，亦用辛凉之药加燥以解肌，亦不宜汗，里证见者，宜攻下，表证不与正伤寒同。

【冬温】

冬时应寒而反大温，此非其时而有其气，是以一岁之中，长幼病多相似，此则时行之瘟疫也。冬温之毒，与伤寒大异，为治不同，或云冬温与伤寒症似而脉异，伤寒脉

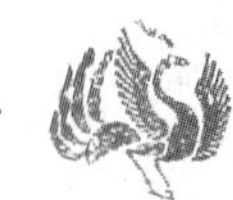

浮，冬温脉不浮。《本义》云：温病脉散诸经，不可预知，临病诊之，知在何经之动，乃随而治之，观乎此，能知伤寒六经传变之脉，亦可知温病之脉矣。

《活人》曰：仲景云疫气之行，无以脉诊，盖随时以施治也，以平为期，不可过取，葳蕤汤、葛根升麻汤、小柴胡。发渴烦躁，大便秘，大柴胡微利之，脉实者方可。咽痛者甘桔汤、败毒散。

【辨温疟】

凡温疟，伤寒坏病，前热未除，其脉阴阳俱盛，重感寒邪，变为温疟也。寒热往来，口苦胸胁满者，小柴胡汤加芍药少加桂枝主之。若热多者，倍用柴胡，寒多者倍用桂枝；若热甚而烦渴，人参白虎汤少加薄桂主之，若单热无寒者，不用桂也，但有寒必少佐之；如热多者，小柴胡汤合白虎汤主之；痰多而热者，小柴胡合二陈汤主之，若食少胃弱者，加白术，心下痞加枳实、黄连，脉虚者必倍人参，口渴者去半夏加栝蒌根主之；若邪热蕴结于里，大便秘实，脉滑大有力者，以大柴胡汤下之，若变疟以正，须急用胜金丹，截之则愈矣。

【温暑伤寒辨】

王氏曰：仲景伤寒立法，其旨微矣，不可以不究也。夫伤于寒，有即病者论，有不即病者论。即病者发于所感之时，不即病者过时而发于春夏也，即病谓之伤寒，不即病谓之温与暑。夫伤寒、温暑，其类虽殊，其所受之原，则一也。由其原之不殊，故一以伤寒而为称，由其类之殊，故施治不得以相混。呜呼，能知仲景方也、法也，专为即病之伤寒设，不兼论不即病之温暑设，尚恨其法散落，所

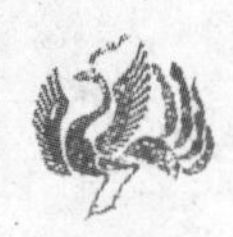

存不多，果可惮烦而或废之乎？今人虽以治伤寒法治温暑，亦不过借用耳，非仲景立法之本意也，虽然，岂特可借以治温暑而已？凡杂病之治，莫不可借也。今人因伤寒治法可借以治温暑，遂谓其法通为温暑设，此非识流而昧源者欤？请以证之。夫三阴经寒证居热证十之七八，彼不即病之温暑，但一于热耳，何由而为寒哉？夫惟后人以仲景书通为伤寒、温暑设，遂致诸温剂皆疑焉而不敢用。韩祇和虽觉桂枝汤之难用，而谓今昔之世不同，且著《微旨》一书，又纯以温暑作伤寒立论，而即病之伤寒反不言及，又以夏至前胸膈满闷，呕逆气塞，肠鸣腹痛，身体拘急，手足逆冷等症视为温暑，谓与仲景之阴寒证脉理同而症不同，遂别立温中法以治。夫仲景所叙三阴寒证乃是冬时即病之伤寒，故有此证，今欲以仲景三阴寒证求对于春夏温暑之病，不亦昏乎？以余观之，其胸膈满闷，呕逆气塞等症，若非内伤冷物，则不正暴寒所中或过服寒药所变，或内外俱伤于寒之病也，若乃春夏有恶风恶寒，纯类伤寒之症。盖春夏暴中风寒之新病，非冬时受寒过时而发者，不然是或温暑将发而复感于风寒，或因感风寒而动乎久郁之热，遂发为温暑也。仲景曰，太阳病，发热而渴，不恶寒者为温病。观此则知温病不当恶寒，而当渴，其恶寒而不渴者，非温病矣。仲景虽不言暑病，然暑病与温病同，但复过一时而加重于温病耳，其不恶寒而渴则无异也。春夏虽有恶风恶寒表证，其桂枝、麻黄二汤终难轻用，勿泥于发表不远热之语也，于是用辛凉解散，庶为得宜，苟不慎而轻用之，诚不能免夫狂躁、斑黄、衄血之变，而亦无功也，虽或行桂枝、麻黄于春夏而效，乃是因其辛甘发散之力偶中

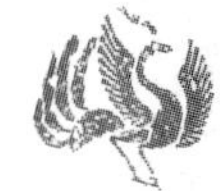

于万一，断不可视为常道而守之。今人以败毒、参苏饮、通解散、百解散之类，不问四时中风伤寒一例施之，虽非至正之道，较之不慎而轻用麻黄、桂枝，于春夏而致变，则反庶几。然败毒散等，若用于春夏，亦止可治暴中风寒之证而已，其冬时受伤，过时而发之温暑病，则不宜用也，用则非徒无益，亦反害之矣。纵或有效，亦是偶然，彼冬伤寒用辛矣，发表而或效者，亦偶然也。凡用药治病，须要明其当然与偶然，若视偶然为当然，则病者大不幸矣。若夫仲景于春阴证，与用温药，止由病之所必须与用之，有其时耳，若夫以三阴寒证视为杂病利疾，其仲景乎？若谓仲景不独之即病设，则夫时行及寒疫、温疟、风温等病亦通，以伤寒六经病诸方而治之乎。

《伤寒例》曰：冬温之毒与伤寒大异，为治不同。又曰，寒疫与温及暑病相似，但治有殊。是则温暑及时行寒疫、温疟、风温等，仲景必别有治法，今不见者，亡之也。观其所谓为治不同，所谓温疟、风温、温毒、瘟疫，脉之变症方治诸说，岂非亡其法乎？决不可以伤寒六经病诸方通治也。叔和搜采仲景旧论之散落者以成书，但惜其既以自己之说混于仲景所言之中，又以杂脉杂病纷纭并载于卷首，故使玉石不分，主客相乱，若先备仲景之言，而次附己说，明书其名，则不致惑于后人，而累仲景矣。余尝欲编类其书，以《伤寒例》居前，而六经次之，相类病又次之，瘥后病又次之，诊察治法，治禁治误，病解未解等又次之，其杂脉杂病与伤寒有所关者，采以附焉，其与伤寒无相关者，皆删去，如此庶几法度纯一，而玉石有分，主客不乱矣，然有志未暇，姑叙此以俟他日。

【伤寒变温热病】

赵氏曰：按，仲景论谓冬月冒寒，伏藏于肌肤而未即病，因春温气所变，则为热。夫变者，改易之义也，至此则伏寒于冬，随春夏之气改变为温、为热，既变之后不得复言其为寒也。所以仲景云温病不恶寒者，其理可见矣。《活人书》却于温病曰阳热未盛，为寒所制，岂以伏寒既以变而为温，尚可言寒能制其阳热耶？又于热病曰阳热已盛，寒不能制，亦不当言其为寒也。盖是春夏阳热已变，其伏寒即非有寒，不能制其阳热耳，外有寒能折阳气者，乃是时行寒疫，仲景所谓春分以后，秋分节前，天有暴寒，为时行寒疫也。三月四月其时，阳气尚弱，为寒所折，病热则轻；五月六月，阳气已盛，为寒所折，病热则重；七月八月，阳气已衰，为寒所折，病热亦微。是知时行寒疫与温热二病所论阳气盛衰时月则同，至于论暴寒之寒与伏寒已变之寒自是相违，名不正则言不顺矣。仲景又云，其病与温病相似，但治有殊者，要在辨其病源寒、热、温三者之殊，则用药之冷热品味判然矣。

【伤寒、温病、热病辨】

王氏曰：有病因，有病名，有病形，且如伤寒原以病因而为病名者也，温病、热病，此以天时与形而为名者也。由三者皆起于感寒或者通以伤寒称之，至于用药则不可一例而施也。霜降后，春分前，有伤于寒或即发于天令寒冷之时，而寒邪在表，闭其腠理，故非辛甘温之剂不足以散之，此仲景桂枝、麻黄等汤之所以必用也。温病、热病，伤寒而不即发，郁热而发于天令暄热之时，怫热自内而达于外，郁其腠理，无寒在表，故非辛凉或苦寒或酸苦之剂不足以解之，此

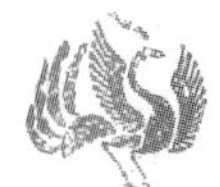

麻黄、桂枝独治外者不可用，而后人所处，水解散、大黄汤、千金汤、防风通圣散之类，兼治内外者，之所以可用也。夫即病之伤寒，有恶风恶寒之症者，风寒在表，而表气受伤故也，若无新中之风寒，表无恶风恶寒之症，故仲景曰，太阳病，发热而渴，不恶寒者，温病也。温病如此，则知热病亦如此，是则不渴而恶寒者，非温热病矣。然或有不因新中风寒，亦见恶风恶寒之症。盖病人表气本虚，热达于外，又重伤表气，故不禁风寒，非伤风恶风、伤寒恶寒也。但卫虚则恶风，荣虚则恶寒耳，且温病、热病亦有先见表证而后传里者，盖怫热自内达外，热郁腠理，不得外泄，遂复还里，而成可攻之证，非如伤寒从表而始也。或者不悟此理，乃于春夏温病、热病，而求浮紧之脉，殊不知紧为寒脉，有寒邪则见之，无寒邪则不见也，其温病、热病，或见紧脉者，乃重感不正之暴寒，与内伤过度之冷食也，岂其本然哉？又或者不识脉形，但见轻弦便呼为紧，断为寒而妄治，盖脉之盛而有力者，要在兼弦，岂可错认为紧而断为寒。夫温病、热病之脉，多在肌肉之分而不甚浮，且右手之盛于左手者，诚由怫热在内故也，其或左手盛或浮者，必有重感之风寒，否则非温病、热病，自是暴感风寒之病耳。况温病、热病，若无重感，表证虽见，而里病为多，故少有不渴者，斯时也，法当治里热为主，而以表兼之，亦有治里而表自解者。每见治温热病，虽误攻其里，亦无大害，误发其表，变不可言，此足以明其热之自内达外矣。其间有误攻里而致大害者，乃春夏暴寒所中之疫证，邪纯在表，未入于里故也，不可与温病、热病同论。夫惟世以温病、热病混称伤寒，故每执寒字以求浮紧之脉，以用温热之药者，此也。又

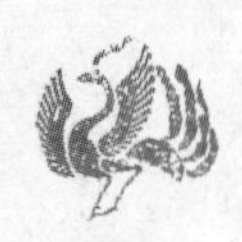

方书多言四时伤寒，故以春夏之温病、热病与秋冬之伤寒一类视之，而无所别。夫秋冬之伤寒，真伤寒也，春夏之伤寒，寒疫也，与温病、热病自是两途，岂可同治？虽然伤寒与温病、热病，其攻里之法若果是以寒除热，则不必求异，其发表之法，断不可不异也，况伤寒之直伤阴经与太阳，虽伤不及郁热，即传阴经为寒证，而当温者又与温病、热病大不同，其可妄治乎？或者知一不知二，故谓仲景发表药今不可用，而攻里之药乃可用。呜呼，可用不可用，若能辨其因，正其名，察其形，治法岂有不然者乎？彼时行不正之气所作及重感异气而变者，则又当观其何时何气，参酌伤寒温热病之法，损益而治之，尤不可例以仲景即病伤寒，并通治也。

吴氏曰：夫伤寒之病，自霜降之后天令大寒而感之者，乃伤寒也；若天令温暖而感之者，为冬温也；如至春，天令温暖，有人壮热为病者，乃温病也；若天令尚寒，冰雪未解而感寒者，亦曰伤寒也；若三月至七八月之间，天道忽有暴寒而感之者，此名时行寒疫也；若夏至后壮热，脉洪者，谓之热病也；如四时天令不正，感而为病，长幼相似，互相传染者，谓之时行之气也。夫时气者一曰时疫，盖受天地疫疠之气而为病，乃非寒也。然又有温疟、风温、温毒、温疫、中风、伤风、中湿、风湿、中暑、中暍、湿温等证，一皆发热，状似伤寒，故医家通以伤寒称之者，为发热传变皆相类也。至于用药，则不同矣，但发表解肌而有差别也。盖冬月伤寒者，人之着寒而即病也，若不即病至春变为温病，至夏变为热病也，温病、热病乃因伏寒为变，既变不得复言其寒也。其寒疫乃天时之暴寒与冬时

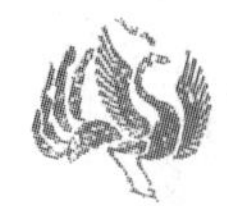

之严寒，又有轻重之不同耳。时气自是天行疫疠之气，又非寒比也。温病乃山泽蒸气。暑病乃炎日之火。风乃天之贼邪伤于人者也，有中者为重，伤者轻也。温疟、风温等证又是伤寒坏证，更感异气所变，各有其因不同，岂可通以伤寒称而治之？盖伤寒为病之总名，其种数多而不同也。若识其名而治之未愈者，则所感邪气深也，故效虽迟而无失也。如不识其名，妄行治疗，本中暑作热病治之，湿温作风温治之，虚实混淆，是非紊乱，夭人天年，可不慎哉。

【温毒】

伤寒热未已，再遇温热，变为温毒，阳脉洪数，阴脉实大。温毒为病最重，故发斑宜玄参升麻汤。《活人书》云黄连橘皮汤、葛根橘皮汤，甚者黑膏。愚谓温与热有轻重之分，故仲景云更遇温气则为温病，若遇湿热则为温毒，热比温为尤重故也。苟但冬伤于寒，至春而发，不感异气，名曰温病，此病之稍轻者也。温病未已，更遇温气，变为温病，亦可名曰温病，此病之稍重者也。《伤寒例》以再遇温气名曰瘟疫，又有不应冬月伤寒，至春而病温者，此特感春温之气，可名曰春温。如冬之伤寒，秋之伤湿，夏之中暑相同也，以此观之，是春之病温有三种不同，有冬伤于寒，至春发于温病者；有温病未已，更遇湿气则为温病，与重感温气相杂而为温病者；有不应冬伤于寒，不因更遇温气，只于春时感春温之气而病者。若此三者，皆可名为温病，不必各立名色，只要知其病源之不同也。

【辨冬温、温毒】

经曰，其冬有非时之暖，名曰冬温，此则时行之气也，若发斑，又曰温毒，而亦时气发斑也。又伤寒坏病，阳脉

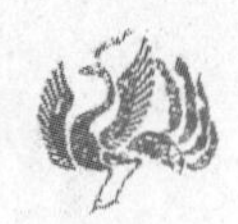

洪数，阴脉实大，更遇湿热，变为温毒，其发病最重也。此因前热多日，病重不解，更感湿热之气而为病，故曰重也。若无汗者，以三黄石膏汤汗之；若有自汗者，宜人参白虎汤；烦热错语不得眠者，白虎合黄连解毒汤，表热又盛者，更加柴胡；若内实，大便不通，宜三黄泻心汤下之，或大柴胡加芒硝下之；若斑出如锦文者，多难治也，宜人参化斑汤、玄参升麻并黑膏、大青四物汤主之。

【温疫】

按：《伤寒例》云，伤寒病，热未已，再遇风、寒、湿，而各变为一病也，何至于温。既曰再遇温热，变为温毒矣，又曰再遇温气，变为温疫。是独温之再遇而有二病之异？且疫者特感非时之气，众人病一般也，如冬应寒而反大温，人感冬温而病，则所谓温疫，如春夏应温热而反大寒，人感暴寒而病，则所谓寒疫也，何待再遇于异气耶？兹云再遇温气，变为温疫，是伤寒再遇异气而变病也，再遇异气而变病，未必众人病相似，安可以疫言？《伤寒例》云，阳脉濡弱，阴脉弦紧，此温疫之脉也。《活人书》注，此脉于冬温条下，是以温疫、冬温合为一病。殊不知冬温特感非时之气耳，温疫是伤寒再遇于异气也，岂可合为一病耶？此理未明，故书此以俟明哲。愚谓感温热而为温毒，感温气而为温疫，此乃有微甚之分，但疫字疑误，恐当作疾字，若作疫字，则冬温又何一家长幼病相似也。一家病相似，方可言疫，况此伤寒病，热未已，再遇温气而病，何至于一家传染，病相似哉？

【寒疫】

徐氏曰：或云时行病与伤寒相似，而脉不同，时行传

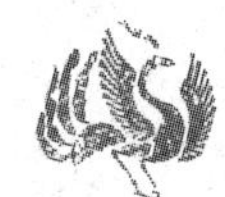

染脉不浮，伤寒脉浮。

吴氏曰：凡四时之风，天令或有暴风寒之作，人感冒而即病者，名曰寒疫也，其疫与伤寒同，但暴寒惟轻耳。治法，若初作头疼，憎寒拘急，或呕逆恶心，中脘痞闷，或饮食疼滞不化，或腹中作痛，未发热者，宜藿香正气散增损一二味主之；若已发热，宜用十味芎苏散汗之；若身痛，骨节疼而发热，宜人参羌活散，加葱白、葛根、生姜以汗之，或神术汤亦可；若有汗，不宜再汗之，宜九味羌活汤主之；若热不解或变别证，宜从正伤寒条内治之也。

庞氏曰：寒疫治法，初用摩膏、火灸，惟二日法针，用崔文行解散，汗出愈。不解，三日复发汗，若大汗而愈，不解者而复发汗也。四日服藜芦丸，微吐愈，若病用藜芦丸不吐者，服赤小豆瓜蒂散吐之。已解，视病尚未了了者，复一法针之，当解，不解者六日热已入胃，乃与鸡子汤下之愈，百无不如意，但当谛视节度与病耳。食不消，病亦如时行，俱发热头痛，视病当速下之，时病当待六七日。时病始得一日在皮，二日在肤，三日在肌，四日在胸，五日入胃，乃可下也，然在胃而下之，外热乘虚而入胃，然要当复下之，不得下，多致胃烂发斑者，赤斑出，五死一生，剧者黑斑出，十死一生。人有强弱相倍也，病者过日不以时下之，热不得泄，亦胃烂斑出矣，若得病无热，但狂言，烦躁不安，精神言语不与人相主当者，治法在可水，五苓散证中。此巢氏载时行寒疫之法，云与温病、暑病相似，但治有殊者，据温病无摩膏、火灸，又有冬温疮痘，更有四时脏腑阴阳毒，又夏至后有五种热病，时令盛暑用药稍寒，故治有殊也。

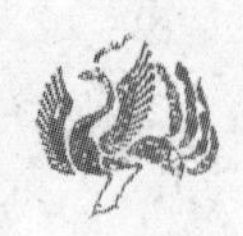

论曰：摩膏、火灸可行于西北二方，余处难施，莫若初行解散、赤散之类，如转发热而表不解，乃用后四方为佳。天行壮热，烦闷无汗者，用麻黄葛根汤。

【辨时气】

吴氏曰：时气者，乃天疫暴疠之气流行，凡四时之令不正者，乃有此气也，若人感之，则长幼相似而病，及能传染于人者也。其作与伤寒相似，盖伤寒因寒而得之，此乃疫气，不可与寒同论也。治法要当辟散疫气，扶正气为主。若多日不解者，邪热传变何证，宜从伤寒变证条内详而用之，惟发散之药则不同矣。凡发散汤剂，藿香正气散、芎芷香苏散、十神汤、人参败毒散、十味芎苏散等方皆可选而用之也。

【辨大头伤寒】

吴氏曰：大头者，一曰时毒，二曰疫毒也。盖天行疫毒之气，人感之而为大头也。若先发于鼻频红肿，以致两目肿盛不开，并额上面部焮赤而肿者，此属阳明也。或壮热气喘，口干舌燥，或咽喉肿痛不利，其脉数大者，普济消毒饮主之，若内实热甚者，以防风通圣散增损主之。若发于耳之上下前后，并头角红肿者，此属少阳也，或肌热，日晡潮热，或寒热往来，口苦咽干，目疼，胸胁满，宜用小柴胡加消毒之药主之。若发于脑上，并脑后下项及目后赤肿者，此属太阳，宜荆防败毒散主之。若三阳经俱受邪，并发于头面耳鼻者，以普济消毒饮或通圣散增损主之，外用清凉救苦散涂之。大抵治法，不宜太速，速则邪气不伏而反攻内，必伤人也，且头面空虚之分，既着他处，则无所不至也，故治法当先缓而后急可也，缓则宜清热消毒，

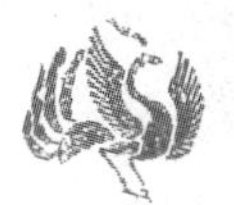

虚则兼益元气，胃虚食少，则助胃，待其内实热盛，大便结，以酒浸大黄下之，此为先缓后急之法也。盖此毒先从鼻肿，次及目及耳，从耳至头上，络后脑，结块则止，不散必出脓，则愈也。

【正伤寒，及温暑、暴寒、劳力感冒、时疫治各不同论】

陶氏曰：冬伤于寒而即病者为正伤寒。春夏秋三时虽有恶寒头疼，身热亦微，即为感冒，非时暴寒之轻，非比冬时正伤寒为重也。如冬感寒不即病，伏藏于肌肤，至春夏时其伏寒各随时气改变为温、为热者，因温暑将发，又感受暴寒，故春变为温病，既变之后，不得复言其为寒矣，所以仲景有云，发热不恶寒而渴者，其理可见温病也。暑病亦然，比之温病，尤加热也，不恶寒，则病非外来，渴则明其热自内达表，无表证明矣。治温者，大抵不宜发汗，过时而发。既异，治之不可混也。若言四时俱是正伤寒者，非也。此三者，皆用辛凉之剂以解之，若将冬时正伤寒之药通治之，误也。辛凉者，羌活冲和汤是也，兼能代大青龙汤治伤寒见风，伤风见寒为至稳，一方可代三方危险之药如垣夷，其神乎哉！若表证解而里证具者，亦依法解之无惑。又伤寒汗下后，过经不愈者，亦温病也。已经汗下，亦不在表也，随病制宜。凡有辛苦劳役之人，有患头疼恶寒身热，加之骨髓酸疼，微渴自汗，脉虽浮大无力，此为劳力感寒，用补中益气汤兼辛温之剂为良。经云，温能除大热，正此谓也。若当利解者，即以小柴胡加减和之，下证见者，即以本方加大黄微利之，切勿过用猛烈，其害非细。若初病无身热头疼，便就怕寒厥冷，腹痛，呕吐泄泻，

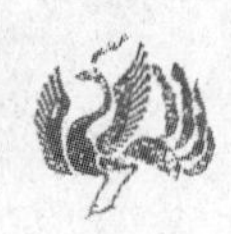

脉来沉迟无力，此为直中寒证，宜温之，而不宜汗下也。疫疠者，皆时行不正之气，老幼传染相同者是也。缘其人近秽气，有伤真气，故病相传染，正如墙壁固，贼不能入，正气盛，邪不敢侵，正气既虚，邪得乘机而入。与前温暑治又不同，表证见者，人参败毒散；半表半里证者，小柴胡；里证具者，大柴胡下之。无以脉诊，以平为期，与其疟痢等证，亦时疫也，照常法治之。

【治时气壮热大渴者】

用生天花粉捣汁，入蜜与之，神效。又法，以生藕汁入蜜与之亦可。又方，以生梨汁入蜜饮之亦可。又方，用葛根汁一钟饮之。

【治伤寒时气热极狂乱者】

用鸡子清一个，白蜜一大匙，芒硝三钱，凉水和下，如心不宁者，加珍珠子五分尤佳。

【治时疫不相传染】

用水磨雄黄涂于鼻上，或以明雄黄一块，重五钱，以绢帛包，系头顶心亦妙。

一方或以上好香油涂鼻中亦可。

一方以桃树叶上虫捣烂，以凉水调服之亦可。

一方以赤小豆同糯米浸水缸中，每日取水用之。

一方用贯众浸水用之。

【热病治例】

陶氏曰：夏月伤寒，是为热病，发热头疼，肢体痛重，恶寒恶热，其脉洪盛，用药不可太温，如桂枝、麻黄、青龙，热病须以黄芩、升麻佐之，不用九味羌活汤为稳。热病三日后，脉数，邪犹在经，可用桂枝石膏汤，或值淫雨，

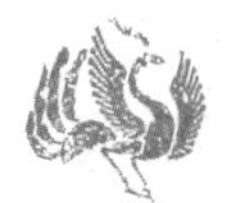

或病人有湿，苍术白虎汤。三月至夏，谓之晚发，用栀子升麻汤。

《活人》曰：头疼身热，恶寒，脉洪大，有汗，夏至前阳旦汤，夏至后桂枝加知母石膏升麻汤，热毒未盛者，桂枝石膏汤。头疼身热，恶寒，脉洪盛，无汗，夏至前后麻黄加知母。太阳无汗，烦躁，大青龙加黄芩汤。夏月热盛，栀子升麻汤。

【热病死候】

吴氏曰：凡热病一二日，泄利，复病热甚者死；三四日，昏谵语，热盛而脉小者死；四五日，热盛脉小，足冷者死；五六日，汗不出，呕吐，谵语昏沉，脉急促者死；六七日，舌本焦黑燥者死；七八日，衄血吐血，燥热脉大者死；九日，发痓，搐搦昏乱者死。凡热病，脉促、结代、沉小者，多难治也，热病不得汗而脉躁急者死，已得汗而热反盛，脉躁急者死。

食积一百九

世传以寒痰、脚气、食积、虚烦四证为似伤寒，叔和又以痓、湿、暍、霍乱等证似伤寒者，编入《伤寒论》中。然以形症较之，非止此数者而已，姑仍其旧集见于此，余详内伤门中。

《活人》曰：伤食亦令人头痛发热，脉数，与伤寒相似，但人迎脉平和，身不痛为异耳。

赵氏曰：《活人》与此脉症别，非伤寒矣，但一数脉不足以尽伤寒之诊。《甲乙》云气口紧盛，仲景云寸口脉浮而

大，按之反涩，亦微而涩，又有数，而滑实在阴则涩，在阳则滑或沉重、或沉紧，皆为宿食。治法，滑实宜下，微涩宜温化，浮大或滑，病在上脘者可吐，脉既数种，不同治法，宜其各别，《活人》皆不明辨，何也？

【食积随病治法】

《活人》曰：膈食，胸满呕吐者，瓜蒂散；心腹满痛者，大柴胡，或用五积散、治中汤，吞青木香丸。

吴氏曰：凡饮食停滞，中焦不化，而发热者，则其脉左手平和，右手气口紧盛，或右关脉短滑也。盖停食则恶食，理必然也，或噫气作酸，或恶闻食臭，或欲吐不吐，或吐之尽，或恶心，或短气痞闷，或胃作疼，或心下痞满，按之则痛也，此皆食疼之疾，可辨之矣。若停食感寒者，则左右手人迎气口俱大也，外症头疼，身寒拘急，中脘痞，或吐或呕或痛者，以藿香正气散，或人参养胃汤，加香附、砂仁之类，若肉食不化，必加棠裘子[①]；米面食不化者，加神曲、大麦蘖；生冷肉食果子之类不化者，必加草果、砂仁、枳实、青皮主之；酒食伤，必加葛根、紫苏、砂仁、乌梅、枳实之类主之。大抵憎寒未甚热者，用此二方，若已发热，无汗，必须先解外，十味芎苏散汗之，身体疼痛，发热者，人参羌活汤，加葱白、葛根、生姜以汗之，然后消其食也。如食在胃上口，未入于胃，乃可吐之，如不吐则消导之，待食下入胃，变化糟粕，外症已解，乃可下其食也。如外症无恶风恶寒，乃可下其食，宜三物厚朴汤，热多者大柴胡加厚朴，下之亦佳。凡治挟食伤寒，不可先

① 棠裘子：亦作棠梂子，为山楂之古籍别名。

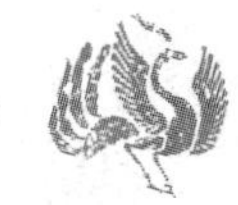

攻其食，且先发散寒邪，次可消导之也。

虚烦一百十

朱氏曰：诸虚烦热与伤寒相似，但脉不浮紧，头不疼，身不痛，不恶寒为异尔。孙尚曰，烦时头亦痛，或不烦头不痛。

【虚烦治法：有和解、有调补、有温、有吐】

叔和云：虚烦有热，不可攻热，去则寒起，亦不可汗，唯宜竹叶石膏汤。《活人》曰，呕吐者，大半夏汤加陈皮，虚烦不止，栀子升麻汤，或白虎汤，惊悸痰盛，虚烦，温胆汤。服凉药后，脉愈大而无力，热愈甚而躁渴者，独参汤，或人参黄芪汤下五苓散。上盛下弱，虚烦或自利，竹叶汤去石膏加附子，名既济汤。妇人挟血虚烦，四物汤加人参、竹叶、甘草、麦门冬。阴证肢节痛，内寒外热，虚烦者，阴旦汤。伤寒汗、吐、下后，虚烦不得眠者，栀子豉汤。

赵氏曰：《活人》以此证别非伤寒，而用竹叶石膏汤，仲景论伤寒虚烦不如此，汗、吐、下，邪气乘虚，入客胸中，心中温温欲吐，愦愦无奈，以栀子豉汤吐之，此却云虚烦与伤寒相似，实非伤寒，何故予竹叶汤？下却云伤寒虚烦者，亦宜服。如果尔，则诸栀子豉汤皆可废矣。若曰伤寒瘥后，虚烦者宜服，则当矣。

吴氏曰：凡诸虚寒热，状似伤寒，当明辨之。盖烦即热，心中郁，日不安者是也。若饮食不节，内伤劳役而发热者，则手心热，手背不热也。盖外有余则口鼻之气俱盛，内伤不足则少气懒言，而烦热作也。盖凡诸发热，状似伤寒，若误作外感，一例而用攻发之剂，祸不旋踵。盖虚烦之脉虽

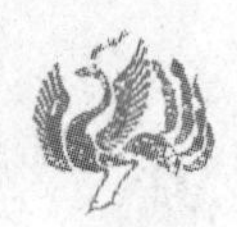

大，按之无力，或尺脉浮大，左手寸关或濡弱或微涩者，乃虚脉也。且脉数主热，数而有力为实热，数而无力为虚热也。《要略》曰，平人脉大为虚，《内经》阴虚生内热，又曰，劳则喘且汗出，则气耗矣。夫饮食失节，喜怒不调，有所劳伤，皆损其气，气衰则火旺，火旺则乘其脾土，四肢困倦，无气以动，懒于言语，动则气促喘乏，或表热自汗恶风，当以甘温之剂，补其真气，滋其真阴，其热自愈。大抵劳者温之，损者温之。温能除大热，最忌苦寒之剂，重泻其脾土也。且人参、黄芪之甘温，乃除热之圣药也，以东垣补中益气汤主之，少加黄柏以滋肾水，更能出入通变，而用之如神。又房劳阴虚，相火发热者，并大病后虚热，皆宜此汤主之，最妙也。古有竹叶石膏汤、十味温胆汤，皆治病后烦热、虚热之药也，要在选而用之矣。

痰一百十一

《活人》曰：中脘有痰，亦令憎寒发热，恶风自汗，胸满，气上冲咽，不得息，与伤寒相似，但头不痛，项不强为异。又曰，涎多者，亦非次头痛，但不似伤寒疼不休也。又曰，隐隐头疼，脉有寸浮者，亦有寸伏者，以意参之。

赵氏曰：痰脉不一，有浮而滑者，有沉细弦者，有单浮者，外症多发热恶寒，或恶风自汗，或头痛头眩，此云头不痛，至头痛条又云非次头疼，胸中满及发寒热，脉紧而不大者，即是膈上有痰，宜瓜蒂散，是痰证亦头疼。

【痰证治法：有清、有吐】

柴胡半夏汤，大半夏汤，金沸草散。《活人》云，气上

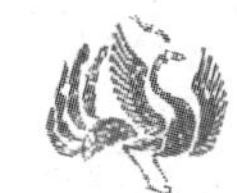

冲咽喉，瓜蒂散。

【辨痰证并脉候治法】

吴氏曰：凡中脘停痰留饮，亦令人作寒热，有类伤寒之状。但痰在上焦，则寸口脉沉滑或沉伏；痰在中焦，则右手关脉滑大，有气郁者，必沉而滑也；挟食者则短而滑也，脉弦滑者，有痰饮，偏弦者亦主饮也，脉沉而弦者，有悬饮内痛；凡左右关大者，膈上有伏痰也，可吐之。又关上脉浮而大者，痰也，目下如灰烟熏者，多痰也。凡痰饮凝结，憎寒发热，胸中痞闷者，宜参苏饮增损主之，热多而气盛者，去木香、人参，加黄芩；无热而气不调者，用木香；脉弱而元气虚者，用人参；若胸中痰，吐如胶者，加金沸草；喘嗽，去人参，加杏仁、桑白皮主之；若酒客内热者，加黄连主之。且二陈汤治诸痰之要药，凡治痰饮，必以此汤为主，随症加药治之，如外有热，加柴胡、前胡、葛根之类；内有热，加黄连、黄芩、山栀仁之类；如痰垢胸中，加瓜蒌、贝母之类；如痰在膈间不化，必加竹沥、姜汁之类也。大抵要在能辨痰证，不可混以伤寒治之也。

脚气一百十二

【脚气与伤寒相似】

孙氏曰：脚气病，大便坚，脚膝肿痛，两胫或肿满或枯细，方其发时，亦有发热憎寒，呕恶头疼，肢节痛，与伤寒相似，但起自脚为异耳。

【脚气随病治法】

濡而弱者，因于湿，宜温之；洪而数者，因于热，宜

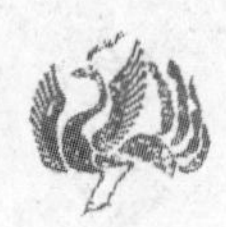

下之；迟而涩者，因于寒，宜熨之。且感于寒，所患必冷，越婢汤入生姜最妙；感于暑，所患必热，小续命去附子，减桂一半；脚肿木香散、槟榔散；大便秘，脾约丸、大三脘散；烦躁者，紫雪最良。

脚气自外入者，止于足胫肿痛；自内致者，乃或至于手足也出《发明》。

【南方脚气多从外入】

孙真人云：四时之中，不得久坐久立湿冷之地，亦不得酒醉脱衣跣足，汗出当风取凉，皆成此疾。暑月而感温热之气，发则四肢酸疼，热闷；寒月而感温冷之气，发则四肢苦冷转筋。

陈无择云：脚气不专主一气，亦不专在一经，须寻三阴三阳，及察脉虚实为治。自汗走注，为风胜；无汗挛痛，寒胜；肿满重着，湿胜；烦渴热顽，暑胜。四气兼中者，但推其多者为胜，分其表里以施治也。脉浮为风，紧为寒，缓细为湿，洪数为热，见诸阳在外，宜发散之。沉弦为风，沉紧为寒，沉细为湿，沉数为热，见诸阴在内，宜温利之。若大虚气乏，间作补阳，随病冷热而用之。孙真人论，但备诸症，不说阴阳经络，从何所受为治。

【北方脚气多从内致】

东垣曰：北方地高气寒，俗饮乳酪醇酒，皆湿热之物，饮之属也，加以奉养太过，亦滋其湿。水性润下，气不能煦，故下流于足胫，而成肿满疼痛，此饮食下流之所致也。经曰，饮食自倍，肠胃[1]乃伤。则胃气不能施行，脾气不能

---

① 肠胃：原作“脾胃”，今据《素问》改之。

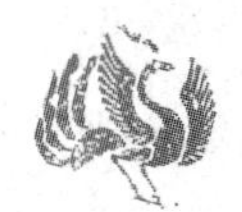

四布，故下流乘其肝肾，湿流足胫，又添房事不节，阳虚阴盛，遂成脚疾。孙真人云：古人少有此病，自永嘉南渡，衣冠之人多有之，亦此意也。

愚按：东垣言北方脚气为脾之湿气下乘，加之房事不节而致，当作内因处治，此详于内伤者也。陈无择所论外感，当分风温寒暑，内脏虚实，所因为治，此固详于外感者也。然所言脉症但备四气而已，至于肿焮疮疱为湿热胜，肿而重者为湿痰胜，或肿或消为兼气不升降。诸例如南方是症，固多外感，亦莫不为下虚，邪气因而乘之。陈氏所论，皆未之及，盖亦失之，详而未尽也。北方此症殊少，南方此症，岂皆外因而无内因者耶？学者察之。

【脚气为病不一】

徐氏曰：南方湿热多阴雨，土湿之气因热蒸菀，故人肤凑疏豁，体虚者多感此疾，及有远行足热乃过溪涧，为暑寒所伤而致者，至其传变为症不一。然近江东，病多主于水湿，亦有挟风挟痰者，其发时则或肿或痛，湿热胜者，成水疱疮，或成赤肿丹毒，或如疝气攻上引下。又有感山川蒸菀，风温毒气，而成瘴毒脚气者，其候脚先屈弱，先至痹疼胫肿，小腹不仁，头痛烦心，痰壅，日晡寒热，便溲不通，甚者气上冲心，宜皆详悉分治。

脚气有自外入者，治法前人已备，自内致者，古无其法，今观东垣、丹溪所出方论，则意例兼备之矣。

【脚气内伤治法】

脚气湿从下，须提起其湿，在下之药随气血用。

愚按：丹溪脚气治法固当主乎内因，其间挟热、挟虚、挟气郁血滞者亦有也，故后诸方多兼所挟用药，学者不可不知。

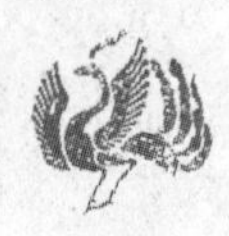

食积流注，苍术、防己、黄柏、南星、川芎、白芷、犀角、槟榔，血虚加牛膝、龟板，酒糊丸服。

脚气冲心，宜服四物加炒柏，再用附子津拌，贴涌泉穴，以艾灸之，泄引其热。

转筋属血热，四物加酒芩、红花煎服。筋动于足大指，上至大腿近腰结了，奉养厚，因风寒而作，加苍术、南星。

治一妇足肿，以生地、黄柏、南星、红花、牛膝、龙胆草、川芎。

如常肿，专主温热[①]，肥人加痰药。

【防己饮】

黄柏酒炒　苍术盐炒　白术　防己　甘草梢节　犀角　槟榔　川芎　木通　生地黄　黄连

上剉水煎服，热加黄芩，热甚及天令热加石膏，痰加竹沥、姜汁或南星，便秘加桃仁，小便涩加牛膝。

【健步丸】

苍术　归尾　陈皮　生地　芍药各两半　牛膝五分　桂枝二钱　茱萸五钱　大腹子三钱　条芩五钱

为末，蒸饼丸，每服一百丸，白术、通草煎汤，食前下。

【治湿治气】

紫苏　黄柏炒　芍药　木瓜　泽泻　木通　防己　槟榔　苍术　枳壳　甘草　香附　羌活

痛多加木香，肿多加大腹皮，发热加黄连、大黄。痛除肿退却，罢药。

以上俱出丹溪治法。

① 温热：据文意恐为“湿热”之误。

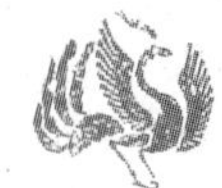

愚按：脚气有分南北外入内致之殊，有分四气六经表里之异，有兼挟热、挟痰、挟虚、挟气血郁滞，种种不同，学者合是数论，而一以贯之，庶几能尽病情而无诖误之失也。

【理气】

此下诸方，有兼治内伤挟外感者，有专治内伤者，学者宜详别焉。

【济生槟榔汤】

主一切脚痛，顺气防壅。

【腹皮散】

主诸脚气肿痛，小便不利。

【澹寮方】

主脚气入腹冲心，疼痛肿满，大小便秘。

徐氏曰：以上三方，因于气满气壅者可用，然亦不可预服，以防其壅也，大抵因气者，宜取择焉。

【理血】

【八味丸】

阴虚寒湿药也。

主足少阴经寒气入，腹胀疼痛，上气喘急，肾经虚寒所致也，此证最急，以肾乘心，水克火，死不旋踵。

【神应养真丹】

血虚挟风湿药也。

主足厥阴为四气所袭，左瘫右痪，痰涎，半身不遂，手足顽麻，语言謇涩，脚膝荣气凝，遍身疼痛。

【加味四斤丸】

血虚挟风热药也。

主足痿无力，脚膝疼酸。

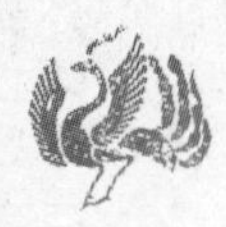

【气血兼理】

【紫苏子汤】

血虚气逆者可用。

治脚弱上气，阴阳交错，清浊不分，上重下轻，气满喘急，呕吐自汗，无复纪律。

【通关透肌骨】

【胜酸丸】

血虚而风寒湿胜药也，血气之剂。

治元气不足，为寒湿之气所袭，腰足挛蜷，脚面连指，走痛无定，筋不伸，行步不随，常服益真气，壮筋骨。

【疏风养血】

【独活寄生汤】

治肝肾虚弱，风湿内攻，两胫缓纵，挛痛痹弱，足膝挛重。

【消导】

东垣开结导引丸，治饮食不消，心下疼闷。徐氏曰：内伤饮食，脾胃营运，消谷有亏，不能上升，下注为脚气，故用此导饮行水，化脾气也，出太阳例。然亦有致肿于腰以上及面者，意见水肿论，平治法下。

【脚气外感治法】

【随症治例】

《百问歌》曰：因于风宜汗，因于湿宜温，因于热宜下，因于寒宜熨。且感于寒，所患必冷，越婢汤、小续命汤，入姜汁最妙。感于暑，所患必热，小续命去附减桂一半，脚肿木瓜散、槟榔散。大便秘，脾约丸、大三脘散。烦躁者，紫雪最良。

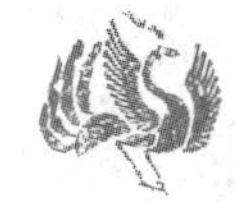

【发表】

【麻黄左经汤】

太阳风寒湿药也。

治风寒暑湿流注足太阳经，腰足挛痹，关节重痛，憎寒发热，无汗恶寒，而自汗恶风头疼。

【半夏左经汤】

以解少阳风寒湿热错杂之邪也。

治足少阳经为风寒暑湿流注，发热，腰胁头痛，目眩晕，呕吐不食，热闷烦心，腿痹缓纵不随。

【六物附子汤】

少阴寒湿药也。

治四气流注足太阴经，骨节烦疼，四肢拘急，自汗短气，小便不利，手足或时肿。

【换腿丸】

厥阴疏风胜湿药也。

治足三阴经为风寒暑湿之气所乘，发为挛痹缓纵，上攻胸胁肩背，下注足膝，疼痛，脚心发热，行步艰辛。

【五积散】

太阳风寒湿之剂，气血药也。

【东垣当归拈痛汤】

太阳湿热药也。

治湿热为病，肢节烦疼，肩背沉重，胸胁不利，兼遍身疼痛，下注足胫，肿痛不可忍者。

【攻里】

【导水丸】

阳明湿热药也。

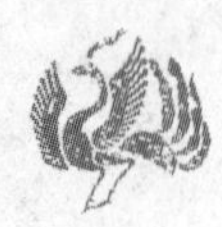

治脚气跗肿，疼痛或发热，温热盛者。

【除湿丹】

治湿兼透机关药也。

徐氏曰：脚气多系湿热为病，故世尚疏下，每见获效，然亦不可视为常也。如脚气在表、在血气之分，疏下之剂可例用乎？下后便要收拾，如渗之、清之、升之之法是也，学者宜扩充焉。

【发表攻里】

【大黄左经汤】

去湿热疏风导气药也。

治四气流注足阳明经，使腰脚赤肿，痛不可行，大小便秘，或恶闻食气，喘满自汗。

【加味败毒散】

风湿热气血药也。

治足三阳受热，毒气流注，脚踝上焮赤肿痛，寒热如疟，自汗恶风，或无汗恶风。

【羌活胜湿汤】

阳明风热药也。

治脚气初发，一身尽痛，或肢节肿痛，便溺阻隔，先以此药导之，后用当归拈痛汤。

【杂法】

【灸】

孙真人曰，脚气多以灸焫为佳，以导引湿气出外，及饮醪醴以通经散邪。《千金》云，初觉则灸觉处二三十壮。

【刺】

杨太守云，脚气乃壅疾，治当宣通，使气不能成壅也，

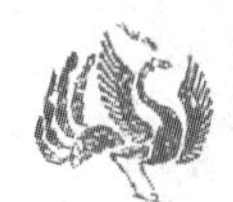

壅既成而盛者，砭恶血而去其重势。经曰，蓄则肿热，砭射之也，后以药治之。

【洗】

《活人》云，凡脚气服补药及用汤渫洗者，此医之大禁也。《发明》谓此为南方外感湿气乘虚袭入为肿痛而言，非为北方内受湿气注下肿痛而言也。盖湿气不能外达，宜淋洗，开导泄越其邪也。

赵氏曰：此文虽出《千金方》，其下文又云却不得大补，又不得大泻，终不得畏虚，预止汤药。又曰若大虚短气力乏，其间可作补汤，随病冷热用之。此云补药医之大禁，较《千金》，但举一隅尔。

【导气除湿汤】

威灵仙　防风　荆芥　地骨皮　当归　升麻　白芍　朔藋茶

等分，剉，水二斗，煮一斗五升，去渣，热淋洗，无时敷。

白芷　苍术　羌活　细辛二钱半

为末，生姜汁调敷患处。

内篇一百十三

今以仲景方论，取其有症有论有方者，立成门类，备见条款。是为内篇，其无症无方而有论，难以类名者，故另见于此，是为外篇。观者互考，庶几全通焉。

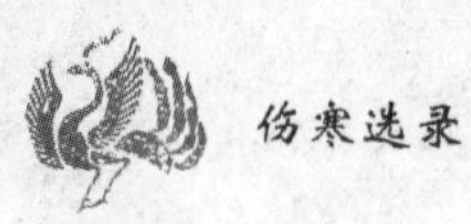

外篇伤寒一百十四

太阳之为病，脉浮，头项强痛而恶寒。

伤寒中风，有柴胡证，但见一证便是，不必悉具。

注曰：柴胡证，是邪气在表里之间也，或胸中烦而不呕，或渴，或腹中痛，或胁下痞硬，或心下悸，小便不利，或满，身有微热，或咳，但见一证，便宜与柴胡汤治之，不必待其证候全具也。

阳明病，若能食，名中风，不能食，名中寒。

注曰：阳明病，以饮食别，受风寒者，以胃为水谷之海，风为阳邪，主杀谷，故中风者能食，寒为阴邪，不能杀谷，故伤寒者不能食。

陶氏曰：中寒卒倒，昏迷不省者，先用热酒姜汁半盏灌。

中风一百十五

少阴中风，脉阳微阴浮者，为欲愈，不浮者，为未愈，吴茱萸汤。

注曰：少阴中风，阳脉当浮，而反微者，表邪缓也；阴脉当沉，而反浮者，里气和也。阳中有阴，阴中有阳，阴阳调和，故为欲愈。

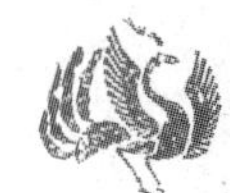

太阳病，发热汗出，恶风，脉缓者，名为中风。

伤寒中风，有柴胡证，但见一证便是，不必悉具。

阳明病，若能食，名中风，不能食，名中寒。

少阳中风，两耳无所闻，目赤，胸中满而烦者，不可吐下，吐下则悸而惊。

太阴中风，四肢烦疼，阳微阴涩而长者，为欲愈。

厥阴中风，脉微浮为欲愈，不浮者为不愈。

注曰：经云，阴病见阳脉而生，浮者阳也。厥阴中风，脉微浮，为邪气还表，向汗之时，故云欲愈。

陶氏曰：中风痰厥，昏迷卒倒，不省人事，欲绝者，先用皂荚末捻纸烧烟，冲入鼻中，有嚏可治，随用吐痰法，将皂荚末五分，半夏、白矾各三分为细末，姜汁调服，后服导痰汤加减治之。无嚏者不可治。

表热里寒、表寒里热一百十六

伤寒医下之，续得下利清谷不止，身疼痛者，急当救里；后身疼痛，清便自调者，急当救表，救里宜四逆汤，救表宜桂枝汤。

少阴病，始得之，反发热脉沉者，为邪在经，可与麻

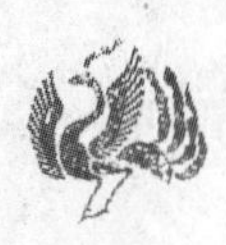

黄附子细辛汤发汗，此少阴病，脉细数，病为在里，故不可发汗，宜真武汤一百三十，麻黄附子汤。

少阴病，脉微，不可发汗，亡阳故也。阳已虚，尺脉弱涩者，复不可下之。

少阴病，但厥无汗，而强发之，必动其血，未知从何道出，或从口鼻，或从目出，是名下厥上竭，此为难治。

过经一百十七

太阳病，过经十余日，反二三下之，后四五日，柴胡证仍在者，先与小柴胡汤四十二。呕不止，心下急，郁郁微烦者，为未解也，与大柴胡汤四十一，下之即愈。

伤寒十三日不解，过经谵语者，以有热也，当以汤下之。若小便利者，大便当硬，而反下利，脉调和者，知医以丸药下之，非其治也。若自下利者，脉当微厥，今反和者，内实也，调胃承气汤五十九主之。

太阳病，过经十余日，心下温温欲吐，而胸中痛，大便反溏，腹微满，郁郁微烦。先此时，自极吐下，与调胃承气汤五十九。若不经吐下者，不可与。但欲呕，胸中痛，微溏者，此非柴胡证，以呕故知极吐下也。

汗出谵语者，以有燥屎在胃中，此为实也，须下之，

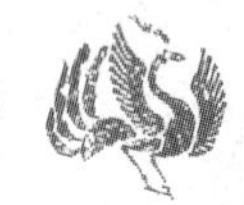

过经乃可下之。下之若早，语言必乱，以表虚里实故也，下之即愈，宜大承气汤五十七。

伤寒，其脉微涩者，本是霍乱，今是伤寒，却四五日，至阴经上，转入阴必利，本呕下利者，不可治也。欲似大便而反失气，仍不利者，属阳明也，便必硬，十三日愈，所以然者，经尽故也。

宜汗一百十八

太阳之为病，外症未解，脉浮弱者，当以汗解，宜桂枝汤一。

注曰：脉浮弱者，荣弱卫强也。

太阳病，外症未解者，不可下也，下之为逆。欲解外者，宜桂枝汤。

注云：经曰，本发汗而复下之，为逆也，若先发汗，治不为逆。

太阳病，先发汗不解，而复下之，脉浮者不愈。浮为在外，而反下之，故令不愈。今脉浮，故知在外，当须解外则愈，宜桂枝汤。

注云：经曰柴胡证具，而以他药下之，柴胡证仍在者，复与柴胡汤。此虽已下之，不为逆，则其类矣。

张氏曰：观上二条，及又云太阳病未解，脉阴阳俱停，必先振慄汗出而解，但阳脉微者，先汗出而解，但阴脉微

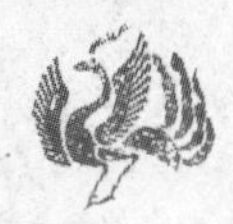

者，下之而解，若欲下之，宜调胃承气汤主之。予观仲景周旋去就之妙，穷至事理之极，尤且未肯放乎，尚言欲解外，宜桂枝汤一。其欲字，权衡犹未放乎，更有踌躇详审不尽之意。后之学者，当反复斟酌，别其所宜，庶无差失之患，此乃临证审决之意也。卷内凡言宜者，即同此理也。

又曰，舍证从脉，以权在脉，而不在证也，假如上文所言，太阳病，先发汗不解，而复下之，原其至理，未有不因里证而下之者，但以脉浮，虽下而病不愈也。今仍脉浮，故知在外，须当解外则愈，此舍证而从脉也明矣。

脉浮者，病在表，可发汗，宜麻黄汤二十一。

注云：浮为轻手得之，以候皮肤之气。经曰，其在皮者，汗而发之。

脉浮而数者，可发汗，宜麻黄汤二十一。

注云：浮则伤卫，数则伤荣，荣卫受邪，为病在表，故当汗散。

病常自汗者，此为荣气和，荣气和者，外不谐，以卫不共荣气和谐故尔。以荣行脉中，卫行脉外，复发其汗，荣卫和即愈，宜桂枝汤。

太阴病，脉浮者，可发汗，宜桂枝汤一。

注云：经曰，浮为在表，沉为在里。太阴病，脉浮者，邪在经也，故当汗散之。

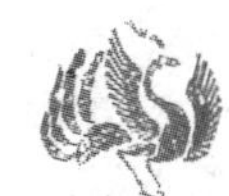

少阴病，始得之，反发热脉沉者，麻黄附子细辛汤二十七。

少阴病，始得之二三日，麻黄附子甘草汤微发汗。以二三日，无诸里证，故微发汗也。

注云：二三日，邪未深也，既无吐利、微逆诸里证，故宜微汗。

张氏曰：或问，有言汗不厌早，下不厌迟，斯言何如？予曰，凡汗证固宜早，仲景谓不避晨夜者，此也。夫下证须从宜定夺，当急则急，当缓则缓，安可一概而治。假如阳明病，已有可下之理，但为面合赤色，其在经之热犹未敛。又如呕多，虽有阳明证，谓热在上焦，未全入腑，皆言不可攻。凡此之类，固宜迟也。若阳明篇中言急下者，事不可缓，其可迟乎？所言从宜定夺是也。

又曰：仲景之书，曲尽其妙，凡为汗证，关防无所不备。且如太阳中风，桂枝汤主之；加喘者，桂枝加厚朴杏子汤主之；几几有汗恶风者，桂枝加葛根汤主之；若形如疟状，日二三度发者，桂枝麻黄各半汤主之，日再发者，桂枝二麻黄一汤主之；脉微弱者，不可汗，桂枝二越婢一汤主之；至于伤寒几几，无汗恶风者，葛根汤主之；恶风无汗而喘者，麻黄汤主之；复加烦躁者，大青龙汤主之，随其所感轻重，具众理以应之。可见汗证中间，其周详整密，无所不至矣。

吴氏曰：凡感冒风寒，头痛，憎寒拘急者，用葱白连根一握，生姜五片，陈皮一块，细茶一撮，白梅一个，用水二钟，煎至一钟，乘热熏头目，饮下以衣温覆取汗。如

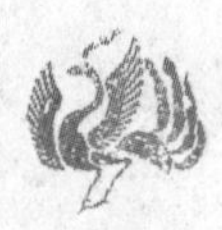

急，用以白沸汤泡之，盖定味出，服之亦佳。或葱一握，淡豆豉半合，汤泡服之佳。或紫苏葱白生姜汤亦可。或只一味紫苏煎汤与之，亦能发汗也。

又方七沸汤，用水七碗，烧锅令赤热，投水于中，取起再烧热，又投之，如此七次，取汤一碗，乘热饮之，以衣被温覆取汗，神效。

又方，治着寒骨节痛，用黑豆半升，炒爆，以好酒投之，去豆饮酒，取汗则愈。

又方，治着寒无汗者，以陈艾煎汤与之，以衣被温覆取汗则愈。

又方，治伤寒汗不出，用干姜、代赭石各等分，为末，热醋调涂两手心，合掌握定，夹于大腿两肉侧，温覆取汗则愈。

一方，以丁香、胡椒各七粒，研碎，以葱白捣膏和之，涂两手心，以前法取效，汗出则愈。

中寒，卒倒昏迷不省者，先用热酒、姜汁各半盏灌入，稍醒后，服加味理中饮为效。如不饮酒人，止用姜汁灌之，依法调治，此证冬月甚有之，余月几希矣。

不宜汗一百十九

脉浮紧者，法当身疼痛，宜以汗解之，假令尺中迟者，不可发汗。何以知之然，以荣气不足、血少故也。麻黄当归四逆汤九十九，或以小建中汤五十加黄芪以养血。

咽喉干燥者，不可发汗。

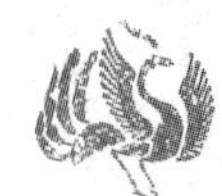

淋家不可发汗，发汗必便血，宜半夏散、猪苓汤一百二十六。

疮家虽身疼痛，不可发汗，发汗则痓，宜小柴胡汤四十二。

衄家不可发汗，汗出必额上陷，脉急紧，不能眴，不得眠，宜黄芩芍药汤六十五。

亡血家不可发汗，发汗则寒慄而振，亡血衄血，皆用小柴胡汤四十二。

汗家重发汗，必恍惚心乱，小便已阴疼，与禹余粮丸、真武汤一百三十、四逆汤九十九、桂枝茯苓甘草汤一百十三。

病又有寒，复发汗，胃中冷，必吐蛔，宜桂枝加龙骨汤、乌梅丸一百七十八、理中丸一百三十九。

本发汗而复下之，此为逆也。若先发汗，不为逆。本先下之，而反汗之，为逆。若先下之，治不为逆。

注云：病在表者，汗之为宜，下之为逆；病在里者，下之为宜，汗之为逆。经曰，阳盛阴虚，汗之则死，下之则愈，阳虚阴盛，汗之则愈，下之则死。

少阴脉细数，为病在里，不可发汗。

注云[1]：少阴病始得之，反发热，脉沉者，为邪在经，

---

① 注云：此段语意未全，恐有脱落。

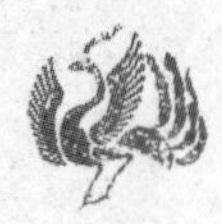

故用麻黄附子细辛汤发汗。

伤寒，医下之，续得下利清谷不止，身疼痛者，急当救里，后身疼痛，清便自调者，急当救表。救里宜四逆汤九十九，救表宜桂枝汤。

病人身大热，反欲近衣者，热在皮肤，寒在骨髓也，仲景无治法，宜与阴旦汤九十八，寒已，小柴胡加桂枝汤四十四以温其表。身大寒，反不欲近衣，寒在皮肤，热在骨髓也，仲景亦无治法，先与白虎加人参汤六十二，热除，次以桂枝麻黄各半汤十三以解其外。

伤寒脉浮，此表有热，里有寒，白虎汤主之六十一。

阳明证，其人喜忘，必有蓄血，所以然者，有久瘀血，故令喜忘。屎虽硬，大便反易，其色必黑，宜抵当汤九十五下之。

少阴病，脉沉者，急温之，宜四逆汤九十九。

下利清谷，里寒外热，汗出而厥者，通脉四逆汤二百十七主之。

自利不渴者，属太阴，以其脏有寒故也，当温之，宜服四逆辈九十九。

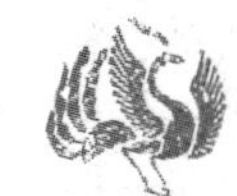

下利腹胀满，身体疼痛者，先温其里，乃攻其表。温里四逆汤九十九，攻表桂枝汤一。

宜下一百二十

病有太阳阳明，有正阳阳明，有少阳阳明，何谓也？太阳阳明者，脾约是也，宜麻仁丸。正阳阳明者，胃家实是也，宜大承气汤。少阳阳明者，发汗，利小便已，胃中燥烦实，大便难是也，宜大承气、大柴胡。

阳明之为病，胃家实是也。

问曰：何缘得阳明病？曰，太阳病，若发汗，若下，若利小便，此亡津液，胃中干燥，因转属阳明。不更衣，内实，大便难，此名阳明也，宜麻仁丸。阳明主饮食，不易受邪，大便失治法，故转属阳明，大承气汤。

问曰：阳明病，外症云何？答曰，身热汗自出，不恶寒反恶热也。

问曰：病有得之一日，不发热而反恶寒者，何也？答曰，虽得之一日，恶寒将自罢，即自汗出而恶热也。

问曰：恶寒何故自罢？曰，阳明居中主土也，万物所归，无所复传，始虽恶寒，二日自止，此为阳明病。

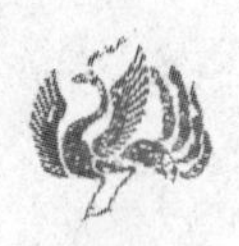

本太阳，初得病时，发其汗，汗先出不彻，因转属阳明也。

伤寒三日，阳明脉大。

注云：经曰，尺寸俱长者，阳明受病，当二三日发。阳明气血俱多，又邪并于经，是以脉大。

伤寒脉浮而缓，手足自温者，是为系在太阴。太阴者，身当发黄，若小便自利者，不能发黄。至七八日大便硬者，为阳明病也。

伤寒转系阳明者，其人濈然微汗出也。

伤寒发热，无汗，呕不能食，而反汗出濈濈然者，是转属阳明也。

吴氏曰：经言太阳病，发热，汗出不解，其人蒸蒸发热者，属胃也，调胃承气汤下之；凡潮热腹痛者，大柴胡加厚朴下之；凡阳明病汗多，胃中必燥，大便必硬，硬则谵语，小承气汤；若谵语，脉滑而疾，发潮热者，大柴胡汤；凡谵语，有潮热，不食者，胃中必有燥屎五六枚，小承气汤；若能食，大便硬者，大承气汤；凡汗出谵语，必有燥屎，调胃承气汤；凡潮热，手足漐漐然汗出，大便难而谵语者，大承气汤；凡五六日不大便，绕脐痛，烦躁，发作有时者，此有燥屎也，调胃承气汤；凡曾经下后，又六七日不大便，烦热不解，腹满痛者，此有燥屎也，大承气汤；病人小便不利，大便乍难乍易，时有微热，喘满不

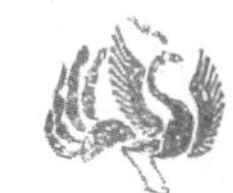

能卧者，有燥屎也，大承气汤；凡吐后腹胀满者，调胃承气汤；凡汗吐下后微烦，小便数而大便硬者，小承气汤；凡腹满不减者，小承气汤；凡下利，脉滑而数者，有宿食也，小承气汤；凡病腹中满痛者，有宿食也，小承气汤；凡脉沉有力，内实，潮热不解者，大柴胡汤。大抵下药必切脉沉实，或沉滑、沉疾有力者，可下也。再以手按脐腹硬者，或叫痛不可按者，则下之无疑也。凡下后不解者，再按脐腹有无硬处，如有手不可按下，未尽也，复再下之；若下后腹中虚软，脉无力者，此为虚也，以参胡三白汤和之；若发热，或潮热，或往来寒热不解者，宜小柴胡汤增损和之；若烦热不得眠者，宜竹叶石膏汤，或十味温胆汤。

不宜下一百二十一

太阳外症未解者，不可下之，下之为逆，欲解外，宜桂枝汤。

本发汗而复下之，此为逆。若先发汗，治不为逆。本先下之而反汗之，为逆，若先下之，治不为逆。

太阳病，下之微喘者，表未解故也，桂枝加厚朴杏仁汤主之。

太阳病，外症未除而数下之，遂协热而利不止，心下痞硬，表里不解者，桂枝人参汤。

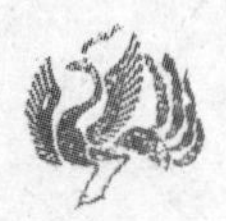

结胸证，其脉浮大者，不可下，下之则死。

伤寒呕多，虽有阳明证，不可攻，攻之利遂不止者死，利止者愈。

少阴病，心下温温欲吐，复不能吐，始得之手足寒，脉弦迟者，此胸中实，不可下也，当吐之。若膈上有寒饮，干呕者，不可吐也，急温之，宜四逆汤。

诸四逆厥者，不可下之，虚家亦然。

吴氏曰：凡有恶风恶寒者，凡腹满时减时满者，凡腹中不转失气者，凡腹胀满，可揉可按虚软者，凡阴虚劳倦，凡手足逆冷尺脉弱者，凡脉在表，俱不可下。凡脉沉不实不疾，按之无力者，凡亡血虚家，及妇人经水适来适断，或热入血室，与夫胎前产后崩漏等证，及小便频数而大便秘者，小便清大便秘者，俱不可下。

坏症一百二十二

太阳病三日，已发汗，若吐，若下，若温针，仍不解者，此为坏病，桂枝不中与也。观其脉症，知犯何逆，随证治之。

注曰：太阳病，三日中，曾经发汗、吐、下、温针，虚其正气，病仍不解者，谓之坏病。不可复与桂枝汤。审观脉症，知犯何逆而治之，逆者随所逆而治之。

张氏曰：夫逆者，谓不当汗而汗，不当下而下。仲景

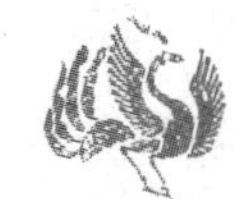

曰，下之为逆，或言须下之不为逆。言理有不顺者，故曰逆也。察其为何而逆，随其症而治之。

本太阳病不解，转入少阳者，胁下硬满，干呕不能食，往来寒热，尚未吐下，脉沉紧者，与小柴胡汤。若已吐、下、发汗、温针，谵语，柴胡证罢，此为坏病，知犯何逆，以法治之。

赵氏曰：仲景论中所谓坏病者，以太阳病误汗、吐、下后，虚烦，结胸，痞气，吐后内烦，腹胀满等症是也。此正谓桂枝不中与，小柴胡汤证罢。证罢者，曷尝指异气之病，如《活人》所谓异气为坏病之说。仲景又云，更感异气变为他病者，即《索矩》所谓二气三气杂合为病是也，以其未可定名而非有名四种温病之比，故以坏病名之。且四经温病，仲景以为冬伤于寒，至春发为温病，温病未已，重遇于邪变为温疟、风温、温毒、温疫，病未尝坏，故以变证名之。一曰坏症，一曰变症，名目自是不同，可见异气不为坏病也，审矣。假如温疟果为坏病，则仲景不言小柴胡汤证罢也，请人思焉。

自愈附欲愈一百二十三

伤寒二三日，阳明少阳证不见者，为不传也。

注曰：伤寒二三日，无阳明少阳证，知邪不传，止在太阳经终也。

病有发热恶寒者，发于阳也，无热恶寒者，发于阴也。

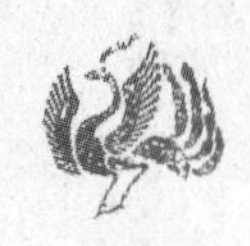

发于阳者，七日愈，发于阴者，六日愈。阳数七，阴数六故也。

太阳病，头痛至七日以上自愈者，以其行经尽故也。若欲作再经者，针足阳明，使经不传则愈。

太阳病，欲解时，从巳至未上。

注曰：巳为正阳，则阳气得以复也。始于太阳，终于厥阴。六经各以三时为解，而太阳从巳至未，阳明从申至戌，少阳从寅至辰，太阴从亥至丑，少阴从子至寅，厥阴从丑至卯。以阳行速，而阴行缓也，阳三经解时，从寅至戌，以阳道常饶也，阴三经解时，从亥至卯，以阴道常乏也。《内经》曰，阳中之太阳，通于夏气，则巳午未太阳乘王也。

风家，表解而不了了者，十二日愈。

注曰：中风家，发汗解后，未至快然者，至十二日火邪皆去，六经悉和则愈。

太阳病，得之八九日，如疟状，发热恶寒，热多寒少，其人不呕，清便欲自可，一日二三度发，脉微缓者，为欲愈也。

脉浮数者，法当汗出而愈。若下之，身重心悸者，不可发汗，当自汗出乃解。所以然者，尺中脉微，此里虚。须表里实，津液自和，便自汗出愈。

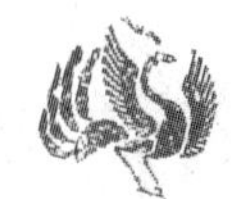

凡病若发汗，若吐，若下，若亡津液，阴阳自和，必自愈。

注曰：重亡津液，则不能作汗，必待阴阳自和，乃自愈矣。大下之后，复发汗，小便不利者，亡津液故也，勿治之，待小便利，必自愈。

太阳病，先下之而不愈，因复发汗，此以表里俱虚，其人因致冒，冒家汗出自愈。所以然者，汗出表和故也，得里和，然后复下之。

脉浮宜以汗解，用火灸之，邪无从出，因火而盛，病从腰以下必重而痹，名火逆也。欲自解者，必当先烦，乃有汗而解。何以知之？脉浮，故知汗出解也。

太阳病下之，其脉促，不结胸者，此为欲解也。

阳明病，欲食，小便反不利，大便自调，其人骨节疼，翕翕如有热状，奄然发狂，濈然汗出，此水不胜谷气，与汗共并，脉紧即愈。

阳明病，欲解时，从申至戌上。

注曰：胃为阳土，旺于申酉戌，向旺时，是为欲解。

太阴病，欲解时，从亥至丑上。

注曰：脾为阴土，王于丑亥子，向旺时，是为欲解。

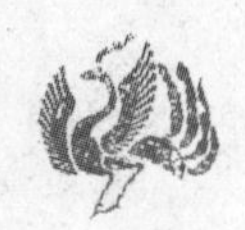

伤寒三日，三阳为尽，三阴当受邪，其人反能食而不呕，此为三阴不受邪也，或云宜汗。

注曰：伤寒四日，表邪传里，里不和则不能食而呕，今反能食而不呕，是邪不传阴，但在阳也。

伤寒三日，少阳脉小者，欲已也。

注曰：《内经》云，大则邪至，小则平。伤寒三日，邪传少阳，脉当弦紧，今脉小者，邪气微而欲已也。

少阳病，欲解时，从寅至辰上。

注曰：《内经》云，阳中之少阳，通于春气。寅、卯、辰，少阳木旺之时。

太阴中风，四肢烦疼，阳微阴涩而长者，为欲愈。

伤寒脉浮而缓，手足自温者，系在太阴。太阴当发身黄，若小便自利者，不能发黄。至七八日，虽暴烦下利，日十余行，必自止，以脾家实，腐秽当去故也。

少阴病脉紧，至七八日，自下利，脉暴微，手足反温，脉紧反去者，为欲解也。

少阴中风，脉阳微阴浮者，为欲愈，吴茱萸汤。

少阴病，欲解时，从子至寅上。

注曰：阳生于子，子为一阳，丑为二阳，寅为三阳，

少阴解于此者，阴得阳则解也。

厥阴中风，脉微浮为欲愈，不浮为未愈。

厥阴病，欲解时，从丑至卯上。
注曰：厥阴，木也，旺于卯丑寅，向旺故为欲解。

厥阴病，渴欲饮水者，少少与之愈。

伤寒病厥五日，热亦五日，设六日当复厥，不厥者，自愈。厥终不过五日，以热五日，故知自愈。

伤寒热少厥微，指头寒，默默不欲食，烦躁数日，小便利，色白者，此热除也。欲得食，其病为愈，若厥而胸胁烦满者，其后必便血。

伤寒发热四五日，厥反三日，复热四日，厥少热多，其病当愈。四日至七日热不除者，其后必便脓血。

下利有微热而渴，脉弱者，今自愈。

下利脉数，有微热汗出，今自愈。设复紧，为未解。

下利脉数而渴者，今自愈。设不瘥，必清脓血，以有热故也。

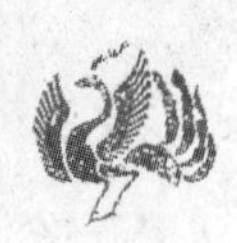

呕家有痈脓者，不可治，痈脓尽自愈。

附

病发热头痛，身恶寒，吐利者，此属何病？答曰：此名霍乱，自吐下又利，复更发热也。

死证一百二十四

结胸证，其脉浮大者，不可下，下之则死。

结胸证悉具，烦躁者，亦死。

阳明病，心下硬满者，不可攻之，攻之利遂不止者死，利止者愈。

直视谵语，喘满者死，下利者亦死。

发汗多，重发汗者，亡其阳，谵语气短者死，脉自和者不死。

伤寒若吐、若下，不解，不大便五六日，至十余日，日晡所发潮热，不恶寒，独语如见鬼状者，发则不识人，循衣摸床，惕而不安，微喘直视，脉弦者生，涩者死。

脉浮而芤，浮为阳，芤为阴，浮芤相抟，胃气生热，其阳即绝。

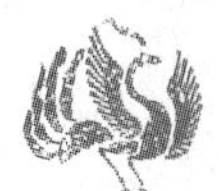

少阴病，但厥无汗，而强发之，必动其血，未知从何道出，或从口鼻，或从目出，是名下厥上竭，为难治。

少阴病，恶寒，身蜷而利，手足逆冷者，不治。

少阴病，六七日，息高者死。

伤寒始发热六日，厥反九日而利，反能食者，恐为除中，食以索饼，不发热者，知胃气尚在，必愈。后二日脉之，其热续在者，期之旦日夜半愈。后三日脉之，而脉数，其热不罢者，此为热气有余，必发痈脓也。

伤寒脉迟，六七日而反与黄芩汤撤其热，脉迟为寒，今与黄芩汤复除其热，腹中当冷，不能食，今反能食，此名除中，必死。

伤寒六七日，脉微，手足厥冷，烦躁，灸厥阴，厥不还者死。

伤寒发热，下利厥逆，躁不得卧者死。

伤寒发热，下利至甚，厥止者死。

伤寒六七日不利，便发热而利，其人汗出不止者死，有阴无阳故也。

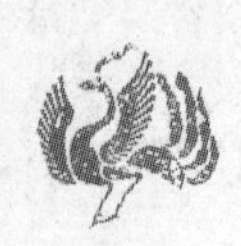

伤寒五六日不结胸，脉濡、脉虚复厥者，不可下，此为亡血，下之死。

发热而厥七日，下利者，为难治。

伤寒六七日，大下后，寸脉沉而迟，手足厥逆，下部脉不至，咽喉不利，唾脓血，泄利不止者，为难治，麻黄升麻汤主之。

下利，手足厥逆，无脉者，灸之不温，若脉不还，反喘者死。

下利后脉绝，手足厥冷，晬时脉还，手足温者生，脉不还者死。

伤寒下利十余行，脉反实者死。

呕而脉弱，小便复利，身有微热，见厥者为难治，四物汤主之。

附

湿家下之，额上汗出，微喘，小便利者死，若下利不止者，亦死。

附死证歌

两感伤寒不须治，阴阳毒过七朝期，黑斑下厥与上竭，

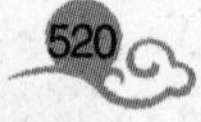

阳病见阴脉者危。舌卷耳聋囊更缩，阴阳交及摸寻衣，重暍除中皆不治，唇吻青兮面黑黧。咳逆不已并脏结，溲便遗尿便难医，汗出虽多不至足，口张目陷更何为。喘不休与阴阳易，离经脉见死当知，结胸证具烦躁甚，直视摆头是死时。少阳证与阳明合，脉弦长大救时迟，汗后反加脉躁疾，须知脏厥命难追。虾游屋漏并雀啄，鱼翔弹石解绳推，更有代脉皆不救，以上诸证死无疑。

辨不可发汗病脉证并治第一百二十五

夫以疾病至急，仓卒寻按，要旨难得，故重集诸可与不可方治，比之三阴三阳篇中，此易见也，又特有不止是三阴三阳，出在诸可与不可中也。

注云：诸不可汗、不可下病症药方，前三阴三阳篇中，经注已具者，更不复出，其余无者，于此以后，经注备见。

脉濡而弱，弱反在关，濡反在巅，微反在上，涩反在下，微则阳气不足，涩则无血，阳气反微，中风汗出，而反躁烦，涩则无血，厥而且寒，阳微发汗，躁不得眠。

注云：寸关为阳脉，当浮盛，弱反在关，则里气不及。濡反在巅，则表气不逮。卫行脉外，浮为在上，以候卫，微反在上，是阳气不足。荣行脉中，沉为在下，以候荣，涩反在下，是无血也。阳微不能固外，腠理开疏，风因客之，故令汗出而躁烦，无血则阴虚，不与阳相顺接，故厥而且寒。阳微无津液，则不能作汗者，发汗则必亡阳而躁。经曰，汗多亡阳，遂虚恶风，烦躁不得眠也。诸弦紧浮数

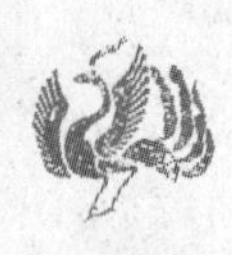

乃病，今濡弱，故言反者，不当见而见也，干姜附子汤。躁不得眠，桂枝加干姜人参芍药汤主之。

动气在右，不可发汗，发汗则衄而渴，心苦烦，饮即吐水。

注云：动气者，筑筑然气动也。在右者，在脐之右也。《难经》曰，肺内证，脐右有动气，按之牢若痛，肺气不治，正气内虚，气动于脐之右也。发汗则动肺气。肺主气，开窍于鼻，气虚则不能卫血，血溢妄行，随气出于鼻为衄。亡津液胃燥，则烦渴而心苦烦。肺恶寒，饮食则伤肺，故饮即吐水。先五苓散、小柴胡，次竹叶汤。

动气在左，不可发汗，发汗则眩，汗不止，筋惕肉瞤。

注云：《难经》曰，肝内证，脐之左有动气，按之牢若痛，肝气不治，正气内虚，气动于脐之左也。肝为阴之主，发汗，汗不止，则亡阳外虚，故头眩筋惕肉瞤。《针经》曰，上虚则眩。真武汤。

动气在上，不可发汗，发汗则气上冲，正在心端。

注云：《难经》曰，心内证，脐上有动气，按之牢若痛，心气不治，正气内虚，气动于脐之上也。心为阳，发汗亡阳，则愈损心气，肾乘心虚，欲上凌心，故气上冲，正在心端。桂枝茯苓甘草大枣，更宜李根汤。

动气在下，不可发汗，发汗则无汗，心中大烦，骨节苦疼，目晕恶寒，食则反吐谷不得前。

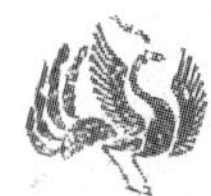

注云：《难经》曰，肾内证，脐下有动气，按之牢若痛，肾气不治，正气内虚，动气发于脐之下也。肾者主水，发汗则无汗者，水不足也；心中大烦者，肾虚不能制心火也；骨节苦疼者，肾主骨也；目晕者，肾病则目䀮䀮，如无所见；恶寒者，肾主寒也；食则反吐谷不得前者，肾水干也。王冰曰，病呕而吐，食久反出，是无水也。真武汤去附子加生姜，庞氏与橘皮汤，吐止与建中汤。

咽中闭塞，不可发汗，发汗则吐血，气欲绝，手足厥冷，欲得蜷卧，不能自温。

注云：咽门者，胃之系。胃经不和，则咽内不利。发汗攻阳，血随发散而上，必吐血也。胃经不和，而反攻表，则阳虚于外，故气欲绝，手足欲蜷而不能自温。升麻乌扇桔梗汤。王仲恭治后证，四逆汤或当归四逆汤。

诸脉得数动微弱者，不可发汗，发汗则大便难，腹中干，胃燥而烦，其形相像，根本异源。

注云：动数之脉，为热在表。微弱之脉，为热在里。发汗亡津液，则热气愈甚，胃中干燥，故大便难，腹中干，胃燥而烦。根本虽有表里之异，逆治之后，热传之则一，是以病形相像也。数动微弱，皆论表脉，误汗故转入阳明，大柴胡汤。

脉濡而弱，弱反在关，濡反在巅，弦反在上，微反在下。弦为阳运，微为阴寒，上实下虚，意欲得温。微弦为虚，不可发汗，发汗，则寒慄不能自还。

注云：弦在上，则风伤气，风胜者，阳为之运动。微在下，则寒伤血，血伤者，里为之阴寒。外气怫郁为上实，里有阴寒为下虚。表热里寒，意欲得温。若反发汗，亡阳阴独，故寒慄不能自还。真武汤，芍药甘草附子汤。

咳者则剧，数吐涎沫，咽中必干，小便不利，心中饥烦，晬时而发，其形似疟，有寒无热，虚而寒慄，咳而发汗，蜷而苦满，腹中复坚。

注云：肺寒气逆，咳者则剧，吐涎沫，亡津液，咽中必干，小便不利，膈中阳气虚，心中饥而烦。一日一夜，气大会于肺，邪正相击，晬时而发，形如寒疟，但寒无热，虚而寒慄。发汗攻阳，阳气愈虚，阴寒愈甚，故蜷而苦满，腹中复坚。咳，茯苓四逆汤。

厥，脉紧，不可发汗，发汗则声乱咽嘶，舌萎，声不得前。

注云：厥而脉紧，则少阴伤寒也，法当温里，而反发汗，则损少阴之气。少阴之脉，入肺中，循喉咙，挟舌本。肾为之本，肺为之标，本虚则标弱，故声乱咽嘶，舌萎，声不得前。用苦酒汤，四逆汤。凡云不可发汗，只用和解。

诸逆发汗，病微者难瘥，剧者言乱目眩者死，命将难全。

注云：不可发汗，而强发之，轻者因发汗而重，难瘥；重者脱其阴阳之气，言乱目眩而死。《难经》曰，脱阳者见鬼，是此言乱也，脱阴者目盲，是此目眩也。眩非玄而见

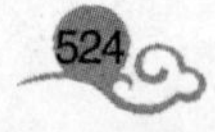

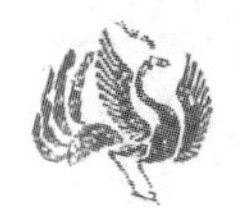

玄，是近于盲也。

咳而小便利，若失小便者，不可发汗，汗出则四肢厥逆冷。

注云：肺经虚冷，上虚不能治下者，咳而小便利，或失小便。上虚发汗，则阳气外亡。四肢者，诸阳之本，阳虚则不与阴相接，故四肢厥逆冷。桂枝茯苓白术。大抵阳虚，不可发汗，真武汤去茯苓，桂枝甘草汤。

伤寒头痛，翕翕发热，形象中风，常微汗出，自呕者，下之益烦，心中懊侬如饥，发汗则致痓，身强难以屈伸，熏之则发汗，不得小便，灸[1]则发咳唾。

注曰：伤寒当无汗恶寒，今头痛发热，微汗出，自唾，则伤寒之邪，传而为热，欲行于里。若反下之，邪热乘虚，流于胸中，为虚烦心懊侬如饥。若发汗，则虚表，热归经络。热甚生风，故身强直而成痓。若熏之，则火热相合，消烁津液，故小便不利而发黄，肺恶火，灸则火热伤肺，必发咳嗽而唾脓。中风，葛根加半夏汤；懊侬，栀子豉汤；身强，各半加术；黄，茵陈五苓散；终咳唾绝，当用小建中汤，小柴胡汤。

辨可发汗脉证并治一百二十六

大法春夏宜发汗。

---

① 灸：原作“久”，据《伤寒论》改之。

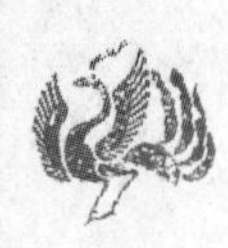

注云：春夏阳气在外，邪气亦在外，故可发汗。凡云不可发汗，只用和解温剂。

凡发汗，欲令手足俱周时出，以漐漐然一时间许亦佳，不可令如水淋漓。若病不解，当重发汗。汗多必亡阳，阳虚不得重发汗也。

注云：汗缓缓出，则表里之邪悉去，汗大出，则邪气不除，但亡阳也。阳虚为无津液，故不可重发汗。茯苓桂枝甘草，桂枝甘草，茯苓桂枝白术甘草，小建中汤。

凡服汤发汗，中病便止，不必尽剂。

注云：汗多则亡阳。

凡云可发汗，无阳者，丸散亦可用，要以汗出为解，然不如汤，随证良验。

注云：《圣济经》云，汤液主治，本乎腠理壅郁。除邪气者，于汤为宜。《金匮玉函》曰，水能静万物，故可用汤也。

夫病脉浮大，问病者言，但便硬尔。设利者，为大逆。硬为实，汗出而解。何以故？脉浮，当以汗解。

注云：经曰，脉浮大应发汗，医反下之，为大逆。便硬难，虽为里实，亦当先解其外，若行利药，是为大逆。结胸虽急，脉浮大，犹不可下，下之则死，况此便难乎？经曰，本发汗而复下之，此为逆，若先发汗，治之而不为逆也。

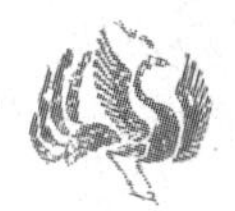

下利后，身疼痛，清便自调者，急当救表，宜桂枝汤发汗。

注云：《外台》云，里和表病，汗之则愈。可发汗，脉浮缓，桂枝汤；脉浮紧，麻黄汤，此大法也。汗不厌早，初得便汗之，杂病亦然也。

辨发汗后病脉证并治一百二十七

发汗多，亡阳谵语者，不可下，与柴胡桂枝汤，和其荣卫以通津液，后自愈。

注云：胃为水谷之海，津液之主。发汗多，亡津液，胃中燥，必发谵语，此非实热，则不可下，与柴胡桂枝汤，和其荣卫，通行津液，津液生，则胃润，谵语自止。实热谵语者，面必垢，色黑，亡阳而谵语者，面黑赤，脉浮于外也。

辨可吐一百二十八

大法春宜吐。

注云：春时阳气在上，邪气亦在上，故宜吐。

凡用吐汤，中病即止，不必尽剂也。

注云：要在适当，不欲过也。轻栀子豉汤，重瓜蒂散。

病胸上诸实，胸中郁郁而痛，不能食，欲使人按之，而反有涎唾，下利日十余行，其脉反迟，寸口脉微滑，此可吐之，吐之利则止。

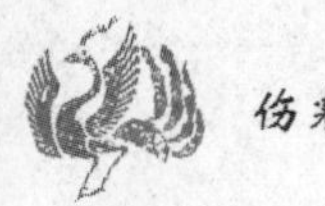

注云：胸上诸实，或痰实，或热郁，或寒结胸中，郁而痛，不能食，欲使人按之，反有涎唾者，邪在下，按之气下而无涎唾，此按之反有涎唾者，知邪在胸中。经曰，下利脉迟而滑者，内实也。今下利日十余行，其脉反迟，寸口脉微滑，是上实也，故可吐之。《玉函》曰，上盛不已，吐而夺之。上实宜吐之，胃素弱者不可吐也。

宿食在上脘者，当吐之。

注云：宿食在中下脘者，则宜下；宿食在上脘，则当吐。《内经》曰，其高者，因而越之，其下者，引而竭之。宜察焉。

病人手足厥冷，脉乍结，而客气在胸中，心下满而烦，欲食不能食，病在胸中，当吐之。

注云：二百十七胸胁满痛门瓜蒂散证同。彼云脉乍紧，此云脉乍结，惟此有异。紧为内实，乍紧则实未深，是邪在胸中；结为结实，乍结则结未深，是邪在胸中。所以证治俱同也。

附

吴氏曰：凡病在膈上者，脉大；胸满多痰者，食在胃口，脉滑者，俱宜吐之。华佗谓伤寒三四日，邪在胸中者，宜吐之。凡吐用瓜蒂散，或淡盐汤，或温茶汤与之。如人弱者以人参芦汤吐之亦可；若痰多者，以二陈汤一瓯，乘热与之，以指探喉中即吐也。凡老人怯弱与其病劳内伤虚人，并妇人胎前产后血虚脉弱小者，皆不可吐也。凡药发

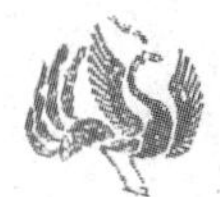

吐者，如防风、桔梗、山栀，只用一味，煎汤温服之则吐也。盖误吐则损人上焦元气，为患非轻，可不慎哉？

辨不可下病证并治一百二十九

脉濡而弱，弱反在关，濡反在巅，微反在上，涩反在下。微则阳气不足，涩则无血。阳气反微，中风汗出，而反躁烦。涩则无血，厥而且寒。阳微不可下，下之则心下痞硬。

注云：阳微下之，阳气已虚，阴气内甚，故心下痞硬。凡内实者，可下。其脉强紧数，沉实，故可下。脉若濡，知荣卫虚甚，故不可下，但救逆，下同。庞氏竹叶汤，理中去白术加桂。凡动气痼疾，不可发汗，宜白虎汤，本只甘草泻心汤。

动气在右，不可下。下之则津液内竭，咽燥鼻干，头眩心悸也。

注云：动气在右，肺之动也。下之伤胃动肺，津液内竭。咽燥鼻干者，肺属金，主燥也；头眩心悸者，肺主气而虚也。阴甚动气，宜服理中去白术，阳甚白虎汤。

动气在左，不可下。下之则腹内拘急，食不下，动气更剧。虽有身热，卧则欲蜷。

注云：动气在左，肝之动也。下之损脾而肝气益胜，复行于脾，故腹内拘急，食不下，动气更剧也。虽有身热，以里气不足，故卧则欲蜷。

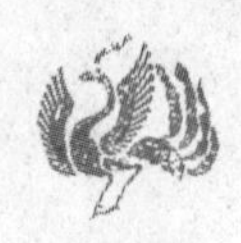

动气在上，不可下。下之则掌握热烦，身上浮冷，热汗自泄，欲得水自灌。

注云：动气在上，心之动也。下之则伤胃，内动心气。心为火，主热。《针经》曰，心所生病者，掌中热。肝为脏中之阴，病则虽有身热，卧则欲蜷，作表热里寒也；心为脏中之阳，病则身上浮冷，热汗自泄，欲得水自灌，作表寒里热也。二脏阴阳寒热，明可见焉。附子汤，庞云半夏汤，未下用桂枝加大黄汤。

动气在下，不可下。下之则腹胀满，卒起头眩，食则下清谷，心下痞也。

注云：动气在下，肾之动也。下之则伤脾，肾气则动。肾寒乘脾，故有腹满头眩下利，则心下痞之证也。

咽中闭塞，不可下。下之则上轻下重，水浆不下，卧则欲蜷，身急痛，下利日数十行。

注云：咽中闭塞之邪为上轻，复伤胃气为下重，至水浆不下，卧则欲蜷，身急痛，下利日数十行，知虚寒也。咽闭，上实必下虚，四逆散加薤白，未经用桔梗汤主之。

诸外实者，不可下。下之则发微热，亡脉厥者，当脐握热。

注云：外实者，表热也，汗之则愈，下之则逆。下后里虚，表热内陷，故发微热。厥深者，热亦深，亡脉厥者，则阳气深陷，客于下焦，故当脐握热。

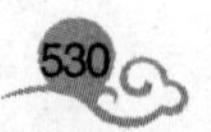

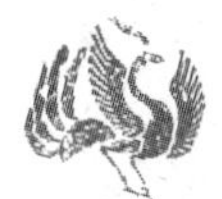

诸虚者，不可下。下之则大渴，求水者易愈，恶水者剧。

注云：《金匮玉函》曰，虚者十补，勿一泻之。虚家下之为重虚，内竭津液，故令大渴。求水者，阳气未竭，而犹可愈。恶水者，阳气已竭，则难可制。桂枝加大黄汤，未下用五苓散。

脉濡弱，弱反在关，濡反在巅，弦反在上，微反在下。弦为阳运，微为阴寒。上实下虚，意欲得温。微弦为虚，虚者不可下也。

注云：虚家下之是为重虚。《难经》曰，实实虚虚，损不足，益有余。此者是中工所害也。桂枝白术茯苓甘草汤。

微则为咳，咳则吐涎，下之则咳止，而利因不休，利不休，则胸中如虫啮，粥入则出，小便不利，两胁拘急，喘息为难，颈背相引，臂则不仁，极寒反汗出，身冷若冰，眼睛不慧，语言不休，而谷气多入，此为除中，口虽欲言，舌不得前。

注云：《内经》曰，感于寒，则受病，微则为咳，甚者为泄为痛。肺感微寒为咳，则脉亦微也。下之，气下咳虽止，而因利不休，不休则夺正气，而成危恶。胸中如虫啮，粥入则出，小便不利，两胁拘急，喘息为难者，里气损也。颈背相引，臂为不仁，极寒反汗出，身冷如冰者，表气损也。表里损极，至阴阳俱脱，眼睛不慧，语言不休。《难经》曰，脱阳者见鬼，脱阴者目盲。阴阳脱者，应不能食，而谷多入者，此为除中，是胃气除去也，口虽欲言，舌不

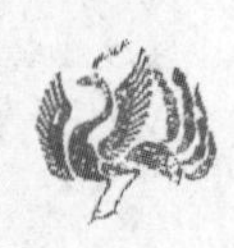

得前，气已衰脱，不能运也。

脉濡而弱，弱反在关，濡反在巅，浮反在上，数反在下。浮为阳虚，数为无血，浮为虚，数为热。浮为虚，自汗出而恶寒；数为痛，振寒而慄。微弱在关，胸下为急，喘汗而不得呼吸，呼吸之中，痛在于胁，振寒相抟，形如疟状，医反下之，故令脉数，发热，狂走见鬼，心下为痞，小便淋沥，小腹甚硬，小便则尿血也。

注云：弱在关，则阴气内弱，濡在巅，则阳气外弱。浮为虚，浮在上，则卫不足也，故云阳虚，阳虚不固，故腠理汗出恶寒。数亦为虚，数在下则不及，故云亡血，亡血则不能温润腑脏，脉数而痛，振而寒慄。微弱在关，邪气传里也，里虚遇邪，胸下为急，喘而汗出，胁下引痛，振寒如疟。此里邪未实，表邪未解，医反下之，里气益虚，邪热内陷，故脉数发热，狂走见鬼，心下为痞，此热陷于中焦者也。若热气深陷，则客于下焦，使小便淋沥，小腹甚硬，小便尿血也。本坏病而失次序，治愈见谬乱，故异证出。与真武汤，小柴胡汤加茯苓，桃仁承气汤。

脉濡而紧，濡则胃气微，紧则荣中寒。阳微卫中风，发热而恶寒；荣紧胃气冷，微呕心内烦。医为有大热，解肌而发汗。亡阳虚烦躁，心下苦痞坚。表里俱虚竭，卒起而头眩。客热在皮肤，怅快不得眠。不知胃气冷，紧寒在关元。技巧无所施，汲水灌其身。客热应时罢，慄慄而振寒。重被而覆之，汗出而冒巅。体惕而又振，小便为微难。寒气因水发，清谷不容间。呕变反肠出，颠倒不得安。手

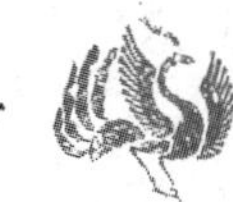

足为微逆，身冷而内烦。迟欲从后救，安可复追还。

注云：胃冷荣寒，阳微中风，发热恶寒，微呕心烦。医不温胃，反为有热，解肌发汗，则表虚亡阳，烦躁，心下痞坚。先里不足，发汗又虚其表，表里俱虚竭，卒起头眩。客热在表，怅快不得眠。医不救里，但责表热，汲水灌洗以却热，客热易罢，里寒益增，慄而振寒。复以重被覆之，表虚遂汗出，愈使阳气虚也。巅，顶也，巅冒体振寒，小便难者，亡阳也。寒因水发，下为清谷，上为呕吐，外有厥逆，内为躁烦，颠倒不安，虽欲拯救，不可得也。《本草》曰，病势已过，命将难全。用药过多，亡阳至虚，邪乘虚而入，扰动经络，表里关格，毕竟迷惑。

脉浮而大，浮为气实，大为血虚。血虚为无阴，孤阳独下阴部者，小便当赤而难，胞中当虚，今反小便利，而大汗出，法应卫家当微，今反更实，津液四射，荣竭血尽，干烦而不得眠，血薄肉消，而成暴液。医复以毒药攻其胃，此为重虚，客阳去有期，必下如污泥而死。

注云：卫为阳，荣为阴。卫气强实，阴血虚弱，阳乘阴虚，下至阴部。阴部，下焦也。阳为热，则消津液，当小便赤而难。今反小便利而大汗出者，阴气内弱也。经曰，阴弱者，汗自出，是以卫家不微而反更实，荣竭血尽，干烦而不眠，血薄则肉消，而成暴液者，津液四射也。医反下之，又虚其里，是为重虚，孤阳因下而又脱去，气血皆竭，胃气内尽，必如污泥而死也，毒攻腹，胃败坏而亡。

脉数者，久数不止，止则邪结，正气不能复，正气却

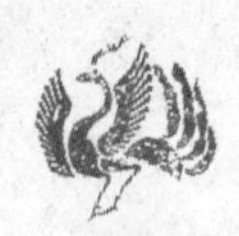

结于脏，故邪气浮之，与皮毛相得。脉数止，不可下，下之则必烦利不止。

注云：数为热，止则邪气结于经络之间，正气不得复行于表，则邪结于脏，邪气独浮于皮毛。下之虚其里，邪热乘虚而入，表虚协热，必烦利不止。本只三黄泻心，黄芩汤。

脉浮大，应发汗，医反下之，此为大逆。

注云：浮大属表，故不可下。病欲吐者，不可下。桂枝汤。

呕多，虽有阳明证，不可攻之。

注云：为邪犹在胸中也。小柴胡汤，小陷胸汤。

太阳病，外证未解，不可下，下之为逆。

注云：表未解者，虽有里证，亦不可下，当先解外为顺。若反下之，则为逆也。经曰，本发汗而复下之，此为逆也。若先发汗，治不为逆。

夫病阳多者热，下之则硬。

注云：阳热证多，则津液少，下之虽除热，复损津液，必便难也。或谓阳多者，表热也，下之则心下硬。

无阳阴强，大便硬者，下之则必清谷腹满。

注云：无阳者，亡津液也；阴强者，寒多也。大便硬则为阴结，下之虚胃，阴寒内甚，必清谷腹满。杏仁丸，

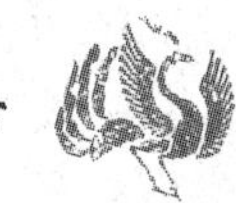

本只白散，越婢一汤。

伤寒发热，头痛，微汗出。发汗，则不识人；熏之则喘，不得小便，心腹满；下之则短气，小便难，头痛背强；加温针则衄。

注云：伤寒则无汗，发热，头痛，微汗出者，寒邪变热，欲传于里也。发汗则亡阳，憎热，故不识人；若以火熏之，则火热伤气，内消津液，结为里实，故喘，不得小便，心腹满；若反下之，则内虚津液，邪欲入里，外动经络，故短气，小便难，头痛背强；若加温针，益阳增热，必动其血而为衄也。

伤寒，脉阴阳俱紧，恶寒发热，则脉若厥。厥者，脉初来大，渐渐小，更来渐渐大，是其候也。如此者恶寒，甚者翕翕汗出，喉中痛。热多者，目赤脉多，睛不慧，医复发之，咽中则伤，若复下之，则两目闭。寒多者，便清谷。热多者，便脓血。若熏之，则身发黄。若熨之，则咽燥。若小便利者，可救之，小便难者，为危殆。

注云：脉阴阳俱紧，则清邪中上，浊邪中下，太阳少阴俱感邪也。恶寒者少阴，发热者太阳，脉欲厥者，表邪欲传里也。恶寒甚者，则变热，翕翕汗出，喉中痛，以少阴之脉循喉咙故也。热多者，太阳多也，目赤脉多者，睛不慧，以太阳之脉起于目故也。发汗攻阳，则少阴之热因发而上行，故咽中伤。若复下之，则太阳之邪因虚而内陷，故两目闭。阴邪下行为寒多，故便清谷；阳邪下行为热多，必便脓血。熏之，则火热甚，身必发黄。熨之，则火热轻，

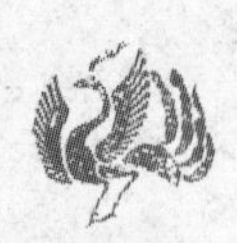

必为咽燥。小便利者，为津液未竭，犹可救之；小便难者，津液已绝，则难可制而危殆哉。各半汤，四逆汤，黄连阿胶汤。小便利则津液上通，必要调理气血，浣濯腑位乃可。

伤寒发热，口中勃勃气出，头痛，目黄，衄不可制，贪水者必呕，恶水者厥。若下之，咽中生疮，假令手足温者，必下重，便脓血。头痛目黄者，若下之，则两目闭。贪水者，脉必厥，其声嘤，咽喉塞，若发汗，则战慄，阴阳俱虚，若下之，则里冷不嗜食，大便完谷出；若发汗，则口中伤，舌上白苔，烦躁，脉数实，不大便，六七日后，必便血；若发汗，则小便自利也。

注云：伤寒发热，寒变热也。口中勃勃气出，热客上膈也。头痛目黄，血不可制者，热蒸于上也。《千金方》曰，无阳即厥，无阴则呕。贪水者必呕，则阴虚也；恶水者厥，则阳虚也。发热，口中勃勃气出者，咽中已热也，若下之亡津液，则咽中生疮，热因里虚而下，若热气内结，则手足必厥。设手足温者，热气不结而下行，作协热利，下重便脓血也。头痛目黄者，下之，热气内伏，则目闭也。贪水为阴虚，下之又虚其里，阳气内陷，故脉厥声嘤，咽喉闭塞。阴虚发汗，又虚其阳，使阴阳俱虚而战慄也。恶水为阳虚，下之又虚胃气，虚寒内甚，故里冷不嗜食。阳虚发汗，则上焦虚燥，故口中伤烂，舌上白苔而烦躁也。经曰，脉数不解，合热则消谷善饥。至六七日不大便者，此有瘀血，此脉数实，不大便六七日，热蓄血于内也。七日之后，邪热渐解，迫血下行，必便血也。便血发汗，阴阳俱虚，故小便利。热蓄于下，水停于上，上下停蓄，津

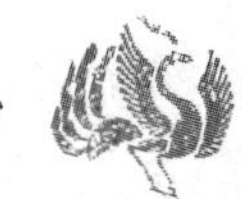

液不生，三焦相溷，汗不宜施，利之。

下利，脉大者，虚也，以其强下之故也。设脉浮革，固尔肠鸣者，属当归四逆汤主之。

注云：脉大为虚，以未应下而下之，利因不休也。浮者，按之不足也；革者，实大而长微弦也。浮而虚，革为寒，寒虚相抟，则肠鸣，为当归四逆汤，补虚散寒。

辨可下病脉证并治一百三十

大法秋宜下。

注云：秋时阳气下行，则邪亦在下，故宜下。

凡服下药，用汤胜丸，中病即止，不必尽剂也。

注云：汤之为言，荡也，涤荡肠胃，溉灌脏腑，推陈燥结，却热下寒，破散邪疫，理导润泽枯槁，悦人皮肤，益人血气。水能净万物，故胜丸散。中病即止者，如承气汤证云，若一服利，而止后服。又曰，若一服，谵语止[①]，更莫复服，是不尽剂也。

下利，三部脉皆平，按之心下硬者，急下之，宜大承气汤。

注云：下利者，脉当微厥，今反和者，此为内实也。下皆三部脉平者，已为实，而又按之心下硬，则邪甚也，

① 谵语止：原作“谵语”，据《伤寒论》补出。

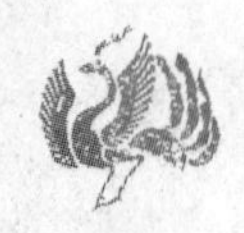

故宜大承气汤下之。

下利，脉迟而滑者，内实也。利未欲止，当下之，宜大承气汤。

注云：经曰，脉迟者，食干物得之。《金匮要略》曰，滑则谷气实。下利脉迟而滑者，胃有宿食也。脾胃伤食，不消水谷，是致下利者，云内实，若但以温中厚肠之药，利必未止，可与大承气汤，下去宿食，利自止矣。

问曰：人有宿食，何以别之？师曰，寸口脉浮而大，按之反涩，亦微而涩，故知有宿食，当下之，宜大承气汤。

注云：寸以候外，尺以候内，浮以候表，沉以候里。寸口脉浮大者，气实血虚也，按之反涩，尺中亦微而涩者，胃有宿食，里气不和也。与大承气汤，以下宿食。

下利，不欲食者，以有宿食故也，当宜下之，与大承气汤。

注云：伤食则恶食，故不欲食，如伤风恶风、伤寒恶寒之类也。

下利瘥后，至其年月日复发者，以病不尽故也，当下之，宜大承气汤。

注云：乘春，则肝先受之；乘夏，则心先受之；乘至阴，则脾先受之；乘秋，则肺先受之；乘冬，则肾先受之。假令春时受病，气必伤肝，治之难愈，邪有不尽者，至春时原受月日，内外相感，邪必复动而痛也。下利为伤胃疾，

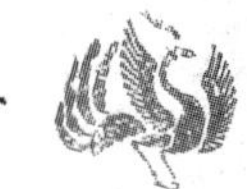

宿积不尽，故当下去之。

下利，脉反滑，当有所去，下之乃愈，宜大承气汤。

注云：《脉经》曰，脉滑者，为病食也。下利脉滑，则内有宿食，故云当有所去，与大承气汤，以下宿食。大法诸下宜迟，待邪实而后行者。

病腹中满痛者，此为实也，当下之，宜大承气汤。

注云：《金匮要略》曰，病者腹满，按之不痛为虚，痛为实，可下之。腹中满痛者，里气壅实，故下之。

伤寒后，脉沉者，内实也，下解之，大柴胡汤。

注云：伤寒后，为表解，脉沉为里未和，与大柴胡汤以下内实。伤寒瘥已，后更发热，脉沉实者，以下解之。凡内实可下，所谓和胃气者，乃下之轻也。

脉双弦而迟者，必心下硬，脉大而紧者，阳中有阴也，可以下之，宜大承气汤。

注云：《金匮要略》曰，脉双弦者寒也。经曰，迟为在脏。脉双弦而迟者，阴中伏阳也，必心下硬。大则为阳，紧则为寒，脉大而紧者，阳中伏阴也，与大承气汤以分阴阳。

辨发汗吐下后脉证并治一百三十一

此八证前三阴三阳篇中悉具载之。

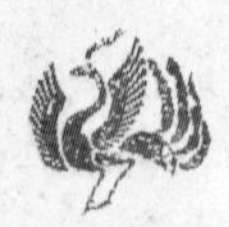

释义一百三十二[①]

头疼项强太阳寒在表也

腹满咽干太阴也

头额疼目疼鼻干阳明标热

口燥咽干少阴也

耳疼头角痛耳聋少阳也

头摇里痛也

口苦目眩咽干少阳也

头摇口噤风痉也

头汗齐颈瘀热在里，将发黄

额上热汗风温也

烦满囊缩厥阴也

额上冷汗阴毒也

头摇直视心绝也

额上陷者误发衄血汗

口难言荣气虚也

鼻鸣太阳也

面戴阳面赤小便清足冷者，下虚也

面上怫郁面赤光彩汗不尽

吐蛔胃中虚冷也

面上乍白乍赤乍黑狐惑也

目脉赤发痉也

---

① 释义一百三十二：原无标题，今补。

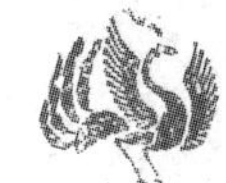

面上斑出如锦纹阳毒温毒

身重昏睡风温也

目白睛黄肺热、小肠热，欲发黄也

目中不了了半明半昏热甚

目瞑剧必衄

目中生花肾虚阴阳易也

鼻孔干燥

目直视不能眴误发衄血汗，目不闭也

睛不和眼珠昏不明也

鼻息鼾睡风温也

鼻黑如煤燥者阳毒也，冷者阴毒也

口噤齿风也

口噤难言痓也

面垢生尘中暑也，热甚也

恶闻食臭①胃虚也

唇口上生疮狐惑也

懊侬心中反复也

舌黑燥为热极，冷滑为冷极，水克火也

喜忘如狂内有蓄血也

叉手冒心汗多心虚

水药不入口病逆火冲上也

饮水则吐名水逆也

漱水不欲咽鼻燥必衄血

口伤烂赤误发阳厥汗

① 恶闻食臭：原脱“恶”字，据文意补出。

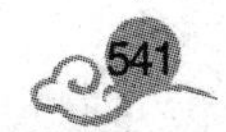

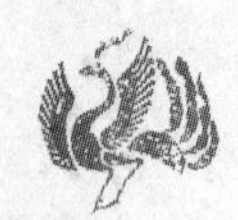

洒然毛耸恶寒者中暍也

身痒如虫行表气虚

背上恶寒口渴热也，不渴太阳

身如被杖痛阴毒也

饥不能食邪在胸中

身重而疼风湿也

多眠好卧风温也

下利清谷水谷不化

蜷卧恶寒欲寐少阴也

手足瘛疭气血虚，有风也

咽中生疮少阴也

咽干声嗄狐惑也

怔忡心跳动也

谵语语乱也，属阳明

郑声说过又说也

错语语差错也

谵语有所见而胡说也

舌上裂热甚也

自利不因攻下而自泻利

柔汗如汗也

直视睛不转也

遗尿溺出不知也

环口绕口也

更衣得大便也

转失气腹中气下，放屁也，臭者有燥屎也

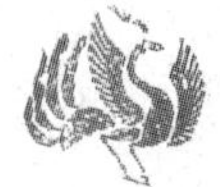

伤寒释音字一百三十三

啬音色，憎寒拘急貌

淅音昔，恶风貌

漐音直，汗出又出貌

濈音即，汗出貌

几音殊，恶风貌，如短羽缩头鸟飞也

翕音吸，热在皮肤貌

怫音弗，热在皮肤貌

瘛疭音契纵，四肢抽搐，一缓一急也

脊强上音即，下去声，如硬板不柔和也

蕴音韫，积也聚也

蛔音回，虫也

衄女六切，鼻血也

羸音雷，形瘦也

豭音假，雄鼠果也

赭音者，治也

溏音唐，冷泄也

眴音悬，目不合也

葳蕤上于危切，下汝谁切，药名

虻音盲

灼音勺，如火灼之热也

眩音玄，晕也

肛音江

溲音叟，小便也

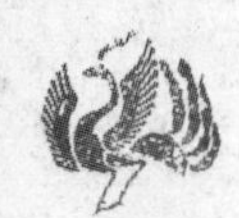

渍音字，水法也

鼽音求，鼻中水出也

噫乙介切

毙音备，死也

暍音渴，中热也

痉音紧，强硬也

鼾音翕，睡也

懵音梦，昏不知也

熇音槁，热甚也

谵音詹

见音现，下同

鞕音硬

呴音句切，虚气往来也

蔼于盖切

瞥匹灭切

駃音快，疾貌

而濡软柔貌

趺音夫

漐直立切

挟音胁，又音夹

黧力支切，色黑而黄也

餲音噎，义同

哕于月切，逆气也

溷胡困切，浊乱也

嗢乙骨切

圊七情切，到也

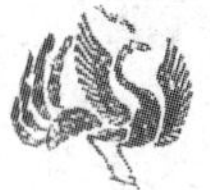

湫子由切，又子小切

断鱼斤切

悍胡旦切

眦静计切

湽水聚也

劲居正切，健也

牝脏上噗忍切，下才浪切，阴脏也

疡以良切

僵仆上音姜，下音副

翕奄上音知，下音庵

股音古

惵徙颇切，动惧貌

痂疾上音加，下力代切

啜粥上多切，饮水也

悸音惧，心动也

葠音参

嘿音墨，静也

厕初吏切，圊溷也

耎音软，柔也

瘕音假，腹中人病

愦古对切，心乱也

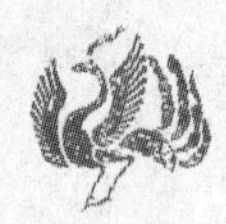

伤寒选录脉法卷七

辨脉法一百三十四出王叔和

问曰：脉有阴阳，何谓也？答曰，凡脉大、浮、数、动、滑，此名阳也，脉沉、涩、弱、弦、微，此名阴也。凡阴病见阳脉者生，阳病见阴脉者死。

注曰：经云，微妙在脉，不可不察。察之有纪，从阴阳始。始之有经，从五行生。兹首论脉之阴阳者，以脉从阴阳始故也。阳脉有五，阴脉有五，以脉从五行生故也。阳道常饶，大、浮、数、动、滑五者，比之平脉也有余，故谓之阳。阴道常弱，沉、涩、弱、弦、微五者，比之平脉也不及，故谓之阴。伤寒之为病，邪在表则见阳脉，邪在里则见阴脉。阴病[1]见阳脉而主生者，则邪气自里之表，欲汗而解也，如厥阴中风，脉微浮，为欲愈，不浮，为未愈者是也。阳病见阴脉而主死者，则邪气自表入里，正虚邪胜，如谵言妄语，脉沉细者死是也。

大纲当以静躁处言，下后静者生，躁者死，不可拘以

① 阴病：原脱“阴”字，据后文补出。

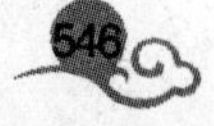

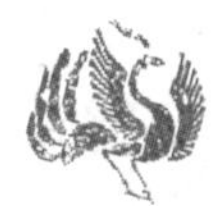

阴病见阳脉，邪气外散也，阳病见阴脉，邪气乘虚而入也。

丹溪曰：谨按经言，大、浮、数、动、长、滑为阳，沉、涩、弱、弦、短、微为阴，论之略去长、短二脉，其意何在？若以伤寒为病，无长短脉耶？仲景之书，言长短者，盖不少也。《脉经》二十四种形状，亦无长短二脉，又何耶？见字恐当作得字说，犹言表病得里脉，里病得表脉，若作自表入里说，莫有碍否？夫太阳病不解，以渐次传入阳明、少阳，又三阳经之病不解，以渐次传入于腑，悉是可愈之病，又有不传经、不加异气者，七日后自太阳，以渐次传入阳明、少阳与三阳经，亦皆为不治自愈之证，非自表入里者乎？初未尝死，此吾之所以不能无疑也。考之论中，阳病得阴脉，有本病自得者，有因医而得者，仲景著治法甚详，如太阳病得之八九日，如疟状，发热恶寒，热多寒少，不呕，清便，欲自愈，一日二三度发，脉微缓者，为欲愈也。夫脉微而恶寒者，此阴阳俱虚，不可更发汗、更下、更吐也。夫太阳病如疟状，发热恶寒，非阳病乎？曰脉微，非阴脉乎？又伤寒五六日，头汗出，微恶寒，手足冷，心下满，口不欲食，大便硬，脉细者，此为阳微结，必有表复有里也。汗出为阳微，假令纯阴结，不得复有外症，悉入在里。此名半在里半在表也。脉虽沉紧，不得为少阴病，所以然者，阴不得有汗，今头汗出，故知非少阴也。可与小柴胡汤。夫仲景行小柴胡汤，非阳病乎？曰脉微，曰脉沉，非阴脉乎？此皆阳病之得阴脉者，悉是兼述症之阴阳，如此者不一，未暇枚举，诚思论意，固是因病察脉，求其所谓阴阳，而为生死之辨为之。传经者，必须推广先贤之意，以开后学，倘非推明证之阴阳，惟以

脉与病参之，则后学何所适从，此吾之所以重有疑也。

张氏曰：或谓经言大、浮、数、动、滑此名阳也，沉、涩、弱、弦、微此名阴也。夫高阳生又以弦脉编入七表而为阳者，何也？弦者，不足之脉也，乃发汗后，病在表里之候也，故云弦则为减，所以为阴也。夫高阳生以弦为阳者，因仲景云脉浮而紧者名曰弦也，弦者状如弓弦，按之不移也，只因一个浮字，故编入表脉也，殊不知脉浮而弦，病方在表，当未汗之时则为紧也，已经发汗之后则为弦也，此一定之论，大概与紧相类，然其时则不同，但脉候玄微，不若以未汗、已汗为法，则无差失之患矣。

许氏曰：仲景之意，以弦脉为阴者，兼合乎众脉而言之也。且浮、大者阳也，也兼之以涩、弱、弦、微之类，安得不为阴也？若夫沉微而弦，沉涩而弦，沉细而弦，皆为阴证之脉也。盖少阳之脉，弦者，仲景之意以一脉而言之也。然少阳之气通于春，春脉弦者，以应春阳，时令之脉也，岂得不为阳乎？如浮大而弦，洪长而弦，浮滑而弦，浮数而弦者，皆为阳也。仲景以弦脉分阴阳二用之理，其义微也。王叔和以弦脉为阳，而不言弦为阴者，是以独指一脉而为杂病也，故仲景之脉不可与杂病同日而语也。

楠按：辨脉法，非仲景本文，乃叔和所采摭者，故多乖忤，学者宜审别之。《脉经》二十四脉无长短二脉，缺误也，有一病即有一脉，岂可以二十四脉为拘乎？

问曰：脉有阳结者，何以别之？答曰，其脉浮而数，能食，不大便者，此为实，名曰阳结也。期十七日当剧；其脉沉而迟，不能食，身体重，大便反硬，名曰阴结也，

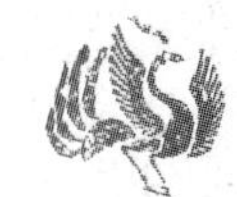

期十四日当剧。

注曰：结者，气偏结固，阴阳之气不得而杂之，阴中有阳，阳中有阴，阴阳相杂以为和，不相杂以为结。浮数，阳脉也，能食而不大便，里实也，为阳气结固，阴不得而杂之，是名阳结。沉迟，阴脉也，不能食，身体重，阴病也，阴病见阴脉，则当下利，今大便硬者，为阴气结固，阳不得而杂之，是名阴结。

论其数者，伤寒之病，一日太阳，二日阳明，三日少阳，四日太阴，五日少阴，六日厥阴，至六日为传经尽，七日当愈。七日不愈者，谓之再经，言再经者，再自太阳而传，至十二日再至厥阴，为传经尽，十三日当愈。十三日不愈者，谓之过经，言再传过太阳之经，亦以次而传之也。阳结为火，至十七日传少阴水，水能制火，火邪解散则愈。阴结属水，至十四日传阳明土，土能制水，水邪解散则愈。彼邪气结甚，水又不能制火，土又不能制水，故当剧。《内经》曰，一候后则病，二候后则病甚，三候后则病危也。一候五日，受邪之初，明恶寒发热自有偏胜，故下又云云。或云阳结陷胸汤、阴结白散。

问曰：病有洒淅恶寒而复发热者何？答曰，阴脉不足，阳往从之；阳脉不足，阴往乘之。曰，何谓阳不足？答曰，假令寸口脉微，名曰阳不足，阴气上入阳中，则洒淅恶寒也。曰，何谓阴不足？答曰，假令尺脉弱，名曰阴不足。阳气下陷入阴中，则发热也。

注曰：一阴一阳之谓道，偏阴偏阳谓之疾。阴偏不足，则阳得而从之，阳偏不足，则阴得而乘之。阳不足，则阴

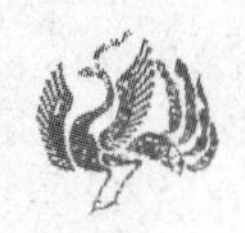

气上入阳中，为恶寒者，阴胜则寒矣；阴不足，阳气下陷入阴中，为发热也者，阳胜则热矣。阳脉不足则恶寒也，阴脉不足则发热也。

丹溪曰：按，经言凡伤于寒，则为病热。盖寒客于经，阳气怫郁而成热，故发热。寒伤于荣血，血既受伤，故恶寒，属太阳证。又曰，发热恶寒，发于阳也，合此二者，而观明是体，虽热自畏寒，宜解表，则麻黄、青龙等主之。今曰洒淅恶寒而复发热，当是寒热往来，其属表者，宜小柴胡；其属里者，宜大柴胡；其或已汗、已下者，宜桂枝干姜汤。此三阳证，论寒热往来之平等者，如寒热之或多或少，又当轻重较量而施治法。今曰阴不足则阳胜而热，阳不足则阴胜而寒，又曰阳往从之，阴往乘之，当是阳并于阴，阴并于阳。岐伯曰，疟气者更盛更虚，似与经文阳盛阴胜之意合，未审为伤寒立论耶？为疟立论耶？孰为是否？

张氏曰：或云经言，阴脉不足，阳得从之，阳脉不足，阴得乘之。不足乃阳脉微弱之谓，所以恶寒发热也。又云脉盛身寒，得之伤寒。夫伤寒，表病未有脉不浮盛者，设或微弱，即阳病见阴脉也。二说参差，必有其理，此章论所以然之理，非病已发于外而言也。凡病伤寒者，皆因荣卫不足，是以尺寸之脉皆微弱，外邪因得相袭，使阴阳相乘，故洒淅恶寒而复发热也。凡已病之脉则不然，若风并于卫，则卫实而荣虚，故桂枝证脉阳浮而阴弱，若风寒并于荣卫，则脉皆浮盛，所以麻黄证当发其汗也。仲景之书，各有所指，非浅见薄识所能知也。

楠按：此节乃论疟病，不应采入《伤寒论》。

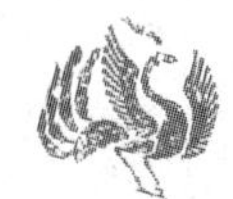

阳脉浮，阴脉弱者，则血虚，血虚则筋急也。

注曰：阳为气，阴为血。阳脉浮者，卫气强也；阴脉弱者，荣血弱也。《难经》曰，气主煦之，血主濡之。血虚则不能濡润筋络，故筋急也。

其脉沉者，荣气微也。

注曰：《内经》云，脉者，血之腑也。脉实则血实，脉虚则血虚，此其常也。脉沉者，知荣血内微也。

其脉浮而汗出如流珠者，卫气衰也。

注曰：《针经》云，卫气者，所以温分肉，充皮毛，肥腠理，司开阖者也。脉浮汗出如流珠者，腠理不密，开阖不司，为卫气外衰也。浮主候卫，沉主候荣，以浮沉别荣卫之衰微，理固然矣。然而衰甚于微，所以于荣言微，而卫言衰者，以其汗出如流珠，为阳气外脱，所以卫病甚于荣也。

荣气微者，加烧针，则血流不行，更发热而躁烦也。茯苓四逆汤。

注曰：卫，阳也；荣，阴也。烧针益阳而损阴，荣气微者，谓阴虚也。《内经》曰，阴虚而内热。方其内热，又加烧针以补阳，不惟两热相合，而荣血不行，必更外发热而内躁烦也。

脉蔼蔼如车盖者，名曰阳结也。

注曰：蔼蔼如车盖者，大而厌厌聂聂也，为阳气郁结

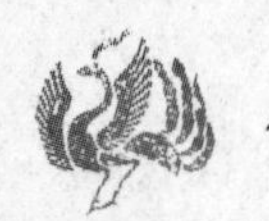

于外，不与阴气和杂也。

愚按：车盖言浮大，即前浮数之阳结也。

脉累累如循长竿者，名曰阴结也。

注曰：累累如循长竿者，连连而强直也，为阴气郁结于内，不与阳气和杂也。

愚按：长竿言紧弦也，即前沉迟之阴结也。

脉瞥瞥如羹上肥者，阳气微也。

注曰：轻浮而主微也。

脉萦萦，如蜘蛛丝者，阳气衰也。

注曰：萦萦，滞也，若萦萦惹惹之不利也，如蜘蛛丝者，至细也，微为阳微，细为阳衰。《脉要》曰，微为气痞，是未至于衰。《内经》曰，细则气少，以至细为阳衰宜矣。《千金》云，作阴气衰。

脉绵绵，如泻漆之绝者，亡其血也。当归四逆汤。

注曰：绵绵者，连绵而软也，如泻漆之绝者，前大而后细也。《正理论》曰，天枢开发，精移气变，阴阳交会，胃和脉复生也。阳气先至，阴气后至，则脉前为阳气，后为阴气，脉来前大后细，为阳气有余，而阴气不足，是知亡血也。

脉来缓，时一止，复来者，名曰结。脉来数，时一止，复来者，名曰促。脉阳盛则促，阴盛则结，此皆病脉。

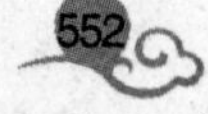

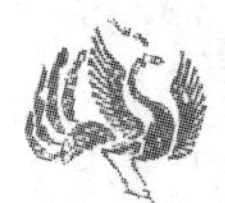

注曰：脉一息四至曰平，一息三至曰迟，小快于迟曰缓，一息六至曰数。时有一止者，阴阳之气不得相续也。阳行也速，阴行也缓。缓以候阴，若阴气胜，而阳不能相续，则脉来缓而时一止；数以候阳，若阳气胜，而阴不能相续，则脉来数而时一止。伤寒有结代之脉，动而中止，不能自还为死脉。此结促之脉，止是阴阳偏胜，而时有一止，即非脱绝而止，云此皆病脉，吴茱萸汤。

吴氏曰：凡杂病脉结者，主有老痰，食积，死血在内，为之可治。若无宿积，其脉结者，此为不相应，病多难治也。凡热极发斑发喘等症，皆是促脉也。杂病则多因怒气伤肝，与夫蓄血在于上焦者，皆脉促也。大抵促脉渐退则生，渐加则死矣。凡代脉，乃真气已惫，不可治也，若结而代者，可治，非结而独代者，为不可治也。太溪，在足内踝动脉是也，此少阴肾经脉动于此。盖肾者，乃人身之命蒂，真气之所主，然其脉动而不怠者，真气在也。若真气以惫，肾气以绝，其脉不动而死，虽冲阳有脉，而少进饮食者，亦主死也。

阴阳相抟，名曰动。阳动则汗出，阴动则发热。形冷恶寒者，此三焦伤也。

注曰：动为阴阳相抟，方其阴阳相抟而虚者则动。阳动为阳虚，故汗出；阴动为阴虚，故发热也。如不汗出发热，而反形冷恶寒者，三焦伤也。三焦者，原气之别使，主行气于阳。三焦既伤，则阳气不通而微，致身冷而恶寒也。《金匮要略》曰，阳气不通即身冷，经曰，阳微则恶寒。

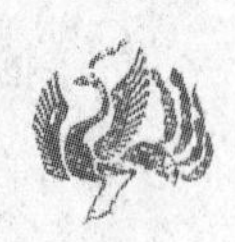

若数脉见于关上，上下无头尾，如豆大，厥厥动摇者，名曰动也。

注曰：《脉经》云，阳出阴入，以关为界。关为阴阳之中也。若数脉见于关上，上下无头尾，如豆大，厥厥动摇者，是阴阳之气相抟也，故名曰动。《千金方》无上下字，从庞氏则一字“下”字。句自阴阳浮大而下至亡血失精，皆荣卫俱不足，不可妄行汗、吐、下也。

丹溪曰：谨按，《脉经》数脉、动脉各有条目，难以概观，而曰数脉见于关上，似数脉，即动脉也，又似关有动脉，而尺寸无之者。形冷恶寒之病，似属外感三焦，手少阳也，而注文乃言阴阳动为虚，当汗出发热，而反形冷恶寒者，此为三焦伤之病。然阴阳之动于关，三焦何属？而三焦之伤，果能使形冷恶寒耶？注不明言，吾不得而知也。

愚按：形冷恶寒、三焦伤，与上文意不相蒙，疑衍文。

阳脉浮大而濡，阴脉浮大而濡，阴脉与阳脉同等者，名曰缓也。

注曰：阳脉，寸中也，阴脉，尺中也。上下同等，无有偏胜者，是阴阳之气和缓也，非若迟缓之有邪也。阴阳偏胜者为结、为促，阴阳相抟者为动，阴阳气和者为缓，学者不可不知也，胡云而濡脉音软。

丹溪曰：谨按，脉法寸尺不同，三菽之重者，肺脉也；六菽之重者，心也；十二菽之重者，肝也；按至骨者，肾也。心与肾，肺与肝，其轻重悬绝不可得而同也。论言阴阳脉俱浮大而濡，同等无差别，名曰缓。缓恐有缓纵之义。盖阴脉不当浮大，与阳脉同等，或是阴虚为阳所乘，故见

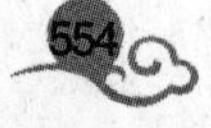

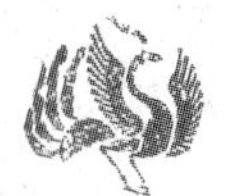

此脉，谓之缓者，得不以病言之乎？重则东垣所谓痿厥，轻则世俗所谓注夏与劳倦是也。恐上文言察缓病之脉，此遂言阴脉浮大濡，与阳同等，能为缓之病。而注文以阴阳和，无所偏胜为缓，则缓当是平人之脉矣。或疑缓脉作病看，果与论意合乎？曰，苟为不然，何下文论浮大致脉在寸为格，在尺为关，而谓浮大而濡，阴阳同等为气和无病可乎？

愚按：缓字指病言，乃缓纵之病，非指脉也。

脉浮而紧者，名曰弦也。弦者状如弓弦，按之不移也。脉紧者，如转索无常也。

注曰：《脉经》云，弦与紧相类，以弦为虚，故虽紧如弦，而按之不移，不移则不足也。经曰，弦则为减。以紧为实，是切之如转索无常而不散。《金匮要略》曰，脉紧如转索无常者，有宿食也。

丹溪曰：谨按，《脉经》寸弦主心愊愊，微烦头痛，心下有水气，针药皆泻；关脉弦，胃中寒，心下厥逆，胃气虚也，温药导补，针以补之；尺弦，小腹疼，小腹及脚中拘急，温药补之，针以泻之。论释弦脉曰浮而紧，又曰如弓弦，按之不移；释紧脉曰如转索无常。则弦与紧是对言，浮紧之紧，为弦之训诂，则弦与紧似难分别，一则曰如弓弦，一则曰如转索。卢祖常[①]以弦紧之大小为别，义甚明，孰为是否？论于弦曰按之不移，注谓不移则不足也，于论意何所据欤？《脉经》在寸关与尺，有实有虚，何注概言之

① 卢祖常：南宋医家，著《拟进太平惠氏和剂类例》、《拟进活人参同余议》二书，已佚。

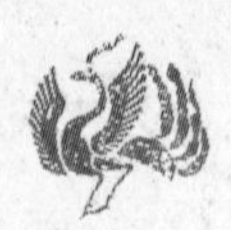

曰不足，岂以论之首章以弦脉侪于五阴，而遂言之耶？又不知首章略细虚软散迟，而独取弦为阴，何欤？注于紧脉取《要略》以为有宿食，似指气口之紧而言，若人迎之紧主伤于寒而不之及又何欤？

愚按：“浮而紧者，名曰弦也”八字，疑衍文。

脉弦而大，弦则为减，大则为芤，减则为寒，芤则为虚。寒虚相抟，此名为革。妇人则半产、漏下，男子则亡血、失精。

注曰：弦则为减，减则为寒，寒者谓阳气少也。大则为芤，芤则为虚者，谓血少不足也。所谓革者，言其既寒且虚，则气血改革，不循常度。男子得之，为真阳减，而不能为固，故主亡血、失精。妇人得之，为阴血虚，而不能滋养，故主半产、漏下。当归四逆汤。

问曰：病有战而汗出，因得解者，何也？答曰，脉浮而紧，按之反芤，此为本虚，故当战而汗出也。其人本虚，是以发战。以脉浮，故当汗出而解也。

注曰：浮为阳，紧为阴，芤为虚。阴阳争则战，邪气将出，邪与正争，其人本虚，是以发战。正气胜则战，战已复发热而大汗解也。本虚故战汗出而解，本实故汗出不战，病自解也。桂枝龙骨牡蛎汤，或小建中汤。

若脉浮而数，按之不芤，此人本不虚，若欲自解，但汗出耳，不发战也。

注曰：浮数，阳也。本实阳胜，邪不能与正争，故不

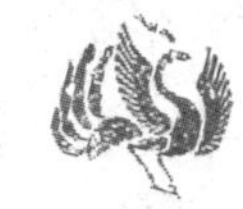

发战也。

问曰：病有不战汗出而解者也？

注曰：阳胜则热，阴胜则寒，阴阳争则战。脉大而浮数皆阳也，阳气全胜，阴无所争，何战之有？不战不汗而解，不战汗出而解。

愚按："问曰"此节，当在"若脉浮数"前。

问曰：病有不战、不汗出而解者，何也？答曰，其脉自微，此以曾经发汗，若吐，若下，若亡血，而以内无津液，此阴阳自和，必自愈，故不战、不汗出而解也。

注曰：脉微者，邪气微也。邪气已微，正气又弱，脉所以微。既经发汗、吐、下、亡阳、亡血，内无津液，则不能作汗，得阴阳气和而自愈也。

张氏曰：发表之脉候其始，欲解之脉观其止。假如柴胡汤证，六七日，每见弦脉，今脉反浮，欲解之候也。若浮而芤者，战而汗；浮而数者，不战而汗出。夫脉凡与邪并，则浮大弦数，必因汗下欲解，而后微。今脉自微，此以曾经汗、下，内无津液，阴阳自和，故不战、不汗出而解矣。此三脉皆病将解之时而候之也。

问曰：伤寒三日，脉浮数而微，病人身凉和者，何也？答曰，此为欲解也。解以夜半。脉浮而解者，濈然汗出也；脉数而解者，必能食也；脉微而解者，必大汗出也。

注曰：伤寒三日，阳去入阴之时，病人身热，脉浮数而大，邪气传也。若身凉和，脉浮数而微者，则邪气不传

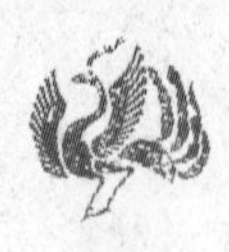

而欲解也。解以夜半者，阳生于子也。脉浮，主濈然汗出而解者，邪从外散也；脉数，主能食而解者，胃气和也；脉微，主大汗出而解者，邪气微也。欲解，脉数而解散，必能食；脉微而解，必大汗出。

张氏曰：或谓前章言脉自微，不战、不汗而解，今言脉微而解，必大汗出，二说俱脉微，或不汗，或大汗，其理安在？前章所乃言脉自微者，此以曾经发汗，若吐，若下，若亡血，以内无津，病不能作汗，阴阳自和，当自愈，故不战、不汗出而解。今伤寒三日，未经汗下，血气未伤，而脉微身凉，此正盛邪衰而自愈，故大汗出而解也。二理昭然，殊不相左。

问曰：脉病，欲知未愈者，何以别之？答曰，寸口、关上、尺中三处，大小、浮沉、迟数同等，虽有寒热不解者，此脉阴阳为和平，虽剧当愈。

注曰：三部脉均等，即正气已和，虽有余邪，何害之有。自病有战而汗出因得解，以下至此言病解之理，此阴阳之理，不可不明也。

丹溪曰：谨按，脉之大小、浮沉、迟数，寸、关、尺者，有本部当见之脉，如前章所谓菽数轻重者，春夏秋冬、升降浮沉亦各有本部当见之脉，如上文所谓六法，全此二说方为阴阳和平。虽有外感之邪，无所容受，病虽剧，当自愈，此恐是同等之意。若曰不然，何下文立双得洪大脉，虽有汗，不治自解，而又继之曰四时仿此。注文止据同等和平之言，遂高言三部脉均等为气和，谓之均则三部脉一体，恐部位不分，阴阳相混，将无病自病，安能御外邪而

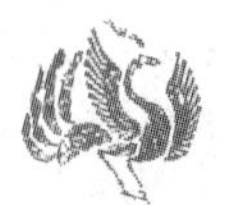

自愈也？莫不因说上章阴阳脉同等为缓，遂直援例而言之耶？

愚按：此即注误。论曰，同等如寸浮尺沉，关不浮不沉，各得其位而不逾其等，故曰同等，病当愈。如注所释，则寸浮而尺亦浮，尺浮则反等矣，何得病愈？

立夏，得洪大脉，是其本位。其人病身体苦疼重者，须发其汗；若明日身不疼不重者，不须发汗；若汗濈濈自出者，明日便解矣。何以言之？立夏得洪大脉，是其时脉，故使然也。四时仿此。

注曰：脉来应时，为正气内固，虽外感邪气，但微自汗出而亦解尔。《内经》曰，脉得四时之顺者，病无他。

问曰：凡病欲知何时得？何时愈？答曰，假令夜半得病，明日日中愈，日中得病，夜半愈。何以言之？日中得病，夜半愈者，以阳得阴则解也。夜半得病，明日日中愈者，以阴得阳则解也。

注曰：日中得病者，阳受之；夜半得病者，阴受之。阳不和，得阴则和，是解以夜半；阴不和，得阳则和，是解以日中。经曰，用阳和阴，用阴和阳。

寸口脉浮为在表，沉为在里，数为在腑，迟为在脏。假令脉迟，此为在脏也。

注曰：经曰，诸阳浮数为乘腑，诸阴迟涩为乘脏。

趺阳脉浮而涩，少阴脉如经也，其病在脾，法当下利，

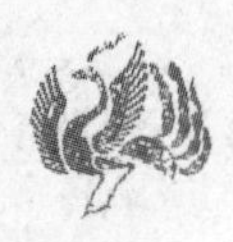

何以知之？若脉浮大者，气实血虚也。今趺阳脉浮而涩，故知脾气不足，胃气虚也。以少阴脉弦而浮，才见此为调脉，故称如经也。若反滑而数者，故知当屎脓也。

注曰：趺阳者，胃之脉。诊得浮而涩者，脾胃不足也。浮者，以为气实，涩者，以为血虚者，此非也。经曰，脉浮而大，浮为气实，大为血虚，若脉浮大，当为气实血虚。今趺阳脉浮而涩，浮则胃虚，涩则脾寒，脾胃虚寒，则谷不消而水不别，法当下利。少阴肾脉也，肾为肺之子，为肝之母，浮为肺脉，弦为肝脉，少阴脉弦而浮，为子母相生，故云调脉。若滑而数者，则客热在下焦，使血流腐而为脓，故屎脓也。白头翁汤，赤石脂禹余粮汤。

愚按：趺阳脉，一名会元，又名冲阳，在足背上，去陷谷三寸脉动处是也。此阳明胃脉之用由出。夫胃者，水谷之海，五脏六腑之长也。若胃气以惫，水谷不进，谷神以去，脏腑无所禀受，其脉不动而死也。故诊趺阳脉以察胃气之有无。仲景又谓趺阳脉不惟伤寒，虽杂病危急，亦当诊此以察其吉凶。

寸口脉浮而紧，浮则为风，紧则为寒。风则伤卫，寒则伤荣。荣卫俱病，骨节烦疼，当发其汗也。

注曰：《脉经》云，风伤阳，寒伤阴。卫为阳，荣为阴，风为阳，寒为阴，各从其类而伤也。《易》曰，水流湿、火就燥者是也。卫得风则热，荣得寒则痛。荣卫俱病，故致骨节烦疼，当与麻黄汤，发汗则愈。

趺阳脉迟而缓，胃气如经也。趺阳脉浮而数，浮则伤

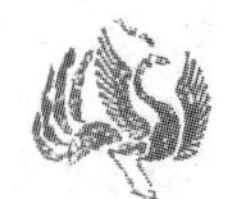

胃，数则动脾，此非本病，医特下之所为也。荣卫内陷，其数先微，脉反但浮，其人必便硬，气噫而除，何以言之？本以数脉动脾，其数先微，故知脾气不治，大便硬，气噫而除。今脉反浮，其数改微，邪气独留，心中则饥，邪热不杀谷，潮热发渴，数脉当迟缓，脉因前后度数如法，病者则饥。数脉不时，则生恶疮也。

注曰：经，常也。趺阳之脉，以候脾胃，故迟缓之脉为常。若脉浮数，则为医妄下，伤胃动脾，邪气乘虚内陷也。邪在表则见阳脉，邪在里则见阴脉。邪在表之时，脉浮而数也，因下里虚，荣卫内陷，邪客于脾，以数则动脾。今数先微，则是脾邪先陷于里也，胃虚脾热，津液干少，大便必硬。《针经》曰，脾病善噫，得后出余气，则快然而衰。今脾邪热，故气噫而除。脾能磨消水谷，今邪气独留于脾，脾气不治，心中虽饥，而不能杀谷也。脾主为胃行其津液，脾为热烁，故潮热而发渴也。趺阳之脉，本迟而缓，因下之后，变浮为数，荣卫内陷，数复改微，是脉因前后度数如法，邪热内陷于脾，而心中善饥也。数脉不时者，为数当改微，而复不微，如此则是邪气不传于里，但郁于荣卫之中，必出自肌皮，为恶疮也。此为医下，乃有浮数，何以复用调胃乎？黄芩汤。

师曰：病人脉微而涩者，此为医所病也。大发其汗，又数大下之，其人亡血，病当恶寒，后乃发热，无休止时。夏月盛热，欲着覆衣，冬月盛寒，欲裸其身。所以然者，阳微则恶寒，阴弱则发热。此医发其汗，令阳气微，又大下之，令阴气弱，五月之时，阳气在表，胃中虚冷，以阳

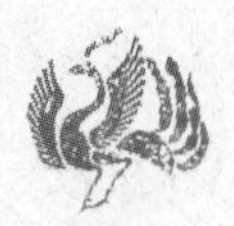

气内微，不能胜冷，故欲着覆衣。十一月之时，阳气在里，胃中烦热，以阴气内弱，不能胜热，故欲裸其身。又，阴脉迟涩，故知血亡也。

注曰：脉微为亡阳，涩则无血，不当汗而强与汗之者，令阳气微，阴气上入阳中，则恶寒，故曰阳微则恶寒。不当下而强与下之者，令阴气弱，阳气下陷入阴中，则发热，故曰阴弱则发热。气为阳，血为阴，阳脉以候气，阴脉以候血，阴脉迟涩，为荣血不足，故知亡血。经曰，尺脉迟者，不可发汗。以荣气不足，血少故也。此为表里关格不通，为阴阳偏胜，不相和谐故也。当归四逆汤。

丹溪曰：谨按，大发其汗，伤阳也，宜其脉微而恶寒。又数大下之，伤阴也，宜其脉涩而发热，未审是两人病耶？是一人病耶？若果在一人之身，则遇夏恶寒，遇冬发热，迁延日久，病亦笃矣。若病果出两人之身，何概言大发汗，继之以数大下，“又”之一字，明是一人连得误药，尤为危矣。初言恶寒发热，无休止时，恐是寒后又热，热后又寒也。次言夏热欲覆衣，冬寒欲裸身，却仍有休止时，未言五月、十一月，又似夏、冬，各只是一个月，如此而下文无渲法，是皆惑之甚者。若夫阳在表，胃未必有冷；阳在里，胃未必烦热。夫甚冷甚热，皆邪之所为，况经大汗、大下，邪已尽去，所以病者有虚尔，而曰不能胜冷胜热又何欤？

脉浮而大，心下反硬，有热属脏者，攻之，不令发汗。

注曰：浮大之脉者，责邪在表，言心下反硬者，则热已甚，而内结也。有热属脏者，为外无虚寒，而但见里热

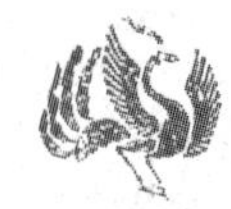

也。脏属阴，为邪在里，故可下之，攻之，谓下之也。不可谓脉浮大，更与发汗。《病源》曰，热毒气乘心，心下痞满，此为有实，宜速下之。小柴胡加牡蛎、枳实，去大枣。

丹溪曰：谨按，论言脉浮为太阳受病，可汗而已。又曰脉浮大，应发汗，反下之为逆。又曰，结胸脉浮大，不可下。今脉浮大而心下硬，有热属脏，可下不可汗者，从脉宜汗不宜下，热为是，热为非，病在三阴，止言在腑，今言属脏，果何脏欤？或曰太阳经，无可下之证，有抵当汤者，大柴胡汤者，桃仁承气汤者，曰彼数证者，俱无浮大脉，故可下。设言心下硬，非下不可，而结胸得浮大脉者，已不可下矣，皆所未晓。

愚按：此即脉症与结胸同，何治法与结胸异。

属腑者，不令溲数。溲数则大便硬，汗多则热愈，汗少则便难，脉迟尚未可攻。

注曰：虽心下硬，若余无里证，但见表证，为病在阳，谓之属腑，当先解表，然后攻痞。溲，小便也，勿为饮结，而利小便，使其溲数，大便必硬也。经曰，小便数者，大便必硬，谓走其津液也。汗多，则邪气除而热愈，汗少，则邪热不尽，又走其津液，必便难也。硬者当下，设脉迟，则未可攻，以迟为不足，即里气未实故也。麻仁丸。

脉浮而洪，身汗如油，喘而不休，水浆不下，体形不仁，乍静乍乱，此为命绝也。

注曰：病有不可治者，为邪气胜于正气也。《内经》曰，大则邪至，又曰，大则病进。脉浮而洪者，邪气胜也；

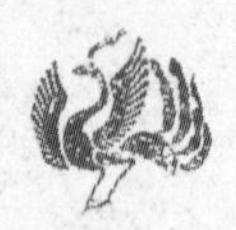

身汗如油，喘而不休者，肺气脱也；四时以胃气为本，水浆不下者，胃气尽也；一身以荣卫为充，形体不仁者，荣卫绝也，不仁为疼痒俱不知也。《针经》曰，荣卫不行，故为不仁。争则乱，安则静，乍静乍乱者，正与邪争，正负邪胜也。正气已脱，胃气又尽，荣卫俱绝，邪气独胜，故曰命绝也。

又未知何脏先受其灾，若汗出发润，喘不休者，此为肺先绝也。

注曰：肺为气之主，为津液之帅。若汗出发润者，津脱也；喘不休者，气脱也。

阳反独留，形体如烟熏，直视摇头者，此心绝也。

注曰：肺主气，心主血，气为阳，血为阴。阳反独留者，则为身体大热，是血先绝而气独在也。形体如烟熏者，为身无精华，是血绝不荣于身也。心脉挟咽系目，直视者，心经绝也。头为诸阳之会，摇头者，阴绝而阳无根也。

唇吻反青，四肢漐习者，此为肝绝也。

注曰：唇吻者，脾之候。肝色青，肝绝则真色见于所胜之部也。四肢者，脾所主。肝主筋，肝绝则筋脉引急，发于所胜之分也。漐习者，为振动，若搐搦，手足时时引缩也。

环口黧黑，柔汗发黄者，此为脾绝也。

注曰：脾主口唇，绝则精华去，故环口黧黑。柔为阴，

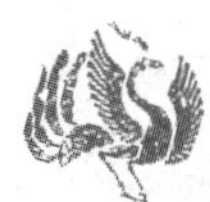

柔汗，冷汗也。脾胃为津液之本，阳气之宗，柔汗发黄者，脾绝而阳脱，真色见也。

溲便遗失，狂言，目反直视者，此为肾绝也。

注曰：肾司开合，禁固便溺。溲便遗失者，肾绝不能约制也。肾藏志，狂言者，志不守也。《内经》曰，狂言者，是失志矣，失志者死。《针经》曰，五脏之精气皆上注于目，骨之精为瞳子，目反直视者，肾绝，则骨之精不荣于瞳子，而瞳子不转也。

又未知何脏阴阳前绝，若阳气前绝，阴气后竭者，其人死，身色必青；阴气前绝，阳气后竭者，其人死，身色必赤，腋下温，心下热也。

注曰：阳主热而色赤，阴主寒而色青。其人死也，身色青，则阴未离乎体，故曰阴气后竭。身色赤，腋下温，心下热，则阳未离乎体，故曰阳气后竭。《针经》曰，人有两死，而无两生，此之谓也。

寸口脉浮大，而医反下之，此谓大逆。浮则无血，乃发为寒，寒气相抟，则为肠鸣，医乃不知，而反饮冷水，令汗大出，水得寒气，冷必相抟，其人即䭇䭇音噎，食不下也。

注曰：经云脉浮大，应发汗，若反下之，为大逆。浮大之脉，邪在表也，当发其汗，若反下之，是攻其正气，邪气得以深入，故为大逆。浮则无血者，下后亡血也，大则为寒者，邪气独在也。寒邪因里虚而入，寒气相抟，乃为肠鸣，医见脉大，以为有热，饮以冷水，欲令水寒胜热

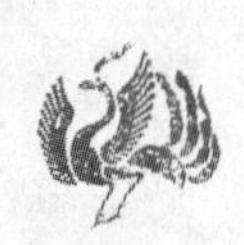

而作大汗，里见虚寒，又得冷水，水寒相抟，使中焦之气涩滞，故令噎也。

水停证：生姜泻心汤，又云理中、四逆、小青去麻黄加附子。

趺阳脉浮，浮则为虚，浮虚相抟，故令气馅，言胃气虚竭也。脉滑，则为哕。此为医咎，责虚取实，守空迫血。脉浮，鼻中燥者，必衄也。

注曰：趺阳脉浮为馅，脉滑为哕，皆医之咎，责虚取实之过。《内经》曰，阴在内，阳之守也，阳在外，阴之使也。发汗攻阳，亡津液，而阳气不足者，谓之守空。经曰，表气微虚，里气不守，故使邪中于阴也。阴不为守，邪气因得而入之，内抟阴血，阴失所守，血乃妄行，未知从何道而出。若脉浮、鼻燥者，知血必从鼻中出也。黄芩汤。

诸脉浮数，当发热，而洒淅恶寒，若有痛处，饮食如常者，蓄积有脓也。

注曰：浮数之脉，主邪在经，当发热，而洒淅恶寒，病人一身尽痛，不欲饮食者，伤寒也。若虽发热，恶寒而痛，偏着一处，饮食如常者，即非伤寒，是邪气郁结于经络之间，血气壅遏不通，欲蓄聚而成痈脓也。

脉浮而迟，面热赤而战惕者，六七日当汗出而解，反发热者，汗瘥迟。迟为无阳，不能作汗，其身必痒也。

注曰：脉浮，面热赤者，邪气外浮于表也；脉迟，战惕者，本气不足也。六七日为邪传经尽，当汗出而解之时。

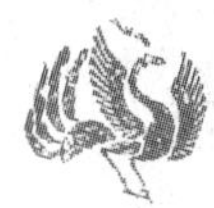

若当汗不汗，反发热者，为里虚津液不多，不能作汗，既不汗，邪无从出，是以瘥迟。发热为邪气浮于皮肤，必作身痒也。经曰，以其不能得小汗出，故其身必痒也。桂枝麻黄各半汤，不汗而解也，桂枝二越婢一汤。

寸口脉阴阳俱紧者，法当清邪中于上焦，浊邪中于下焦。清邪中上，名曰洁也；浊邪中下，名曰浑也。阴中于邪，必内慄也，表气微虚，里气不守，故使邪中于阴也。阳中于邪，必发热头痛，项强颈挛，腰痛胫酸，所为阳中雾露之气，故曰清邪中上。浊邪中下，阴气为慄，足膝逆冷，便溺妄出，表气微虚，里气微急，三焦相溷，内外不通，上焦怫郁，脏气相熏，口烂食断也。中焦不治，胃气上冲，脾气不转，胃中为浊，荣卫不通，血凝不流。若卫气前通者，小便赤黄，与热相抟，因热作使，游于经络，出入脏腑，热气所过，则为痈脓。若阴气前通者，阳气厥微，阴无所使，客气内入，嚏而出之，声嗢咽塞，寒厥相逐，为热所壅，血凝自下，状如豚肝，阴阳俱厥，脾气弧弱，五液注下，下焦不阖，清便下重，令便数难，脐筑湫痛，命将难全。

注曰：浮为阳，沉为阴。阳脉紧，则雾露之气中于上焦；阴脉紧，则寒邪中于下焦。上焦者，太阳也，下焦者，少阴也。发热头痛、项强颈挛、腰疼胫酸者，雾露之气中于太阳之经也。浊邪中下，阴气为慄，足胫逆冷，便溺妄出者，寒邪中于少阴也。因表气微虚，邪入而客之，又里气不守，邪乘里弱，遂中于阴，阴虚遇邪，内为惧慄，致气微急矣。《内经》曰，阳病者，上行极而下，阴病者，下

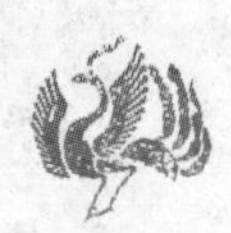

行极而上。此上焦之邪，甚则下干中焦，下焦之邪，甚则上干中焦，由是三焦溷乱也。三焦主持诸气，三焦既相溷乱，则内外之气，俱不得通。膻中为阳气之海，气因不得通于内外，怫郁于上焦而为热，与脏相熏，口烂食断。《内经》曰，膈热不便，上为口糜。中焦为上、下二焦之邪溷乱，则不得平治，中焦在胃之中，中焦失治，胃气因上冲也。脾，坤也，坤助胃气，磨消水谷，脾气不转，则胃中水谷不得磨消，故胃中浊也。《金匮要略》曰，谷气不消，胃中苦浊。荣者，水谷之精气也；卫者，水谷之悍气也。气不能布散，荣卫不通，血凝不流。卫气者，阳气也；荣血者，阴气也。阳主为热，阴主为寒。卫气前通者，阳气先通而热气得行也。《内经》曰，膀胱者，津液藏焉，化则能出，以小便赤黄，知卫气前通也。热气与卫气相抟而行，出入脏腑，游于经络，经络客热，则血凝肉腐，而为痈脓，此见其热气得行。若阴气前通者，则不然，阳在外，为阴之使，因阳气厥微，阴无所使，遂阴气前通也。《内经》曰，阳气者，卫外而为固也。阳气厥微，则不能卫外，寒气因而客之。鼻者，肺之候，肺主声，寒气内入者，客于肺经，则嚏而出之，声嗢咽塞。寒者，外邪也；厥者，内邪也。内外之邪合并，相逐为热，则血凝不流。今为热所壅，使血凝自下，如豚肝也。上焦阳气厥，下焦阴气厥，不相顺接，则脾气独弱，不能行化气血，滋养五脏，致五脏俱虚，而五液注下。《针经》曰，五脏不和，使液溢而下流于阴。阖，合也，清，圊也。下焦气脱而不合，故数便而下重。脐为生气之原，脐筑湫痛，则生气欲绝，故曰命将难全。

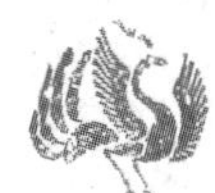

二焦绝不治，三焦既伤，经络遍历，脏腑则坏，焉得不死。此当作五节看，以明其治法。四逆汤。

脉阴阳俱紧者，口中气出，唇口干燥，蜷卧足冷，鼻中涕出，舌上苔滑，勿妄治也。到七日已来，其人微发热，手足温者，此为欲解；或到八日以上，反大发热者，此为难治。设使恶寒者，必欲呕也；腹内痛者，必欲利也。

注曰：脉阴阳俱紧，为表里客寒。寒为阴，得阳则解。口中气出，唇口干燥者，阳气渐复，正气方温也。虽尔，然而阴未尽散，蜷卧足冷，鼻中涕出，舌上滑苔，知阴犹在也。方阴阳未分之时，不可妄治，以偏阴阳之气。到七日已来，其人微发热，手足温者，为阴气已绝，阳气得复，是为欲解。若过七日不解，到八日以上，反发大热者，为阴极变热，邪气胜正，故云难治。阳脉紧者，寒邪发于上焦，上焦主外也；阴脉紧者，寒邪发于下焦，下焦主内也。设使恶寒者，上焦寒气胜，是必欲呕也；腹内痛者，下焦寒气胜，是必欲利也。吴茱萸汤、附子理中汤。

脉阴阳俱紧，至于吐利，其脉独不解，紧去人安，此为欲解。若脉迟至六七日，不欲食，此为晚发，水停故也，为未解。食自可者，为欲解。

注曰：脉阴阳俱紧，为寒气甚于上下，至于吐利之后，紧脉不罢者，为其脉独不解，紧去则人安，为欲解。若脉迟至六七日，不欲食者，为吐利后，脾胃大虚。《内经》曰，饮入于胃，游溢精气，上输于脾，脾气散精，上归于肺，通调水道，下输膀胱，水精四布，五经并行。脾胃气

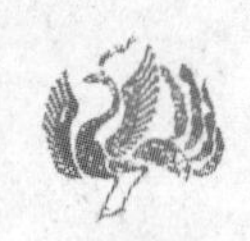

强，则能输散水饮之气；若脾胃气虚，则水饮内停也。所谓晚发者，后来之疾也。若至六七日而欲食者，则脾胃已和，寒邪已散，故云欲解。

紧，病脉也。当作三节看。五苓汤。

病六七日，手足三部脉皆至，大烦而口噤不能言。其人躁扰者，必欲解也。

注曰：烦，热也。传经之时，病人身大烦，口噤不能言，内作躁扰，则阴阳争胜。若手足三部脉皆至，为正气胜，邪气微，阳气复，寒气散，必欲解也。调胃承气汤。

若脉和，其人大烦，目重，睑内际黄者，此为欲解也。

注曰：《脉经》云，病人两目眦有黄色起者，其病方愈。病以脉为主，若目黄大烦，脉不和者，邪胜也，其病为进；目黄大烦，而脉和者，为正气已和，故云欲解。

发烦目黄者，此为欲解。

脉浮而数，浮为风，数为虚，风为热，虚为寒，风虚相抟，则洒淅恶寒也。

注曰：《内经》云，有者为实，无者为虚。气并则无血，血并则无气。风则伤卫，数则无血。浮数之脉，风邪并于卫，卫胜则荣虚也。卫为阳，风抟于卫，所以为热。荣为阴，荣气虚，所以为寒。风并于卫者，发热恶寒之证具矣。

张氏曰：古今皆以数脉为热，今仲景以数脉为虚寒，何也？数则为虚，乃阴阳偏负之理，非专寒而专热也。浮

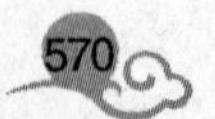

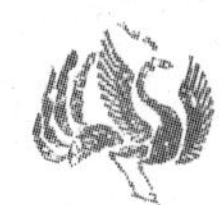

为阳，浮数为阳虚，沉为阴，沉数为阴虚。阳虚者则恶寒，药用温热，抑阴扶阳。阴虚者则发热，药用寒凉，抑阳扶阴，使二气平，其病自愈。且如病在表，脉浮而数，乃阴盛阳虚，汗之则愈，下之则死。病在里，脉沉而数，乃阳盛阴虚，下之则愈，汗之则死。经论昭然，非有差别。

脉浮而滑，浮为阳，滑为实，阳实相抟，其脉数疾，卫气失度，浮滑之脉数疾，发热汗出者，此为不治。

注曰：浮为邪气并于卫，而卫气胜；滑为邪气并于荣，而荣气实。邪气胜实，壅于荣卫，则荣卫行速，故脉数疾。一息六至曰数，平人脉一息四至，卫气行六寸，今一息六至，则卫气行九寸，计过平人之半，是脉数疾，知卫气失其常度也。浮滑数疾之脉，发热汗出而当解，若不解者，精气脱也，不可治。经曰，脉阴阳俱盛，大汗出，不解者死。

伤寒咳逆上气，其脉散者死，谓其形损故也。

注曰：《千金方》云，以喘嗽为咳逆上气者，肺病，散者，心脉，是心火刑于肺金也。《内经》曰，心之肺，谓之死阴，死阴之属，不过三日而死，以形见其损伤故也。此内伤也。

伤寒浮中沉三脉法一百三十五出陶氏

寻常治伤寒，以浮中沉三脉详辨之，无所遁其情也。夫伤寒之邪自表达里，则有浅深次第之脉，以此推之，则

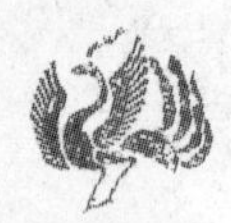

不难也。今浮中沉三脉并六经治法分布，于学者当熟玩之。

【浮】

浮，初排指于皮肤之上，轻手按之便得，曰浮。此脉寒邪初入足太阳经，病在表之标，可发而去之。虽然，治之则有二焉，寒伤荣则无汗恶寒，用麻黄汤；风伤卫则有汗恶风，用桂枝汤。一通一塞，不可同也。

浮紧有力，无汗恶寒，头痛项背强，发热，此为伤寒在表，宜发散，冬时用麻黄汤，三时皆用羌活冲和汤。有渴，加石膏、知母，无不效。

浮缓无力，有汗恶风，头疼项强，发热，此为伤风在表，冬时用桂枝汤，余三时皆用加减冲和汤。腹痛，小建中汤；痛甚，桂枝加大黄汤。

【中】

中，按至皮肤之下，肌肉之间，略重按之乃得，谓之半表半里证也。然亦有二焉，盖少阳、阳明不从标本，从乎中也。

长而有力，此为阳明证，有头疼，眼眶痛，鼻干，不得眠，发热无汗，葛根汤、解肌汤。若渴而有汗不解，或经汗过不解而渴，白虎汤，或加人参，无汗不渴，并不可服，则为大忌。

弦而数，此为少阳经，其证胸胁痛而耳聋，或往来寒热而呕，俱用小柴胡汤加减法。若两经合病，则脉弦而长，此汤加葛根、芍药。

【沉】

重手按之，至骨之下，筋骨之间方得，此为沉脉。亦有二焉，阴阳寒热在沉脉中分。若沉而有力，则为阳、为

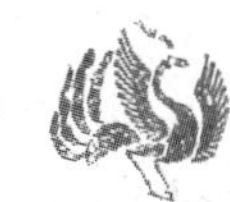

热；沉而无力，则为阴、为寒也。

沉数有力，则为阳明之本，表解热入于里，恶寒头痛悉除，反觉恶热，欲揭衣被，扬手掷足，谵妄狂躁，口燥咽干，五六日不大便。轻则大柴胡汤，重则三承气汤选用。

沉迟无力，为寒，外证无热，不渴，反怕风，或面上恶寒，甚如刀刮，或腹满胀痛，泄利，小便清白，或大小腹痛，皆为阴证。轻则理中汤，重则四逆、姜附汤。

伤寒至沉脉方分阴阳，仔细体认，下药不可造次，倘有差失，咎将归己。凡诊脉须分三部九候，每部必先浮诊三候，轻轻手在皮肤之上，候脉来三动是也。中诊三候，沉诊三候，三而三之而成九候。然后知病之浅深表里，以为处治之标的，岂可忽略于脉，而知病之所在乎？

平脉法一百三十六出王叔和

问曰：脉有三部，阴阳相乘，荣卫血气，在人体躯，呼吸出入，上下于中，因息游布，津液流通，随时动作。效象形容，春弦秋浮，冬沉夏洪，察色观脉，大小不同。一时之间，变无经常，尺寸参差，或短或长，上下乖错，或存或亡，病辄改易，进退低昂，心迷意惑，动失纪纲，愿为具陈，令得分明。师曰：子之所问，道之根源。脉有三部，尺寸及关。

注曰：寸为上部，关为中部，尺为下。

荣卫流行，不失衡铨。

注曰：衡铨者，称也，可以称量轻重。《内经》曰，春

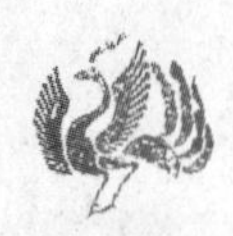

应中规，夏应中衡，秋应中矩，冬应中权，荣行脉中，卫行脉外，荣卫与脉相随上下，应四时，不失其常度也。

肾沉心洪，肺浮肝弦，此自经常，不失铢分。

注曰：肾，北方水，王于冬而脉沉。心，南方火，王于夏而脉洪。肺，西方金，王于秋而脉浮。肝，东方木，王于春而脉弦。此为经常，铢分之不差也。

出入升降，漏刻周旋，水下二刻，一周循环。

注曰：人身之脉，计长一十六丈二尺。一呼，脉行三寸，一吸，脉行三寸，一呼一吸为一息，脉行六寸。一日一夜，漏水下百刻。人一万三千五百息，脉行八百一十丈，五十度周于身。则一刻之中，人一百三十五息，脉行八丈一尺。水行二刻，人二百七十息，脉行一十六丈二尺，一周于身也。脉经之行，终而复始，若循环之无端也。

当复寸口，虚实见焉。

注曰：脉经之始，从中焦注于手太阴寸口。二百七十息，脉行一周身，复还至于寸口。寸口为脉之经始，故以诊视虚实焉。经曰，虚实，死生之要，皆见于寸口中。

变化相乘，阴阳相干，风则浮虚，寒则牢坚，沉潜水蓄，支饮急弦，动则为痛，数则热烦。

注曰：风伤阳，故脉浮虚；寒伤阴，故脉牢坚；蓄积于内者，谓之水蓄，故脉沉潜；支散于外者，谓之支饮，故脉急弦；动则阴阳相抟，相抟则痛生焉；数为阳邪，气

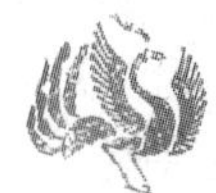

胜阳胜，则热烦焉。

设有不应，知变所缘，三部不同，病各异端。

注曰：脉与病不相应者，必缘传变之所致。三部以候五脏之气，随部察其虚实焉。

太过可怪，不及亦然，邪不空见，中必有奸。审察表里，三焦别焉，知其所舍，消息诊看，料度腑脏，独见若神。为子条记，传与贤人。

注曰：太过不及之脉，皆有邪气干于正气。审察在表在里，入腑入脏，随其所舍而治之。

自“问曰”以下至“传与贤人”，乃至叔和所撰，然乃初学诊脉法也。

师曰：呼吸者，脉之头也。

注曰：《难经》曰，一呼，脉行三寸，一吸，脉行三寸。以脉随呼吸而行，故言脉之头也，此乃诊脉入门之要法。

初持脉来疾去迟，此出疾入迟，名曰内虚外实也。初持脉来迟去疾，此出迟入疾，名曰内实外虚也。

注曰：外为阳，内为阴。《内经》曰，来者为阳，去者为阴。是出以候外，入以候内。疾为有余，有余则实。迟为不足，不足则虚。来疾去迟者，阳有余而阴不足，故曰内虚外实。来迟去疾者，阳不足而阴有余，故曰内实外虚也。

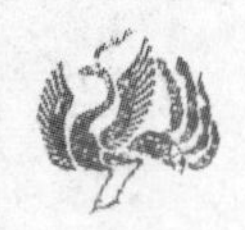

问曰：上工望而知之，中工问而知之，下工脉而知之，愿闻其说。师曰，病家人请，云病人苦发热，身体疼，病人自卧。师到诊其脉，沉而迟者，知其瘥也，何以知之？表有病者，脉当浮大，今脉反沉迟，故知愈也。

注曰：望以观其形证，问以知其所苦，脉以别其表里。病苦发热身疼，邪在表也，当卧不安，而脉浮数。今病人自卧而脉沉迟者，表邪缓也，是有里脉而无表证，则知表邪当愈也。

愚按：前论中阳病见阴脉者死，今此病人发热身疼，乃阳证也，脉沉而迟，乃阴脉也，其病反愈，何也？愚谓，师到病人自卧，知表邪解，无所苦，而脉沉迟，静而向安之时也。一说沉而数则为阳传里，则沉迟故言愈也。

假令病人云，腹内卒痛，病人自坐。师到，脉之浮而大者，知其瘥也，何以知之？若里有病者，脉当沉而细，今脉浮大，故知愈也。

注曰：腹痛者，里寒也。痛甚则不能起，而脉沉细。今病人自坐，而脉浮大者，里寒散也，是有表脉而无里证也，则知里邪当愈。是望证、问病、切脉，三者相参而得之，可为十全之医。《针经》曰，知一为上，知二为神，知三神且明矣。

师曰：病家人来请，云病人发热烦极。明日师到，病人向壁卧，此热已去也。设令脉不和，处言已愈。

注曰：发热烦极，则不能静卧。今向壁静卧，知热已出。

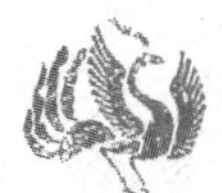

设令向壁卧，闻师到不惊，起而盼视，若三言三止，脉之，咽唾者，此诈病也。设令脉自和，处言此病大重，当须服吐下药，针灸数十百处乃愈。

注曰：诈病者，非善人，以言恐之，使其畏惧则愈。医者意也，此其是欤。此非治法，设为诈病，规模彼以诈病，此以恐治。

师持脉，病人欠者，无病也。

注曰：《针经》曰，阳引而上，阴引而下，阴阳相引，故欠。阴阳不相引则病，阴阳相引则和，是欠者无病也。

脉之呻者，病也。

注曰：呻为呻吟之声，身有所苦则然也。

言迟者，风也。

注曰：风客于中，则经络急，舌强难运用也。

摇头言者，里痛也。

注曰：里有病，欲言则头为之战摇。

行迟者，表强也。

注曰：表强者，由筋络引急，而行步不利也。

坐而伏者，短气也。

注曰：短气者，里不和也，故坐而喜伏。

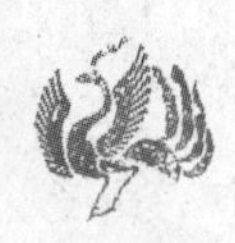

坐而下一脚者，腰痛也。

注曰：《内经》曰，腰者，身之大关节也。腰痛为大关节不利，故坐不能正。下一脚，以缓腰中之痛也。

里实护腹，如怀卵物者，心痛也。

注曰：心痛则不能伸仰，护腹以按其痛。

师曰：伏气之病，以意候之。今月之内，欲有伏气，假令旧有伏气，当须脉之。若脉微弱者，当喉中痛似伤，非喉痹也。病人云，实咽中痛。虽尔，今复欲下利。

注曰：冬时感寒，伏藏于经中，不即发者，谓之伏气。至春分之时，伏寒欲发，故云今月之内，欲有伏气。假令伏气已发，当须脉之，审在何经。得脉微弱者，知邪在少阴。少阴之脉循喉咙，寒气客之，必发咽痛。肾司开阖，少阴治在下焦，寒邪内甚，则开阖不治，下焦不约，必成下利，故云虽尔咽痛，复欲下利。

问曰：人病恐怖者，其脉何状？师曰：脉形如循丝，累累然，其面白脱色也。

注曰：《内经》曰，血气者，人之神。恐怖者，血气不足，而神气弱也。脉形似循丝，累累然，面白脱色者，《针经》曰，血夺者，色夭然不泽，其脉空虚，是知恐怖为血气不足。

问曰：人不饮，其脉何类？师曰：其脉自涩，唇口干燥也。

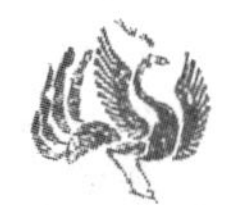

注曰：涩为阴，虽主亡津液，而唇口干燥，以阴为主内，故不饮也。

问曰：人愧者，其脉何类？师曰：脉浮而面色乍白乍赤。

注曰：愧者、羞也。愧则神气怯弱，故脉浮而面色变改不常也。自呼吸者，脉之头也，至人愧者，乍赤乍白，乃仲景诊法，极有妙理。虽汗说不能逃，宜详之。

问曰：经说脉有三菽六菽重者，何谓也？师曰：脉者，人以指按之，如三菽之重者，肺气也；如六菽之重者，心气也；如九菽之重者，脾气也；如十二菽之重者，肝气也；按之至骨者，肾气也。

注曰：菽，豆也。《难经》曰，如三菽之重，与皮毛相得者，肺部也；如六菽之重者，与血脉相得者，心部也；如九菽之重，与皮肉相得者，脾部也；如十二菽之重，与筋平者，肝部也；按之至骨，举指来疾者，肾部也。各随所主之分，以候脏气。

假令下利，寸口、关上、尺中悉不见脉，然尺中时一小见，脉再举头者，肾气也。若见损脉来至，为难治。

注曰：《脉经》云，冷气在胃中，故令脉不通。下利不见脉，则冷气客于脾胃。今尺中时一小见，为脾虚，肾气所乘。脉再举头者，脾为肾所乘也。若尺中之脉更或减损，为肾气亦衰，脾复胜之，鬼贼相刑，故云难治，是脾胜不应时也。

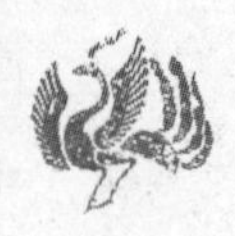

问曰：脉有相乘，有纵有横，有逆有顺，何也？师曰：水行乘火，金行乘木，名曰[①]纵；火行乘水，木行乘金，名曰横；水行乘金，火行乘木，名曰逆；金行乘水，木行乘火，名曰顺也。

注曰：金胜木，水胜火。纵者，言纵任其气，乘其所胜。横者，言其气横逆，反乘所不胜也。纵、横，与恣纵、恣横之义通。水为金子，火为木子，子行乘母，其气逆也，母行乘子，其气顺也。

问曰：脉有残贼，何谓也？师曰：脉有弦、紧、浮、滑、沉、涩，此六者，名曰残贼，能为诸脉作病也。

注曰：为人病者，名曰八邪，风、寒、暑、湿伤于外也，饥、饱、劳、逸伤于内也。经脉者，荣卫也。荣卫者，阴阳也。其为诸经脉作病者，必由风寒暑湿，伤于荣卫，客于阴阳之中。风则脉浮，寒则脉紧，中暑则脉滑，中湿则脉涩，伤于阴则脉沉，伤于阳则脉浮。所以谓之残贼者，伤良曰残，害良曰贼，以能伤害正气也。

问曰：脉有灾怪，何谓也？师曰：假令人病，脉得太阳，与形证相应，因为作汤，比还送汤，如食顷，病人乃大吐，若下利，腹中痛。师曰：我前来不见此证，今乃变异，是名灾怪。又问曰：何缘作此吐利？答曰，或有旧时服药，今乃发作，故名灾怪耳。

注曰：医以脉证与药相对而反变异，为其灾可怪，故

---

① 名曰：原为“所”字，今据《平脉法》改之。

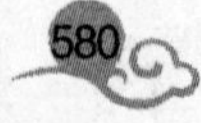

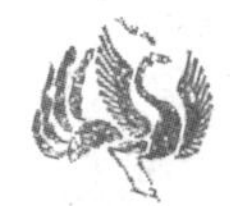

名灾怪。自二菽、六菽已下，至灾怪脉。凡五段，皆诊治之法。

问曰：东方肝脉，其形何似？师曰：肝者，木也，名厥阴。其脉微弦，濡弱而长，是肝脉也。肝病，自得濡弱者，愈也。

注曰：《难经》曰，春脉弦者，肝，东方木也，万物始生，未有枝叶，故脉来濡弱而长，故曰弦，是肝之平脉。肝病得此脉者，为肝气已和也。

假令得纯弦脉者死，何以知之？以其脉如弦直，是肝脏伤，故知死也。

注曰：纯弦者，为如弦直而不软，是中无胃气，为真脏之脉。《内经》曰，死肝脉来急，益劲，如新张弓弦。

南方心脉，其形何似？师曰：心者，火也，名少阴。其脉洪大而长，是心脉也。心病自得洪大者，愈也。

注曰：心旺于夏，夏则阳外胜，气血淖溢，故其脉来洪大而长也。

假令脉来微去大，故名反，病在里也。脉来头小本大者，故名覆，病在表也。上微头小者，则汗出；下微本大者，则为关格不通，不得尿，头无汗者可治，有汗者死。

注曰：心脉来盛去衰为平，来微去大是反本脉。《内经》曰，大则邪至，小则平。微为正气，大为邪气。来以候表，来微则知表和；去以候里，去大则知里病。《内经》

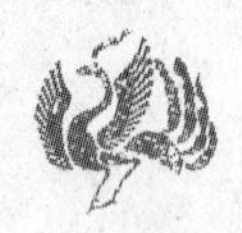

曰，心脉来不盛，去反盛，此为不及，病在中。头小本大者，即前小后大也，小为正气，大为邪气，则邪气先在里，今复还于表，故名曰覆。不云去而止云来者，是知在表。《脉经》曰，在上为表，在下为里。汗者，心之液。上微，为浮之而微，头小，为前小，则表中气虚，故主汗出。下微，为沉之而微，本大，为后大，沉则在里，大则病进。《内经》曰，心为牡脏，小肠为之使，今邪甚下行，格闭小肠，使正气不通，故不得尿，名曰关格。《脉经》曰，阳气上出，汗见于头。今关格正气不通，加之头有汗者，则阳气不得通而上脱也。其无汗者，虽作关格，然阳未衰，而犹可治。

西方肺脉，其形何似？师曰：肺者，金也，名太阴。其脉毛浮也。肺病自得此脉，若得缓迟者皆愈，若得数者则剧，何以知之？数者南方火，火克西方金，法当痈肿，为难治也。

注曰：轻虚浮曰毛，肺之平脉也。缓迟者，脾之脉。脾为肺之母，以子母相生，故云皆愈。数者，心之脉。火克金，为鬼贼相刑，故剧。肺主皮毛，数则为热，热客皮肤，留而不去，则为痈疡。经曰，数脉不时，则生恶疮。自肝脉至，以时应脉法。

问曰：二月得毛浮脉，何以处言至秋当死？师曰：二月之时，脉当濡弱，反得毛浮者，故知至秋死。二月肝用事，肝脉属木，应濡弱，反得毛浮者，是肺脉也，肺属金，金来克木，故知至秋死。他皆仿此。

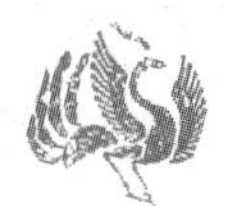

注曰：当春时，反见秋脉，为金气乘木，肺来克肝，夺王脉而见，至秋肺王，肝气则绝，故知至秋死也。自肝脉至，以时应脉法。

师曰：脉肥人责浮，瘦人责沉。肥人当沉，今反浮，瘦人当浮，今反沉，故责之。

注曰：肥人肌肤厚，其脉当沉；瘦人肌肤薄，其脉当浮。今肥人脉反浮，瘦人脉反沉，必有邪气相干，使脉反常，故当责之。

师曰：寸脉下不至关为阳绝，尺脉上不至关为阴绝，此皆不治，决死也。若计其余命，死生之期，期以月节克之也。

注曰：《脉经》曰，阳生于寸，动于尺，阴生于尺，动于寸。寸脉下不至关者则阳绝，不能下应于尺也；尺脉上不至关者则阴绝，不能上应于寸也。《内经》曰，阴阳离决，精气乃绝。此阴阳偏绝，故皆决死。期以月节克之者，谓如阳绝死于春夏，阴绝死于秋冬。

师曰：脉病人不病，名曰行尸，以无王气。卒眩仆不识人者，短命则死。人病脉不病，名曰内虚，以无谷神，虽困无苦。

注曰：脉者，人之根本也。脉病人不病，为根本内绝，形虽且强，卒然气脱，则眩晕僵仆而死，不曰行尸而何？人病脉不病，则根本内固，形虽且羸，止内虚尔。谷神者，谷气也，谷气既足，自然安矣。《内经》曰，形气有余，脉

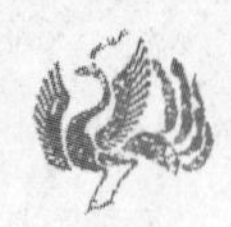

气不足，死；脉气有余，形气不足，生。茯苓甘草汤。

问曰：翕奄沉，名曰滑，何谓也？沉为纯阴，翕为正阳，阴阳和合，故令脉滑，关尽自平。阳明脉微沉，食饮自可。少阴脉微滑，滑者，紧之浮名也，此为阴实。其人必股内汗出，阴下湿也。

注曰：脉来大而盛，聚而沉，谓之翕奄沉，正如转珠之状也。沉为脏气，故曰纯阴。翕为腑气，故曰正阳。滑者，阴阳气不为偏胜也，关尺自平。阳明脉微沉者，当阳部见阴脉，则阴偏胜而阳不足也。阳明胃脉，胃中阴多，故食饮自可。少阴脉微滑者，当阴部见阳脉，则阳偏胜而阴不足也，以阳凑阴分，故曰阴实。股与阴，少阴之部也。今阳热凑阴，必熏发津液，泄达于外，股内汗出，而阴下湿也。许氏沉为纯阴，翕为正阳，阴阳和合，故名滑。古人论滑脉，虽云往来前却，流利宛转替替然，与数相似，仲景三语而足也，三字极难晓也。翕，合也，言张而复合也，故曰正阳，方翕而合，俄降而下，盖谓奄忽之间，仲景论脉可谓谛当矣。

问曰：曾谓人所难，紧脉从何而来？师曰：假令亡汗，若吐，以肺里寒，故令脉紧也。假令咳者，坐饮冷水，故令脉紧也。假令下利，以胃中虚冷，故脉紧也。

注曰：《金匮要略》曰，寒令脉急。经曰，诸紧为寒。

寸口卫气盛，名曰高。

注曰：高者，暴狂而肥。《内经》曰，阴不胜其阳，则

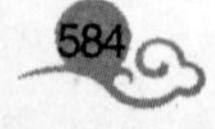

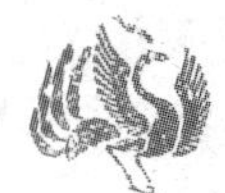

脉流薄疾，并乃强。卫为阳气，卫盛而暴狂者，阴不胜阳也。《针经》曰，卫气者，所以温分肉，充皮毛，肥腠理，司开阖者也。卫气盛为肥者，气盛于外也。

荣气盛，名曰章。

注曰：章者，暴泽而光。荣者，血也，荣华于身者也。荣盛，故身暴光泽也。

高章相抟，名曰纲。

注曰：纲者，身筋急脉直。荣卫俱盛，则筋络满急。

卫气弱，名曰惵。

注曰：惵者，心中气动迫怯。卫出上焦，弱则上虚而心中气动迫怯也。

荣气弱，名曰卑。

注曰：卑者，心中常自羞愧。《针经》曰，血者，神气也。血弱则神弱，故常自羞愧。

惵卑相抟，名曰损。

注曰：损者，五脏六腑之虚惙[1]也。卫以护阳，荣以养阴，荣卫俱虚，则五脏六腑失于滋养，致俱乏气虚惙也。

卫气和，名曰缓。

---

① 惙：音辍，疲乏意。

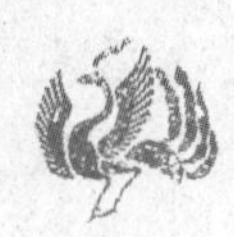

注曰：缓者，四肢不能自收。卫气独和，不与荣气相谐，则荣病。经曰，目受血而能视，足受血而能步，掌受血而能握，指受血而能摄。四肢不收，由荣血病，不能灌养故也。

荣气和，名曰迟。

注曰：迟者，身体重，但欲眠也。荣气独和，不与卫气相谐，则卫病，身体重而眠。欲眠者，卫病而气不敷布也。

丹溪曰：谨按，《脉经》缓脉去来迟，小快于迟[①]，又曰浮大而软。迟脉去来迟，按之尽。牢，《千金翼》以沉伏实大而长微弦为牢，和者相比，附相谐和也。恐缓是不弦不紧，迟是不数不促，皆有雍容气象，土之德也。无偏负，无偏胜，胃气充足，何病可言？里和表和，论言皆无病，正是此意。今注文皆以病言，未审四肢不收，身重欲眠，于论何据？而遂言之论言和，乌有不能相谐之理？又自疑其说之未莹，却以独和为辞。凡物有两方，见和意，若曰独，何以知其不和耶？恐其牵于前篇“阴脉与阳脉同等名曰缓”一句，然此缓字不指脉，盖指病而言，乃阴脉与阳脉同等能为缓纵之病尔。至此又牵与下文“迟缓相抟名曰沉”，沉固系六戕贼之脉，而缓迟则未曾与焉。既又言寸脉缓迟，皆是和悦安强之意，而前篇言趺阳缓迟则胃气如常，下章言脉得缓迟则病当自愈，何此章言缓迟得主许多病耶？若以“迟缓[②]相抟名曰沉”作衍文看，论意自明，然乎？

① 小快于迟：原作“以快为迟”，据《脉经》改之。

② 迟缓：原作”缓迟“，据前后文中改之。

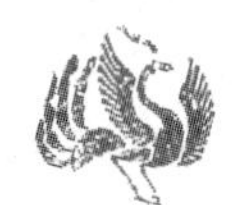

否乎？

迟缓相抟，名曰沉。

注曰：沉者，腰中直，腹内急痛，但欲卧不欲行。荣气独和于内，卫气独和于外。荣卫不相和谐，相抟而为病。腰中直者，卫不利于外也。腹内痛者，荣不利于内也。但欲卧不欲行者，荣卫不营也。

寸口脉缓而迟，缓则阳气长，其色鲜，其颜光，其声商，毛发长。迟则阴气盛，骨髓生，血满，肌肉紧薄鲜硬。阴阳相抱，荣卫俱行，刚柔相抟，名曰强也。

注曰：缓为胃脉，胃合卫气，卫温分肉，充皮毛，肥腠理，司开阖。卫和气舒，则颜色光润，声清毛泽矣。迟为脾脉，脾合荣气，荣养骨髓，实肌肉，濡筋络，利关节。荣和血满，则骨正髓生，肌肉紧硬矣。阴阳调和，二气相抱而不相戾，荣卫流通，刚柔相得，是为强壮。

趺阳脉滑而紧，滑者胃气实，紧者脾气强。持实击强，痛还自伤，以手把刃，坐作疮也。

注曰：趺阳之脉，以候脾胃。滑则谷气实，是为胃实。紧则阴气胜，是为脾强。以脾胃一实一强而相抟击，故令痛也。若一强一弱相抟，则不能作痛。此脾胃两各强实相击，腑脏自伤而痛。譬若以手把刃而成疮，岂非自贻其害乎？

愚按：此则敦阜太过之脉也。

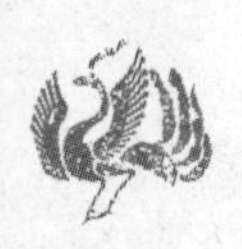

寸口脉浮而大。浮为虚，大为实，在尺为关，在寸为格，关则不得小便，格则吐逆。

注曰：经曰，浮为虚。《内经》曰，大则病进。浮则为正气虚，大则为邪气实。在尺，则邪气关闭下焦，里气不得下通，故不得小便。五苓散。在寸，则邪气格拒上焦，使食不得入，故吐逆。

自脉浮而大，至弱而缓，共六段，以脉知病不同。

丹溪曰：谨按，《难经》云，吸入肾与肝。夫盈天地之间者，一元之气也。气之升者为阳，气之降者为阴。肾，足少阴也；肝，足厥阴也。位居下，主吸与入。其所吸之气，不能达肾至肝而还者，此阴之弱也。浮大之脉属阳，见于寸者，阳气偏盛，阴不得配之也，为格，主吐逆，此无阴则呕。谓见于尺者，阴血不足，阳往乘之也，为关，主不得小便。此东垣滋肾丸之意。趺阳胃脉，气不宣，血不濡，名曰关格，主水谷不化与食不得入，亦阳有余，阴不足，故有升而无降也。何注文不之及，而以邪气关格闭拒为言欤？

趺阳脉伏而涩，伏则吐逆，水谷不化，涩则食不得入，名曰关格。

注曰：伏则胃气伏而不宣，中焦关格，正气壅塞，故吐逆而水谷不化。涩则脾气涩而不布，邪气拒于上焦，故食不得入。有妇人病吐逆，大小便不通，烦乱四逆，渐无脉，一日与大承气汤二盏，至半夜渐得大便，脉渐生，翌日乃安。即此是关格也，宜审之。

脉浮大，浮为风虚，大为气强。风气相抟，必成瘾疹，身体为痒。痒者，名泄风，久久为痂癞。

注曰：痂癞者，眉少发稀，遍身有干疮而腥臭。《内经》曰，脉风成为厉。各半汤。

寸口脉弱而迟，弱者卫气微，迟者荣中寒。荣为血，血寒则发热。卫为气，气微者心内饥，饥而虚满，不能食也。

注曰：卫为阳，荣为阴。弱者，卫气微，阳气不足也。迟者，荣中寒，经中客邪也。荣客寒邪，传而发热也。阳气内微，心内虽饥，饥而虚满不能食也。

趺阳脉大而紧者，当即下利，为难治。

注曰：大为虚，紧为寒。胃中虚寒，当即下利，下利脉当微小，反紧者，邪胜也，故云难治。经曰，下利脉大者，为未止。旋覆代赭汤，生姜泻心汤，以上以脉知病，五苓散。

寸口脉弱而缓，弱者阳气不足，缓者胃气有余，噫而吞酸，食卒不下，气填于膈上也。

注曰：弱者，阳气不足，阳能消谷，阳气不足，则不能消化谷食。缓者，胃气有余，则胃中有未消谷物也，故使噫而吞酸，食卒不下，气填于膈上也。《金匮要略》曰，中焦未和，不能消谷，故令噫。

趺阳脉紧而浮，浮为气，紧为寒。浮为腹满，紧为绞

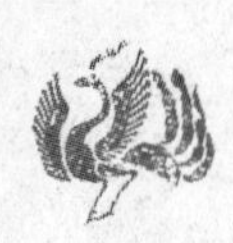

痛。浮紧相抟，肠鸣而转，转即气动，膈气乃下。少阴脉不出，其阴肿大而虚也。

注曰：浮为胃气虚，紧为脾中寒。胃虚则满，脾寒则痛。虚寒相抟，肠鸣而转，转则膈中之气因而下泄也。若少阴脉不出，则虚寒之气至于下焦，结于少阴，而聚于阴器，不得发泄，使阴肿大，脉虚。附子理中汤，附子汤。

寸口脉微而涩，微者，卫气不行，涩者，荣气不足。荣卫不能相将，三焦无所仰，身体痹不仁。荣气不足则烦疼，口难言，卫气虚则恶寒数欠。三焦不归其部。上焦不归者，噫而酢吞；中焦不归者，不能消谷引食；下焦不归者，则遗溲。

注曰：人养三焦者，血也；护三焦者，气也。荣卫俱损，不能相将而行，三焦无所依仰，身体为之顽痹而不仁。《内经》曰，荣气虚则不仁。《针经》曰，卫气不行，则为不仁。荣为血，血不足则烦疼；荣属心，荣弱心虚，则口难言。卫为阳，阳微则恶寒；卫为气，气虚则数欠。三焦因荣卫不足，无所依仰，其气不能归其部。《金匮要略》曰，上焦竭，善噫。上焦受中焦气，中焦未和，不能消谷，故令噫耳。下焦竭，则遗溺失便，以上焦在膈上，物未化之分也。不归者，不至也。上焦之气不至其部，则物未能传化，故噫而酢吞。中焦在胃之中，主腐熟水谷，水谷化则思食。中焦之食不归其部，则水谷不化，故云不能消谷引食。下焦在膀胱上口，主分别清浊。溲，小便也。下焦不归其部，不能约制，故遗溲。三焦病各分其证，自有三法存焉也。

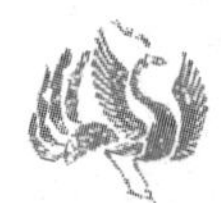

趺阳脉沉而数，沉为实，数消谷，紧者病难治。

注曰：沉为实者，沉主里也。数消谷者，数为热也。紧为肝脉，见于脾部，木来克土，为鬼贼相刑，故云难治。大承气汤。

寸口脉微而涩者，卫气衰。涩者荣气不足。卫气衰，面色黄；荣气不足，面色青。荣为根，卫为叶，荣卫俱微，则根叶枯槁而寒慄咳逆，唾腥，吐涎沫也。

注曰：卫为气，面色黄者，卫气衰也。荣为血，面色青者，荣血衰也。荣行脉中为根，卫行脉外为叶，荣为阴，卫为阳，荣为根，卫为叶，根叶俱微，则阴阳之气内衰，致生寒慄而咳逆，唾腥，吐涎沫也。气血俱虚，津液竭而色枯，此不治也。

趺阳脉浮而芤，浮者，卫气衰，芤者，荣气伤。其身体瘦，肌肉甲错，浮芤相抟，宗气衰微，四属断绝。

注曰：经曰，卫气盛，名曰高。高者，暴狂而肥。荣气盛，名曰章。章者，暴泽而光。其身体瘦而不肥者，卫气衰也；肌肉甲错而不泽者，荣气伤也。宗气者，三焦归气也。四属者，皮肉脂髓也。荣卫衰伤，则宗气亦微，四属失所滋养，致断绝矣。此段极虚矣。

寸口脉微而缓。微者，卫气疏，疏则其肤空。缓者，胃弱不实，则谷消而水化也①。谷入于胃，脉道乃行，而入

① 缓者，胃弱不实，则谷消而水化也：《平脉法》中作“缓者，胃气实，实则谷消而水化也”，当是。

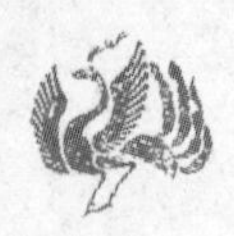

于经。其血乃成。荣盛则其肤必疏。三焦绝经，名曰血崩。

注曰：卫为阳，微为亡阳。脉微者，卫气疏。卫温分肉，肥腠理。卫气既疏，皮肤不得温肥，则空虚也。经曰，缓者胃气有余。有余为实，故云缓者胃气实。《内经》曰，食入于胃，淫精于脉。是谷入于胃，脉道乃行也。《针经》曰，饮而液渗于络，合和于血。是水入于经，其血乃成也。胃中谷消水化，而为血气。今卫疏荣盛，是荣气强而卫气弱也。卫气弱者，外不能固密皮肤，而为之气疏。内则不能卫护其血，而血为之崩。经，常也。三焦者，气之道路。卫气疏，则气不循常度，三焦绝其常度也。此段血崩之由，不可不知荣卫偏胜也。当归四逆汤。此荣盛卫弱，但当温卫。

楠按：论言缓者胃弱不实，而注云缓者胃气有余，有余为实。注又云胃中谷消水化而为血气，今卫疏荣盛，夫胃者，水谷之海，五脏六腑之大源也，既能消谷化水，荣卫皆有所禀受，奚独荣盛而卫疏乎？此二者论注，甚相矛盾，不能不使人无疑矣。

趺阳脉微而紧，紧为寒，微则为虚。微紧相抟，则为短气。

注曰：中虚且寒，气自短矣。

少阴脉弱而涩，弱者微烦，涩者厥逆。

注曰：烦者，热也。少阴脉弱者，阴虚也。阴虚则发热，以阴部见阳脉，非大虚也，故生微烦。厥逆者，四肢冷也。经曰，阴阳不相顺接，便为厥。厥者，手足厥冷是

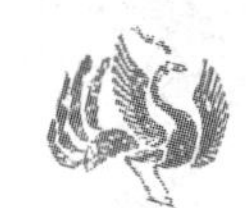

也。少阴脉涩者，阴气涩，不能与阳相顺接，故厥逆也。此段不当作二证。弱者白通汤加猪胆汁汤，涩者加当归四逆汤。

趺阳脉不出，脾不上下，身冷肤硬。

注曰：脾胃为荣卫之根。脾能上下，则水谷磨消，荣卫之气得以行。脾气虚衰，不能上下，则荣卫之气不得通营于外，故趺阳脉不出。身冷者，卫气不温也。肤硬者，荣血不濡也。

少阴脉不至，肾气微，少精血，奔气促迫，上入胸膈。宗气反聚，血结心下，阳气退下，热归阴股，与阴相动，令身不仁。此为尸厥。当刺期门、巨阙。

注曰：尸厥者，为其从厥而生，形无所知，其状若尸，故名尸厥。少阴脉不至，则厥气客于肾而肾气微，少精血。厥气上奔，填塞胸膈，壅遏正气，使宗气反聚而血结心下。《针经》曰，五谷入于胃，其糟粕、津液、宗气分为三隧。宗气积于胸中，出于喉咙，以贯心肺而行呼吸。又曰，营气者，泌其津液，注之于脉，化而为血，以营四末。今厥气大甚，宗气反聚而不行，则绝其呼吸。血结心下而不流，则四体不仁。阳气为厥气所壅，不能宣发，退下至阴股间，与阴相动。仁者，柔也，不仁者，言不柔和也，或寒热痛痒俱不觉知者也。阳气外不为使，内不得通，荣卫俱不能行，身体不仁，状若尸也。《内经》曰，厥气上行，满脉去形。刺期门者，以通心下结血；刺巨阙者，以行胸中宗气。血气流通，厥气退则苏矣。

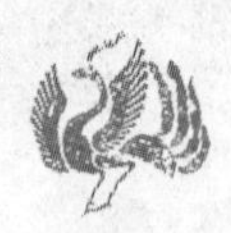

寸口脉微，尺脉紧，其人虚损，多汗，知阴常在，绝不见阳也。

注曰：寸微为亡阳，尺紧为阴胜。阳微阴胜，故云虚损。又加之多汗，则愈损阳气，是阴常在，而绝不见阳也。

寸口诸微亡阳，诸濡亡血，诸弱发热，诸紧为寒，诸乘寒者则为厥。郁冒不仁，以胃无谷气，脾涩不通，口急不能言，战而慄也。

注曰：卫，阳也，微为卫气微，故云亡阳。荣，血也，濡为荣气弱，故云亡血。弱为阴虚，虚则发热。紧为阴胜，故为寒。诸乘寒者，则阴阳俱虚，而为寒邪乘之也。寒乘气虚，抑伏阳气，不得宣发，遂成厥也。郁冒，为昏冒不知人也。不仁，为强直，而口急不能言。战者，寒在表也；慄者，寒在里也。

问曰：濡弱何以反适十一头？师曰：五脏六腑相乘，故令十一。

注曰：濡弱者，气血也，往反有十一头。头者，五脏六腑共有十一也。

问曰：何以知乘腑，何以知乘脏？师曰：诸阳浮数为乘腑，诸阴迟涩为乘脏也。

注曰：腑，阳也，阳脉见者为乘腑也。脏，阴也，阴脉见者为乘脏也。阳濡而弱，则乘于腑；阴濡而弱，则乘于脏。

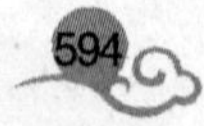

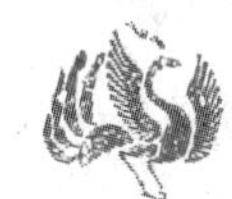

伤寒诸脉一百三十七

【浮】

太阳之为病，脉浮，头项强痛而恶寒。

脉浮者，病在表，可发汗，宜麻黄汤。

若发汗已，身灼热者，名曰风温。风温为病，脉阴阳俱浮，自汗出，身重，多眠睡，鼻息必鼾，语言难出。若被下者，小便不利、直视失溲；若被火者，微发黄色，剧则如惊痫，时瘛疭；若火熏之，一逆尚引日，再逆促命期。

太阳中风，阳浮而阴弱。阳浮者，热自发；阴弱者，汗自出。啬啬恶寒，淅淅恶风，翕翕发热，鼻鸣干呕者，桂枝汤主之。

伤寒脉浮，自汗出，小便数，心烦，微恶寒，脚挛急，反与桂枝汤，欲攻其表，此误也。得之便厥，咽中干，烦躁，吐逆者，作甘草干姜汤与之，以复其阳。若厥愈足温者，更作芍药甘草汤与之，其脚即伸；若胃气不和，谵语者，少与调胃承气汤；若重发汗，复加烧针者，四逆汤主之。

太阳病，十日以去，脉浮细而嗜卧者，外已解也。设

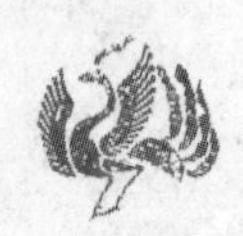

胸满胁痛者，与小柴胡汤；脉但浮者，与麻黄汤。

太阳病，先发汗不解，而复下之，脉浮者不愈。浮为在外，而反下之，故令不愈。今脉浮，故知在外，当须解外则愈，宜桂枝汤主之。

太阳病，发汗后，大汗出，胃中干，烦躁不得眠，欲得饮水者，少少与饮之，令胃气和则愈。若脉浮，小便不利，微热消渴者，五苓散主之。

伤寒脉浮，医以火迫劫之，亡阳，必惊狂，卧起不安者，桂枝去芍药加蜀漆牡蛎龙骨救逆汤主之。

形作伤寒，其脉不弦紧而弱。弱者必渴，被火者必谵语。弱者发热、脉浮，解之当汗出愈。

脉浮，热甚，而反灸之，此为实。实以虚治，因火而动，必咽燥唾血。脉浮，宜以汗解，用火灸之，邪无从出，因火而盛，病从腰以下，必重而痹，名火逆也。

问曰：病有结胸，有脏结，其状何如？答曰，按之痛，寸脉浮、关脉沉，名曰结胸也。何谓脏结？答曰，如结胸状，饮食如故，时时下利，寸脉浮、关脉小细沉紧，名曰脏结，舌上白苔滑者，难治。

太阳病，下之，其脉促，不结胸者，此为欲解也；脉

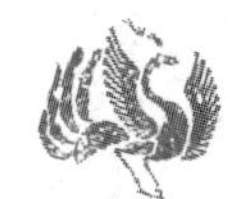

浮者，必结胸也；脉紧者，必咽痛；脉弦者，必两胁拘急；脉细数者，头痛未止；脉沉紧者，必欲呕；脉沉滑者，协热利；脉浮滑者，必下血。

心下痞，按之濡，其脉关上浮者，大黄黄连泻心汤主之。

伤寒脉浮，发热无汗，其表不解者，不可与白虎汤。渴欲饮水，无表证者，白虎加人参汤主之。

阳明病，脉浮而紧者，必潮热，发作有时。但浮者，必盗汗出。

阳明病，脉浮而紧，咽干口苦，腹满而喘，发热汗出，不恶寒反恶热，身重。若发汗则躁，心愦愦反谵语；若加烧针，必怵惕烦躁不得眠；若下之，则胃中空虚，客气动膈，心中懊憹。舌上苔者，栀子豉汤主之。若渴欲饮水，口干舌燥者，白虎加人参汤主之。若脉浮发热，口干欲饮水、小便不利者，猪苓汤主之。若胃中虚冷，不能食者，饮水则哕。脉浮，发热，口干鼻燥，能食者则衄。

阳明中风，脉弦浮大而短气，腹都满，胁下及心痛，久按之气不通，鼻干，不得汗，嗜卧，一身及面目悉黄，小便难，有潮热，时时哕，耳前后肿，刺之小差，外不解，病过十日，脉续浮者，与小柴胡汤。脉但浮，无余证者，与麻黄汤。若不尿，腹满加哕者，不治。

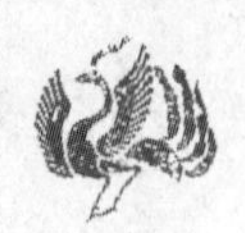

阳明病，脉浮无汗而喘者，发汗则愈，宜麻黄汤。

太阳病，寸缓，关浮，尺弱，其人发热汗出，复恶寒，不呕，但心下痞者，此以医下之也。如其不下者，病人不恶寒而渴者，此转属阳明也。小便数者，大便必硬，不更衣十日，无所苦也。渴欲饮水，少少与之，但以法救之。渴者，宜五苓散。

太阴病，脉浮者，可发汗，宜桂枝汤。

少阴中风，脉阳微阴浮者，为欲愈。

厥阴中风，脉微浮，为欲愈；不浮，为未愈。

伤寒瘥已，后更发热者，小柴胡汤主之。脉浮者，以汗解之。脉沉实者，以下解之。

【浮紧】

桂枝本为解肌，若其人脉浮紧，发热，汗不出者，不可与也。常须识此，勿令误也。

太阳中风，脉浮紧，发热恶寒，身疼痛，不汗出而烦躁者，大青龙汤主之。若脉微弱，汗出恶风者，不可服之，服之则厥逆，筋惕肉瞤，此为逆也。

太阳病，脉浮紧，无汗发热，身疼痛，八九日不解，表证仍在，此当发其汗。服药已微除，其人发烦目瞑，剧

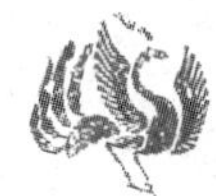

者必衄，衄乃解，所以然者，阳气重故也。麻黄汤主之。

太阳病，脉浮紧，发热，身无汗，自衄者愈。

脉浮紧者，法当身疼痛，宜以汗解之。假令尺中迟者，不可发汗，何以知之然？以荣气不足，血少故也。

伤寒脉浮紧，不发汗因至衄者，麻黄汤主之。

【浮而紧】

伤寒，腹满谵语，寸口脉浮而紧，此肝乘脾也，名曰纵，刺期门。脉浮而紧，而复下之，紧反入里，则作痞。按之自濡，但气痞耳。阳明中风，口苦咽干，腹满微喘，发热恶寒，脉浮而紧。若下之，则腹满小便难也。

阳明病，脉浮紧而紧，必潮热，发作有时，但浮者，必盗汗出。

阳明病，脉浮而紧，咽干口苦，腹满而喘，发热汗出，不恶寒反恶热，身重。若发汗则躁，心愦愦反谵语；若加烧针，必怵惕烦躁不得眠；若下之，则胃中空虚，客气动膈，心中懊侬。舌上苔者，栀子豉汤主之。若渴欲饮水，口干舌燥者，白虎加人参汤主之。若脉浮发热，口干欲饮水、小便不利者，猪苓汤主之。若胃中虚冷，不能食者，饮水则哕。脉浮，发热，口干鼻燥，能食者则衄。

【浮缓】

伤寒脉浮缓，身不疼，但重，乍有轻时，无少阴证者，

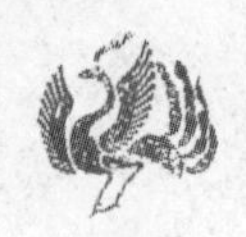

大青龙汤主之。

【浮而缓】

伤寒脉浮而缓，手足自温者，是为系在太阴。太阴者，身当发黄，若小便自利者，不能发黄。至七八日，大便硬者，为阳明病也。

伤寒脉浮而缓，手足自温者，系在太阴。太阴当发身黄；若小便自利者，不能发黄。至七八日，虽暴烦下利，日十余行，必自止。以脾家实，腐秽当去故也。

【浮数】

伤寒发汗解，半日许复烦，脉浮数者，可更发汗，宜桂枝汤主之。

发汗已，脉浮数，烦渴者，五苓散主之。

病人无表里证，发热七八日，虽脉浮数者，可下之。假令已下，脉数不解，合热则消谷善饥，至六七日，不大便者，有瘀血，宜抵当汤。

下利，寸脉反浮数，尺中自涩者，必清脓血。

脉浮数者，法当汗出而愈。若下之，身重心悸者，不可发汗，当自汗出乃解。所以然者，尺中脉微，此里虚。须表里实，津液自和，便自汗出愈。

【浮而数】

脉浮而数者，可发汗，宜麻黄汤。

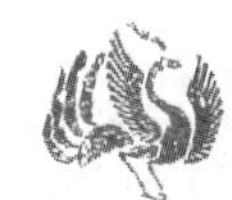

【浮而迟】

脉浮而迟，表热里寒，下利清谷者，四逆汤主之。

【浮滑】

小结胸病，正在心下，按之则痛，脉浮滑者，小陷胸汤主之。

太阳病，下之，其脉促，不结胸者，此为欲解也；脉浮者，必结胸；脉紧者，必咽痛；脉弦者，必两胁拘急；脉细数者，头痛未止；脉沉紧者，必欲呕；脉沉滑者，协热利；脉浮滑者，必下血。

伤寒脉浮滑，此表有热，里有寒，白虎汤主之。

【浮而芤】

脉浮而芤，浮为阳，芤为阴。浮芤相抟，胃气生热，其阳则绝。

【浮大】

结胸证，其脉浮大者，不可下，下之则死。

三阳合病，脉浮大，上关上，但欲眠睡，目合则汗。

【浮弱】

太阳病，外证未解，脉浮弱者，当以汗解，宜桂枝汤。

【浮细】

太阳病，十日以去，脉浮细而嗜卧者，外已解也。设胸满胁痛者，与小柴胡汤；脉但浮者，与麻黄汤。

【浮虚】

病人烦热，汗出则解。又如疟状，日晡所发热者，属

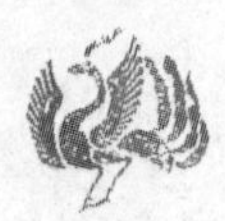

阳明也。脉实者，宜下之；脉浮虚者，宜发汗。下之与大承气汤，发汗宜桂枝汤。

【浮虚而涩】

伤寒八九日，风湿相抟，身体疼烦，不能自转侧，不呕不渴，脉浮虚而涩者，桂枝附子汤主之。

【浮而涩】

趺阳脉浮而涩，浮则胃气强，涩则小便数，浮涩相抟，大便则难，其脾为约，麻仁丸主之。

【浮而动数】

太阳病，脉浮而动数，浮则为风，数则为热，动则为痛，数则为虚，头痛发热，微盗汗出，而反恶寒者，表未解也。医反下之，动数变迟，膈内拒痛，胃中空虚，客气动膈，短气躁烦，心中懊憹，阳气内陷，心下因硬，则为结胸，大陷胸汤主之。若不结胸，但头汗出，余处无汗，剂颈而还，小便不利，身必发黄也。

【沉】

问曰：病有结胸，有脏结，其状何如？答曰，按之痛，寸脉浮，关脉沉，名曰结胸也。何谓脏结？答曰，如结胸状，饮食如故，时时下利，寸脉浮，关脉小细沉紧，名曰脏结，舌上白苔滑者，难治。

伤寒五六日，头汗出，微恶寒，手足冷，心下满，口不欲食，大便硬，脉细者，此为阳微结，必有表，复有里也。脉沉，亦在里也。汗出，为阳微。假令纯阴结，不得复有外证，悉入在里。此为半在里，半在外也。脉虽沉紧，不得为少阴病。所以然者，阴不得有汗，今头汗出，故知

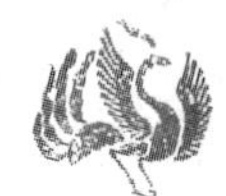

非少阴也，可与小柴胡汤。设不了了者，得屎而解。

【沉紧】

伤寒四五日，脉沉而喘满，沉为在里，而反发其汗，津液越出，大便为难。表虚里实，久则谵语。

少阴病始得之，反发热，脉沉者，麻黄细辛附子汤主之。

少阴病，身体痛，手足寒，骨节痛，脉沉者，附子汤主之。

少阴病，脉沉，急温之，四逆汤。

【沉而紧[①]】

伤寒六七日，结胸热实，脉沉而紧，心下痛，按之石硬者，大陷胸汤主之。

【沉迟】

发汗后，身疼痛，脉沉迟者，桂枝加芍药生姜各一两人参三两新加汤主之。

【沉而迟】

伤寒六七日，大下后，寸脉沉而迟，手足厥逆，下部脉不至，咽喉不利，唾脓血，泄利不止者，为难治，麻黄升麻汤主之。

下利脉沉而迟，其人面少赤，身有微热，下利清谷者，

① 沉而紧：原作“浮而紧”，据后文内容改之。

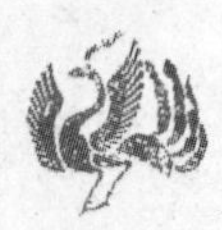

必郁冒汗出而解，病人必微厥，所以然者，其面戴阳，下虚故也。

【沉滑】

太阳病，下之，其脉促，不结胸者，此为欲解也；脉浮者，必结胸也；脉紧者，必咽痛；脉弦者，必两胁拘急；脉细数者，头痛未止；脉沉紧者，必欲呕；脉沉滑者，协热利；脉浮滑者，必下血。

【沉实】

伤寒瘥已，后更发热者，小柴胡汤主之。脉浮者，以汗解之；脉沉实者，以下解之。

【沉弦】

下利，脉沉弦者，下重也；脉大者，为未止；脉微弱数者，为欲自止，虽发热不死。

【沉而细】

太阳病发热，脉沉而细者，名曰痉。

太阳病，关节疼痛而烦，脉沉而细者，此名湿痹。湿痹之候，其人小便不利，大便反快，但当利其小便。

【沉微】

下之后，复发汗，昼日躁烦不得眠，夜而安静，不呕不渴，无表证，脉沉微，身无大热者，干姜附子汤主之。

【沉结】

太阳病，身黄，脉沉结，小腹硬，小便不利者，为无血也。小便自利，其人如狂者，血证谛也，抵当汤主之。

【沉迟】

脉浮紧，法当身疼痛，宜以汗解之。假令尺中迟者，

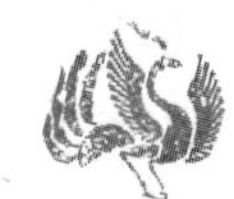

不可发汗，何以知之然？以荣气不足，血少故也。

妇人中风，发热恶寒，经水适来，得之七八日，热除而脉迟。身凉，胸胁下满，如结胸状，谵语者，此为热入血室也，当刺期门，随其实而泻之。

阳明病，脉迟，食难用饱。饱则微烦头眩，必小便难，此欲作谷瘅，虽下之，腹满如故。所以然者，脉迟故也。

阳明病，脉迟，汗出多，微恶寒者，表未解也，可发汗，宜桂枝汤。

【迟浮弱】

服柴胡汤已，渴者，属阳明也，以法治之。得病六七日，脉迟浮弱，恶风，手足温，医二三下之，不能食而胁下满痛，面目及身黄，颈项强，小便难者，与柴胡汤，后必下重。本渴而饮水，呕者，柴胡汤不中与也，食谷者哕。

【数】

病人脉数，数为热，当消谷引食。而反吐者，此以发汗，令阳气微，膈气虚，脉乃数也。数为客热，不能消谷，以胃中虚冷，故吐也。

病人无表里证，发热七八日，虽脉浮数者，可下之。假令已下，脉数不解，合热则消谷善饥，至六七日，不大便者，有瘀血，宜抵当汤。

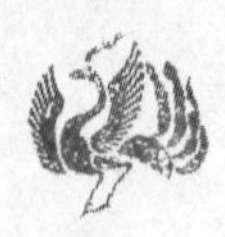

伤寒，始发热六日，厥反九日而利。凡厥利者，当不能食，今反能食者，恐为除中，食以索饼。不发热者，知胃气尚在，必愈。恐暴热来出而复去也。后三四日脉之，其热续在者，期之旦日夜半愈。所以然者，本发热六日，厥反九日，复发热三日，并前六日，亦为九日，与厥相应，故期之旦日夜半愈。后三日脉之，而脉数，其热不罢者，此为热气有余，必发痈脓也。

下利脉数而渴者，今自愈。设不差，必清脓血，以有热故也。

【数急】

伤寒一日，太阳受之，脉若静者，为不传；颇欲吐，若躁烦，脉数急者，为传也。

【弦】

伤寒，阳脉涩，阴脉弦，法当腹中急痛，先与小建中汤。不差者，小柴胡汤主之。

太阳病，下之，其脉促，不结胸者，此为欲解也；脉浮者，必结胸；脉紧者，必咽痛；脉弦者，必两胁拘急；脉细数者，头痛未止；脉沉紧者，必欲呕；脉沉滑者，协热利；脉浮滑者，必下血。

伤寒若吐、若下后不解，不大便五六日，上至十余日，日晡所发潮热，不恶寒，独语如见鬼状；若剧者，发则不识人，循衣摸床，惕而不安，微喘直视，脉弦者生，涩者死。微者，但发热谵语者，大承气汤主之。若一服利，则止后服。

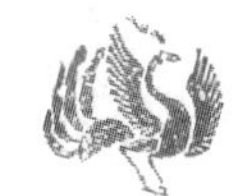

【弦迟】

少阴病，饮食入口则吐，心中温温欲吐，复不能吐。始得时，手足寒，脉弦迟者，此胸中实，不当下也，当吐之。若膈上有寒饮，干呕者，不可吐也，急温之，宜四逆汤。

【弦浮大】

阳明中风，脉弦浮大，而短气，腹都满，胁下及心痛，久按之气不通，鼻干，不得汗，嗜卧，一身及面目悉黄，小便难，有潮热，时时哕，耳前后肿，刺之小差，外不解，病过十日，脉续浮者，与小柴胡汤。脉但浮，无余证者，与麻黄汤。若不尿，腹满加哕者，不治。

【弦细】

伤寒，脉弦细，头痛发热者，属少阳。少阳不可发汗，发汗则谵语。此属胃，胃和则愈，胃不和则烦而悸。

【弦细芤迟】

太阳中暍者，发热恶寒，身重而疼痛，其脉弦细芤迟，小便已，洒洒然毛耸，手足逆冷，小有劳，身即热，口开，前板齿燥。若发汗则恶寒甚，加温针则发甚，数下之则淋甚。

【弦紧而弱】

形作伤寒，其脉不弦紧而弱。弱者必渴，被火者必谵语。弱者发热，脉浮，解之当汗出愈。

【紧】

太阳病，或已发热，或未发热，必恶寒，体痛呕逆，脉阴阳俱紧者，名曰伤寒。

太阳病，下之，其脉促，不结胸者，此为欲解也；脉浮者，必结胸；脉紧者，必咽痛；脉弦者，必两胁拘急；

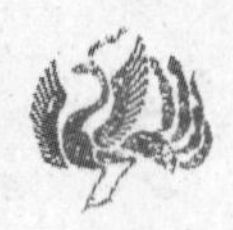

脉细数者，头痛未止；脉沉紧者，必欲呕；脉沉滑者，协热利；脉浮滑者，必下血。

阳明病，欲食，小便反不利，大便自调，其人骨节疼，翕翕如有热状，奄然发狂，濈然汗出而解者，此水不胜谷气，与汗共并，脉紧则愈。

病人脉阴阳俱紧，反汗出者，亡阳也。此属少阴，法当咽痛，复吐利。

少阴病，脉紧，七八日自下利，脉暴微，手足反温，脉紧反去者，为欲解也，倦烦，下利必自愈。

病人手足厥冷，脉乍紧者，邪结在胸中，心中满而烦，饥不能食者，病在胸中，当须吐之，宜瓜蒂汤。

下利脉数，有微热汗出，令自愈。设复紧，为未解。

【微】

太阳病，得之八九日，如疟状，发热恶寒，热多寒少，其人不呕，清便欲自可，一日二三度发。脉微缓者，为欲愈也。脉微而恶寒者，此阴阳俱虚，不可更发汗、更下、更吐也。面色反有热色者，未欲解也，以其不能得小汗出，身必痒，宜桂枝麻黄各半汤。

脉浮数者，法当汗出而愈。若下之，身重，心悸者，不可发汗，当自汗出乃解。所以然者，尺中脉微，此里虚。

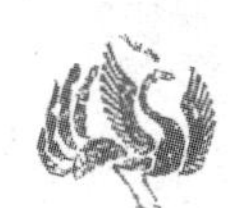

须表里实，津液自和，便自汗出愈。

太阳病未解，脉阴阳俱停，必先振慄，汗出而解；但阳脉微者，先汗出而解；但阴脉微者，下之而解。若欲下之，宜调胃承气汤主之。

伤寒吐、下后发汗，虚烦，脉甚微，八九日心下痞硬，胁下痛，气上冲咽喉，眩目，经脉动惕者，久而成痿。

伤寒若吐、若下后不解，不大便五六日，上至十余日，日晡所发潮热，不恶寒，独语如见鬼状；若剧者，发则不识人，循衣摸床，惕而不安，微喘直视，脉弦者生，涩者死。微者，但发热谵语者，大承气汤主之。若一服利，止后服。

脉阳微而汗出少者，为自和也；汗出多者，为太过。阳脉实，因发其汗出多者，亦为太过。太过为阳绝于里，亡津液，大便因硬也。

太阴中风，四肢烦疼，阳微阴涩而长者，为欲愈。

少阴病脉微，不可发汗，亡阳故也。阳已虚，尺脉弱涩者，复不可下之。

少阴病，下利，脉微者，与白通汤。利不止，厥逆无脉，干呕，烦者，白通加猪胆汁汤主之。服汤，脉暴出者死，微续者生。

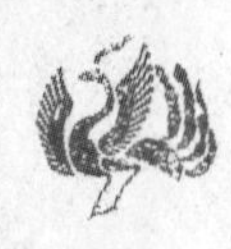

伤寒脉微而厥，至七八日肤冷，其人躁，无暂安时者，此为脏厥，非为蛔厥也。蛔厥者，其人当吐蛔。今病者静，而复时烦，此为脏寒。蛔上入其膈，故烦，须臾复止，得食而呕，又烦者，蛔闻食臭出，其人常自吐蛔。蛔厥者，乌梅丸主之，又主久利方。

伤寒六七日，脉微，手足厥冷，烦躁，灸厥阴。厥不还者，死。

下利后，当便硬，硬则能食者愈。今反不能食，到后经中，颇能食，复过一经能食，过之一日当愈；不愈者，不属阳明也。

吐已下断，汗出而厥，四肢拘急不解，脉微欲绝者，通脉四逆加猪胆汁汤主之。

【微浮】

病如桂枝证，头不痛，项不强，寸脉微浮，胸中痞硬，气上冲咽喉不得息者，此为胸有寒也，当吐之，宜瓜蒂散。

厥阴中风，脉微浮，为欲愈。不浮，为未愈。

【微细】

下之后，复发汗，必振寒，脉微细。所以然者，以内外俱虚故也。

少阴之为病，脉微细，但欲寐也。

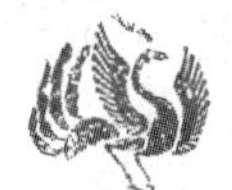

【微细沉】

少阴病，脉微细沉，欲卧，汗出不烦，自欲吐，至五六日自利，复烦躁不得卧寐者，死。

【微弱】

太阳发热恶寒，热多寒少，脉微弱者，此无阳也，不可发汗，宜桂枝二越婢一汤。

太阳中风，脉浮紧，发热恶寒，身疼痛，不汗出而烦躁，大青龙汤。若脉微弱，汗出恶风者，不可服之，服之则厥逆，筋惕肉瞤，此为逆也。

太阳病二三日，不能卧，但欲起，心下必结，脉微弱者，此本有寒分也，反下之，若利止，必作结胸。未止者，四日复下之，此作协热利也。

太阳中暍者，身热疼重而脉微弱，此亦夏月伤冷水，水行皮中所致也。

【微数】

微数之脉，慎不可灸。因火为邪，则为烦逆，追虚逐实，血散脉中，火气虽微，内攻有力，焦骨伤筋，血难复也。

【微弱数】

下利，脉沉弦者，下重也；脉大者，为未止；脉微弱数者，为欲自止，虽发热不死。

【微缓】

太阳病，得之八九日，如疟状，发热恶寒，热多寒少，

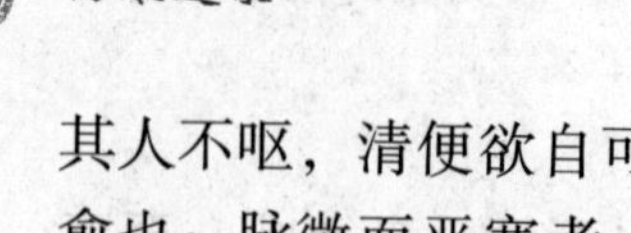

其人不呕，清便欲自可，一日二三度发。脉微缓者，为欲愈也；脉微而恶寒者，此阴阳俱虚，不可更发汗、更下、更吐也；面色反有热色者，未欲解也，以其不能得小汗出，身必痒，宜桂枝麻黄各半汤。

【微而沉】

太阳病六七日，表证仍在，脉微而沉，反不结胸，其人发狂者，以热在下焦，少腹当硬满，小便自利者，下血乃愈。所以然者，以太阳随经，瘀热在里故也，抵当汤主之。

【微涩】

阳明病，谵语，发潮热，脉滑而疾者，小承气汤主之。因与承气汤一升，腹中转失气者，更服一升；若不转失气者，勿更与之。明日不大便，脉反微涩者，里虚也，为难治，不可更与承气汤也。

少阴病，下利，脉微涩，呕而汗出，必数更衣，反少者，当温其上，灸之。

伤寒，其脉微涩者，本是霍乱，今是伤寒，却四五日，至阴经上，转入阴，必利。本呕下利者，不可治也。欲似大便，而反失气，仍不利者，属阳明也，便必硬，十三日愈，所以然者，经尽故也。

【微厥】

伤寒十三日不解，过经谵语者，以有热也，当以汤下之。若小便利者，大便当硬，而反下利，脉调和者，知医以丸药下之，非其治也。若自下利者，脉当微厥，今反和者，此为内实也，调胃承气汤主之。

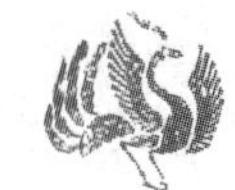

【微而厥】

伤寒脉微而厥，至七八日肤冷，其人躁，无暂安时者，此为脏厥，非为蛔厥也。蛔厥者，其人当吐蛔。今病者静，而复时烦，此为脏寒。蛔上入其膈，故烦，须臾复止，得食而呕，又烦者，蛔闻食臭出，其人常自吐蛔。蛔厥者，乌梅丸主之，又主久利方。

【微欲绝】

少阴病，下利清谷，里寒外热，手足厥逆，脉微欲绝，身反不恶寒，其人面色赤，或腹痛，或干呕，或咽痛，或利止脉不出者，通脉四逆汤主之。

既吐且利，小便复利而大汗出，下利清谷，内寒外热，脉微欲绝者，四逆汤主之。

吐已下断，汗出而厥，四肢拘急不解，脉微欲绝者，通脉四逆加猪胆汁汤主之。

【弱】

太阳中风，阳浮而阴弱。阳浮者，热自发；阴弱者，汗自出。啬啬恶寒，淅淅恶风，翕翕发热，鼻鸣干呕者，桂枝汤主之。

形作伤寒，其脉不弦紧而弱。弱者必渴，被火必谵语，弱者发热，脉浮，解之当汗出愈。

太阳病，寸缓，关浮，尺弱，其人发热汗出，复恶寒，不呕，但心下痞者，此以医下之也。如其不下者，病人不恶寒而渴者，此转属阳明也。小便数者，大便必硬，不更衣十日，无所苦也。渴欲饮水，少少与之，但以法救之。渴者，宜五苓散。

得病二三日，脉弱，无太阳，柴胡证，烦躁，心下硬，至四五日，虽能食，以小承气汤，少少与，微和之，令小安，至六日，与承气汤一升。若不大便六七日，小便少者，虽不能食，但初头硬，后必溏，未定成硬，攻之必溏。须小便利，屎定硬，乃可攻之，宜大承气汤。

太阳为病，脉弱，其人续自便利，设当行大黄、芍药者，宜减之，以其人胃气弱，易动故也。

下利，有微热而渴，脉弱者，令自愈。

呕而脉弱，小便复利，身有微热，见厥者难治，四逆汤主之。

【弱涩】

少阴病脉微，不可发汗，亡阳故也。阳已虚，尺脉弱涩者，复不可下之。

【滑】

伤寒脉滑而厥者，里有热也，白虎汤主之。

【滑而疾】

阳明病，谵语，发潮热，脉滑而疾者，小承气汤主之。因与承气汤一升，腹中转失气者，更服一升；若不转失气，勿更与之。明日不大便，脉反微涩者，里虚也，为难治，

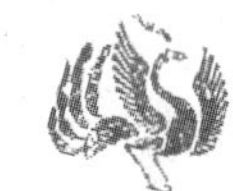

不可更与承气汤也。

【滑而数】

阳明、少阳合病，必下利，其脉不负者，顺也。负者，失也，互相克贼，名为负也。脉滑而数者，有宿食也，当下之，宜大承气汤。

【实】

病人烦热，汗出则解。又如疟状，日晡所发热者，属阳明也。脉实者，宜下之；脉浮虚者，宜发汗。下之与大承气汤，发汗宜桂枝汤。

脉阳微而汗出少者，为自和也；汗出多者，为太过。阳脉实，因发其汗出多者，亦为太过。太过为阳绝于里，亡津液，大便因硬也。

伤寒下利，日十余行，脉反实者，死。

【洪大】

服桂枝汤，大汗出，脉洪大者，与桂枝汤，如前法。若形如疟，一日再发者，汗出必解，宜桂枝二麻黄一汤。

服桂枝汤，大汗出后，大烦渴不解，脉洪大者，白虎加人参汤主之。

【缓】

太阳病，发热汗出，恶风脉缓，名为中风。

太阳病，寸缓，关浮，尺弱，其人发热汗出，复恶寒，不呕，但心下痞者，此以医下之也。如其不下者，病人不

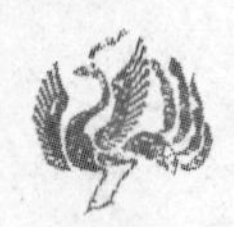

恶寒而渴者，此转属阳明也。小便数者，大便必硬，不更衣十日，无所苦也。渴欲饮水，少少与之，但以法救之。渴者，宜五苓散。

【涩脉[①]】

二阳并病，太阳初得病时，发其汗，汗先出不彻，因转属阳明，续自微汗出，不恶寒。若太阳病证不罢，不可下，下之为逆，如此可小发汗。设面色缘缘正赤者，阳气怫郁不得越，当汗不汗，其人躁烦，不知痛处，乍在腹中，乍在四肢，按之不可得，其人短气但坐，以汗出不彻故也，更发汗则愈。何以知汗出不彻？以脉涩故知也。

伤寒若吐若下后不解，不大便五六日，上至十余日，日晡所发潮热，不恶寒，独语如见鬼状；若剧者，发则不识人，循衣摸床，惕而不安，微喘直视，脉弦者生，涩者死。微者，但发热谵语者，大承气汤主之。若一服利，则止后服。

下利，寸脉反浮数，尺中自涩者，必清脓血。

【涩脉】

伤寒，阳脉涩，阴脉弦，法当腹中急痛者，先与小建中汤。不差者，小柴胡汤主之。

【涩而长】

太阴中风，四肢烦疼，阳微阴涩而长者，为欲愈。

【大脉】

伤寒三日，阳明脉大。

---

① 涩脉：原为“濇脉”，与后文有别。

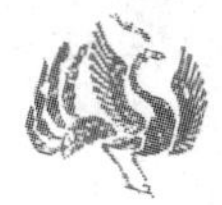

下利，脉沉弦者，下重也；脉大者，为未止；脉微弱数者，为欲自止，虽发热不死。

湿家，病身上疼痛，发热，面黄而喘，头痛鼻塞而烦，其脉大，自能饮食，腹中和无病，病在头中寒湿，故鼻塞，内药鼻中则愈。

【小脉】

伤寒三日，少阳脉小者，欲已也。

【小细沉紧】

问曰：病有结胸，有脏结，其状何如？答曰，按之痛，寸脉浮，关脉沉，名曰结胸也。何谓脏结？答曰，如结胸状，饮食如故，时时下利，寸脉浮，关脉小细沉紧，名曰脏结，舌上白苔滑者，难治也。

【细脉】

伤寒五六日，头汗出，微恶寒，手足冷，心下满，口不欲食，大便硬，脉细者，此为阳微结，必有表，复有里也。脉沉，亦在里也。汗出，为阳微。假令纯阴结，不得复有外证，悉入在里。此为半在里，半在外也。脉虽沉紧，不得为少阴病。所以然者，阴不得有汗，今头汗出，故知非少阴也，可与小柴胡汤。设不了了者，得屎而解。

【细沉数】

少阴脉细沉数，病为在里，不可发汗。

【细数脉】

太阳病，当恶寒发热，今自汗出，反不恶寒发热，关上脉细数者，以医吐之过也。一二日吐之者，腹中饥，口不能食，三四日吐之者，不喜糜粥，欲食冷食，朝食暮吐，

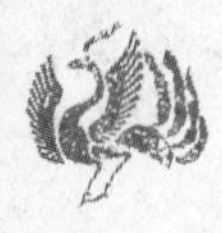

以医吐之所致也，此为小逆。

太阳病，下之，其脉促，不结胸者，此为欲解也；脉浮者，必结胸；脉紧者，必咽痛；脉弦者，必两胁拘急；脉细数者，头痛未止；脉沉紧者，必欲呕；脉沉滑者，协热利；脉浮滑者，必下血。

【细欲绝】

手足厥寒，脉细欲绝者，当归四逆汤主之。

【短脉】

发汗多，若重发汗者，亡其阳，谵语，脉短者，死，脉自和者，不死。

【促脉】

太阳下之后，脉促胸满者，桂枝去芍药汤主之；若微恶寒者，去芍药方中加附子主之。

太阳病，桂枝证，医反下之，利遂不止，脉促者，表未解也。喘而汗出者，葛根黄芩黄连汤主之。

太阳病，下之，其脉促，不结胸者，此为欲解也；脉浮者，必结胸；脉紧者，必咽痛；脉弦者，必两胁拘急；脉细数者，头痛未止；脉沉紧者，必欲呕；脉沉滑者，协热利；脉浮滑者，必下血也。

伤寒脉促，手足厥逆者，可灸之。

【结脉、代脉】

伤寒脉结代，心动悸，炙甘草汤主之。

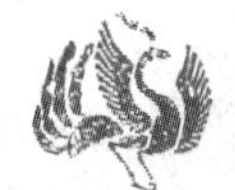

【虚脉】

伤寒五六日，不结胸，腹濡，脉虚，复厥者，不可下；此为亡血，下之死。

【急紧】

衄家，不可发汗，汗出必额上陷，脉急紧，直视不能眴，不得眠。

【阴阳俱停】

太阳病未解，脉阴阳俱停，必先振慄，汗出而解；但阳脉微者，先汗出而解；但阴脉微者，下之而后解。若欲下之，宜调胃承气汤主之。

【和脉】

伤寒十三日不解，过经谵语者，以有热也，当以汤下之。若小便利者，大便当硬，而反下利，脉调和者，知医以丸药下之，非其治也。若自下利者，脉当微厥，今反和者，此为内实也，调胃承气汤主之。

发汗多，若重发汗者，亡其阳，谵语，脉短者，死；脉自和者，不死。

【平脉】

吐、利、发汗，脉平，小烦者，以新虚不胜谷气故也。

【静脉】

伤寒一日，太阳受之，脉若静者，为不传；颇欲吐，若躁烦，脉数急者，为传也。

【绝脉】

下利后，脉绝，手足厥冷，晬时脉还，手足温者生，脉不还者死。

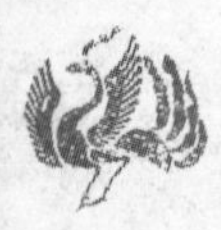

《一提金》脉要一百三十八出陶氏

或曰，三部脉中，有进退，有伏脉，有可解，有不可解，有歇至，有躁乱，何也？曰，脉大者为病进，大则邪气胜而正气无权。何谓伏脉？一手无脉曰单伏，两手无脉曰双伏，若病初起，头痛，发热恶寒而脉伏者，缘阴邪陷于阳中，不得发越，此欲汗而当攻之，使邪气退而正气复，脉自至而病自除。如欲雨，则天郁热，晴霁，天乃凉，可见也。若七八日来，别无刑克证候，或昏冒不知人事，或脉全无者，此欲汗而勿攻之。如六合阴晦，雨后庶物皆苏，换阳之吉兆也。何谓可解、不可解？脉浮缓在表者，以汗解之；脉沉实在里者，以下解之；脉沉迟在里者，以温解之。且夫浮汗沉下，而温固其宜也。然浮宜下，沉宜汗，其故又何耶？曰，浮而下者，因大便难也，设使大便不难，岂敢下乎？沉而汗者，因表有热也，设使身不发热，岂敢汗乎？何谓歇至？如寒邪直中阴经，温之而断续者，为歇至。何谓躁乱？因汗下后，脉当静，今反盛者，曰躁乱，大凶之兆也。经曰，汗出而脉躁盛者死。此之谓也。

附阴脉法一百三十九

夫伤寒直中阴经，真寒证甚重而无脉，或吐泻脱元而无脉。将好酒、姜汁各半盏，与病人服之，其脉来者可治。当察其阴阳，用药不拘脉浮沉大小，但指下出见者生，用

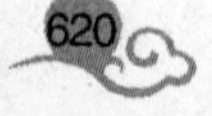

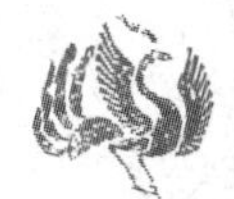

此法脉不至者，必死。又当问病人有何疼痛处，若有痛证，要知痛甚者脉必伏。如无痛证，用此法而脉出者，此为吉兆。尤当问病人，若平素原无正取脉，须用覆手取之脉必见也，此属反关脉。若平素正取有脉，后因病诊之无脉者，亦当覆手取之而脉出者，阴阳错乱也，宜和合阴阳。如覆取、正取俱无脉者，必死矣。

脉法要略一百四十

夫脉乃天真之气，为人命之主，故多从脉而少从症也。若能凭脉辨证施治，则无惑也。且伤寒表证，欲发其汗，脉浮有力者，乃可汗之，若浮而无力，或尺中弱涩细迟者，皆真气内虚，不可汗也，误汗则死。又伤寒里证已具，大便不通而欲下之，切其脉沉实或沉滑有力，乃可下之，若沉细无力，浮而虚者，此皆真气内虚，不可下，下之则死。仲景治少阴病一二日，发热脉沉者，用麻黄附子细辛汤主之，此乃证治脉法之微，故以脉为主。且浮脉者，肉上行也，轻举得之；沉者，肉下也，重而取之；迟者，一息三至；数者，一息六至，此以己之呼吸而取之；滑者，流利如珠；涩者，如刀刮竹，此以指下来往而取之；弦者，状若筝弦带数；紧者，如切绳状而又急；洪者，盛大有余；弱者，迟小而不及；长者，过其本位；短者，不及本位；芤者，旁实中虚；实者，全而壮实；微者，若有若无；缓者，小而迟缓；动者，厥厥动摇，如豆大；细者，细细来如丝线；大者，满指而有力；小者，细小而无力；伏者，附筋贴骨；濡者，指下极软。各宜详辨，仍以浮、中、沉

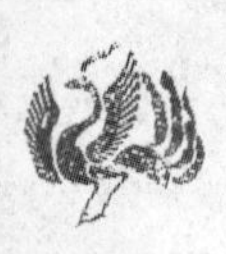

三法参之，庶无误也。

持脉法一百四十一

凡持脉时，必先调平自己气息，正心诚意而诊之，不可思虑别事。男先察左，女先察右。以中指案定掌后高按骨之下，动脉应指，乃关部也。次下前后二指，前指寸口，阳也，后指尺部，阴也，关为阴阳之中，为界限也。若人长臂长，则疏排三指；人短臂短，密排三指。人瘦小则轻手取之，肥大则重手取之。且人之各有素禀不同，如反关脉有三部之后，或臂侧。若过寸口，上至鱼际，是若曰鱼际脉也。又有左大而右小者，有左小而右大者，有贵人两手清微如无脉者，有两手俱洪大者，盖不可一途而取也。

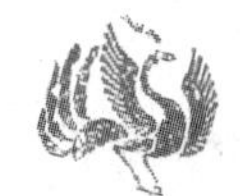

伤寒选录药方卷八

药方加减例

古人云，伤寒有轻重，汤剂不可一例用，明当随证加减。谓如桂枝加桂汤，即本方中加桂若干，减者即去桂若干，余皆仿此。

桂枝汤加黄芩名阳旦汤，太阳中风，发热汗出，鼻鸣干呕

桂枝三两，去皮，味辛热　芍药三两，味苦酸，微寒　甘草二两，炙，味甘平　生姜三两，切，味辛温　大枣十二枚，擘，味甘平

成氏曰，经云桂枝本为解肌，若脉浮紧，发热汗不出者，不可与之，常须识此，勿令误也。盖桂枝汤本专主太阳中风，必也皮肤疏凑，又自汗，风邪干于卫气者，乃可投之也。仲景以解肌为轻，以发汗为重，以发汗吐下后身疼不休者，津液内耗也，虽有表邪而止解肌，故须桂枝汤少和之也。桂味辛热，用以为君，桂犹圭也，宣导诸药为之先聘，是谓辛甘发散为阳之意。盖发散风邪，必以辛为主，《内经》所谓风淫所胜，平以辛，佐以苦[1]，以甘缓

① 佐以苦：原为“佐以辛”，据《素问》改之。

之，以酸收之，是以芍药为臣，而甘草为佐也。《内经》曰，风淫于内，以甘缓之，以辛散之，生姜味辛温，大枣味甘温，是用以为使，而此又不特专于发散，以脾为胃行其津液，姜、枣之用，专行脾之津液而和荣卫者也。麻黄汤不用姜、枣者，谓专于发汗，不待行化，而津液得通矣。

桂枝甘草汤发汗过多，叉手自冒心，心下悸，欲得按

桂枝四两，去皮，味辛热　甘草二两，炙，味甘平

桂枝味辛，走肺而益气，甘草味甘，入脾而缓中。

上二味以水三升，煮取一升，去滓顿服。

发汗后，其人脐下悸者，欲作奔豚，茯苓桂枝甘草大枣汤主之。汗者，心之液。发汗后，脐下悸者，心气虚而肾气发动也。肾之积，名曰奔豚。发则从少腹上至心下，为肾气逆，欲上凌心。今脐下悸，为肾气发动，故云欲作奔豚，与茯苓桂枝甘草大枣汤，以降肾气也。

桂枝葛根汤伤风，项背强，有汗不恶风；柔痓

葛根四两　芍药二两　甘草二两　生姜三两，切　大枣十二枚，擘　桂枝二两，去皮

上七味，以水一斗，先煮麻黄、葛根，减二升，去上沫，内诸药，煮取三升，去滓，温服一升，取微似汗，不须啜粥，余如桂枝汤方。

桂枝石膏汤热病，夏至后同桂枝用

桂枝汤内加石膏一两三钱一字半

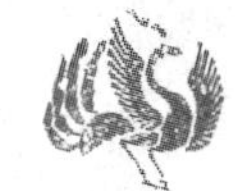

《双钟》桂枝石膏汤

桂枝半两　石膏二两　黄芩半两　甘草半两　栀子四两　升麻　干葛　生姜以上各三分　白药子二分，安常不用

上剉如麻豆大，每服五钱匕，水一盏半煎至八分，温服，食顷再服，若得汗，即停后服也。

桂枝新加汤又名桂枝芍药半夏生姜汤，汗后身痛，脉沉

桂枝汤内加人参一两，芍药、生姜各三钱，加水四升。

桂枝附子汤风湿身疼，脉浮虚涩，漏风

桂枝四两，去皮，味辛热　附子三枚，炮，去皮，破八片，辛热　生姜三两，切，辛温　甘草二两，炙，味甘温　大枣十二枚，擘，味甘温

风在表者，散以桂枝、甘草之辛甘温；在经者，逐以附子之辛热。姜、枣辛甘，行荣卫通津液，以和表也。

上五味，以水六升，煮取二升，去滓，分温三服。

桂枝大黄汤关脉沉实，按之痛，大便秘

桂枝三两，去皮　大黄一两　芍药六两　生姜三两，切　甘草二两，炙　大枣十二枚，擘

上六味，以水七升，煮取三升，去滓温服一升，日三服。

桂枝人参汤太阳下之早，协热利不止，心下痞，表里不解

桂枝四两，去皮，味辛热　甘草四两，炙，味甘平　白术三两，味甘平　人参三两，味甘温　干姜三两，味辛热

表未解者，辛以散之；里不足者，甘以缓之。此以里

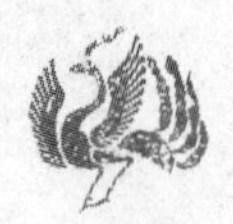

气大虚，表里不解，故加桂枝、甘草于理中汤也。

上五味，以水九升，先煮四味，取五升，内桂枝，更煮取三升，温服一升，日再夜一服。

桂枝瓜蒌干葛汤柔痓

桂枝　芍药各三钱　瓜蒌根　甘草各二钱

水二盏，生姜七片，枣一枚，煎至八分，去滓服。

桂枝芍药汤即建中汤，脉浮，腹痛

桂枝加芍药方于桂枝汤内更加芍药三两，通前共六两，余依桂枝汤法

桂枝二越婢一汤太阳发热恶寒，脉微弱

桂枝去皮　芍药　甘草各十八铢　生姜一两三钱　大枣四枚，擘　麻黄十八铢，去节　石膏二十四铢，碎，绵裹

胃为十二经之主，脾治水谷为卑脏，若婢。《内经》曰，脾主为胃行其津液。是汤所以谓之越婢者，以发越脾气，通行津液。外台方一名越脾汤，即此义也。

上七味吹咀，以五升水，煮麻黄一二沸，去上沫，内诸药，煮取二升，去滓，温服一升。本方当裁为越婢汤、桂枝汤，合饮一升，今合为一方，桂枝二越婢一。

桂枝二麻黄一汤服桂枝后形似疟，日再发，得汗必解

桂枝一两十七铢，去皮　芍药一两六铢　麻黄十六铢，去节　生姜一两六铢，切　杏仁十六个，去皮尖　甘草一两二铢，炙　大枣五枚，擘

上七味，以水五升，先煮麻黄一二沸，去上沫，内诸药，煮取二升，去滓，温服一升，日再服。

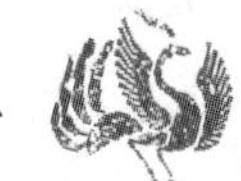

桂枝麻黄各半汤太阳脉浮缓，如疟，无汗身痒

桂枝一两十六铢，去皮　芍药　生姜切　甘草炙　麻黄各一两，去节　大枣四枚，擘　杏仁二十个，汤浸，去皮尖及两仁者

上七味，以水五升，先煮麻黄一二沸，去上沫，内诸药，煮取一升八合，去滓，温服六合。

桂枝加桂汤奔豚冲心

桂枝汤方内更加桂二两，共五两，余前法。

桂枝去芍药加蜀漆龙骨牡蛎救逆汤脉浮，以火劫之，亡阳惊狂，卧起不安

桂枝三两，去皮　甘草二两，炙　生姜三两，切　牡蛎五两，熬，酸咸　龙骨四两　大枣十二枚，擘　蜀漆三两，洗去腥，味辛平

上为末，以水一斗二升，先煮蜀漆减二升，内诸药，煮取三升，去滓，温服一升。

桂枝去芍药加附子汤于桂枝汤方内去芍药，加附子一枚，炮，去皮，破八片，余依前法

附子半个　大枣六枚　桂枝一两半　甘草一两　生姜一两半

上剉如麻豆大，每服五钱，水一盏半煎至八分，去滓，温服。

桂枝甘草龙骨牡蛎汤火逆，下之，因烧针烦躁

桂枝一两　甘草二两　牡蛎二两，煅　龙骨二两

辛甘发散，桂枝、甘草之辛甘也，以发散经中之火邪。

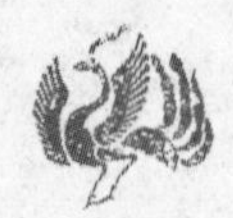

涩可去脱，龙骨、牡蛎之涩，以收至浮越之正气。

上为末，以水五升①，煮取二升半，去滓，温服八合，日三服。

桂枝加知母石膏升麻汤热病，夏至后用

桂枝汤内加知母、石膏各四钱半，升麻三钱。

桂枝加厚朴杏子汤太阳下者，微喘之表未解也

桂枝汤内加杏仁二十一个，厚朴半两，温服，覆取微汗。

桂枝去桂加茯苓白术汤服桂枝，或下后不解，背满②，小便不利

芍药　茯苓　白术各二钱　甘草一钱

水一盏半，生姜三片，枣一枚，煎至八分，去滓服小便利则愈，茯苓利小便。

麻黄汤太阳脉浮，头疼，发热恶寒，身痛，无汗而喘

麻黄三两，味甘温，去节　桂枝二两，去皮，味辛热　甘草一两，炙，味甘平　杏仁七十个，炮，去皮尖，味辛温

上四味，以水九升③，先煮麻黄，减二升，去上沫，内诸药，煮取二升半，去滓，温服八合，覆取微汗，不须啜粥，余如桂枝法。

凡用麻黄去节，先滚醋汤略浸片时，捞起以备后用，

---

① 五升：原文“五”脱，据《伤寒论》补出。
② 背满：《伤寒论》中为“心下满”，恐有误。
③ 九升：原脱“九”字，据《伤寒论》补出。

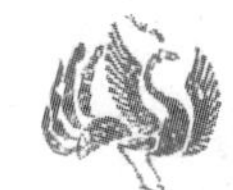

庶免太发。如冬月严寒，腠理经密，当生用。

一用麻黄后，汗出不止者，将病人发披水盆中，足露出外，用炒糯米一升，龙骨、牡蛎、藁本、防风各一两，研为细末，周身扑之，随后秘方用药，免至亡阳而死，此良法也。

吴氏曰，或云发汗必用麻黄，亦有禁用者，何也？凡伤寒发于天令寒冷之时，且其寒邪在表，闭其腠理，身疼拘急，恶寒而无汗者，须用麻黄辛苦之药，而能开发腠理，逐寒邪，汗出而解也。惟夏月炎暑之时，为禁用之药，故宜辛凉之剂以发之，乃葛根、葱白、豆豉之类是也，若麻黄加凉剂在内亦可用，如通解散是也。

成氏曰，本草言轻可去实，即麻黄、葛根之属，实谓寒邪在表，汗不出而腠密，邪气胜而表实，轻剂所以扬之。麻黄味甘苦，用以为君者，以麻黄为轻剂，而专主发散也。风邪在表而肤理疏者，必以桂枝解其肌。今寒邪在经，表实而腠密，非桂枝所能独散，必专麻黄以发汗，而桂枝所以为臣也。《内经》曰，寒淫于内，治以甘热，佐以辛苦者，兹是类欤。《内经》曰，肝苦急，急食甘以缓之。肝者，荣之主也，伤寒荣胜卫固，血脉不流，必用味甘之物以缓之，故以甘草味甘平，杏仁味苦温，为之佐使。且桂枝汤主中风，风则伤卫，风邪并于卫，则卫实而荣弱，仲景所谓汗出恶风者，此为荣弱卫强，故桂枝汤佐以芍药，用和荣也。麻黄汤主伤寒，寒则伤荣，邪并于荣，则荣实而卫虚。《内经》所谓气之所并为血虚，血之所并为气虚者是矣，故麻黄汤佐以杏仁，用利气也。

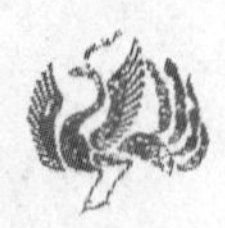

麻黄葛根汤太阳发热，无汗恶寒；刚痉

麻黄　赤芍药各三钱　干葛钱半　豉半合

水二盏，葱白一茎，煎至八分，去滓服。

麻黄升麻汤夫下后，脉沉迟，尺脉不至，咽喉不利，无脓血，厥逆，泄利不止者，为难治

麻黄二两半，去节，甘温　天门冬去心，甘平　当归一两一分，辛温　知母苦寒　升麻一两一分，甘平　葳蕤甘平，各十八铢　石膏碎，绵裹，甘寒　黄芩苦寒　干姜辛热　芍药酸平　白术甘温　桂枝辛热　茯苓甘平　甘草炙，甘温，各六铢

《玉函》曰，大热之气，寒以取之，甚热之气，以汗发之。麻黄、升麻之甘，以发浮热；正气虚者，以辛润之，当归、桂、姜之辛以散寒；上热者，以苦泄之，知母、黄芩之苦，凉心去热；津液少者，以甘润之，茯苓、白术之甘，缓脾生津；肺燥气热，以酸收之，以甘缓之，芍药之酸，以敛逆气，葳蕤、门冬、石膏、甘草之甘，润肺除热。

上十四味，以水一斗，先煮麻黄一两沸，去上沫，内诸药，煮取三升，去滓，分温三服，相去如炊三斗米顷，令尽，汗出愈。

麻黄杏子甘草石膏汤太阳，汗后喘

麻黄四两，去节，味甘温　杏仁五十个，去皮尖，味甘温　甘草二两，炙，味甘平　石膏半斤，碎，绵裹，味甘寒

《内经》曰，肝苦急，急食甘以缓之。风气通于肝，风邪外甚，故以纯甘之剂发之。

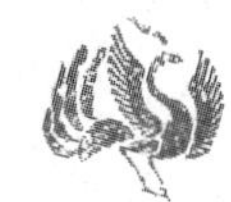

上四味，以水七升，先煮麻黄，减二升，去上沫，内诸药，煮取二升，去滓，温服一升，本云黄耳杯。

麻黄知母石膏汤太阳无汗，夏至后服

麻黄汤内加知母半两，石膏一两。

麻黄连翘赤小豆汤伤寒瘀热在里，身必发黄，中温身痛，身目皆黄

麻黄二两，甘温，去节　赤小豆一升，甘平　连翘二两，连翘根也，苦寒　杏仁四十个，甘温，去皮尖　大枣十二枚，甘温　生梓白皮一升，苦寒

《内经》曰，湿上甚而热，治以苦温[①]，佐以甘平，以汗为故止，此之谓也。又煎用潦水者，亦取其水味薄，则不助湿气。

以上八味，以潦水一斗，先煮麻黄再沸，去上沫，内诸药，煮取三升，分温三服，半日服尽。

麻黄附子细辛汤少阴发热，脉沉，微汗之

麻黄二两，去节，甘热　细辛二两，辛热　附子一枚，炮，去皮，破成片，辛热

《内经》曰，寒淫于内，治以甘热，佐以苦辛润之。麻黄之甘，以解少阴之寒；细辛、附子之辛，以温少阴之经。

上三味，以水一斗，先煮麻黄，减二升，去上沫，内药，煮取三升，去滓，温服一升，日三服。

麻黄甘草附子汤少阴无表里证

麻黄二两，去节　甘草二两，炙　附子一枚，炮，去皮

① 苦温：原为甘温，据《内经》改之。

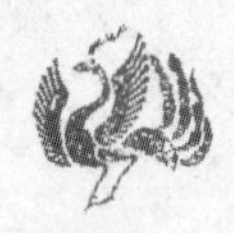

麻黄、甘草之甘以散之表寒，附子之辛以温热气。

上三味，以水七升，先煮麻黄一两沸，去上沫，内诸药，煮取三升，去滓，温服一升，日三服。

麻黄杏仁薏苡甘草汤风湿相持，一身尽痛

麻黄　薏苡仁各半两　甘草二钱半　杏仁十个

水三盏，煎至一盏半，去滓，分二服，避风微汗。

越婢汤风痹脚弱

石膏一两　白术半两　附子半个　麻黄七钱半　甘草二钱

分三服，每用水盏半，生姜三片，枣一枚，煎至八分，去滓服。

茯苓白术汤湿温

茯苓　干姜　甘草　白术　桂各一钱半

水二盏，煎至八分，去滓服。

葛根汤太阳无汗恶风；刚痉；太阳阳明合病

葛根四两　麻黄三两，去节　桂二两，去皮　芍药二两，切

《本草》云，轻可去实，麻黄、葛根之属是也。此以中风表实，故加二物于桂枝汤中也。

上七味㕮咀，以水一斗，先煮麻黄、葛根，减二升，去沫，内诸药，煮取三升，去滓，温服一升，覆取微似汗，不须啜粥，余如桂枝法将息及禁忌。

葛根龙胆汤风温脉浮，身重汗出

石膏一两　葛根二两　生姜　升麻　大青　龙胆草　桂

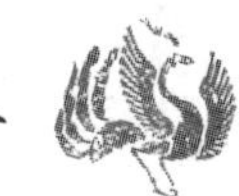

枝　甘草　麻黄　芍药以上各半两　葳蕤一两

上剉如麻豆大，每服五钱，水一盏半，煎至八分，去滓，温服。

葛根解肌汤疫疠春感清；发热而渴，不恶寒

葛根半两　黄芩　芍药各二钱半　麻黄三钱　甘草　桂枝各一钱半

水三盏半，枣三枚，煎至二盏，分二服，如浮脉再服，取汗。

葛根葱白汤已汗未汗，头痛

葛根　芍药　知母各三钱　生姜六钱　葱白一把

水三盏，煎至盏半，分二服。

葛根橘皮汤温毒发斑，心烦呕逆

葛根　橘皮　杏仁　知母　黄芩　麻黄　甘草各一钱

水一盏半，煎至八分，去滓服。

葛根黄芩黄连汤太阳中风，误下之，协热利不止

葛根半斤　甘草二两，炙，味甘平　黄芩二两，味苦寒　黄连三两，味苦寒

《内经》曰，甘发散为阳。表未解者，散以葛根、甘草之甘，苦以坚里气弱，苦坚以黄芩、黄连。

上四味，以水八升，先煮葛根，减二升，内诸药，煮取二升，去滓，分温再服。

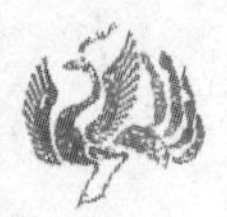

葛根半夏汤太阳阳明合病，不下利，但呕者

葛根二钱　半夏　麻黄各钱半　甘草　桂枝　芍药各一钱

水二盏，生姜五片，枣子一枚，煎至八分，去滓服，取微似汗。

大青龙汤伤寒见风脉，伤风寒脉；太阳无汗，脉浮紧，烦躁，可服之，脉弱无汗不可服

麻黄六两，去节，味甘温　桂枝三两，去皮，味辛热　甘草二两，炙，味甘平　杏仁四十个，去皮尖，味苦甘温　生姜二两，切，味甘辛　大枣十二枚，擘，味甘温　石膏如鸡子大，碎，味甘微寒

论曰，青龙，东方甲乙木神，应春而主肝，专发生之令，为敷荣之主。万物出甲，开则有两歧，肝有两叶以应之。谓之青龙者，以发散荣卫两伤之邪，是应肝木之体耳。桂枝主中风，麻黄汤主伤寒，中风见寒脉，伤寒脉浮缓，为伤寒见风脉，是风寒两伤也。风兼寒，寒兼风，虽欲与桂枝汤解肌以袪风，而不能已其寒，或欲以麻黄汤发汗以散寒，而不能去其风，兹仲景所以特处青龙汤而两解也。麻黄味甘温，桂枝味辛热，寒则伤荣，必以甘缓之，风则伤卫，必以辛散之，此风寒两伤，荣卫俱病，欲以甘辛相合而为发散之剂。表虚肤腠疏，则以桂枝为主，此为表实腠理密者，则以麻黄为主，是先麻黄为君，后桂枝为臣也。甘草味甘平，杏仁味甘苦，苦甘为助，佐麻黄以发表。大枣甘温，生姜味辛温，辛甘相合，佐桂枝以解肌。风阳邪，寒阴邪，风则伤阳，寒则伤阴，荣卫阴阳为风寒两伤，则非轻剂可独除散也，必须轻重之剂以同散之，乃得阴阳之邪俱已，荣卫之气

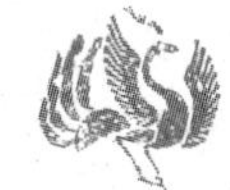

俱和，是以石膏味苦辛微寒，质重而又专达肌表为使也。大青龙，发汗之重剂，用之稍过则有亡阳之失。经曰，若脉微弱，汗出恶风者，不可服，服之则厥逆，筋惕肉瞤，此为逆也。又曰，一服汗者，停后服，若再服，汗多亡阳，遂致恶风烦躁，不得眠也。轻重用，宜详审。吴氏曰，或问大青龙汤，仲景治伤寒，发热恶寒，烦躁者服之可用否？夫伤寒邪气在表，不得汗出，其人烦躁不安，身心无如之奈何，如脉浮紧或浮数者，急用此汤发汗则愈，乃仲景之妙法也，譬若亢热已极，一雨而凉，其理可见也。若不晓此理，见其躁热，投以寒凉之药，其害岂胜言哉。若脉不浮紧而数，无恶风恶寒身疼者，亦不可用之也。如误用之，其害亦复不浅也。所以脉证不明者，多不敢用也，故误人多矣。

大青龙加黄芩汤太阳无汗，恶风，烦躁，夏至后用

本方内加黄芩六钱二字半

小青龙汤太阳表不解[①]，心下有水气，干呕，发热而咳，或噎，或喘

麻黄三两，去节，味甘温　芍药三两，味酸微寒　五味子半升，味酸温　干姜三两，味辛热　甘草二两，炙，味甘平　细辛三两，味辛温　桂枝三两，味辛热，去皮　半夏半升，汤洗，味辛微温

上八味，以水一斗，先煮麻黄，减二升，去上沫，内诸药，煮取三升，去滓，温服一升。

加减法

若微利者，去麻黄，加芫花如鸡子大，熬令赤色。下

① 表不解：原作“表解”，据《伤寒论》改之。

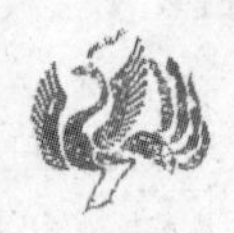

利者不可攻其表，汗出必胀满，麻黄发其阳，水渍入胃，必作利，芫花下十二水，水去利则止。

若渴者，去半夏，加瓜蒌根三两，辛燥而苦润。半夏辛而燥津液，非渴者所宜，故去之。瓜蒌味苦而生津液，故加之。

若噎者，去麻黄，加附子一枚，炮。经曰，水得寒气，冷必相抟，其人即噎，加附子温散水寒。病人有寒，复发汗，胃中冷，必吐蛔，去麻黄，恶发汗。

若小便不利，少腹满，去麻黄，加茯苓四两。水蓄下焦不行，为小便不利，少腹满，麻黄发津液于外，非所宜也，茯苓泻蓄水于下，加所当也。

若喘者，去麻黄，加杏仁半升，去皮尖。《金匮要略》曰，其人形肿，故不内麻黄，内杏子，以麻黄发其阳故也。喘呼形肿，水气标本之疾。

青龙，象甘之两歧，而主两伤之疾。大青龙主荣卫之两伤，此则主表不解，而又加之心下有水气，则非麻黄汤所能解，桂枝汤所能散，乃须小青龙，始可祛除表里之邪气耳。表不解，以麻黄发汗为君，桂、甘草佐麻黄发散为臣，咳逆而喘，肺气逆也，《内经》曰，肺欲收，急食酸以收之，故用芍药酸寒，五味子酸温为佐，以收逆气，心下有水，津液不行，则肾气燥，急食辛以温之，是以干姜、细辛味辛热，半夏味辛温微热为使，以散寒水。逆气收，寒水散，津液通行，汗出而解矣。

心下有水，则所传不一，故又有增损之症。水蓄则津液不行，气燥而渴，去半夏则津液易复，瓜蒌根苦微寒，润枯燥者也，加之则津液通行。水气不行，渍入肠间，如

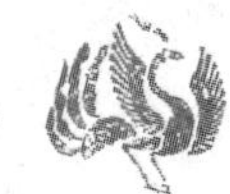

下利者，不可攻表。麻黄专主发散，非下利所宜，故去之。芫花味苦寒，为涌泄之剂，水去则利止，芫花下水，故加之。噎者去麻黄，加附子。经曰，水得寒气必冷，水寒相抟，其人则噎。噎为胃气虚竭，麻黄发汗，非胃虚冷所宜，故去之，附子味辛热，热则温其气，辛则散其寒，故用为佐，以袪散冷寒之其气。凡邪客于体者，在外者可汗之，在内者可下之，在上者可涌之，在下者可渗之。水蓄下焦，小便不利，小腹满，渗泄可也，非发汗所宜，故去麻黄，加茯苓，味甘淡，专行津液。《内经》曰，湿淫于内，以淡渗之是也。若喘者，去麻黄。喘为气逆，麻黄发阳，故去之，杏仁味苦甘温，加之以泄逆气。《金匮要略》曰，其形肿者，不用麻黄，乃用杏子，以麻黄发其阳，故喘逆形肿也。

大柴胡汤内实，大便难，身热，不恶寒及恶热

柴胡半斤，味甘平　黄芩三两，味苦寒　芍药三两，味酸微寒　半夏半斤，洗，味辛温　生姜五两，切，味辛温　枳实四枚，炙，味苦寒　大枣十二枚，擘，甘温　大黄二两，味苦寒

上七味，以水一斗二升，煮取六升，去滓再煎，温服一升，日三服。一方用大黄二两，若不加大黄，恐不为大柴胡汤也。方有峻缓轻重，医当临时斟酌。如大满大实坚，有燥屎者，非快剂则不能泄，是以有大、小承气汤之峻也。如不至大坚满，惟邪热甚而须攻下者，又非承气汤之可投，必也轻缓之剂，乃大柴胡汤，用以逐邪热也。经曰，伤寒发热七八日，虽脉浮数，可下之，宜大柴胡汤。又曰，太阳病，过经十余日，反二三下之，后四五日，柴胡证仍在

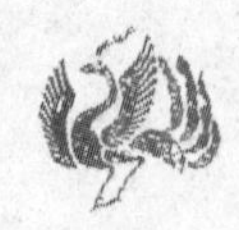

者，先与小柴胡，呕不止，心下急，郁郁微烦者，为未解，可与大柴胡，下之则愈。是知大柴胡为下剂之缓也。伤寒主于可下，则为热有余，应火而归心，苦先入心，折热必以苦为主，故以柴胡苦平微寒为君，黄芩苦寒为臣，《内经》曰，酸苦涌泄为阴，泄实折热，必以酸苦，故以芍药、枳实为佐，逆气者必以辛缓，正气者必以甘，故用半夏、生姜之辛温，大枣之甘温为之使也。一方加大黄，有将军之号，而功专于荡涤，必应以大黄为使也。

附陶氏方

羌活冲和汤

以代桂枝、麻黄、青龙、各半等汤，此太阳经之神药也。治春夏秋非时感冒，暴寒头疼，发热恶寒，脊强无汗，脉浮紧，此足太阳膀胱经受邪，是表证，宜发散，不与冬时正伤寒同治法。此汤非独治三时暴寒，春可治温，夏可治热，秋可治湿，须杂症亦有神也。本方自有加减法备开于后。

羌活　防风　苍术　黄芩　细辛　川芎　白芷　生地黄　甘草①

羌活治太阳肢节痛，君主之药也，然非无为主也，乃拨乱反正之主，故大无不通，小无不入，关节痛非此不能除也　防风治一身尽痛，乃军卒中卑下职也，一听军令而行，随所使引而至　苍术别有雄壮上行之气，能除湿，下安太阴，使邪气不纳转之于足太阴肾　细辛治足少阴肾经苦头痛　川芎治厥阴头痛在

① 细辛……甘草：原脱，据后文补出。

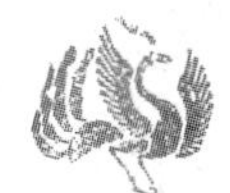

顶　白芷治阳明头痛在额　生地黄治少阴心热在内　黄芩治太阴肺热在胸　甘草能缓里急，调和诸药

不解，宜要服，汗下无行，加大黄，如釜底抽薪之法。

其春夏秋感冒，非时伤寒，亦有头疼，恶寒，身热，脉浮缓，自汗宜实表，本方去苍术，加白术，汗不止加黄芪，即加减冲和汤。再不止，小柴胡加桂枝、芍药一钱，有神。

水二钟，姜三片，枣二枚，煎至一钟，《槌法》加葱白捣汁五匙入药，再煎一二沸，如发汗用热服，止汗用温服。

吴氏曰，或问《伤寒琐言》以冲和汤代麻黄、桂枝、大青龙三方为坦途，神乎哉之语，果是否然。冲和汤乃易老九味羌活汤也，治伤风身疼，发热自汗之药，解利神方也，非正伤寒之药，且内有生地黄、黄芩，里无热者用之何益？且羌活、防风用代麻黄、桂枝，其性远矣。盖发汗必用麻黄，止汗必用桂枝，无汗而烦躁，脉浮者，必用大青龙汗之，此仲景不易之大法，冲和汤岂可代之？此恐非陶公之语，明者正之。

小柴胡汤伤寒四五日，往来寒热，胸满，心烦喜呕，风湿身热；少阳发热

柴胡半斤，味苦微寒　黄芩三两，味苦寒　人参三两，味甘温　甘草三两，味甘平　半夏半斤，洗，味辛温　生姜三两，切，味辛温　大枣十二枚，擘，味甘温

《内经》曰，热淫于内，以苦发之，柴胡、黄芩之苦，以发传邪之热。里不足者，以甘缓之，人参、甘草之甘，以缓中和之气。邪半入里，则里气逆，辛以散之，半夏以除烦呕，邪在半表，则荣卫争之，辛甘解之，姜、枣以和荣卫。

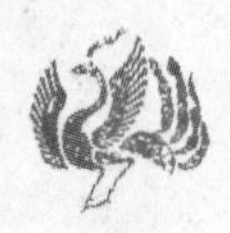

上七味，以水一斗二升，煮取六升，去滓再煎，取三升，温服一升，日三服一言斗者即今一碗，一升一茶盏也。后加减法少阳邪在胸中，用此加减法。

若胸中烦而不呕，去半夏、人参，加栝蒌实一枚。胸中烦而不呕，热聚而气不逆也。甘者令人中满，方热聚，无用人参之补。辛散逆气，既不呕，无用半夏之辛温。热宜寒疗，聚宜苦寒，以泄胸中蕴热。

若渴者，去半夏，加人参，合煎成四两半，栝蒌根四两。半夏燥津液，非渴者所宜。人参甘而润，栝蒌根苦而凉，撤热生津，二物为当。

若腹中痛者，去黄芩，加芍药三两。

若胁下痞硬，去大枣，加牡蛎四两[①]。甘令人中满痞，去大枣之甘，咸以软之，痞硬者，加牡蛎之咸。

若心下悸，小便不利者，去黄芩，加茯苓四两。饮而水蓄不行而悸，小便不利。《内经》曰，肾欲坚，急食苦以坚肾，则水益坚，故去黄芩。淡味渗泄为阳，茯苓甘以泄伏水。

若不渴，外有微热者，去人参，加桂三两，温服取微汗愈。不渴者，里和也，故去人参。外有微热，表未解也，加桂以发汗。

若咳者，去人参、大枣、生姜，加五味子、半夏、干姜二两。咳者，气逆也，甘则壅气，故去人参、大枣。《内经》曰，肺欲收，急食酸以收之，五味子之酸，以收逆气。肺寒则以辛热，故易生姜以干姜之热也。

---

① 若胁下……四两：原脱，据《伤寒论》补出。

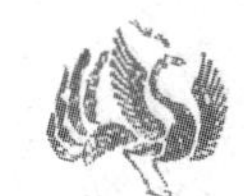

伤寒邪气在表者，必渍形以为汗；邪气在里者，必荡涤以取利；其余不外不内、半表半里，是当和解则可也。小柴胡，和解表里之剂。《内经》曰，热淫于内，以苦发之。邪在半表半里，则半成热矣。热气内传，变不可测，须迎而夺之，必先散热，是以苦寒为主，故以柴胡为君，黄芩为臣，以成撤热发表之剂。邪气传里，则里气不治，故用人参、甘草为主，以扶正气而复之也。邪初入里，气必逆也，是以辛散之物为之助，故用半夏为佐，以顺逆气而散邪也。里气平正，则邪气不得深入，是以三味佐柴胡以和里。《内经》曰，辛甘发散为阳，表邪未已，迤逦内传，既未作实，宜当两解。其在外者，必以辛甘发散，故用生姜、大枣为使，辅柴胡以和表也。七物相合，两解之剂当矣。

邪气自表，未敛为实，乘虚而凑，则所传不一，故有增损以御之。胸中烦而不呕，烦者，热也，呕者，气逆也，烦而不呕，则热聚而气不逆，邪气欲渐成实也。人参甘补，去之使不助热也；半夏辛散，去之以无逆气也；除热必以寒，泄热必以苦，加栝蒌实以通胸中之郁热。若渴者，津液不足，半夏味辛性燥，渗津液物也，去之则津液易生；人参味甘而润，栝蒌根味苦而坚，坚润相合，津液生而渴自已。邪气入里，里气不足，则壅塞而腹中痛，黄芩苦寒而寒中，去之则气易和；芍药酸泄而利中，加之则里气得通而痛自已。《内经》曰，甘者，令人中满。大枣甘温，去之则硬满散；咸以软坚，牡蛎味酸咸寒，加之则痞者消而硬者软。若心下悸，小便不利，水蓄而不行也。《内经》曰，肾欲坚，急食苦以坚之，坚肾则水益坚，黄芩苦寒，去之则蓄水浸行。《内经》曰，淡味渗泄为阳，茯苓甘淡，

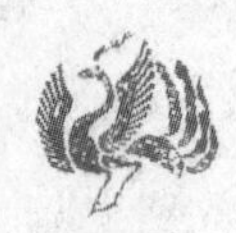

加之则津液通流。若不渴，外有微热，不渴则津液足，去人参，以人参为主内之物也，外有微热，则表证多，加桂枝以取汗，发散表邪也。若咳者，肺气逆也。甘补中，则气愈逆，故去人参、大枣之甘。肺欲收，急食酸以收之，气逆不收，故加五味子之酸。盖咳本于寒，寒气内淫，则散以干姜之辛热。生姜、干姜一物也，生者温，干者热，故以干易生也。张氏曰，或问《伤寒论》中有症同而药异，有药同而症异者，且如小青龙与小柴胡证，皆呕而发热，表里之病，大概仿佛，何故二方用药之不同？予曰，治病之要，当究病源。夫伤寒表不解，里热未甚，而渴欲饮水，不能多，不当与之，以腹中热尚少而不能消，水饮停蓄，故作诸症。然水寒作病，非温热之剂不能解，故用小青龙汤发汗散水。其水气内渍，则所传不以一，故有或为之病因，随症增损，以解化之。缘其理，初无里证，因水寒以致然也。夫小柴胡证系伤寒发热，热邪传里，在乎半表半里之间，热气内甚，故生诸症。缘二证虽曰表里俱病，其中寒热不同，故用药有姜桂、柴芩之异也。

吴氏曰，或问小柴胡汤，近世治伤寒发热，不分阴阳而用之，何也？然柴胡之苦平，乃足少阳经伤寒发热之药，半表半里之热，除往来寒热，小有日晡潮热也，佐以黄芩之苦寒以退热，半夏、生姜之辛以退寒，人参、大枣之甘温以助正气，解渴生津液，则阴阳和而邪气解矣。但太阳经之表热，阳明经之标热，皆不能解也，如用之，岂曰无害？若夫令阳寒面赤、发热脉沉、足冷者服之，立至危殆，可不慎哉。及内虚有寒，大便不实，脉息小弱，及妇人新产发热，皆不可用也。

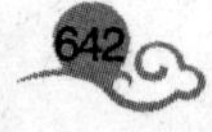

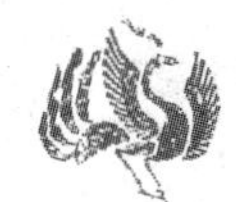

小柴胡加茯苓汤小便难，潮热，腹满

本方内加茯苓一两。

小柴胡加桂汤身热欲近衣，身热不渴

本方内去人参，加桂一两。

柴胡桂枝汤风湿，汗后身热；病而心下妨闷，动气

桂枝去皮　黄芩　人参各一两半　甘草一两，炙　半夏二合半　芍药一两半　大枣六枚，擘　生姜一两半，切　柴胡四两

上九味，以水七升，煮取三升，去滓温服。

柴胡桂枝姜汤往来寒热，胸满，小便不利，呕而不渴

柴胡半斤，苦平　桂枝三两，去皮，味辛热　干姜二两，辛热　黄芩二两，苦寒　栝蒌根四两，苦寒　牡蛎二两，熬，咸寒　甘草一两，炙，味甘平

《内经》曰，热淫于内，以苦寒之，柴胡、黄芩之苦，以解传里之邪；辛甘发散为阳，桂枝、甘草之辛甘，以散在表之邪；咸以软之，牡蛎之咸，以消胸胁之满；辛以润之，干姜之辛，以固阳虚之汗；津液不足而为渴，苦以坚之，栝蒌之苦，以生津液。

上七味，以水一斗二升，煮取六升，去滓再煎，取三升，温服一升，日三服。初服微烦，复服汗出，便愈。

柴胡龙骨牡蛎汤伤寒八九日下之，胸满烦惊，小便不利，谵语，火邪惊狂，亡阳，烦躁，卧起不安，一身尽痛

半夏二合，洗　大枣六枚　柴胡四两　生姜两半　人参一两

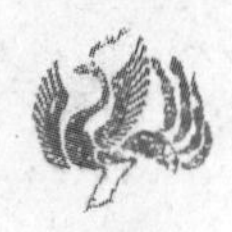

半　龙骨一两半　铅丹一两半　桂枝两半，去皮　茯苓两半　大黄二两　牡蛎一两半，煅

上十一味，以水八升，煮取四升，内大黄切如棋子，更煮一二沸，去滓，温服一升。

败毒散疫疠四时通用；伤风用；夏至后用；风湿身肿体痛，恶风

羌活　独活　前胡　柴胡　芎藭　枳壳　白茯苓　桔梗　人参以上各一两　甘草半两

上为细末，每服二钱，水一盏，入生姜二片，煎至七分，温服，或沸汤点，亦得。治伤寒，温疫，风湿，风眩，拘蜷，风痰，头疼目眩，四肢痛，憎寒壮热，项强睛痛，及老人小儿皆可服。或瘴烟之地，或瘟疫时行，或人多风痰，或处卑湿脚弱，此药不可缺也。日三二服，以知为度，烦热口干加黄芩。

黄芪建中汤伤寒身痛尺脉迟；汗后身痛脉弱

黄芪　桂枝各一钱半　白芍药三钱　甘草一钱

上四味，以水一升，姜五片，枣三枚，煎至八分，去滓，入稠饧一大匙，再煎服。旧有微溏或呕者，不用饧。

小建中汤即桂枝芍药汤；少阳恶寒，手足蜷而温；伤寒三日，心中悸而烦

桂枝三两，去皮，味辛热　甘草二两，炙，味甘平　大枣十二枚，擘，味甘温　芍药六两，味辛微寒　生姜三两，切，味甘平　胶饴一升，味甘温

上六味，以水七升，煮取三升，去滓，内胶饴，更上微火消解，温服一升，日三服。呕家不可用建中汤，以甜故也。

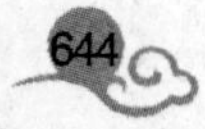

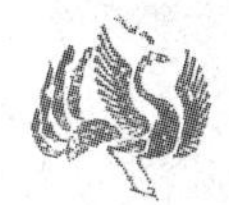

《内经》曰，肝生于左，肺藏于右，心位在上，肾处在下，脾者土也，应中央，居四脏之中，为中州，生育荣卫，通行津液，一有不调，则荣卫失所育，津液失所行，必此汤温健中脏，是以建中名焉。脾欲缓，急食甘以缓之，健脾者必以甘为主，故以胶饴甘温为君，甘草甘平为臣。桂辛热，辛，散也润也，荣卫不足，润而散之。芍药味微寒，酸，收也泄也，津液不逮，收而行之，是以芍药、桂为佐。生姜味辛温，大枣味甘温，胃者，卫之源，脾者，荣之本，《针经》曰，荣出中焦，卫出上焦是矣。卫为阳，不足者益之必以辛；荣为阴，不足补之必以甘。辛甘相合，脾胃健而荣卫通，是以姜。枣为使。或谓桂枝汤解表而芍药数少，建中汤温里而芍药数多，何也？皮肤为近，则制小其服，心腹为远，则制大其服，此所以为不同也。

小续命汤三痉通用

甘草半两　麻黄半两　防风一分半　芍药　白术　人参　川芎　附子　防己　黄芩以上各一分　桂枝半两

上剉如麻豆大，每服五钱，水一盏半，煎至八分，去滓温服。柔痓自汗者，去麻黄。

小续命加姜汁汤脚气寒中三服

煎汤成，去滓，如生姜自然汁一匙，再煎一沸服。

小续命去附子减桂一半加芍药一倍汤

谓如原用芍药一分，今加一倍，足成半两是也热证多者宜用此。

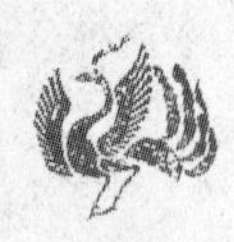

小续命去附子减桂一半脚气暑中三阳，所患必热

本方去附子，减桂一半。

升麻葛根汤无汗恶寒；疫疠通用；发斑；小儿疮疹

升麻　葛根　芍药　甘草等分

每服六钱，水一盏半，煎至八分，去滓服寒多则热服，热多则寒服。

升麻六物汤口疮赤烂

升麻　栀子仁各钱半　大青　杏仁　黄芩各一钱

水一盏半，葱白三茎，煎至八分，去滓温服。

阳毒升麻汤阳毒赤斑，狂言，吐脓血

升麻一分　射干　黄芩　人参　甘草　犀角屑各一分

水三盏，煎至一盏半，去滓服。

大承气汤胃实谵语；五六日不大便，腹痛，烦渴；少阴口燥咽干；日晡发热，脉实

大黄四两，苦寒，酒洗　厚朴半斤，苦温，炙，去皮　枳实五枚，苦寒，炙　芒硝三分，咸寒

《内经》曰，燥淫所胜，以苦下之，大黄、枳实之苦，以润燥除热。又曰，燥淫于内，治以苦温。厚朴之苦，下结燥。又曰，热淫所胜，治以咸寒，芒硝之咸，以攻蕴热。

上四味，以水一斗，先煮二物，取五升，去滓，内大黄，煮取二升，去滓，内芒硝，更上火微一两沸，分温再

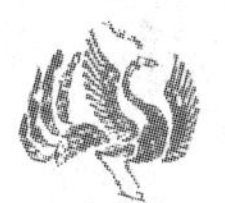

服。得下，余勿服。一用川大黄，须锦者佳，剉成片，用酒拌，燥干以备后用，不伤阴血，如年壮实热者，生用不须制。

承，顺也。伤寒邪入胃者，谓之入腑，腑之为言聚也。胃为水谷之海，荣卫之原。水谷会聚于胃，变化为荣卫。邪气入胃，胃气郁滞，糟粕必结，壅而为实，是正气不得舒顺也。《本草》曰，通可去滞，泄可开闭。塞而不利，闭而不通，以通荡涤，使塞者利而闭者通，正气得以舒顺，故名承气也。王冰曰，宜下必以苦，宜补必以酸。溃坚破结，苦为之主，是以枳实为君。《内经》曰，燥淫于内，治以苦温。泄满除燥，以苦为辅，是以厚朴为臣。《内经》曰，热淫于内，治以咸寒。人伤于寒，则为病热，热气聚于胃，则谓之实。咸寒之物，以消实热，故以芒硝咸寒为佐。《内经》曰，燥淫所胜，以寒苦下之。热气内胜，则津液消而肠胃燥，苦寒之物，以荡涤其燥热，故以大黄苦寒为之使，是以大黄有将军之号也。承气汤，下药也，用之尤宜审。如大满大实，有燥屎，乃可投也。如非大满，则生寒证，而结胸痞气之属，由是而生矣。

小承气汤六七日不大便，腹胀满；阳明无表证，汗后不恶寒，潮热，狂言而喘

大黄四两　厚朴二两，炙，去皮　枳实三枚，大者，炙

大热结实者，与大承气汤，小热微结者，与小承气汤。以热不大甚，故大承气汤去芒硝。又以结不至坚，故不减厚朴、枳实也。

以上三味，以水四升，煮取一升二合，去滓，分温二

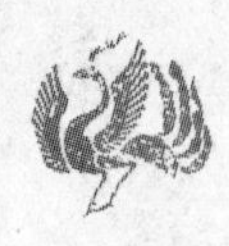

服。初服汤，当更衣。不尔者，尽饮之。若更衣者，勿服之。

吴氏曰，或问承气汤，仲景有大、小、调胃之名，何也？然伤寒邪热传表入里，谓之入腑，腑者聚也，盖邪热与糟粕蕴而为实也，实则潮热，谵语，心中濈濈然汗出者，此燥屎所为也。如人壮，大热大实者，宜大承气汤下之；小热小实者，与小承气汤下之；又热结不致坚满者，故减去厚朴、枳实，加甘草而有和缓之意，故曰调胃承气也。若病大而以小承气汤攻之，则邪气不伏；病小而以大承气汤攻之，则过伤正气耳。不及还可再攻，过则不能复救，可不谨哉。仲景凡欲行大承气汤，先与小承气一盅服之，腹中转失气，乃有燥屎也，可以大承气攻之，若不转失气，慎不可攻之也，攻之则腹胀不能食，而难治也。又曰，服承气汤得利，慎勿再服，此谆谆告诫也。凡用攻法，必须妙算料量，合宜则应手而效，若不料量，孟浪攻之可乎？

调胃承气汤太阳阳明，不恶寒，反恶热，大便秘，谵语，呕逆

大黄四两，去皮，清酒浸　甘草二两，炙，味甘平　芒硝半升，味苦大寒

《内经》曰，热淫于内，治以咸寒，佐以苦甘。芒硝咸寒，以除热，大黄苦寒，以荡实，甘草甘平，助二物推陈而缓中。

上三味㕮咀，以水三升，煮取一升，去滓，内芒硝，更上火微煮令沸，少少温服。

凡用大黄，须锦纹者佳。剉成片，用酒拌匀，焙干以备后用，不伤阴血。如年壮实热者，生用不须制之。

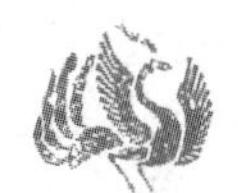

桃仁承气汤外已解，小腹急，大便黑，小便不利，血证也

桃仁五十个，去皮尖，味甘平　桂枝二两，去皮，味辛热　大黄四两　芒硝二两　甘草二两，炙

甘以缓之，辛以散之。少腹急结，缓以桃仁之甘，下焦蓄血，散以桂枝辛热之气，寒以取之。热甚抟血，故加二物[①]于调胃承气汤中也。

上五味，以水七升，煮取二升半，去滓，内芒硝，更上火微沸。下火先食，温服五合，日三服，当微利。

白虎汤汗后脉洪大而渴；虚烦；中暍

知母六两，味苦寒　石膏一斤，碎，味甘寒　甘草二两，甘平　粳米六合，味甘平

上四味，以水一斗，煮米熟，汤成，去滓，温服一升，日三服。

成氏曰，白虎，西方金神也，应秋而归肺。热甚于内者，以寒下之；热甚于外者，以凉解之。其有中外俱热，内不得泄，外不得发，非是汤则不能解。暑暍之气得秋而止，故曰处暑。是汤以白虎名之，谓能止热也。《内经》曰，热淫所胜，佐以苦甘。又曰，热淫于内，以苦发之。欲撤表热，必以苦为主，故以知母苦寒为君。热则伤气，寒以胜之，甘以缓之，热胜其气，必以甘寒为助，是以石膏甘寒为臣。脾苦湿，急食甘以缓之。热气内余，消燥津液，必以甘平之物缓其中，故以甘草、粳米为之使。是太

① 二物：原作“三物”，当指桃仁、桂枝，故改之。

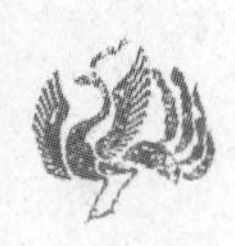

阳中暍，得此汤则顿除，即热见白虎而尽矣。立秋后不可服，白虎为大寒剂，秋时服之，必为哕逆，虚羸者多矣。

张氏曰，或云《活人》谓白虎汤治中暍并汗后一解表药耳，非正伤寒药也，而夏月阴气在内，白虎尤宜戒之之说何知？夫白虎汤具载仲景之书，证治昭然明白，何为言非正伤寒之药也？况《伤寒论》言无表证者，可与白虎汤，今云汗后一解表药耳，于法既无表证，何解之有？又云夏月阴气在内，白虎尤宜戒之，而《明理论》又云立秋后不可服，秋则阴气半矣，而白虎大寒，若不能禁服之，而为哕逆不能食，或虚羸者多矣。夫伤寒之法，有是证则投是药，安可拘于时而为治哉？假如秋冬之间患伤寒，身无表证而大烦渴，于法合用白虎汤，苟拘其时，何以措手？况仲景并无拘时之论，而成公注内亦无此说，然则此言何据也？若以白虎为大寒，其承气又何行于冬令乎？既以夏宜戒，秋后不可行，然则宜乎何时也？虽然经云必先岁气，无伐天和，此言常也。假如贼邪变出，阴阳寒热亦当舍时而从证也，岂可以时令而拘泥哉？

白虎加人参汤 又名化斑汤；赤斑；口燥烦渴；中暍

白虎汤内，加人参六钱二字半。

白虎加苍术汤 湿温；疫疠秋感

白虎汤内，加苍术二两，增水，作四服。

黄芩汤 肠垢协热利；太阳少阳合病下利

黄芩三两，味苦寒　甘草三两，炙，味甘平　芍药三两，味酸平

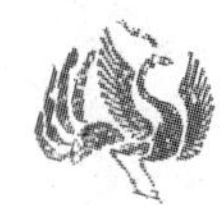

大枣十二枚，擘，味甘温

虚而不实者，苦以坚之，酸以收，黄芩、芍药之苦酸，以坚敛肠胃之气。弱而不足者，甘以补之，甘草、大枣之甘，以补固肠胃之弱。

上四味，以水一斗，煮取三升，去滓，温服一升，日再夜一服。若呕者，加半夏半升，生姜三两。

黄芩芍药汤衄后脉微

黄芩汤内，不用大枣。

黄芩加半夏生姜汤干呕而利

黄芩汤内加半夏八钱一字，生姜半两。

黄连汤腹满痛，大便秘；胸中有热，腹痛欲呕

黄连味苦寒　甘草炙，味甘平　干姜味辛热，炮　桂枝去皮，味辛热，各三两　人参二两，味温　半夏半升，洗，味甘温　大枣十二枚，擘，味甘温

上热者，泄之以苦，黄连之苦以降阳。下寒者，散之以辛，桂、姜、半夏之辛以升阴。脾欲缓，急食甘以缓之，人参、甘草、大枣之甘以益胃。

上七味，以水一斗，煮取六升，去滓，温服一升，日三服，夜二服。

黄连阿胶汤湿毒，下利脓血

黄连四两，甘温　黄芩二两，苦寒　芍药二两，酸平　阿胶三两，甘温　鸡子黄二枚，甘温

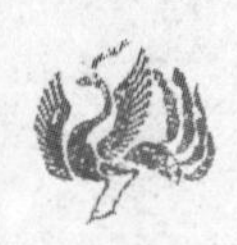

然服鸡黄，其病不愈，区区加当归、人参、白术、茯苓各等分，与前药四味服之立效。阳有余，以苦除之，黄芩、黄连之苦以除热。阴不足，以甘补之，鸡黄、阿胶之甘以补血。酸，收也，泄也，芍药之酸，收阴气而泄邪热。

上五味，以水五升，先煮三物，取二升，去滓，内胶烊尽，小冷，内鸡子黄，搅令相得，温服七合，日三服。

黄连鸡子汤少阳①烦躁不得卧

与黄连阿胶汤同。

黄连橘皮汤温毒发斑；下部生疮

黄连二钱　橘皮　杏仁　枳实各一钱　麻黄　葛根各钱半　厚朴　甘草各一钱

水三盏，煎至一盏半，去滓，分二服。

黄连龙骨汤少阴脉沉，腹痛，咽痛，苦烦，体犹有热

黄连一两　黄芩　芍药各一分　龙骨半两

分三服，每服水一盏半，煎至八分，去滓服。

黄连犀角汤狐惑

犀角一两，如无，升麻代之　黄连半两　乌梅七个　木香一分

水二盏半，煎至一盏半，去滓，分三服。

黄连解毒汤大热干呕，错语呻吟，不得眠

黄连一分　黄芩　黄柏各半两　栀子四个

① 少阳：恐为“少阴”之误。

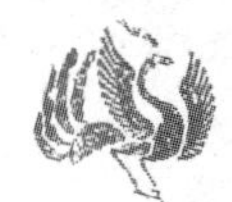

水二盏半，煎至一盏半，去滓，分二服。

酒煮黄连丸暑毒，发热而渴，不恶寒，嗽者

黄连四两，以无灰好酒浸面上，过二寸，重汤煮，干焙

为细末，面糊丸，如梧桐子大，每服五十丸，熟水下。

黄连一物汤

上以黄连一物，浓煮汁服。

蜜渍黄柏汁口疮赤烂

以黄柏去粗皮，蜜渍一宿，旋旋咽汁，或用蜜炙微焦，碾末，用钱半掺口中亦佳。

竹叶汤阳明汗多而渴；衄而渴欲水，水入即吐；瘥后渴

石膏二两八钱一字　麦门冬一两半　人参　甘草各三钱一字　半夏四钱半一字　竹叶二两

水二升半，煮取一升半，内粳米一合，再煮米熟汤成，去滓，入生姜自然汁三匙，再煎一沸服，神效。

竹叶石膏汤与竹叶汤方证同

竹叶二把，辛平　石膏一斤，甘寒　半夏半升，洗，辛温　粳米半升，甘微寒　人参三两，甘温　甘草二两，炙，甘平　麦门冬一升，甘平，去心

辛甘发散而除热，竹叶、石膏、甘草之甘辛，以发散余热。甘缓脾而益气，麦门冬、人参、粳米之甘，以补不足。辛者，散也，气逆者，欲其散，半夏之辛，以散逆气。

上七味，以水一斗，煮取六升，去滓，内粳米，煮米

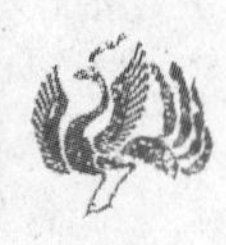

熟汤成，去米，温服一升，日三服粳米病后补剂，发也。

栀子仁汤发狂烦躁，面赤咽痛，潮热

栀子仁　赤芍药　大青　知母各一钱　升麻　黄芩　石膏　杏仁各二钱　柴胡一钱半　甘草半钱　豉一百粒

水三盏，煎至一盏半，去滓，分二服。

栀子豉汤吐下后，心懊憹；大下后，身热不去，心中痛结

栀子十四枚，擘，味苦寒　香豉四合，绵裹，苦寒

上二味，以水四升，先煮栀子，得二升半，内豉，煮取一升半，去滓，分为二服。温进一服，得吐者止后服。

《内经》曰，其高者，因而越之；其下者，引而竭之；满者，泻之于内；其有邪者，渍形以为汗；其在皮者，汗而发之。治伤寒之妙，虽有变通，终不越此数法也。伤寒邪气自表而传里，留于胸中，为邪在高分，则可吐之。所吐之证，亦自不同。如不经汗、下，邪气蕴郁于膈，则谓之实也，应以瓜蒂吐之，瓜蒂散吐胸中之实邪也；若发汗、吐、下后，邪气乘虚留于胸中，则谓之虚烦，应以栀子豉汤吐之，此吐胸中虚烦者也。栀子味苦寒，《内经》曰，酸苦涌泄为阴，涌者，吐也，涌吐虚烦，必以苦为主，是以栀子为君。烦为热胜也，涌热者必以苦，胜热者必寒，香豉苦寒，助栀子以吐虚烦，故以为臣。《内经》曰，气有高下，病有远近，证有中外，治有轻重，适其所以为治，依而行之，所谓良矣证。

栀子柏皮汤湿家发黄；伤寒发黄

栀子十五个，苦寒　甘草一两，甘平　黄柏二两

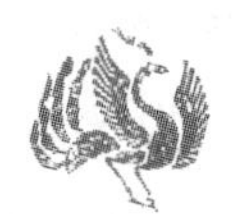

上三味，以水四升，煮取一升半，去滓，分温再服。

栀子厚朴汤太阳下后，腹胀，卧起不安

栀子十四枚，擘，味苦寒　厚朴四两，姜炙，苦温　枳实四枚，水浸，去穰，炒，味苦寒

酸苦涌泄。栀子之苦，以涌虚烦；厚朴、枳实之苦，以泄腹满。

以上三味，以水三升，煮取一升半，去滓，分二服，温进一服，得吐者，止后服。

栀子升麻汤虚烦不止，三月至夏至前，谓之晚发，可服

栀子三个　升麻三钱　柴胡半两　石膏半两　生地黄汁一两六钱

水四盏，煎至二盏半，去滓，分三服。

栀子干姜汤医以丸药下之，身热不去

栀子十四枚，擘，味苦寒　干姜三两，味辛热

苦以涌之，栀子之苦以吐烦。辛以润之，干姜之辛以益气。

上二味，以水三升半，煮取一升半，去滓，分二服，温进一服，得吐者，止后服。

栀子乌梅汤伤寒瘥后，不得眠

栀子　黄芩　甘草各一钱　柴胡二钱　乌梅肉三个

水一盏半，生姜三片，竹叶二七片，豉五十粒，煎至八分。

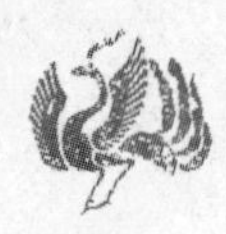

枳壳栀子汤劳复发热

枳壳一枚　肥栀子三枚　豉一两

清浆水二盏半，空煮退八分，内二药，煎取九分，下豉煎，去滓，服复令汗出。

枳壳栀子大黄汤食复发热

于前方内加大黄如博棋子大五六枚，同煎服。

茵陈汤黄疸；头汗出，欲发黄

茵陈半两　大黄三钱　肥栀子三枚半

水三升三合半，先煮茵陈，减一半，内二味，煮取一升，去滓，分三服。小便利出皂角汁，一宿腹减，黄从小便出也。

王冰曰，小热之气，凉以和之，大热之气，寒以取之。发黄者，热之极也，非大寒之剂则不能撤其热。酸苦涌泄为阴，酸以涌之，苦以泄之，故以茵陈蒿酸苦为君。心法南方火而主热，大热之气，必以苦寒胜之，故以栀子为臣。宜补必以酸，宜下必以苦，荡涤邪热，必假将军攻之，故以大黄为佐。虽甚热大毒必祛除，分泄前后，腹得利而解矣。

茵陈五苓散瘦疠，秋感热，发黄疸；头汗出，欲发黄

茵陈蒿末一两　五苓散半两

和均，每服二钱，食前米饮汤调服，或浓煎茵陈汤，调五苓散。

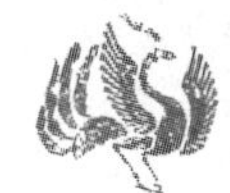

茵陈栀子黄连三物汤大便自利而黄

茵陈蒿三钱　栀子　黄连各二钱

水二盏，煎至八分，去滓服。

知母麻黄汤瘥后昏沉

知母二钱　麻黄　甘草　芍药　黄芩各一钱　桂枝半钱

水三盏，煎至八分，去滓服，取微汗。

知母葛根汤风湿身灼热

知母一钱半　干葛四钱　石膏二钱　甘草　木香　升麻　黄芩　南星　人参　防风　杏仁　川芎　羌活各一钱　葳蕤二钱半　麻黄二钱

每服七钱，水二盏，煎至八分，去滓服。

大陷胸汤大结胸

大黄六两，去皮，苦寒　芒硝一升，咸　甘遂一钱，苦寒

上三味，以水六升，先煮大黄，取二升，去滓，内芒硝，煮一两沸，内甘遂末，温服一升，得快利，止后服。

结胸犹邪在胸中，处身之高分，宜若可吐。然所谓结者，诸阳受气于胸中，邪气与阳气相结，不能分解，气不通，壅于心下，为硬为痛，是邪正固结于胸中，非虚烦膈实之所同，是须攻下可也。低者举之，高者陷之，以平为正。结胸为高邪，陷下以平之，故曰陷胸汤也。陷胸破结，非苦寒直达者不能，是以甘遂为君。《内经》曰，咸味涌泄为阴，又曰，咸以软之。气坚者以咸软，热胜者以寒消之，

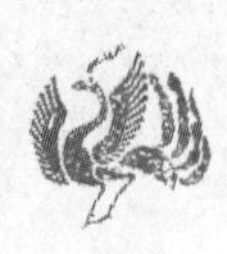

是以芒硝咸寒为臣。荡涤邪寇，除去不平，将军之功也，陷胸涤热，是以大黄苦寒为使。利药之中，此雄剂也。伤寒错恶，结胸为甚，非此不能通利。剂大而数少，取其迅速分解邪结也。

小陷胸汤小结胸

黄连一两，苦寒　半夏半升，洗，辛温　瓜蒌实大者一个，苦寒

上二味，以水六升，先煮栝蒌，取三升，去滓，内诸药，煮取二升，去滓，分温三服。

大陷胸丸结胸，项强如柔痉状，下之则和

大黄半斤，味苦寒　葶苈半升，熬，味苦寒　芒硝半升，味咸寒　杏仁半升，去皮尖，熬黑，味苦甘温

大黄、芒硝之苦咸，所以下热；葶苈、杏仁之苦甘，所以泄满；甘遂取其直达，白蜜取其润利，皆以下泄满实物也。

上四味，捣筛二味，内杏仁、芒硝，合研如脂，和散，取如弹丸一枚；别捣甘遂末一钱匕，白蜜二合，水二升，煮取一升，温顿服之，一宿乃下，如不下更服，取下为效，禁如药法。

抵当汤血结胸，谵语；瘀血，狂言，小腹满，漱水不欲咽

水蛭三十个，味咸苦寒　虻虫三十个，去头足，味苦微寒　桃仁二十个，去皮尖，味苦甘平　大黄三两三，浸，味苦寒

上四味，为末，以水五升，煮取三升，去滓，温服一升，不下再服。

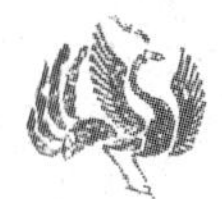

成氏曰，人之所有者，气与血也。气为阳气，留而不行则易散，以阳病易治故也。血为阴血，蓄而不行者则难散，阴病难治故也。血蓄于下，非大毒快剂则不能抵当，故治蓄血曰抵当汤。《内经》曰，咸胜血，血蓄于下，必以咸为主，故以水蛭咸寒为君。苦走血，血结不行，必以苦为助，是以虻虫苦寒为臣。肝者，血之源，血聚则肝气燥，肝苦急，食甘以缓之，散血缓肝，是以桃仁味苦甘平为佐。大黄味苦寒，湿气在下，以苦泄之，血亦湿类也，荡血逐热，是以大黄为使。四物相合，虽苛毒重病亦获全济。

抵当丸当汗失汗，则必发狂瘀血

水蛭二十个，熬，味苦寒　虻虫二十个，去翅足，熬，味苦微寒　桃仁二十五个，去皮尖　大黄三两

上四味，杵，分为四丸，以水一升，煮一丸，取七合，服之。晬时当下血，若不下者更服。

阳旦汤

即桂枝汤加黄芩一两。春末夏至前可服。

阴旦汤身大热，欲近衣，此内寒外热

芍药　甘草各二钱　干姜　桂枝四钱　黄芩各三钱　大枣二枚

水三盏，煎至一盏半，去滓，分二服，取小汗。

四逆汤太阴自利不渴；阴证脉沉身痛

甘草二两，炙，味甘平　干姜一两半，味辛热　附子一枚，生用，去皮，破八片，辛大热

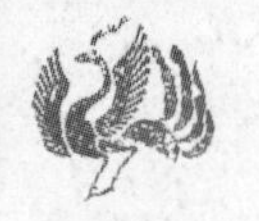

一用附子去皮脐，先将盐水、姜汁各半盏，用砂罐煮七沸，后入甘草、黄连各半两，再加童便半盏，再煮七沸，住火，良久捞起，入磁器盛贮，伏地气一昼夜，取出晒干，以备后用，庶无毒害。顶圆修正，一两一枚者佳，此为良。

上四味㕮咀，以水三升，煮取一升二合，去滓，分温再服，强人可大附子一枚，干姜三两。

成氏曰，四肢者，诸阳之本。阳气不足，阴寒加之，阳气不相顺接，是致手足不温而成四逆。此汤中发阳气，走散阴寒，温经暖肌，故以四逆名也。《内经》曰，寒淫于内，治以甘热。却阴扶阳，必以甘为主，是以甘草为君。《内经》曰，寒淫所胜，平以辛热。逐寒正气，必先辛热，是以干姜为臣。《内经》曰，辛以润之。开发腠理，致津液通气也，暖肌温经，必凭大热，是以附子为使。此奇制之大剂也。四逆属少阴，少阴者，肾也，肾肝位远，非大剂不能达。《内经》曰，远而奇偶，制大其服，此之谓也。

四逆散加五味子干姜汤少阴，四肢厥逆，或泄利而嗽

甘草　枳壳　柴胡　芍药各一两　五味子　干姜各半两

为细末，每服二钱，米饮调下。

茯苓四逆汤汗下后，烦躁不得眠

茯苓六两，味甘平　人参一两，味甘温　附子一枚，生用，去皮，破八片，味辛热　甘草二两，炙，味甘平　干姜一两半，味辛热

四逆汤以补阳，加茯苓、人参以益阴。

上五味，以水五升，煮取三升，去滓，温服七合，日三服。

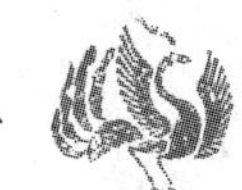

当归四逆加茱萸生姜汤下之厥逆

当归　桂枝　芍药　细辛各一两　通草六钱　甘草六钱二字半　茱萸三钱　生姜六钱

水六盏，煎取三盏，分三服。

四逆散少阴，四逆，或咳，或悸，或小便不利，或腹痛

甘草炙，甘平　柴胡苦寒　芍药酸微寒　枳实破，水渍，炙干，苦寒

《内经》曰，热淫于内，佐以甘苦，以酸收之，以苦发之。枳实、甘草之苦，以泄里热；芍药之酸，以收阴气；柴胡之苦，以发表热。

上四味，各十分，捣筛，白饮和服方寸匕，日三服。

四逆加茯苓散少阴小便不利

四逆散加茯苓半两。

甘草干姜汤少阴小便色白，病形悉具而渴，吐逆动气，下之反剧，身虽有热，反欲蜷

甘草四两，炙，味甘平　干姜二两，炮，味辛热

《内经》曰，辛甘发散为阳。甘草、干姜相合，以复阳气。

上㕮咀，以水三升，煮取一升五合，去滓，分温再服。

甘草附子汤风湿，小便不利，大便反快

甘草二两，炙，味甘平　附子二枚，炮，去皮，破，味辛热　白术二

两，味甘温　桂枝四两，去皮，味辛热

上四味，以水六升，煮取三升，去滓，温服一升，日三服，初服得微汗则解，能食汗出复烦者服五合，恐一升多者，宜服六七合为妙。

凡用附子，去皮脐，先将盐水、姜汁各半盏，用砂锅煮七沸，后用黄连、姜汁各半两，加童便半盏，再煮七沸，住火，良久捞起，入磁器盛贮，伏地气一昼夜，取出晒干，以备后用，庶无毒害。顶圆脐正，一两一枚者佳。

炙甘草汤一名复脉汤；脉结代，心动悸

甘草一两二钱一字　人参六钱一字　生地黄一两半　桂枝　麻子仁　麦门冬各一两　阿胶六钱二字

水、酒合五升，生姜一两，大枣十二枚，清酒二升三合，水二升七合，煮取二升，去滓，内胶烊尽，分三服。

芍药甘草汤自汗出，小便数

白芍药四两，苦酸微寒　甘草四两，炙，甘平

芍药白补而赤泻，白收而赤散也。酸以收之，甘以缓之，酸甘相合，用补阴血。

上二味㕮咀，以水三升，煮取一升半，去滓，分温再服之。

芍药附子甘草汤汗下后恶寒

芍药三两，味酸微寒　甘草三两，炙，味甘平　附子一枚，炮，去皮，破八片，味辛热

芍药之酸收，敛津液而益荣；附子之辛温，固阳气而

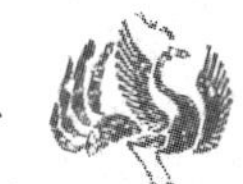

补胃；甘草之甘，调和辛酸而安正气。

以上三味，以水五升，煮取一升五合，去滓，分温服。疑非仲景之意。

阴毒甘草汤阴毒

甘草　升麻　当归　桂枝各一钱　雄黄　蜀椒各一钱半　鳖甲三钱

水二盏，煎至八分，去滓服。如人行五里，更进一服。温服取汗，毒当从汗出，未解再服。

茯苓甘草汤自汗不渴；水气乘心，振寒而慄

茯苓二两，味甘平　桂枝二两，去皮，味辛热　生姜二两，切，味辛温　甘草一两，炙，味甘平

茯苓、甘草之甘，益津液而和卫；桂枝、生姜之辛，助阳气而解表。

水一盏半，煎八分，去滓服。

小半夏茯苓汤水结胸

半夏四钱　赤茯苓三钱

水二盏，煎至八分，去滓，入生姜自然汁半盏，再煎一二沸。

茯苓桂枝甘草大枣汤汗后脐下悸，欲作奔豚

茯苓半斤，味甘平　甘草二两，炙，味甘平　大枣十五枚，擘，味甘平　桂枝四两，去皮

茯苓以伐肾邪，桂枝能泄奔豚，甘草、大枣之甘，滋

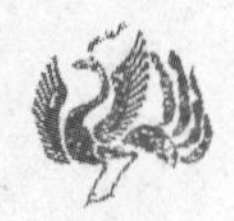

助脾土，以平胃气。煎用甘澜水者，扬之无力，取不助肾气也。

上四味，以甘澜水一斗，先煮茯苓，减二升，内药，煮取三升，去滓，温服一升，日三服。作甘澜水法，取水二斗，置大盆内，以勺扬之，水上有珠子五六千颗相逐，取用之。

茯苓桂枝甘草白术汤

茯苓四两，味甘平　桂枝三两，去皮，味辛热　白术二两，味苦甘温　甘草二两，炙，味甘平

上四味，以水六升，煮取三升，去滓，分温三服。

调中汤疫疠；夏感寒邪，下血

大黄三分　葛根　芍药　黄芩　桔梗　茯苓　藁本　白术　甘草以上各半两

上剉如麻豆大，每服五钱，水一盏半，煎取一盏，移时再服之，得快利，壮热便歇。小儿减与服，安。常云久年肠风下血，亦瘥。

赤茯苓汤厥阴消渴，气上冲；吐下后，身振摇，筋肉惕

赤茯苓　陈皮　人参各二钱　白术　芎藭　半夏各一钱

水二盏，煎至八分，去滓服。

猪苓汤呕渴，心烦不得眠；热在下焦，小便不利

猪苓　茯苓　泽泻　滑石　阿胶各三钱字

水一升二合，先煮四味，取七合，去滓，内阿胶，分三服。

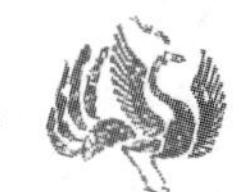

大半夏汤伤寒痰证

半夏　白茯苓　生姜各一分

水二盏，煎至一盏，去滓，临卧时服，只作一服。若有热痰，如甘草，脾胃不和，去甘草，加陈皮。

半夏生姜汤即小半夏汤；咳逆；谷不下而呕吐

半夏一两一分　生姜二两

水三盏，煎至一盏，去滓，分二服。

半夏桂枝甘草汤疫疠，夏感寒，非时暴寒，伏于少阴，脉弱，次必下利，名肾伤寒；咽痛

半夏　桂枝　甘草各一分

水二盏，生姜五片，煎至八分，去滓，旋旋呷之。

生姜汁半夏汤胸中似喘不喘，似呕不呕，彻心愦愦无奈者

半夏半两

水一盏半，生姜自然汁半盏，同煎至七分，去滓，温服。

厚朴半夏甘草人参汤

厚朴四钱　半夏一钱半　甘草一钱　人参半钱

水二盏，生姜五片，煎至八分，去滓服。

甘草泻心汤即半夏泻心汤内减甘草三钱，下之心痞

甘草四两　黄芩三两　干姜三两　半夏半升，洗　黄连一两　大枣十二枚，擘

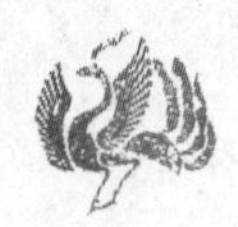

上六味，以水一斗，煮取六升，去滓再煎，取三升，温服一升，日三服。

成氏曰，气结而不散，壅而不通为结胸，陷胸汤为直达之剂。塞而不通，否而不分为痞，泻心汤为分解之剂。泻心者，谓泻心下之邪也。痞与结胸有高下焉，邪结在胸中，故曰陷胸汤，痞者，留邪在心下，故曰泻心汤。《内经》曰，苦先入心，以苦泻之。泻心者，必以苦为主，是以黄连为君，黄芩为臣，以降阳而升阴也。《内经》曰，辛走气，辛以散之，散痞者，必以辛为君，故以半夏、干姜为佐，以分阴而行阳也。阴阳不交曰痞，上下不通曰满，欲通上下、交阴阳，必和其中，所谓中者，脾胃也，脾不足者，以甘补之，故用人参、甘草、大枣为使，以补脾而和中。中气得和，上下得通，阴阳得分，水升火降，则痞消热已，而大汗解矣。

附子泻心汤心下痞，恶寒汗出

大黄二两　黄连　黄芩各一两　附子一枚，炮，去皮，破，别取煮汁

上四味，切二味，以麻沸汤二升，渍之须臾，绞去滓，内附子汁，分温再服。

生姜泻心汤下利，心下痞，腹中雷鸣

生姜四两，切　甘草三两，炙　人参三两　干姜一两　黄芩三两　半夏半升，洗　黄连三两　大枣十二枚，擘

上八味，以水一斗，煮取六升，去滓再煎，取三升，温服一升，日二服。

攻痞益胃，误下汗，损阳气。

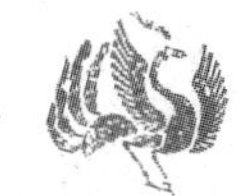

三黄泻心汤心下痞，按之濡，其脉关上浮者，可服，恶寒不可服

于附子泻心汤内去附子。

霹雳散阴盛格阳，身冷脉沉，烦躁不饮水

附子一枚，炮

取出，用冷灰焙之，取半两，入真腊茶一大钱，同研匀，更分二服，每用水一盏，煎至六分，临熟入蜜半匙，候湿，冷服。须烦躁止，得睡，汗出瘥。

附子汤阴证脉沉身痛；少阴背恶寒，口中和

附子二枚，破八片，去皮，辛热　茯苓二两，甘平　人参二两，味甘温　白术四两，味甘温　芍药三两，酸平

辛以散之，附子之辛以散寒；甘以缓之，茯苓、人参、白术之甘以补阳；酸以收之，芍药之酸以扶阴。所以然者，偏阴偏阳则为病，火欲实，水当平之，不欲偏胜也。

水二升六合，煮取一升，去滓，分三服。

术附汤风湿，小便自利；湿温

白术六钱二字半　甘草二两一字　附子　生姜各半两

水二升，枣二枚，煮取一升，去滓，分二服。

羌活附子汤咳逆

羌活　附子　茴香各一钱半　木香一钱　干姜一枣许

上为细末，每二钱，水一盏，盐一捻，煎十数沸，热服。甚者加陈皮、丁香、柿蒂。

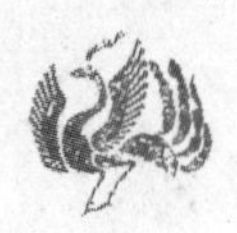

真武汤阴证，脉沉身痛，发汗过多，筋惕肉瞤，少阴腹痛，小便不利

茯苓三两，甘平　生姜三两，味辛温　芍药三两，味酸平　白术二两，味甘温　附子一枚，炮，去皮，破八片，辛热

上五味，以水五升，煮取三升，去滓，温服七合，日三服。

加减法

若咳者，加五味子半升，细辛、干姜各一两。气逆咳者，五味子之酸，以收逆气。水寒相抟则咳，细辛、干姜之辛，以散水寒。

若小便利者，去茯苓。小便利，则无伏水，故去茯苓。

若下利，去芍药，加干姜二两。芍药之酸泄气，干姜之辛散寒。

若呕者，去附子，加生姜。气逆则呕，附子补气，生姜散气。《千金》曰，呕家多服生姜，此为呕家圣药故耳。

成氏曰，真武，北方水神也。水气在心下，外带表而属阳，必应发散，故治以真武汤。青龙汤主太阳病，真武汤主少阴病，少阴肾水也，此汤可以和之。脾恶湿，腹有水气则脾不治，脾欲缓，急食甘以缓之。渗水暖脾，以甘为主，故以茯苓甘平为君，白术甘温为臣。《内经》曰，湿淫所胜，佐以酸辛。除湿正气，是用芍药酸寒，生姜辛温为佐也。《内经》曰，寒淫所胜，平以辛热。温经散湿，是以附子辛热为使也。水气内渍，至于散行不一，故有减加之方焉。咳者，水寒射肺也，肺气逆者，以酸收之，五味子酸而收也，肺恶寒，以辛润之，细辛、干姜辛而润也。若小便利者，去茯苓，茯苓专渗泄也。小便不利者，去芍

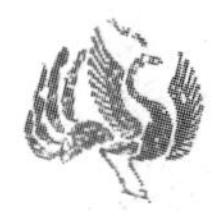

药以酸泄也，加干姜以散寒也。气上逆则呕，附子补气故去之，生姜散气故加之，则气顺呕止矣。

白通汤少阴，下利

葱白四茎　附子一枚　干姜□钱一字半

水一升二合，煮取六合，去滓，分二服。

白通加猪胆汁汤下利厥逆，脉不至

葱白四茎　干姜一两　附子一枚，生，去皮，破八片　人尿五合，咸寒　猪胆汁一合，苦寒

《内经》曰，若调寒热之逆，冷热必行，则热物冷服，下嗌之后，冷体既消，热性便发，由是平气随愈，呕哕皆除，情且不违，而致大益。此和人尿、猪胆汁咸苦寒物于白通汤热剂中，要其气相从，则可以去格拒之寒也。

以上三味，以水三升，煮取一升，去滓，内胆汁、人尿，和令相得，分温再服，若无猪胆亦可用。

张氏曰，或谓白通汤并白通加猪胆汤，及真武汤与通脉四逆汤，皆为少阴下利而设，除用姜、附相同，其余之药俱各殊异，何也？盖病殊则药异。夫少阴下利，寒气已甚，非姜、附则不能治。然下利之理无殊，而兼有之症不一，用药故不同耳，亦各从其宜也。如白通汤用姜、附以散寒止利，加葱白以通调阳气。若利而干呕烦者，寒气太甚，内为格拒，姜、附非烦者之所宜，姜、附必呕而不纳，加人尿、猪胆汁于白通汤中，候温冷而服之，人尿、猪胆汁皆咸苦性寒之物，是以纳而不阻，至其所，则冷体既消，热性便发。真武汤治少阴病，二三日不已，至四五日，腹

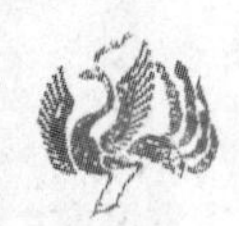

痛，小便不利，四肢沉重疼痛，自下利者，为有水气，故多或为之症。夫水气者，则寒湿也，肾主之。肾病不能制水，水饮停蓄为水气。腹痛，寒湿内甚也；四肢沉重疼痛，寒湿外甚也；小便不利，自下利者，湿甚而水谷不能别也。经曰，脾恶湿。甘先入脾，茯苓、白术之甘，以益脾逐水。寒湿所胜，平以辛热，湿淫所胜，佐以酸辛。附子、芍药、生姜之酸辛，以温经散湿。太阳篇中小青龙汤证亦为有水气，故多或为之症，如真武汤者，不殊此理也。通脉四逆汤治少阴下利清谷，里寒[①]外热，手足厥逆，脉微欲绝者，为里寒，身热恶寒，而面色赤，为外热，此阴甚于内，格阳于外，不相通，与通脉四逆汤以散阴通阳，其或为之症，依法加减而治之。以上四证，俱云下利，而兼有或为之症不一，是以用药大同而小异也。

又曰，或云白通汤用附子，凡四证，惟真武汤一证熟用，余皆生用，何也？凡附子生用则温经散寒，非干姜佐之则不可；炮熟则益阳除湿，用生姜相辅以为宜矣。干姜辛热，故佐生附为用；生姜辛温，少资熟附之功。原佐使之玄，无出此理。然白通等汤以下利为重，其真武汤证以寒湿为先，故用药有轻重之殊耳。盖寒湿风湿，大体颇同，如太阳下篇桂枝附子汤治寒湿相抟，附子亦用炮熟，仍用生姜以佐之，其生熟之用，轻重之分，不过此理也。

干姜附子汤下后复发汗，昼不得眠，无表证，脉微者

干姜一两，味辛热　附子一枚，生用，去皮，破八片，味辛热

---

① 里寒：原脱“寒”字，据后文加入。

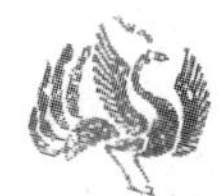

《内经》曰，寒淫所胜，平以辛热。虚寒大甚，是以辛热剂胜之也。

上二味，以水三升，煮取一升，去滓，顿服。

干姜黄芩黄连人参汤伤寒误吐下，寒气内格，食入即吐

干姜　黄芩　黄连　人参各三钱

水一盏半，煎至八分，去滓服。

正阳散阴毒伤寒，面青心硬，四肢冷

甘草　干姜各一分　附子一两　麝香一钱　附子一钱

为细末，每服二钱，水一钟，煎至五分，热服。

理中汤太阴自利不渴；寒多而呕；腹痛，鸭溏；霍乱

人参　甘草　干姜　白术各二钱

肾气动者，去术，加桂三钱；吐多者，去术，加生姜三钱；下多者，还用小便不利者，加茯苓二钱；渴者，加术一钱半；腹痛者，加人参一钱半；寒者，加干姜一钱半；腹满下利，加附子。

理中茵陈汤伤寒中寒，脉弱气虚，变为阴

本方内加茵陈蒿二钱。

理中加石膏汤霍乱转筋

本方内加石膏半两。

理中丸痞而胃寒；霍乱寒多不渴；未成结胸者；厥阴饥不能食，食即吐蛔

人参味甘温　甘草味甘平，炙　白术味甘温　干姜各三两，味辛热

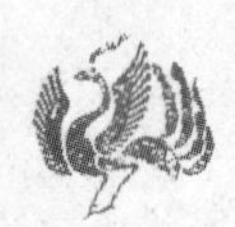

上四味，捣筛为末，蜜和丸，如鸡子大，以沸汤数合，和一丸，研碎，温服之，日三四服，夜二服，腹中未热，益至三四丸。然不及汤，汤法，以四物依两数切，用水八升，煮取三升，去滓，温服一升，日三服。

加减法

心肺在膈上为阳，肾肝在膈下为阴。脾胃应土，处居中州，在五脏曰孤脏，在三焦曰中焦。此丸独治在中，故名曰理中丸。《内经》曰，脾欲缓，急食甘以缓之，缓中益脾，必以甘为主，是以人参甘温为君。《内经》曰，脾恶湿，甘胜湿，温中胜湿，必以甘为助，是以白术甘温为臣。《内经》曰，五味所入，甘先入脾，脾不足者以甘补之，补中助脾，必先甘剂，是以甘草为佐。胃者，喜温恶寒，寒则中焦不治。《内经》曰，寒淫所胜，平以辛热，散寒温胃，必先辛剂，是以干姜辛热为使。脾胃居中，病则邪气上下左右，无不受病，故又有诸加减焉。

若脐下筑，肾气动也，气壅不泄则筑而动。白术味甘补气，去术则气易散。肾气动者，欲作奔豚，必辛以散之，故加桂以散肾气。经曰，辛入肾，能泄奔豚气故也。

吐多者，肾气上逆也。术甘而壅，非气逆所宜，故去术而加生姜。生姜呕家圣药，生姜辛散，故吐多用之。

气泄而不收则下多，术甘壅补，使正气收而不泄也。或曰湿胜则濡，术专除湿，于是下多者加之。

悸者，饮聚则悸，茯苓渗泄伏水，故宜加也。

渴欲得水者，津液不足也，加术以补津液。

腹中痛者，虚也，加人参。本草曰，补可去弱，人参、羊肉是也。寒多者，加干姜，辛能散也。

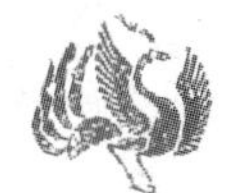

腹满者，去白术，加附子。经曰，甘令人中满，术甘壅补，故去之。气壅郁则腹满，加附子以热胜寒，以辛散满也。

增损理中丸太阴下之，胸满硬；诸结胸宜服此

人参　白术各一两　甘草半两　黄芩半两　枳壳十二片

上为细末，炼蜜为丸，如弹子大，沸汤化一丸。

渴者加栝蒌根，汗出者加牡蛎。

枳实理中丸寒实结胸

茯苓　人参　白术　干姜　甘草各二两　枳实十六片

上为细末，炼蜜为丸，如鸡子黄大，每一丸热汤化下，连进二三服。

四顺丸少阴十余日，下利不止，手足微冷

理中丸内加甘草一倍。

四顺汤身无热，脉沉，苦烦，默默不欲见光，时腹痛下利，手足逆冷

理中汤中加甘草一倍是也，依本方煎服。

脾约丸老人津少，大便涩；脚气，大便燥

大黄二两　枳壳半两　厚朴半两　白芍药半两　麻子仁一两　杏仁三分

为细末，炼蜜丸，如梧桐子大，每服三十丸，温水下，未知再加。

约者，结约之约，又约束之约也。《内经》曰，脾为胃行其津液。今胃强脾弱，约束津液不得四布，但输膀胱致

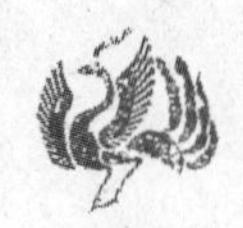

小便数而大便硬，故曰脾约。《内经》曰，脾欲缓，急食甘以缓之。麻子、杏仁润物也，本草曰，润可去枯。肠胃干燥，必以甘润之物为之主，是以麻仁、甘草为君，杏仁甘温为臣。燥者，甘以润之；结者，苦以泄之。是以枳实苦寒，厚朴苦温为佐，以散脾之结约。酸苦涌泄为阴，芍药酸寒，大黄苦寒为使，以下脾之结燥。肠润结化，津液还入胃中，则大便润，小便少而愈。

金匮风引汤

大黄　干姜　龙骨各四两　桂枝三两　甘草　牡蛎各二两　凝水石　滑石　赤石脂　白石脂　石膏　紫石英各六两

上十二味，杵为粗末，以韦囊盛之，取三指撮，井花水三升，煮三沸，去滓，温服一升。

柴胡半夏汤痰热；头痛，手足烦热

柴胡二两　半夏　白术各半两　甘草　人参　黄芩　麦门冬各三分

每服七钱，水一盏半，生姜五片，枣一枚，煎至八分，去滓服。

治中汤食积，心腹满痛

即理中汤加青陈皮各二钱。

百合知母汤百合病

百合七枚　知母一两

先以水洗百合，渍一宿，洗去白沫，别以水二盏，煮

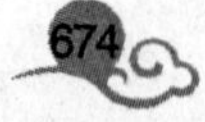

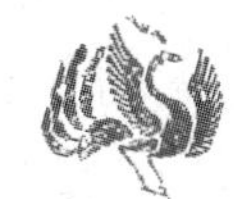

取一盏，去滓，又以水二盏，煮知母，至一盏，去滓，相和煎取一盏半，分二服。

百合地黄汤百合病

百合七枚　生地黄汁一盏

先洗渍百合如前法，以水二盏，煮取一盏，去滓，内地黄汁，煮取一盏半，分二服。大便当如漆，中病勿服。

百合洗方百合病①

百合一升

水一斗，浸一宿，温暖洗身，洗已煮饼，勿用盐。

犀角地黄汤血证，大便黑；衄后脉微；发强；发黄；漱水不欲咽；当汗不汗，内有瘀血

芍药一钱　生地黄两半　牡丹皮二钱半　犀角屑二钱半，如无，以升麻代之

分三服，每服水一盏半，煎至八分，去滓服。

犀角大青汤斑疮出，烦痛

大青三分　栀子十枚　犀角屑二钱　豉一撮

分二服，每服水一盏半，煎至八分，去滓服。

大青四物汤发赤斑；一名阿胶大清汤

大青一两　阿胶二钱半　甘草二钱半　豉二合

分三服，每服水一盏半，煎至一盏，去滓，入胶，候

① 百合病：原作“百合方”，今据文意改之。

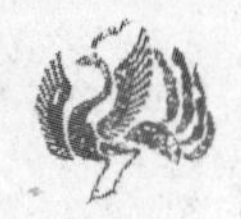

烊，温服。

青黛一物汤发赤斑

青黛如枣大，水研服。

青木香一物汤

上以青木香一物，浓煮汁服。

五物木香汤

青木香一两　丁香二两　熏陆香二两　白矾各二两　麝香一分

上剉如麻豆大，每服四钱，水一盏半，煎至八分，去滓，温服。热盛者加犀角屑一两，轻者去白矾，大效。

黑奴丸阳毒；发斑；烦躁，大渴倍常

黄芩　釜底煤　芒硝　灶突黑　梁上尘　小麦奴　麻黄各一两　大黄一两

上为细末，炼蜜丸，如弹子大，新汲水化服。饮水尽，足当发汗。已汗出，乃瘥。若一时顷不汗，再服一丸，须见微利。若不大渴，不可与。

黑膏温毒；发斑呕逆

生地二两六钱二字半　好豉一两六钱二字

以猪肤十两合露之，煎令三分减一，绞去滓，雄黄、麝香如直大，内中搅和，分三服。毒从皮中出则愈，忌芜荑。

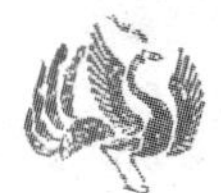

李根汤

半夏半两　当归一分　生姜半两　茯苓一分　桂枝一两　芍药一分　黄芩一分　甘草一分　甘李根白皮二合

上剉如麻豆大，每服五钱，水一盏半，煎至八分，去滓，温服。

紫雪紫斑；脚气，暑中三阳，所患必热，烦躁者

升麻六两　黄金十两　寒水石　石膏各四两八钱　犀角　羚羊角各一两　玄参一两六钱　沉香　木香　丁香各半两　甘草八钱

上以水五升，煮黄金至三升，去金，入诸药，再煎至一升，滤去滓，投朴硝三两二钱，微火煎，以柳木棍搅，勿停手，候欲凝，入盆中，更下研朱砂、麝香各三钱，急搅令匀，候冷凝成雪也。每服一钱匕，细咽之。

芒硝猪胆涂疮法

上以芒硝、猪胆相和，涂之即痂落无瘢，仍卧黄土末上良。此病小便涩，有血者，中坏也，疮皆黑靥，不出脓者死，不疗。

吴茱萸汤吐利，手足厥冷，烦躁欲死；呕而胸满

吴茱萸一升，洗　人参三两，味甘温　生姜六两，切，味辛热　大枣十二枚，擘，味甘温

《内经》曰，寒淫于内，治以甘热，佐以苦辛。吴茱萸、生姜之辛以温胃，人参、大枣之甘以缓脾。

上四味，以水七升，煮取二升，去滓，温服七合，三服。

一用茱萸，将盐水拌匀，炒燥，以备后用，庶无小毒。

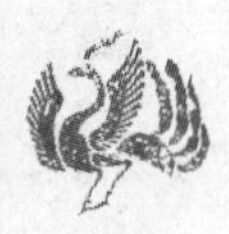

旋覆代赭汤汗吐下后，心下痞

旋复花一两　人参六钱二字半　代赭石三钱二字　甘草一两　生姜一两六钱二字　半夏八钱一字　大枣十二枚

水三升三合，煮取二升，去滓，再煎至一升半，分三服。

大橘皮汤呕哕，胸满虚烦不安

陈皮　甘草各半两　人参一两

分二服，每服水二盏，生姜十五片，煎至八分，去滓服。

小橘皮汤又名生姜橘皮汤；呕哕，手足逆冷

陈皮一两　生姜二两

水三盏，煎至一盏半，去滓，分二服。

橘皮汤伤寒痰逆恶寒；即橘皮竹茹汤

甘草一钱　人参二钱　陈皮半两

用青筀[①]竹，刮上青茹一团，姜四片，枣一枚，水一盏半，煎至八分，去滓，热服。

橘皮干姜汤即橘皮半夏生姜汤；咳逆；哕恶

陈皮　通草　干姜　人参

分二服，每服水二盏，煎至八分，去滓服。

《双钟》方有桂枝、甘草各等分，《指掌》方云即橘皮

① 筀：音桂，竹之一种。

半夏生姜汤。本内无半夏、生姜，未审是否。

桔梗汤少阴咽痛

桔梗一两，辛甘微温　甘草二两，味甘平
上二味，以水三升，煮取一升，去滓，分温再服。

桔梗枳壳汤痞症，胸满不痛

桔梗　枳壳
水二盏，煎至八分，去滓服。

桔梗半夏汤腹胀

桔梗　半夏　陈皮各三钱
水二盏，煎至八分，去滓服。

汉防己汤风温，脉浮，身重，汗出

甘草三钱一字半　黄芪三钱一字半　汉防己六钱半　白术半两
水三盏，生姜十片，枣二枚，煎至八分，去滓服。
讫坐被中，汗出如虫行，或被卧取汗出。

防己黄芪汤与防己汤同，但分两异尔，治证亦同

防己　黄芪各三钱　白术二钱　甘草一钱
水二盏，生姜五片，枣二枚，煎至八分，去滓服。
胸不和加芍药，气上冲加桂枝，有陈寒加细辛。

防风白术牡蛎汤

白术　牡蛎粉　防风各等分
上为细末，每服二钱，酒调下，米饮亦得，日二三服，

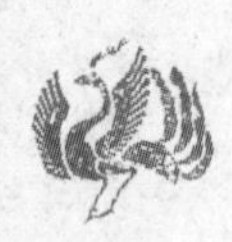

汗止，服小建中汤。

五积散感寒脚气；食积，心腹满痛

川芎二两　苍术二十四两　桔梗十二两　陈橘皮八两　枳壳五两　白芷四两　官桂二两　人参二两　厚朴　芍药　白茯苓　当归　干姜　麻黄　半夏各三两　甘草二两半

上伴阴枳壳、肉桂、橘皮，其余并一处，生捣为粗末，分作六分，于大镬内用文武火炒黄熟，不得焦，用纸摊于板床上，候冷，入前件枳壳、官桂、橘皮末，一处和匀，入瓷合盛。每服二钱，水一盏，生姜三片，同煎至七分，去滓，温服。伤寒入葱白、豆豉七粒；阴经伤寒加附子同煎，临时加减。

五苓散小便不利而渴，中暍，烦躁，霍乱

猪苓十八铢，味甘平，去皮　泽泻一两六铢①，酸咸　茯苓十八铢，味甘平　桂半两，去皮，味辛热　白术十八铢，味甘平

上五味为末，以白饮和服方寸匕，日三服，多饮暖水，汗出愈。

论曰，苓者令也，通行津液，克伐肾邪，专为号令者，苓之功也。五苓之中茯苓为主，故曰五苓散。《内经》曰，淡味渗泄为阳。水饮内蓄，须渗泄之，必以甘淡为主，故以茯苓甘平为君，猪苓甘平为臣。虽甘也，终归甘淡。脾恶湿，水饮内蓄，则脾气不治，益脾胜湿，必以甘温为助，故以白术甘温为佐。《内经》曰，咸味渗泄为阴。泄饮导溺，必以咸为助，故以泽泻为使。水蓄不行，则肾气燥，《内经》

---

① 一两六铢：原文后衍“半铢”，据《伤寒论》去之。

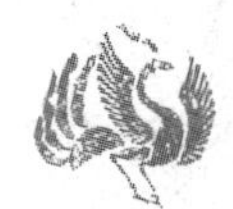

曰，肾恶燥，急食辛以润之。散湿润燥，必以桂枝辛热为使。多饮暖水，令汗出而愈者，以辛散而水气泄外，故解。

五味子汤喘促脉伏而厥

五味子一两　人参　麦门冬　杏仁　陈皮各半两

水三盏，生姜十片，枣二枚，煎至一盏半，分二服。

五苓散吐法无热，烦躁狂言

上以五苓散二大钱，白汤调下，当与新汲水饮一升许，即以指刺喉中即吐。

十枣汤心下痞硬，胁痛，干呕，短气，汗出不恶寒

芫花熬，味辛温　甘遂苦寒　大戟苦寒　大枣十枚，擘，甘温

辛以散之，芫花之辛以散饮；苦以泄之，甘遂、大戟之苦以泄水。水者，肾所主也，甘者，脾之味也，大枣之甘者，益土而胜水。

上三味等分，各别捣为散，以水一升半，先煮大枣肥者十枚，取八合，去滓，内药末。强人服一钱匕，羸人服半钱，温服之，平旦服。若下少，病不除者，明日更服，加半钱，得快下利后，糜粥自养。

三物白散寒实结胸

贝母　桔梗各三分　巴豆一钱

三味为散，内巴豆，研和，以白饮和服，强人半钱，弱人减之。病在膈上必吐，在膈下必利。不利，进热粥一杯，利过进冷粥一杯。汗出已，腹中痛，与芍药一两，如上法。

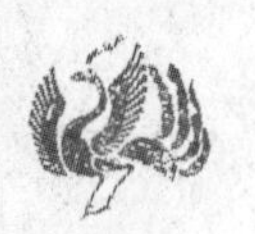

桃花汤少阴下利脓血；湿毒下利

糯米三合　干姜三钱　赤石脂五两二钱，一半全用，一半为末

水二升三合，煮米令熟，去滓，温服二合半，内赤石脂末，方寸匕，日三，愈勿服。

杏仁汤风湿身痛，恶风微肿

桂半两　天门冬　麻黄　芍药各三钱半　杏仁七枚

水三盏，生姜十片，煎至一盏半，去滓，分二服。

木瓜散脚肿

大腹皮　紫苏　干木瓜　甘草　木香　羌活各一分

为粗散，分三服，每服水一盏半，煎至八分，去滓服。

乌梅丸蛔厥

乌梅三百个，味酸温　细辛六两，味辛热　干姜十两，味辛热　黄连一斤，味苦寒　当归四两，味辛温　附子六两，炮，味辛热　蜀椒四两，去汗，味辛热　桂枝六两，味辛热　人参六两，味甘温　黄柏六两，味苦寒

肺主气，肺欲收，急食酸以收之，乌梅之酸，以收阳气。脾欲缓，急食甘以缓之，人参之甘，以缓脾气。寒淫于内，以辛润之，以苦坚之，当归、桂、椒、细辛之辛，以润内寒。寒淫所胜，平以辛热，姜、附之辛热，以胜寒。蛔得甘则动，得苦则安，黄连、黄柏之苦，以安蛔。

上十味，异捣筛，合治之，以苦酒渍乌梅一宿，去核蒸之，五升米下，饭熟，捣成泥，和药令相得，内臼中，与蜜杵二千下，圆如梧桐子大，先食饮，服十丸，日三服，

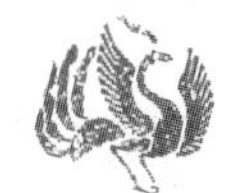

稍加至二十丸。禁生冷、滑物、臭食等。

牛蒡根散汗不流，是汗出时盖覆不周，故腹背手足搐

牛蒡十条　麻黄　牛膝　天南星各六钱

上细剉于破盆内，研细，用好酒一升，同研，以新布捩取汁，后用炭火半秤烧一地坑子内通赤，去火扫净，投药汁坑内，再烧令黑色，取出，于乳钵内细研。每服半钱，酒调下，日三服。

酸枣汤吐下后，昼夜不得眠

甘草二钱半　知母半两　茯苓　川芎　干姜各三分　酸枣仁一升　麦门冬二合

为粗散，每服四钱，水一盏，煎至六分，去滓，温服。

地榆散伤寒热毒不解，晚即壮热，腹痛，便脓血

地榆　犀角屑　黄连　茜根　黄芩各半两　栀子仁二钱半

为粗末，每服五钱，水一盏，入葱白五寸，煎至六分，去滓服。

葱豉汤伤寒二日，头项痛，恶寒，脉紧，无汗

葱白十五茎　豉二大合　干葛八钱　麻黄四钱

水二升，先煮麻黄六七沸，去白沫，内干葛，煎十余沸，下豉，煎取八合，去滓，分二服。如人行五六里，再服讫。良久煮葱豉粥，热吃，以衣覆出汗。

连须葱白汤已汗未汗，头痛如破

生姜二两　连须葱白切，半升

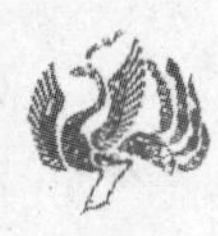

水三盏，煎至一盏半，去滓，分服。

茅花汤鼻血不止

茅花一大把，无花用根

水三盏，煎浓汁一盏，分二服。

柏皮汤热毒深入，吐血

柏皮三钱　黄芩　黄连各二钱

水二盏，煎至一盏，去滓，入阿胶一钱半，煎，烊服。

麦门冬汤劳复发热

麦门冬　甘草各二钱半

粳米汤一盏半，枣二枚，竹叶十五片，煎至八分，去滓服。

槟榔散脚肿

橘皮一大握　沙木一握　小便　酒各半盏

煎数沸，去滓，调槟榔末二钱服。

葳蕤汤冬温；风温；春月中风伤寒

葳蕤一分　石膏三钱半　麻黄　白薇　羌活　杏仁　甘草　川芎　青木香各二钱半　葛根半两

分三服，每服水二盏，煎至八分，去滓服。

葶苈苦酒汤发狂烦躁，面赤咽痛；大下伤血，发热，脉涩

葶苈一合　苦酒一升半　生艾汁无生艾叶，以熟艾叶半升

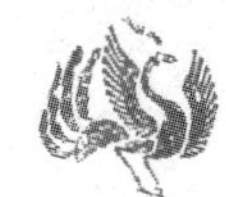

煎取七合，作三服。

栝蒌根汤风温；大渴

石膏二两　栝蒌根三分　人参　防风　甘草各半两　干葛三钱

每服七钱，水一盏半，煎至八分，去滓服。

延胡索散尿血

延胡索一两　朴硝三分

为细末，每服四钱，水一盏半，煎至八分，温服。

大脘散脚气

今用五钱，水一盏半，煎七分。

独活　木瓜　大腹皮　紫苏各一两　白术　甘草各三分　陈橘皮　沉香　木香　川芎　槟榔以上各三分，面裹煨

上为粗末，每剂称一两，水二盏，煎至一盏，去滓，分二服，带温服，取便利为效。

射干汤夏月暴寒，热伏于内，咳嗽呕吐

射干　当归　麻黄　肉桂　枳实　紫菀　独活　橘皮　甘草各一两　生姜二两　半夏二两半　杏仁两半

每服七钱，水一盏半，煎至八分，去滓服。

金沸草散头痛壮热，胸膈有痰

前胡　旋覆花各一两　半夏五钱　赤芍药　甘草各二钱　荆芥穗一两半　赤茯苓六钱半

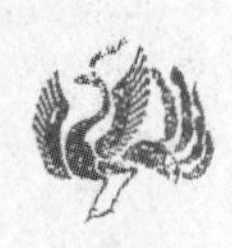

为粗末，每服四钱，水一盏半，生姜五片，枣一枚，煎至七分。

调中汤疫疠；夏感寒

方在前。

文蛤散病在阳，反噀以水，热攻于内，寒更益坚

文蛤一两

为末，沸汤和服方寸匕。

牡蛎泽泻散病瘥后，从腰以下有水气

牡蛎　泽泻　蜀漆　商陆　葶苈　海藻　栝蒌根各等分

为细末，饮调方寸匕，小便得利为佳。

猪胆鸡子汤伤寒五六日，斑出

猪胆二合　鸡子一枚　苦酒三合

和均，煎三沸，强人尽服，羸人煎六七沸服，汗出瘥。

猪肤汤少阴下利，咽痛，胸满而烦

猪肤一斤，甘寒

上一味，以水一斗，煮取五升，去滓，加白蜜一升，白粉五合，熬香相得，温分六服。①

猪，水畜也，其气先入肾，少阴客热，是以猪肤解之。加白蜜以润燥除烦，白粉以益气断利。

① 上一味……温分六服：此段原在下段后，据前后行文调整。

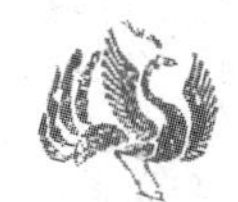

鳖甲散伤寒八九日不瘥，诸药不效，名坏伤寒

鳖甲　升麻　前胡　乌梅　枳实　犀角　黄芩各半两　甘草一分　生地黄一两

每服五钱，水一盏半，煎至八分，去滓服。

地血散热毒深入，吐血

茜根四两　大豆二两　甘草　黄药子各一两

为细末，每服三钱，新汲水调下。

赤石脂丸协热而利

赤石脂　干姜各一两　黄连　当归各二两

为细末，炼蜜为丸，如梧桐子大，每服三十丸，米饮下。

赤石脂禹余粮汤痞而利不止，当治下焦

赤石脂　禹余粮各一两

分三服，每服水一盏半，煎至八分，去滓服。

白头翁汤肠垢协热而利；渴而下利

白头翁　黄柏　秦皮　黄连各一钱半

水一盏半，煎至八分，去滓服。

乌扇汤咽中闭塞

生乌扇射干苗，如无，用射干　猪脂四两

二味合煎，药成去滓，取半鸡子大薄绵裹，内喉中，稍稍咽。

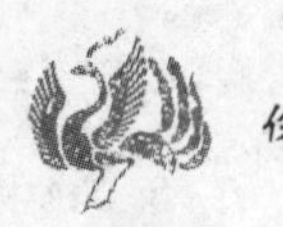

消暑丸伤暑，发热，头热烦疼

半夏醋五升，煮干　甘草生　茯苓各半斤

为末，姜汁糊丸，如梧桐子大，每服五十丸，熟水下。

香薷汤感风冷寒邪，胸满，霍乱吐利

白扁豆　茯神　厚朴姜汁炒，各一两　香薷二两　甘草炙，半两

为细末，每服二钱，沸汤点服。入些盐点服亦得。

香薷散中暍；霍乱；伏暑口渴亦可服

香薷两半　厚朴　黄连二两，以上二味，以生姜四两，拌炒紫色用

上为粗末，每服三钱，水一盏，酒半盏，同煎至七分，去滓，用新汲水频频浸换，令极冷顿服之。冷则效速也。仍煎时不得犯铁器，慢火煎之。一方有白扁豆、甘草。

治䘌桃仁汤伤寒不发汗，狐惑，唇升疮，声哑

桃仁　槐子　艾各半两　枣十五枚

水二盏半，煎至一盏半，分二服。

雄黄锐散狐惑，唇疮声哑

雄黄　青葙子　苦参　黄连各二分　桃仁一分

为末，以生艾捣汁，和如小指尖，绵裹，内下部中。无艾亦可。

万全木通散小便难而黄

木通　赤茯苓　车前叶　滑石各一两　瞿麦半两

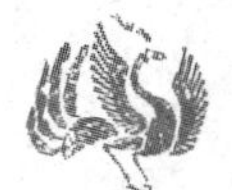

上为末，每服四钱，水一盏，煎至六分，去滓服。

鼠矢豉汤劳复发热

栀子十四枚　雄鼠矢二七枚　枳壳三枚

上为细末，每服四钱，水一盏半，葱白二寸，香豉三十粒，煎一盏，去滓，分二服。

豭[①]鼠矢汤男子阴易；及劳复

韭根一大把　豭鼠粪十四枚，两头尖者是

二味，水二盏，煎取七分，去滓，再煎三沸，温服，得黏汗效，未汗再作。

烧裈散阴阳易

裩裆近隐处，男子病用妇人裩裆，妇人病用男子者，烧

水和，服方寸匕，以小便利，阴头肿即愈。

竹皮汤病后交接劳复，外肾肿，腹中绞痛

刮青竹皮一大盏

水二盏，煎至八分，去滓服。

当归四逆汤下之厥逆；生血通脉

当归三两，味辛温　桂枝三两，味辛热　芍药三两，味酸寒　细辛三两，味辛热　大枣二十五个，甘温　甘草二两，炙，味甘平　通草二两，味甘平

《内经》曰，脉者，血之腑也。诸血者，皆属心，通脉

① 豭：音加，原指公猪，泛指雄性动物。

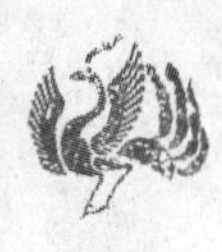

者，必先补心益血，苦先入于心，当归之苦，以助心血。必苦缓，急食甘以缓也，大枣、甘草、通草之甘，以缓阴血。

上七味，以水八升，煮取三升，去滓，温服一升，日三服。

通脉四逆汤厥逆下利，脉不至

甘草二两，炙　附子大者一枚，生用，去皮，破八片　干姜三两，强人可四两

上三味，以水三升，煮取一升二合，去滓，分温再服，其脉即出者愈。

通脉四逆加猪胆汁汤吐利止，汗出而厥，四肢拘急，脉微欲死

本方内加猪胆汁半合，搅匀，分二服，其脉即来。

通脉四逆加芍药汤少阴腹痛，或泄利下重

本方内加芍药六钱二字半。

瓜蒂散吐法脉大胸满，多痰涎，病头痛

瓜蒂炒　赤小豆各等分

二味，别捣筛为散，中半合和，令以水二盏，煮香豉一合，作稀粥，去滓，取三分之一，和散一钱匕，顿服之。不吐，少少又加，得快吐乃止。诸亡血、虚家不可服。

华佗曰，四日在胸，则可吐之，此迎而夺之之法。《千金方》曰，气浮上部，项塞，心胸中满者，吐之则愈。此随症治之之法也。伤寒四五日，邪气客于胸中之时，加之胸中烦满，气上冲咽喉，不得息者，则为吐症具矣，乃可

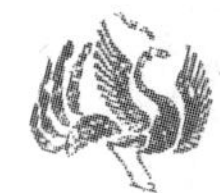

投诸吐药。《内经》曰，湿气在上．以苦吐之，寒湿之气，留于胸中，是以瓜蒂之为君。《内经》曰，酸苦涌泄为阴，涌吐膈实，必以酸为助，是以赤小豆之酸温为臣。苦以涌泄，寒以胜热，去上膈之热，必以苦寒，是以香豉为使。酸苦相合，则胸中痰热涌吐而出矣。其于亡血、虚家，所以不可为者，以瓜蒂散为快剂，重亡津液之药，亡血、虚家，补养可也。

瓜蒂搐鼻法湿家，鼻塞头疼

瓜蒂不以多少，为末，口噙水，搐一字入鼻中，出黄水愈。

蜜导煎法自汗，大便秘

蜜二合，于铜器内微火煎之，稍凝如饴状，搅之，勿令焦，欲可丸，并手捻作挺，令头锐大如指，长寸半许，当热时急作，冷即硬。内便道中，以手急抱，欲大便时急去之。

猪胆汁法阳明自汗，反小便利，屎虽硬，不可攻，宜此

大猪胆一个，和醋少许，灌谷道中，一食顷，当大便出。

阴毒熏法阴毒逆冷，囊缩者

大豆二升，炒令极热，先以净盆桶内置热醋三升，旋扶病人坐桶上熏，少时却以热豆[1]倾桶中熏之，有顷，囊

---

① 热豆：原文脱去“豆”字，据文意补出。

下，却以阴证药服之。

葱熨法阴毒

以索缠葱白如臂大，切去根及青，留白二寸许，先以火协一面热，以热处着病人脐下，上以熨斗贮火熨之，令葱饼热气透入肌肉，更作三四饼，坏则易之。良久，病人当渐醒，手足温，有汗即瘥。续当更以四逆汤之类温之。若熨，而手足不温，不可治也。

阴毒着艾法

用干艾叶，捣熟去灰，作艾柱，灸脐下，一寸五分名气海，二寸丹田，三寸关元，五十壮至二三百壮，以手足渐温，人事稍苏为可治。

水渍法阳毒渐深，脉洪大，内外结热，舌卷焦黑，鼻如烟煤

叠布数重，新水渍之，稍捩去水，搭于患人胸上，须臾蒸热，又以别浸冷布易之，类换新，热稍退，可进阳毒药。

硫磺嗅法咳逆服药无效者

以硫磺、乳香等分为末，以酒煎，急令患人嗅之。

又方，雄黄二钱，酒一盏，煎七分，急令患人嗅，其热气即止。

灸少阴少阴吐利，手足不冷，反发热，脉不至

少阴，即太溪穴也。太溪二穴，在足内踝后，跟骨上，

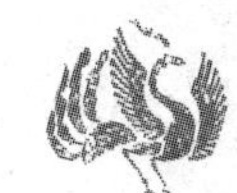

动脉陷中，灸七壮。

温粉汗多不止

白术　藁本　川芎　白芷各等分

为细末，每药一两，入米粉二两半相和，前药用袋盛，周身扑之。

蒸法不得汗

以薪火烧地，良久扫去，以水洒之，取蚕砂、柏叶、桃叶、糠麸，皆可铺烧，地上可侧手厚。然铺席，令病人当上卧，温覆之，移时汗出，候汗出至脚心漐漐，乃用温粉扑之。最得力者，蚕砂、柏叶也，糠麸乃助其厚。

灸关元并刺；脏结死证，不可攻也，宜此

脐下三寸是也，乃少阴任脉之会。

灸期门并刺；妇人热入血室；咳逆

妇人屈乳头向下尽处骨间，丈夫及乳小者以一指为率，陷中有动脉是穴。咳逆灸之，艾柱如小豆大，灸三壮或五七壮。妇人热入血室，谵语者，刺之，下针令病人吸，五吸停针，良久出针。

刺大椎肺腧

枕骨下第一椎是也。

肺腧，即第三椎各开一寸半。

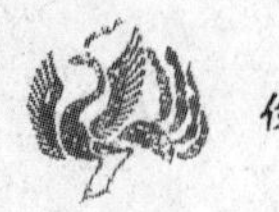

玄参升麻汤发斑咽痛

升麻　玄参　甘草各半两

水三盏，煎一盏半，去滓服。

小柴胡加五味子汤温病发热而渴，不恶寒，嗽者

本方内加五味子半两。

小柴胡加干姜牡蛎汤

本方内加干姜半两，牡蛎六钱。

大黄黄连泻心汤

大黄二两，味苦寒　黄连一两，味苦寒

《内经》曰，火热受邪，心病生焉。苦入心，寒除热，大黄、黄连之苦寒，以导泻心下之虚热。但以麻沸汤渍服者，取其气薄而泄虚热。

上二味，以麻沸汤二升渍之，须臾绞去滓，分温再服。

一用大黄后，泻利不止者，用乌梅二个，炒粳米一撮，干姜三钱，人参、炒白术各半两，生附子皮一钱，甘草一钱，升麻少许，灯心一握，水二大钟，去滓后，入炒陈壁土一匙调服而止，取土气以安胃气也。

麻仁丸

麻子仁二升，味甘平　芍药半斤，味酸平　枳实半斤，麸炒　大黄一斤，去皮，味苦寒　厚朴半斤，去皮，姜汁炒，味苦寒　杏仁一斤，去皮尖，另研作泥，味甘温

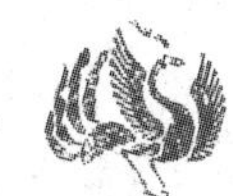

《内经》曰，脾欲缓，急食甘以缓之，麻子、杏仁之甘，缓脾而润燥。津液不足，以酸收之，芍药之酸，以敛津液。肠燥胃强，以苦泄之，枳实、厚朴、大黄之苦，下燥结而泄胃强也。

上六味，为末，炼蜜为丸，如梧桐子大，饮服十丸，日三服，渐加，润肠为度。

双解散

治风寒暑湿，饥劳役，及伤寒表不解，半入于里，下证未全，下后燥热，怫结于心内，烦，懊憹不得眠，脏腑积热，烦渴头昏，唇焦咽燥，痺，目赤烦渴，口舌生疮，咳唾稠黏，谵语狂妄，肠胃燥涩，便溺秘结，风热壅滞，并皆治之。

防风　芍药各二钱半　人参　半夏　牛膝　甘草　滑石　薄荷　黄芩　石膏　桔梗　川芎　当归　大黄　麻黄　连翘　荆芥　白术　山栀子各等分

每服一两，用水一钟半，生姜三片，煎至一钟，不拘时温服。

结胸灸法

黄连二寸，杵为末，巴豆七粒，去壳研细，入黄连末，抡匀，作饼子，按脐中，以艾指头大灸之。轻者一柱，重者不过二三柱。灸透，热气入腹作声，取下恶物愈。

发汗法

凡发汗，欲令手足俱周，濈濈然一时许为佳，不欲如

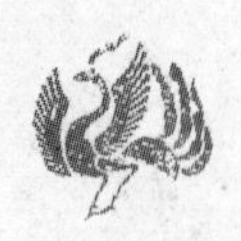

水淋漓。服汤中病即已，不必尽剂。然发汗须如常覆腰以上，厚衣覆腰以下，盖腰以上淋漓，而腰以下至足心微润，病终不解。凡发汗病证仍在者，三日内可二三汗之，令腰脚周遍为度。

温胆汤

治伤寒一切病后，虚烦，不得睡卧，兼治心胆虚怯。

半夏制　枳实炒，各一两　橘红两半　茯苓三分　甘草四钱

每服八钱，用水一钟半，生姜七片，枣一枚，竹茹一块，煎七分，去滓，食前热服。

伤寒补遗经验良方

香苏散

治四时伤寒，头痛，发热恶寒。

紫苏　香附各二两　陈皮　甘草炙，半两

上㕮咀，每服五钱，水一盏，姜、葱煎至七分，去滓，热服。如头痛甚，可入川芎、白芷，名芎芷香苏散。

芎苏散

治证同前。

川芎七钱　紫苏叶　干葛各三钱半　桔梗三钱　柴胡　茯苓各半两　甘草三钱　半夏六钱　枳壳炒　陈皮各三钱

上㕮咀，每服四钱，姜、枣煎。

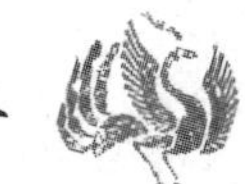

十神汤

治时令不正，瘟疫妄行，感冒风寒，发热憎寒，头痛无汗。此药不问阴阳，两感初然，发散宜服。

川芎　甘草　麻黄　干葛　紫苏　升麻　赤芍药　白芷　陈皮　香附子各等分

上㕮咀，每服五钱，姜、葱煎。如头痛甚，更加葱白三茎。中满气实，加枳壳煎，并热服。

或问局方十神汤，伤寒发散可用否？然此汤用升麻、葛根，能解利阳明经，瘟疫时气，发散之药也，盖非正伤寒之药。若太阳经伤寒发热用之，则引邪入阳明经，传变发斑。

消风百解散

治四时伤寒头疼发热，及冒风寒，咳嗽鼻塞，声重或喘急。

荆芥四两　白芷　陈皮　麻黄　苍术各四两　甘草炙，三两

上㕮咀，每服四钱，姜、葱煎，热服，咳嗽加乌梅煎。

参苏饮

治感冒风邪，发热头疼，咳嗽声重，涕唾稠黏。此药大解肌热，宽中快膈，或劳瘵潮热往来，妇人有孕伤寒并治。

木香　紫苏叶　干葛　半夏　前胡　人参　茯苓各七钱半　枳壳　桔梗　甘草　陈皮各五钱

上㕮咀，每服四钱，姜四片，枣一枚，煎热服。气盛

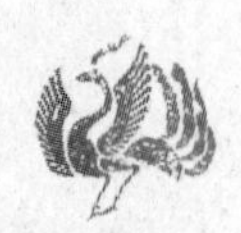

者，去木香。

藿香正气散

治伤寒头疼，憎寒壮热，或感湿气，霍乱吐泻。常服除山岚瘴气，伏暑吐泻，脚转筋。加香薷、扁豆、黄连，名藿薷汤。

大腹皮　白芷　茯苓　苏茎叶　藿香各三两　厚朴　白术　陈皮　苦梗　半夏各二两　甘草炙，一两

上㕮咀，每服三钱，姜三片，枣一枚，煎热服。

吴氏曰，或问近世多用藿香正气散发散伤寒，何如？然此方宋时所制，治内伤脾胃，外感寒邪，憎寒拘急，头痛呕逆，胸中满闷，与夫伤食、伤冷、伤湿、中暑、霍乱、山岚瘴气、不伏水土、寒热作疟，并宜增损用之，非正伤寒之药。若病在太阳，头痛发热，骨节疼痛者，此方全无相干，如妄用之，先虚正气，逆其经络，虽汗不解，遂致变逆，危殆而不救，良可悲夫。凡伤寒发热，脉沉，与元气虚人，并夫阳阴伤寒者，皆不可用，切宜戒之。

谨按，张仲景推崇《内经》，伤寒脉证论例立法虽因证传变，而不离即病之伤寒也。至宋之季，有托时世之异，乃别立方，用参苏、藿香正气之类而遗即病之伤寒，使世俗因之，往往失仲景之意。

不换金正气散

治四时伤寒，瘟疫时行，及山岚瘴气，寒热往来，霍乱吐泻，下痢赤白，及出远方，不伏水土者，并皆治之。

厚朴　陈皮　藿香各等分　半夏　苍术等分　甘草减半

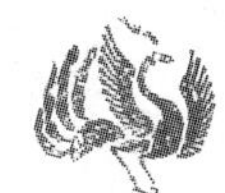

上㕮咀，每服三钱，姜三片，枣一枚，煎热服。

二香散

治四时感冒冷湿寒暑，呕恶泻利，腹痛，瘴气，饮冷，当风头疼，身热，伤食不化，及南方风土暑月，伤风伤寒，不敢服麻黄、桂枝，初以此药表解发散。

苏茎叶　陈皮　苍术　香薷各二两　香附二两　厚朴　甘草　扁豆各半两

神术散

治四时瘟疫，头疼项强，发热憎寒，身体疼痛，伤寒鼻塞声重，咳嗽，头昏。

藁本　羌活各两　甘草　白芷　细辛　川芎各一两　苍术米泔浸一宿，切，焙干，五两

上剉散，每服四钱，姜三片，葱白三寸，煎服。为末，葱白茶清调亦可。

冲和散

治寒温不节，将理失宜，乍暖脱衣，饮冷，坐卧当风，居处暴露风雨，早行冒露，呼吸冷气，又晴暖忽变阴寒，或又用生寒湿，如此之候，皆为邪厉伤肌肤，入于腠理，致人身体沉重，肢节酸疼，项背拘急，鼻息声重，气壅上盛，咽渴不利。凡此等证，若不便行解利，伏留经络，传变不已。

苍术六两　荆芥穗二两　甘草

剉散，每服三钱，水煎，热服。才觉伤寒，反觉劳倦，

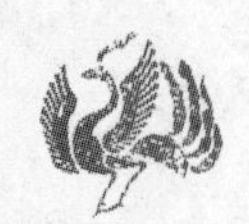

便须服之。不问老幼虚实，皆宜服。

白术散

治伤寒及杂病一切吐泻、烦渴、霍乱、虚损气弱，保养衰老，及治酒积呕哕。

白术　茯苓　人参各五钱　甘草一两　木香二钱半　藿香五钱　葛根一两

上为末，白酒调下。烦渴加滑石二两，吐甚者加姜汁。

万安散

治伤寒，轻可发散。

苏叶　陈皮　香附　桔梗　白芷　半夏　甘草　前胡　藁本各一两　干葛二两

上剉，每服五钱，姜三片，煎热服。无汗烦躁者，加麻黄。

干葛汤

治伤寒头痛不可忍者。

石膏二两　麻黄　干葛　川芎各一两

上剉，每服四钱，姜八片，葱白一茎，煎热服。

缩脾饮

治伏暑热，烦渴躁闷，干呕霍乱，及酒呕哕。

草果　缩砂　乌梅各一两　干葛　扁豆　生姜各五钱，干者可切片，日干亦用

上剉散，每服五钱，水煎，冷服，或欲温欲暖随意。

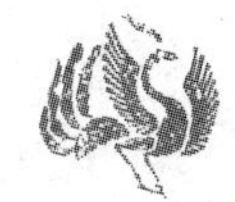

若伤暑发热，头目痛，用以吞消暑丸方见前。

桂苓甘露饮

治伤寒中暑，冒风饮食，中外一切所伤传受，湿热内甚，头痛口干，吐泻烦渴，喜饮冷，小便赤涩，大便急痛，湿热霍乱吐下，腹满痛及小儿吐泻惊风。

茯苓一两　泽泻一两　甘草　白术各半两　桂半两　石膏　寒水石半两　滑石四两　猪苓半两

每服二钱，上为细末，温汤调下，新水亦得，生姜汤尤良。小儿每服一钱。

六和汤

治伤寒[1]阴阳不分，冒暑伏热，烦闷。又治心脾不调，气不升降，霍乱，吐泻转筋，寒热交作。及治痰喘咳嗽，胸满，目疼头痛，肢体虚浮，小便赤涩，并痢疾，中酒烦渴，妇人胎前产后并宜服。

人参　砂仁　甘草　杏仁　半夏　扁豆　赤茯苓　藿香　木瓜各二两　香薷　厚朴姜汁制，各四两

枇杷叶散

治伤寒，冒暑，伏热，烦渴引饮，呕哕恶心，头目昏眩，或阴阳不和，致成霍乱吐痢，转筋烦躁。

香薷　白茅根　麦门冬　干木瓜各一两　陈皮　枇杷叶去毛，炙　丁香　厚朴去皮，姜汁制，各半两

---

① 伤寒：原脱“寒”字，据《奇效良方》补。

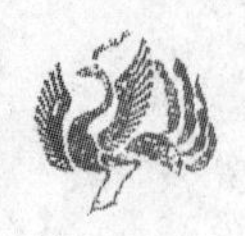

上剉散，每服四钱，姜三片，煎服。烦躁甚，沉冷服。如脾虚感暑，呕吐不食，以此药吞消暑丸五六十粒，立效。体虚呕吐，昏倦，手足冷，除茅根、麦门冬，加附子。

木瓜汤

治伤寒霍乱，吐利不已，举体转筋，入腹则闷绝。

干木瓜一两　吴茱萸半两　茴香二钱半　甘草炙，一钱

上剉散，每服四钱，姜四片，紫苏叶、食盐一捻，煎服。仍研生蒜贴心下、脚心上。

益元散

治中暑身热，呕吐热渴，烦热心燥，小便赤，或热泻，大能止渴除热，解百药酒食等毒，治时行疫疠及两感伤寒，及妇人下乳催生，兼吹乳，乳痈，孕妇勿服。

白滑石六两　甘草一两，炙

上为极细末，每服三钱，蜜少许，温汤下，无蜜亦可，日三服。要除热结，新汲水下。要发汗，煎葱白豆豉汤，并二三服。热甚，多服无害。

养胃汤

治伤寒成疟疾，寒多热少，或但寒不热，头痛恶心，身体痛，慄慄振寒，面色青白，不进饮食，脉弦迟者。

厚朴　藿香　半夏　白茯苓各一两　人参　甘草　橘皮　草果　苍术米泔浸，各半两

上剉散，每服四钱，姜五片，枣一枚，煎。寒甚者，可加附子。

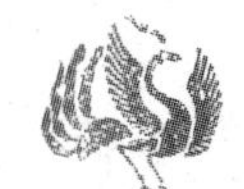

清脾汤

治疟，热多寒少，或但热不寒，脉弦数，口苦舌干，心烦渴，大小便赤秘。

青皮　厚朴姜汁制　白术　草果　柴胡　茯苓　半夏　黄芩　甘草炙，各等分

上剉散，每服四钱，姜四片，煎温服。

柴胡石膏汤

治四时行疫疠，壮热恶风，头痛身疼，鼻塞咽干，心胸烦闷，寒热往来，咳嗽，涕唾稠黏。

赤芍　柴胡　前胡　石膏　干葛各五钱　升麻二钱半　黄芩　桑白皮三钱半　荆芥四钱

上剉散，每服三钱，姜三片，淡豉十余粒，煎筶热服，小儿一钱。

僧伽应梦人参散

治证同上。

甘草　人参　桔梗　青皮　白芷　干葛　白术各三钱　干姜炮，半钱

上为粗末，每服二钱，姜二片，枣一枚，煎，温服。如伤寒，加淡豉煎，效。

太阳丹

治伤寒头疼，偏正夹脑，一切头疼如破，每服一粒，薄荷茶嚼下。风壅痰甚，咽膈不利亦治。

脑子二钱　川芎　甘草　白芷各一两半　石膏二两　大川乌一两六钱，炮

上为末，蜜同面黏为丸，每两作一十八粒，朱砂为衣。

保真汤

治四时伤寒，不同阴阳二证，才觉便服有效。

藁本　川芎各四钱　甘草二钱　苍术两半

上剉散，每服三钱，姜三片，煎服。

对金饮子

治四时伤寒极效。又治诸疾，无不愈者。常服固元阳，益气①，健脾进食，和胃祛痰，自然荣卫条畅，寒暑不侵。

厚朴姜汁炒　苍术米泔浸　甘草炙，各二两　陈皮六两

上剉散，姜三片，煎，每服三钱。瘟疫、时气二毒，伤寒头痛，壮热，加葱白、淡豉，煎热，汗出瘥，未效再服。

辰砂五苓散

治伤寒表里未解，头痛发热，心胸郁闷，唇口干焦，神昏，狂言妄语，如见鬼，及治瘴疟，烦闷未省，诸热清心。

辰砂　白术　猪苓　泽泻各一两　肉桂六钱　赤茯苓一两

上为细末，每服二钱，沸汤点服。中暑烦渴，小便赤涩，新水调。

---

① 益气：原脱“气”字，据《局方》补出。

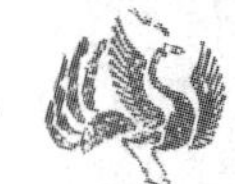

杏仁煎

治伤寒声重，暴嗽，语音不出。

桑白皮　木通　贝母　紫菀　蜜　五味子各一两　款冬花　石菖蒲　杏仁去皮尖，三两

上剉散，前七件用水三升，慢火熬取一升，去滓，用连皮生姜汁一两半，同杏仁擂烂，同蜜一处成膏，磁罐盛，旋挑噙化之。

应手方

治伤寒舌出寸余，连日不收。

以梅花脑子为末，掺舌上，应手而收，病重用五钱，方愈。

加减柴胡汤

治伤寒往来寒热，衄血。

小柴胡汤内加生地黄方见前。

治伤寒阳证结胸欲死，无可药者

以白颈蚯蚓十五条，擂烂，入蜜半盏，冷水半碗，灌服。无蜜，砂糖亦可。

入温病家，不相传染，宜用雄黄末，水调涂鼻中，须臾与病人同卧，亦不相染。凡疫家自生恶气，令无相染，即以纸捻探入鼻中，嚏之为佳。如无雄黄，以麻油点鼻孔亦可。

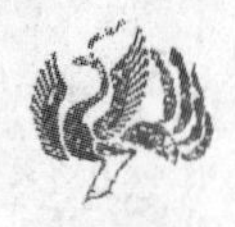

江南溪毒

江东江西诸溪源间，有虫名曰短孤溪毒，亦名射公。其虫有翅能飞，形如甲虫，有一长角，横在口前如弩檐，临其角端，如上弓，以气如矢，无目，有耳能听，在山源水中，闻人声便以气毒射人，故谓之射公。此虫畏鹅，鹅能食之。其证寒热，身不喜冷，筋急体强，目疼头痛，张口呻吟，咳嗽，呼吸闷乱，始中便不能言，朝轻暮重，非其土人中之，便谓之伤寒。今说其状，以明其证，与伤寒别矣，俗谓之沙病是也。

沙证

沙证江南所在有之，古方不载。所感如伤寒，头痛呕恶，壮热，手足指末微厥，或腹痛闷乱，须臾能杀人。先煎浓艾汤试之，如吐即是可用。五月蚕蜕，纸剪碎，安碗中，以碟盖之，以滚沸汤泡半碗许，仍以别纸封缝，良久乘热服。卧厚被盖，出汗愈。又近时，多有头额及胸前两有小红点在皮肤者，以纸捻条，或大灯草微蘸。焌[①]爆者，是又名水伤寒，却用樟木煎汤服，或葱豉汤，汗出愈。如腹痛不止，用针于两手十指近甲稍针，出黑血即愈。或两足坠痛，亦名水沙，可于两脚曲腕内两骨间，刺出血愈，名委中穴。

又法，治沙证，用苎绳蘸热水，于颈项、两肘臂、两膝腕戛见血红点起，然后厚被盖，吃热葱姜豉汤，汗出愈，

① 焌：音俊，燃火意。

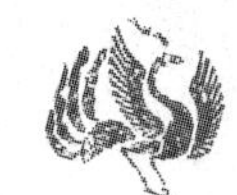

诚不药之良法。

盐汤吐法，治心腹绞痛，冷汗出，胀闷欲死，名绞肠痧，又名干霍乱。此由山岚瘴气，或因饥饱失时。急用盐半盏，以热汤数碗泡盐，令患人尽服数碗，不得住手方可，却以鸡羽扫咽喉，令吐，所吃盐汤尽出，其证即愈。

妇人妊娠伤寒方论

论曰，凡妊娠伤寒，仲景无治法，用药宜有避忌，不可与寻常妇人一概治之。且夫冬时严寒，人体虚，为寒所伤即成病，为伤寒。轻者淅淅恶寒，翕翕发热，微嗽，鼻塞，数日乃止，重者头疼体痛，憎寒壮热，久而不愈则伤胎。予治妊娠伤寒，先服紫苏饮安胎，次用各类依方，勿犯动胎药。治之有验，今将紫苏饮方于后。

紫苏饮

治胎气不和，凑上心腹，胀满疼痛，谓之子悬，能安活胎，亦不死胎，又治伤寒头疼发热，遍身疼痛。

紫苏叶　当归各一两　人参　甘草炙，各五钱　大腹皮　川芎　白芍　陈皮去白，各一两

每服八钱，水一盏半，生姜五片，葱白三根连须，煎至一盏，去滓，食前热服。心腹甚痛者，加木香、玄胡索，研，同煎服。

葱白汤

治妊妇伤寒，憎寒发热，当发其汗。

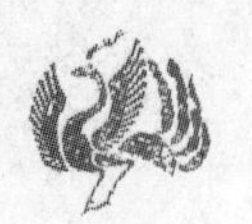

葱白十根　生姜三两

剉散，水煎热服，连进取汗。

芎苏散

治妊妇伤寒，头痛，憎寒壮热，身项强。

苏叶　川芎　白芍　白术　陈皮　干葛　麦门冬　甘草

剉散，每服四钱，姜四片，葱白三根，煎热服。

参苏饮

治妊妇伤寒，感冒风邪，发热头疼，咳嗽声重，涕唾稠黏，解肌热，宽中快膈，寒热往来宜服方见前。

清脾汤

治疟疾，热多寒少，但热不寒，脉弦数，口渴，妊妇者方见前。

白术散

治妊妇伤寒，安胎。

黄芩　白术

上为末，每服三钱，姜三片，枣一枚，煎温服，但觉头疼发热，便可服，即瘥。若四肢厥冷，阴证见者不可服。

前胡汤

治妊妇伤寒头疼壮热，肢节烦疼。

石膏二两　前胡半两　竹茹　黄芩　知母　栀子　大青各

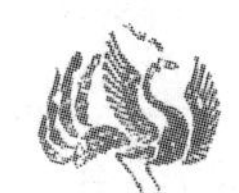

三钱

上剉散，每服五钱，姜三片，葱白三寸，煎温服。

阿胶散

治妊妇伤寒，先以此药安胎，次治其病。

阿胶炒　桑寄生　白术　人参　白茯苓各等分

上为细末，糯米饮调下二钱匕，日二服。

苏木汤

治妊妇伤寒，或中时行疫疠，淅淅作寒，振慄而悸。

苏木　甘草　黄连　黄芩　陈皮　赤芍药

剉散，每服五钱，水煎温服，汗出瘥。若胎不安，煎服阿胶散。

黄龙汤

治妊妇寒热，头痛，嘿嘿不欲饮食，胁下痛，呕逆痰气，及产后伤风，热入胞宫，寒热如疟，并经水适来适断，病后劳复，余热不解。

柴胡　黄芩　人参　甘草

上剉散，每服五钱，水煎温服。

柴胡石膏汤

治妊妇伤暑，头痛恶寒，身热躁闷，四肢疼痛，背项拘急，口干燥。

柴胡四两　甘草二两　石膏八两

上剉散，每服四钱，姜五片，煎温服。若气虚体冷，

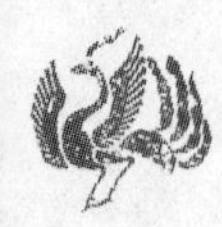

加人参五两。

麦门冬汤

治妊妇伤寒壮热，呕逆头疼，不思食，胎气不安。

人参　石膏各一两　黄芩七钱半　前胡七钱半　葛根　麦门冬各半两

上剉散，每服五钱，姜四片，枣一枚，淡竹茹一分，煎温服。

栀子大青汤

治妊妇发斑变黑色，及尿血。

大青　杏仁　黄芩　升麻　栀子仁

上剉散，每服五钱，葱白三寸，煎温服。

柴胡汤

治妊妇热病，骨节烦疼，头痛壮热，若不治，热则损胎。

柴胡　葛根　知母　栀子仁　甘草各半两　石膏一两　大青　黄芩　升麻各三分

上剉散，每服四钱，葱白三寸，煎热服，与前胡汤同。

败毒散

治妊妇伤寒，时行疫疠方在前正方内。

秦艽散

治妊妇时气，五六日不得汗，口干渴，狂言呕逆。

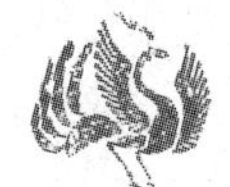

秦艽　柴胡　石膏　前胡　赤茯苓　甘草　犀角　升麻　黄芩　家葛根

上㕮散，每服四钱，姜三片，淡竹茹一分，煎温服。呕加姜汁。

芦根汤

治妊妇热病，壮热头疼，呕吐不止，不下食，心烦。

人参　竹茹　家葛根各一两　芦根二两　知母三分　麦门冬两半

上㕮散，每服四钱，葱白三寸，煎温服。

涂脐法

治妊妇时气，身大热，涂之，令子不落。

伏龙肝为末，水调，涂脐下方四寸，干则易，瘥乃止。酒调、泔清调皆可。

葛根汤

治妊妇发热烦闷。

葛根浓煎汁，每服一小盏。如人行五里，又进一服。如无生者，用干葛亦得。妊妇药用葛根、干葛须用家园葛，晒干用，不可使山葛，能动胎气。

养胃汤[1]

治妊妇疟疾，寒多热少，或但寒不热，脉弦迟者。

---

① 养胃汤：方未出，当见前。

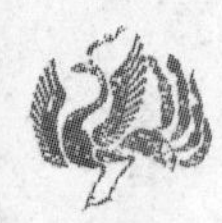

妇人产后伤寒方

五积散

治妇人产后一二三日，感冒寒邪，憎寒壮热，头疼身痛，无汗方见前。

阳旦汤

治妇人产后伤风，十数日不解，头微痛，恶寒，时时发热，心下坚，干呕汗出方见前。

荆芥散

治妇人产后伤寒，血虚多汗，变成痉证，身体强直，口噤，背反张，如中风状，又治血晕。

荆芥末，每服二钱，温酒调下，仍依伤寒痉证同治法。

增减柴胡汤

治妇人产后虚羸，发热，食少腹胀，或往来寒热。

柴胡　人参　白芍　半夏　甘草　陈皮　川芎

剉散，每服四钱，姜三片，枣一枚，煎温服，日三。

增损四物汤

治产后阴阳不和，乍寒乍热，如有恶露未尽，停滞胞络，亦能令人寒热，但腹急痛为异。

当归酒浸，去芦　白芍　川芎　人参　干姜炮，各一两

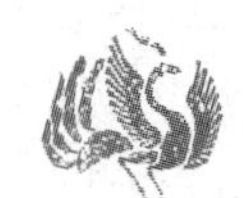

甘草

每服八钱，水一盏半，煎至一盏，不拘时温服。

小柴胡汤

治妇人产后亡血汗多，故令郁冒，脉微弱，不食，大便坚，头汗，所以然者，血虚而厥，厥而必冒，冒家欲解，必大汗出，以血虚下厥，孤阳上出，故但头汗出。所以产妇喜汗出者，亡阴血虚，阳气独盛，故汗出阴阳乃复，所以便坚，呕不能食也。

蜀漆汤

治妇人产后，寒热往来，心胸烦闷，骨节疼痛，头疼壮热，日晡加甚，又加疟状。

黄芪五两　生地黄一斤　蜀漆叶　桂心　甘草　黄芩各一两　知母　芍药各二两

剉散，每服五钱，水煎温服。

竹叶防风汤

治妇人产后伤风，发热面赤，喘而头疼。

竹叶半把　防风　人参　桂枝　桔梗　甘草各半两　葛根两半

剉散，每服四钱，姜三片，枣一枚，煎温服，使汗出瘥。呕者加半夏，颈项强者加附子。

黄芩汤

治妇人草蓐中伤风，四肢苦烦热，头疼，与小柴胡汤，

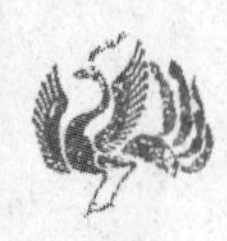

头不疼，但烦者。

黄芩半两　苦参一两　干生地黄二两

剉散，每服四钱，用水煎温服。

旋覆花汤

治妇人产后伤风，感寒暑湿，咳嗽气喘，痰涎壅盛，发热，坐卧不安。

旋覆花　赤芍　前胡　半夏　荆芥　甘草　茯苓　五味子　杏仁　麻黄各等分

每服四钱，姜、枣煎，温服，有汗去麻黄。

小儿伤寒方论

论小儿伤寒，与大人治法一般，但量儿岁数壮幼，分剂药减少耳。无求子[①]论小儿伤寒，言之已详，此则载其大略。

惺惺散

治小儿风热及伤寒时气，或疮疹发热。

桔梗　细辛　人参　白术　甘草　瓜蒌根　白茯苓　川芎

等分为末，每服二钱，姜二片，薄荷二叶煎服。三岁以下，作四五服。凡小儿不问伤风、伤寒、风热，与此往往必愈。

---

① 无求子：即宋代名医朱肱，号无求子。

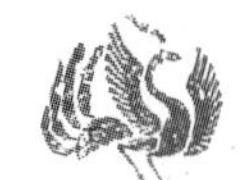

百解散

主和解百病，虚慢阴证不宜。

干葛二两半　升麻　赤芍药各二两　黄芩一两　麻黄七钱半　薄桂二钱半　甘草两半

每服二钱，水一盏，姜三片，葱白一根，煎七分，无时温服。有风热盛，加薄荷同煎。

羌活散

治伤寒时气，头痛发热，身体烦疼，痰壅咳嗽，失音，鼻塞声重，及解时行下痢赤白。

人参去芦　羌活　赤茯苓去皮　柴胡去芦　前胡去芦　川芎　独活　桔梗剉，炒　枳壳　苍术　甘草各一两

每服二钱，水一盏，姜二片，薄荷三叶，煎七分，无时温服。发散风邪，入葱白同煎，痢证姜、仓米煎。

清肺饮

治肺受风邪客热，嗽声不断，气促喘闷，痰壅，鼻塞流涕，失音，及解时行疹毒，痘疮，涎多，咳嗽咽痛，烦渴。

人参半两，去芦　柴胡二两　杏仁汤泡，去皮尖　桔梗炒　赤芍药　荆芥　枳壳　桑白皮炒　北五味　麻黄　半夏汤泡七次　旋覆花各五钱　甘草两半

每服二钱，水一盏，姜二片，葱一根，煎七分，无时温服。或入等分为末，每服一钱，水煎温服。

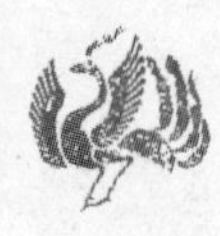

人参散

治小儿天行壮热，咳嗽，心腹满。

人参　甘草　麦门冬　生地黄

每服二钱，茅根半握，煎温服。

麦门冬汤

治证同上。

麦门冬三两　甘草　人参二钱半　紫菀　升麻二两　贝母三钱半

每服二钱，茅根半握，煎去滓，再入竹沥少许，重煎服。

脱甲散

治小儿伤寒体热，头目昏沉，夹惊夹食，寒热烦躁，口渴，无汗自汗，夹积伤滞，膈满胀急，日夜大热，及伤风伤暑，惊痫客忤，疳气等热，并宜服之。

柴胡　当归　龙胆草　知母各三钱半　白茯苓二钱半　人参　川芎各二钱　甘草炙，四钱　麻黄去节

每服一钱，连须葱白一寸，煎温服。

大连翘饮

治小儿伤寒，伤风发热，时行发热，痰盛壅，风热丹毒，疮疹，项上生核，腮赤，痈疖，一切发热，并宜服之。

连翘　瞿麦　滑石　车前子　牛蒡子　赤芍各一两　山栀子　木通　当归　防风各半两　黄芩　甘草　荆芥各两半

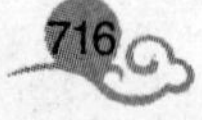

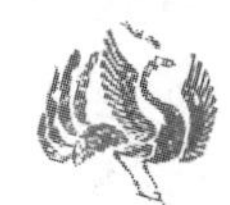

柴胡二两　蝉蜕二钱半

每服二钱，灯心、薄荷、麦门冬煎，温服。疮疹加紫草同煎，薄荷同煎。

香朴饮子

治小儿伏暑，伤寒吐泻，虚烦闷乱，如发惊状。

人参　茯苓　甘草　紫苏　木瓜　泽泻　香薷　半夏曲　白扁豆炒　陈皮　乌梅肉　厚朴炒，各一钱

上为末，每服一钱，姜、枣煎服。

麻黄黄芩汤

治小儿伤寒，无汗头疼，发热恶寒。

麻黄一两　黄芩　赤芍药各半两　甘草　桂枝各二钱半

上为末，每服二钱，沸汤调下。

升麻黄芩汤

治小儿伤风，有汗头疼，发热恶寒。

升麻　葛根　黄芩　白芍各三钱　甘草钱半

水煎温服。时行痘疹，未见可服，已见不可服，泻者勿服。

甘露饮

治伤寒，壮热口渴，胃中客热，口臭，不欲饮食，齿龈肿痛，咽舌生疮，赤眼，疮疹疳热，泄渴。

天门冬　麦门冬　熟地黄　枇杷叶　枳壳　黄芩　生地黄　山茵陈　石斛　甘草

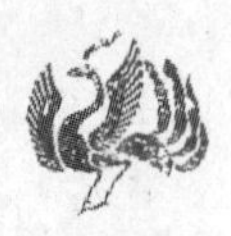

每服二钱，水煎温服，加车前子、灯心。

连轺散

治小儿一切热。

连轺　防风　甘草　栀子

梨浆饮

治小儿潮热，积热，疟热日一发，或两日三日一发，脾积寒热。

青蒿取花头及叶，用童子小便浸一宿　柴胡　人参　黄芩　前胡　秦艽　甘草

每服一钱二岁服，半钱一岁服，用生梨一片，梨条亦可，薄荷二叶，生地黄一寸，生藕一小片，同煎温服。

辰砂五苓散

治小儿五心烦热，焦躁多哭，咬牙上撺，欲为惊状。每服半钱，金银、薄荷汤调下方见前。

芎葛汤

治胁下疼痛不可忍。

川芎　麻黄　甘草各二钱半　细辛　防风　人参　枳壳　桂枝　芍药各二钱半　干葛三钱

上㕮咀，每服一两，姜三片，水煎，不拘时。但感寒胁痛，加葱白。

大羌活汤解利两感神方

天之邪气，感则害人五脏，以是知内外两感，腑脏俱

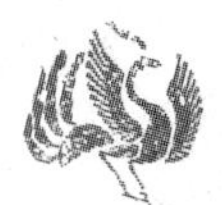

病，欲表之则有里，欲下之则有表，表里既不能一治，故云两感不治。然禀有虚实，而感有浅深，虚而感之，深者必死，实而感之，浅者犹或可治。治之而不救者有矣，未有不治而获生者也。予尝用此，间有生者，十得二三，故立此方，以待好生君子用之。

细辛　知母　羌活　独活　防己　防风　黄芩　黄连　苍术　白术　甘草　川芎各三钱　生地黄一两

上㕮咀，水煎服，热饮之，不解再服，病愈则止。若有余症，并依仲景依经法治。

伤寒药性主制要略

麻黄

味苦，甘温。乃肺经药，发足太阳、少阴经汗。其气轻浮，鼓舞上行，透皮毛，开腠理，逐寒邪，出汗而解。去根节用，汤煮一二沸，去沫，晒干用，不然令人心烦。炎月禁用之药，凡有汗不用。

桂枝

味甘，辛温。乃足太阳经伤风药。治表虚自汗，恶风发热。其气轻浮，鼓舞上行，透皮毛，实腠理，逐风邪，闭汗孔，荣卫和而解。枝薄者良。

川芎

味辛，微温。乃肝、胆二经药。治足太阳头疼，散风

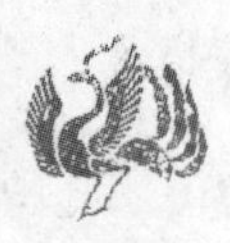

邪，芥血①，清头目。头目头疼不愈，加引经药佐之。

白芷

味辛，平。治足阳明头痛药，去头面皮肤之风。洗去灰土，切片用。

藁本

味辛，微温。治足太阳伤风头痛，巅顶疼药，散表邪。去芦用。

细辛

味辛，热。治足少阴头疼，发散寒邪药。洗去土，苗叶苦。头疼者加之。

蔓荆子

味辛，清。治足太阳经伤风头疼药，能清头目。研碎用。

羌活

味苦，平。治足太阳伤风头疼，项背强，遍身骨节痛，风湿相抟，肢节疼药。去芦用。

独活

味苦辛，平。乃足太阳、少阴经药，祛风除湿。去芦，切片，取黄白香者良，黑者土当归，勿用。

---

① 芥血：恐为“养血”之误。

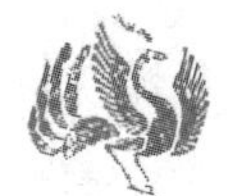

防风

味辛，平。乃足太阳、厥阴经药，疗诸风，治伤风头疼，自汗，泻肺实，和肝气，除胁疼。去芦，切片，用金黄色润者良，白者为沙条，勿用。

升麻

味苦，平。乃足阳明经药，治本经肌热、壮热，及升斑疹，利咽喉，止衄血、吐血，去风热，消斑毒。去须，用绿色者良。

葛根

味甘，平。治阳明胃经肌热、壮热，解口干，止渴，及升斑疹药。未发可用，已发勿用。

柴胡

味苦，平。治足少阳经半表半里之热，早晨潮热，日晡发热，往来寒热，胸满胁疼。若解散用北柴胡，虚热用海阳软苗者良。去芦，洗净用。

前胡

味苦，平。清肺热，化痰热，散风热药。去芦用。

桔梗

味苦，平。清肺气，利咽喉，为诸药之舟楫。苦者良，甜者次。米泔水浸一宿，去芦用。

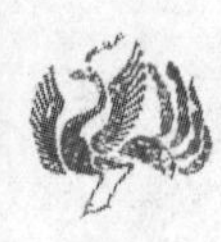

枳壳

味苦，微寒。消胸中痞满，泻心上至高之气，利大肠。汤浸，去穰，麸炒用。

枳实

味苦，微寒。消心下痞满，泻心下至低之气，化痰，利大便。汤浸，麸炒用。

陈皮

味苦，温。和中益脾胃之药，橘红能消痰利气。须去白用之，若年久自蛀，去其白者又佳。

半夏

味辛，温。和胃气，散风寒，止呕吐，化痰饮之药。须汤泡七次，去皮、脐，切片，生姜汁拌用之。

藿香

味辛，温。和胃气，辟瘴气时气，去恶气，散寒气，治霍乱呕吐，止心腹疼之药。须洗去土，黄白香者佳。

厚朴

味辛，温。和脾胃，消腹胀，下气，散寒邪之药。须刮去外皮，姜炙用之。

苍术

味苦甘，辛，微温。发散出汗，宽中除湿，平胃之药。

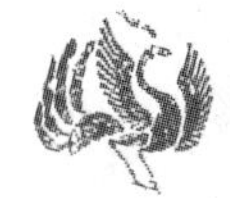

米泔浸一宿，刮去皮，切片用之，皮黄肉白者佳。

白术

味苦甘，微温。除湿健脾胃，和中益元气，进食止泻之药。湿纸包，煨软，切片用之。凡腹痛勿用之。

白茯苓

味甘淡，平。入心、脾、胃、肾经药也。除湿，益气安神，泻肾中伏火，利小便，止渴生津液之药。去皮，切片用之。茯神，附木者是，安神养心必用之。赤茯苓，泻火清暑热必用之也。

甘草

味甘，平，生用则寒，炙用则温。凡泻火生用，其余温中用之必炙也。凡呕吐并中满者，不可用。

紫苏叶

味辛，平。散风寒，发汗，宽中下气，清痰之药也。去根梗用，紫色者佳。

香附子

味苦，微寒。发散时气寒疫，解六郁，除胃中热之药。须石臼捣碎，去毛用之。

大腹皮

味辛，温。辟瘴气，下逆气，治水肿，开胃气，宽中

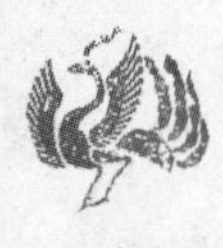

之药，宜灰火中煨过切之。

香豉

味苦甘，平。发汗必用之，又能佐栀子治懊侬之药也。须炒用之。凡感寒头痛，以葱白同煎服之。

生姜

味辛，温。发散风寒，和胃口，止呕吐，通神明，去秽恶之药。切片用之。凡呕吐不止，捣自然汁加之。

大枣

味甘，平。健脾气，缓中之药。凡发散和解药中必用之，佐以生姜同煮，以辛甘之意也。

人参

味甘，温。乃心、脾、肺三经之药。止渴生津液，和中益元气，能健脉生脉之药。取坚实金井者佳，去芦。

当归

味辛甘，温。和血养血，入心、肝二经。头止血，尾破血，身和血。酒洗，焙干用之。凡血病不可缺也。

白芍药

味酸，微寒。建中气，伐肝气，健脾气，补表虚，止腹痛之要药。止腹痛，必炒用之。赤者惟寒，治实热，生用之，盖白者补而赤者泻也。

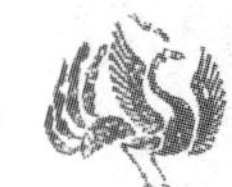

黄芪

味甘，温。补脾、肺、命门元气不足，治虚热自汗之圣药也。蜜炙用之。

五味子

味酸苦咸，平。补肺气，止咳嗽，生津液，滋肾水药也。凡伤寒咳嗽者必加之，必少佐干姜为引用。

麦门冬

味苦甘，平。补心清肺，生津液，解口干，利小便之药。凡脉虚者，必佐人参以生之。去心用之。

生地黄

味苦甘，寒。凉心血，滋肾水，止吐、衄血。酒洗用。

熟地黄

味甘，温。补肾生精血之药。酒蒸用，忌见铁也。

金沸草

味甘，咸。即旋覆花，乃肺经伤风药。去梗用。

葱白

味辛，温。连须用之。止阳明头疼，发散风寒之药。

黄芩

味苦，寒。解肌热、壮热，泻肺火，滋化源。去腐用。

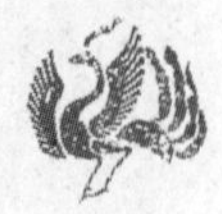

黄连

味苦，寒。泻心火，消心下痞满，除胃热呕逆。去须。

黄柏

味苦，寒。泻阴火，滋肾水，除湿热，安蛔虫。去粗皮。

知母

味苦甘，寒。泻阴火，滋肾水，解伤寒烦热。去皮用。

栀子

味苦，凉。治心中懊侬不得眠，及治衄、吐血，利小便，解五脏郁热，消黄疸，除胃脘疼。去壳，炒用之。

石膏

味辛，寒。治足阳明经肌热，恶热，蒸蒸发热，日晡潮热，表里大热，舌上干燥，渴能饮水，谵语，热烦必用之药。取白泽如脂者良，捣碎如米粒用之。

寒水石

味甘辛，寒。治伤寒发狂，用此石二钱，黄连一钱，共为末，凉水调下。

滑石

味甘，寒。解烦渴，利小便，消暑热。捣碎用，白

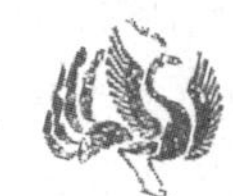

者佳。

青黛

味咸，寒。解蕴热，消斑疮，化热毒。紫碧者佳。

香薷

味辛，微温。消暑，主霍乱吐利，散蓄水之药。此有二种，一种叶紫，背开紫花，方梗，一种石上生，细叶者，名香柔，功疗颇同。今用细叶者多也。

白扁豆

味甘，平。和胃气，消暑气，解毒气必用。炒，研碎用。

猪苓

味淡，平，性大燥。除湿，利小便之药。去黑皮，切之。

泽泻

味甘咸，平。入足太阳、少阴经，止泻，利小便。去毛。

瞿麦

味苦，寒。通关格，利小便。去梗，用穗良，不可多用。

车前子

味甘，微寒。清内热，利小便。微炒，研碎用。

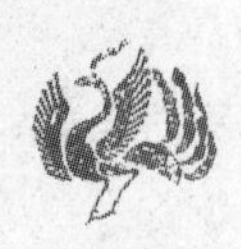

灯草

味淡，平。清心利小便。凡口渴者，煎汤饮之。

地榆

味苦者。除下焦热，治血痢、便血之药。切片，炒用。

乌药

味辛，微温。顺气散风，理血中之气药。天台者佳。

皂荚

味辛，温。猪牙者佳。刮去黑皮，并子、弦，炙用之。疗咳逆气痰喘，通关窍必用之。

百合

味苦，平。治百合病药也。利小便，清肺，止唾血。

诃子

味苦酸，平。下气清音，止久泻久痢。煨裂，去核。

芫花

味苦，辛，有毒，与甘遂相反。下水气。炒用，蕊佳。

荛花

味苦，辛寒，有毒。主下十二种水。仲景用此止利者，行水也，水去则利止，须炒用之。

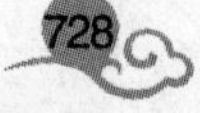

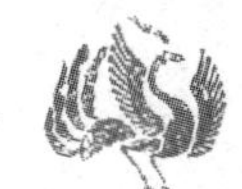

大戟

味苦，寒，有毒。反甘草。下水气，去湿。去芦用之。

山药

味甘，平。乃手、足太阴经药。补二经不足，清虚热。

酸枣仁

味酸，平。治胆虚不眠，炒用；胆热好眠，生用之。

琥珀

味甘，平。清心肺，安魂魄，利小便。能拾芥①者良。

巴豆

味辛，有大毒，生温而熟寒。为斩关之将，勿轻用。

苏木

味甘，平。活血，破蓄血。捣碎，酒洗用。味甜者佳。

瓜蒂

味苦，寒。吐胸中寒痰，取鼻中黄水。即甜瓜蒂也。

青皮

味辛苦，温。乃足厥阴经药。破滞气，消宿食。去白。

---

① 拾芥：为吸引细小物体之意，因琥珀摩擦后可产生静电，故称琥珀拾芥。

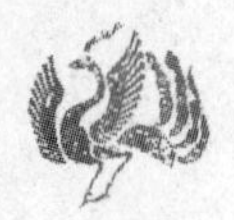

紫草

味苦，寒。消斑疮疹痘之毒。去根，用茸。

侧柏叶

味苦，平。止衄、吐血、便血之药。向东者良。

槐花

味苦。凉大肠之热，止便血。去梗，炒用之。

川椒

味辛，温。主吐蛔。炒用之，去梗、子，并合口者不用。

益智子

味辛，热。补君、相二火，益脾、肾二经，止腹痛。炒。

缩砂

味辛，温。和中消食，止腹痛泻利。去壳，炒用。

干生姜

味辛，温。逐寒气，止呕吐，呃逆干哕用之。

干姜

味辛，热。逐寒，止腹疼，温中回阳。炮，拆用之。

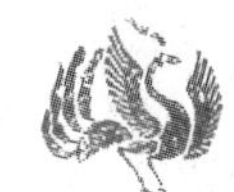

良姜

味辛，热。止呕吐呃逆，治心腹痛。炒用之。

吴茱萸

味苦，辛。逐寒气，止脐腹疼痛，止呕吐涎沫，乃少阴、厥阴、阳明经药。汤泡，去沫用。又炒热，熨腹痛。

茴香

味辛，温。和中，破臭气，治少腹痛，暖丹田。炒用之。

神曲

性暖。和脾胃，消导米面食。须炒用之。

甘遂

味苦，寒，有毒，反甘草。行十二种水，其性雄猛也。

阿胶

味甘，平。治少阴心烦不安，并主下痢脓血，及治肺虚喘嗽、唾血之药。有生用，有以蛤粉炒珠用之。

乌梅

味酸，温。治蛔厥，伤寒安虫之要药也，又主血痢。

甘李根皮

味苦，寒。下逆气，泄奔豚气，解烦渴。取白，炒。

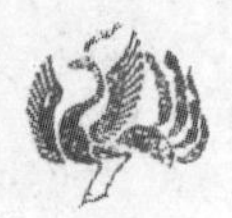

木瓜

味酸辛。乃厥阴经药。主霍乱，吐利转筋，必用之。

豭鼠屎

两头尖者，即雄鼠屎也。治劳复发热，阴阳药。

茅花

味甘，温。止衄血、吐血，必用之，以花塞鼻亦可也。

天南星

味苦辛，温。化风痰，燥湿痰之药。汤泡去脐用。

蒲黄

味甘，平。止吐血、衄血、下血。生用则行血，炒止血。

天门冬

味苦甘，平。保肺气，定喘嗽，止吐血。去心用。

艾叶

味苦，温。止吐血、衄血，并下痢，去寒暖阳。陈者良。

芦根

味甘，寒。除烦热，解消渴，止小便。肉白，味甜者佳。

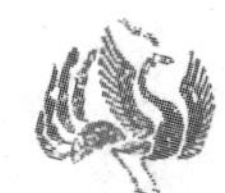

防己

味苦，寒。通行十二经，去风除湿热之药。酒洗用。

茜根

味苦，寒。止衄血、吐血、便血，又能破死血之药也。

海藻

味咸，寒。下湿水，利小便。酒洗用之。

连轺

即连翘子也。味苦，寒。解瘀热发黄必用之。

贝母

味苦，辛。定喘嗽，散胸中郁滞之气。去心用之。

白薇

味苦，寒。治中风身热，狂忽不知。酒洗用之。

薏苡仁

味甘，寒。治风湿，筋急拘挛，不可屈伸。去壳用。

竹沥

味甘，平。化痰，清肺气，少佐姜汁，能开经络也。

牡丹皮

味苦，凉。止衄血、吐血，除烦热，去留血。取肉用。

犀角

味苦咸，凉。止上焦蓄血，止衄血、吐血。镑屑用之。

羚羊角

味苦咸，凉。泻心、肺、肝之火，退肌热。镑屑用之。

地骨皮

味苦，寒。解肌热、骨热，清肺热之药。洗净，去根。

桑白皮

味苦咸，微寒。泻肺气，定喘嗽。去黄皮，蜜炒用。

猪胆汁

味苦，凉。治阴证内寒，格热在上，白通汤用之。

猪肤

味甘，寒。乃皮上黑肤也。治少阴下利，咽痛者用。

蚯蚓

性寒。治热实结胸，狂乱。研水与之，汗出愈。

人尿

味咸，寒。童子者佳。凡病证下寒上热，白通汤用。

牡蛎

味咸，平。治胁下痞硬，止自汗、盗汗。用盐泥包固，

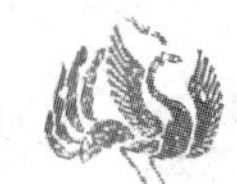

火煅用。

麻仁

味甘，平。润燥，利大肠之药。炒，去壳，研烂用之。

桃仁

味苦，温。破蓄血，润血燥。须去皮、尖，研如泥用。

杏仁

味苦甘，温。下气定喘，清肺止嗽。去皮、尖，麸炒用。

苦葶苈

味苦，寒。泻肺定喘，利小便。隔纸炒，研用之。

天麻

味苦，平。治诸风，除湿痹，疗头眩眼黑。切片用之。

白头翁

味苦辛，寒。治热毒，下利鲜血、紫血之药也。

葳蕤

味甘，平。治风温之君药也，又去风热。洗净用之。

荆芥

味辛，平。除风热，消疮毒，利咽喉。去枝，用穗良。

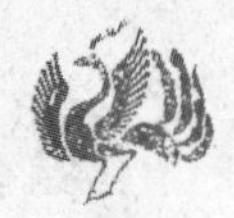

薄荷

味辛，凉。透顶通关窍，发散风邪，除风热。取叶用。

大青

味苦，寒。治阳毒发斑之药。春生叶似石竹，紫花。

茵陈

味苦，寒。除瘀热、湿热，治发黄之药。三月采者佳。

大黄

味苦，大寒。名曰将军者，盖能定祸乱而治太平也。实热蕴毒，燥粪结聚，地道不通，潮热谵语也。

芒硝

味咸辛，大寒。攻实热，下燥粪，必用之。

朴硝

味咸辛，大寒。解伤寒热极烦躁。用末投水中，以青布方圆一尺，三四块浸之，搭胸前，顷易之，撤热。

玄明粉

味淡咸，寒。治伤寒热极狂乱者，以此末二钱，朱砂末一钱，凉水调下。一方加黄末[①]一分，尤佳。

---

① 黄末：恐为“大黄末”之脱字。

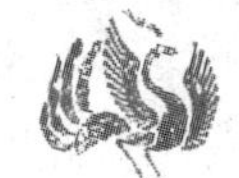

射干

味苦，平。主咳逆上气，咽喉肿痛，开喉闭之药。

玄参

味苦，寒。乃肾经药。治浮火，解斑毒，利咽痛。去芦。

连翘

味苦，平。解手、足少阳经热，心中客热，消疮毒也。

牛蒡子

味辛，平。去风毒，消斑疹，利咽喉。炒香，研碎用。

瓜蒌根

味苦，寒。即天花粉。凡伤寒口渴必用之。

瓜蒌实

味苦，寒。治胸中烦闷，洗涤痰垢，解小结胸。去壳，炒用之。又泻肺气，定喘促，利咽喉，消疮毒药也。

草龙胆

味大苦，寒。泻肝火，除湿热，消黄疸。酒洗用之。

秦艽

味苦，平。除胃热、湿热、虚劳发热，消黄疸。去

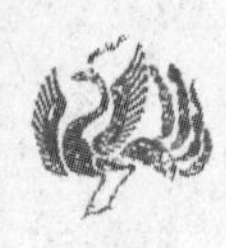

芦用。

竹叶

味辛，凉。解烦热，止渴，利小便。惟淡苦金竹者加。

竹茹

味苦，寒。解胃口热，化痰止呕，呃逆及虚烦不眠。

禹余粮

味甘，平。主久痢不止。火煅，研末用之。

赤石脂

味甘酸，温。主久泻，止下痢脓血。用盐泥包，煅。

鸡子清

主烦渴，敛咽疮用之。其黄，治少阴心烦用之。

白矾

味咸，寒。化痰止泻，消恶疮，除咽痛之药。

雄黄

味苦甘，温。解诸毒，疗䘌疮用之。

白药子

味苦，平。治妇人有孕伤寒。用此为末，以鸡子清调涂脐下，能护胎不落。

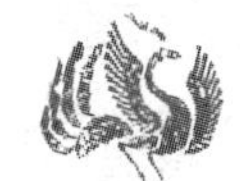

珍珠

性寒。治热病，心神狂乱。研末用之。

乳香

味辛，热。凡阴证呃逆不止，同硫磺烧烟嗅之。

裩裆布

治阴阳易病，男用女者，女用男者，取近隐处一块，烧灰用之。一方治男子病，用女子月经布，烧灰又良。

【小麦奴】，即麦中黑霉；【梁上尘】，即倒挂黑尘；【灶突墨】，即烟煤；【釜底墨】，即锅底煤。乃黑奴丸之中药也。

马粪

性凉。止吐血、衄血，磨入药用之。

英粉、白粉

即米粉也。止汗药中，并猪肤汤用之。

白蜜

味甘，平。润心肺，解烦渴，又为蜜导以通大便用。

水蛭

味咸，苦，有毒。下死血。须炒，令焦，研细用。

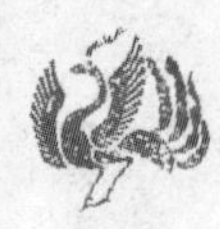

蛀虫

味苦，平。下蓄血。去翅，炒用。

大麦蘖

味甘咸。取芽，炒黄用之，与神曲同功。

草豆蔻

味辛，温。治胃脘疼，止呕逆。去壳，炒，研碎用。

肉豆蔻

味辛，温。健脾胃，止冷泻。用面裹，灰火中煨用。

白豆蔻

味辛，温。和胃止呕，进食，透膈气。去壳，研碎用。

肉桂

味辛，温。健中回阳，补命门真火。去粗皮用。

川乌

味辛，大热，有毒。助阳退阴，治风湿冷痹。炮，去皮。

天雄

辛味，大热，有毒。助阳退阴，去风湿冷气。炮，去皮。

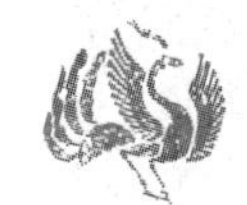

附子

味辛，大热，有毒。乃阴证伤寒之要药。善用者，有回阳退阴之力，起死复生之功。若不能善用者，其害亦非小也。盖其性走而不守，为阳中之阳，浮中沉无不所至，非干姜止而不走也，得附子则行。凡伤寒传变三阴，与夫中寒夹阴，虽身大热，脉沉者，必用之。或厥冷腹痛，脉沉细，甚则唇青囊缩者，急须用之。须炮，拆去皮、脐，每个切作八片用之。以川中大者，每个重一两二三钱者，其形平正，不破顶，如有八角或莲花样者最佳。

石硫磺

味酸，大热，有毒。以舶上透明者良。治阴证伤寒，极冷厥逆，烦躁无脉，危甚者，用此为末，以艾汤调下三钱，就得睡，汗出乃愈。

紫石英

味甘辛，温。主咳逆，定惊悸，安魂魄。火煅，研用。

文蛤

味咸，平。能走肾以胜水。尖而紫斑者佳。火煅用。

鳖甲

味咸，平。治阴毒伤寒。醋炙，去裙。九肋者良。

麻沸汤

凡伤寒心下痞，以泻心汤用麻沸汤煎，取其气薄而泄

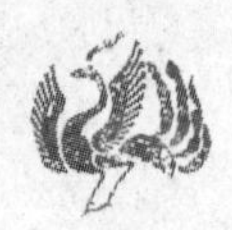

虚热也。

潦水

即雨泽水。伤寒赤小豆汤用潦水煎者，取其味薄不助湿也。

甘澜水

其法取出一盆，以勺扬之，水上起珠子泡五六千颗者。伤寒茯苓桂枝甘草大枣汤中以此水煎，不助肾气，以泄奔豚也。

长流水

取其性长流，利小便药用之。

冰水

解烦渴，消暑热，淡水洗去盐味，乃可食之。

秋露水

清晨于百草头上取之，以消烦渴也。

腊雪水

解烦渴，腊水米，解热止泻。煎汤或粥饮之。

胶饴

即饴糖也。其色紫深如琥珀者佳。味甘，性暖。健脾补中。凡呕吐并吐蛔腹胀者，皆不可用。

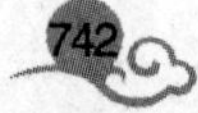

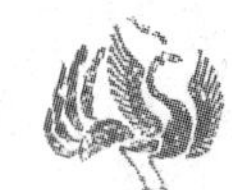

茶

味苦，性寒。能发散，清头目，伤寒内热者可饮之。

酒

味苦辛，热。能助药力以行经。冷病可饮，热病不可饮。凡伤寒病后饮酒者，必发热，切宜戒之。

醋

味酸，凉。一名苦酒。清咽痛，敛咽疮用之。

绿豆

味甘，凉。解药毒，除烦热。煎汤饮之。

红花

味甘，平。破蓄血，润血燥。酒洗用之。

朱砂

味甘，微寒。安神定惊，纳浮溜之火。研末，水飞用。

冬瓜

味甘，平。解燥渴，利小便，病后将息亦可食。

萝卜

味辛甘，温。即莱菔也。下气消食，解面毒。煎汤饮。

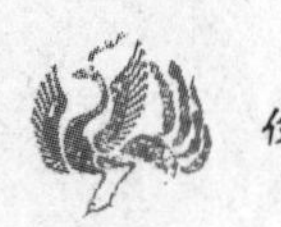

韭菜

味辛，温。止吐血。捣汁饮之。

薤白

味辛苦，温。主伤寒下痢赤白用之。

茭白

味甘，平。解渴，利小便，有热者可食。

藕

味甘，平。清热解烦渴，其节止吐血，捣汁饮之。

莲子

味甘，平。清热，养心气。去心食之。

沙角

味甘，平。清热消渴，伤寒极嗽者可食之。

西瓜

味甘，凉。解暑热，消烦渴，井中沉冷食之。胃弱下虚者不可食。

梨

味甘酸，寒。清上热，凉心肺，解烦渴。盖梨者，利也，能利痰热下行也。惟雪梨最佳。胃虚者勿食。

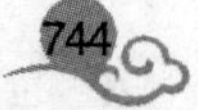

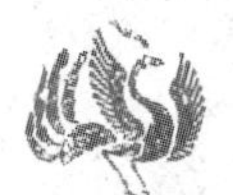

柹

味甘，凉。润心除烦热。惟方顶红者，其蒂能下气止呃逆。北方软柹蒂又佳。

黄瓜

味甘，平。清热解渴。去皮、子食之。

甘蔗

味甘，温。能消酒解渴。呕吐腹胀者不可食。

荸荠

味甘，平。清热解渴。去皮食之。

枇杷

味甘，平。凉肺热。其叶洗去毛，蜜炙用，治咳逆上气，呕哕吐食，又解暑热、胃口热皆良。

木通

味甘，平。利小便，泻小肠火。去外皮，切片用。

制方用药之法出《蕴要》

夫方有奇偶大小缓急复之制，药有君臣佐使之法。《内经》曰，君一臣二奇之制也，君二臣四偶之制也，君二臣三奇之制也，君二臣六偶之制也，君一臣二制之

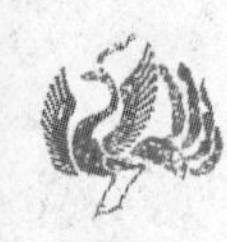

小也，君一臣三佐五制之中也，君一臣三佐九制之大也。盖奇者，阳数也，可以发表，不可以攻里也。偶者，阴数也，可以攻里，不可以发表也。且夫病之大者，必制以大方，若以小方，则为不及，其邪不解也。若病之小者，必以小方治之，或投以大方，则为大过，反伤正气，其邪愈盛也。如病之急者，须投以急方，若以缓方，则迟误而病反进也。如病之缓者，当以缓方治之，或投以急方，则昏昧乃生也。又如奇偶取之不愈者，必以复方治之，如二方合为一方，或三方合为一方也。且如小承气乃奇之小方也，大承气汤乃奇之大方也。又如麻黄汤乃偶之小方也，大青龙汤乃偶之大方也。急方者，如急下以大承气汤，急温以四逆汤之类。缓方者，如四君子、三白汤之类也。复方者，如麻黄桂枝各半汤之类也。举此为例，余皆仿此。

凡撮药必以主病为君，佐君者为臣，应臣者为使。一法以药之力大者为君。凡君药为上最多，臣药为中次之，使药为下又次之，不可以臣过于君，使过于臣。君臣有序，相与宣摄，药之合和，剂不紊乱，则方之善也。

夫药有寒热温凉之性，酸苦辛咸甘淡之味，以有形者为之味，无形者为之气，气味生成，而有阴阳造化之机存焉。是以一药之内，气味俱有，一物之内，理性不无。《内经》曰，辛甘发散为阳，酸苦涌泄为阴，淡味渗泄为阳也，又曰，发表不远热，攻里不远寒也，必先岁气，毋伐天和，此皆用药之大要也。

且药之相得者，如麻黄得桂枝发汗，桂枝得芍药则止汗，芍药得甘草则止腹痛，枳实得黄连则消痞满，白术得

黄芩则能安胎，陈皮得白术则能补脾，人参得麦门冬则生脉，柴胡得黄芩则寒，附子得干姜则热之类也。

万历乙亥岁孟夏

书林敬贤堂刊行

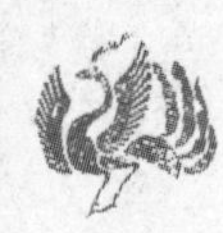

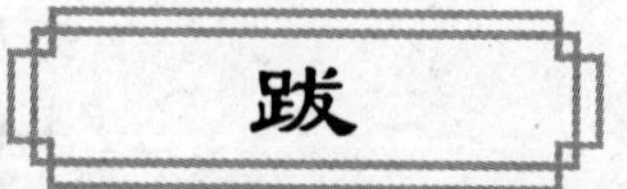

跋

余业医有季矣，每读仲景《伤寒论》，覃厥心思，犹未得其肯綮，因是而质诸石山翁。翁以所编伤寒例稿及诸说授余，订辑始知其立言精而奥，立法简而详，诚万世医学之祖也。惜乎其书，一变于王叔和之撰次，再变于成无己之诠注，传之愈久而愈失其真。至于《活人》，乃自成一家，尤不能深造其理。而赵嗣真及诸家排斥，其非宜矣。同是而陶尚文所著诸论，惟《琐言》□□□□，余皆散漫无稽。如云冲和汤可以代麻、桂、青龙三方为坦途，而不知此仲景已有不易之定法，恐非陶公之意旨也。若诸家著述则又不能无醇疵矣，因是搜辑其理合经旨者，参订于各条之下。庶几仲景之微言，复新于千载。石山之仁惠，流注于无涯云。

时嘉靖甲午季冬之望

新安祁门陈桷

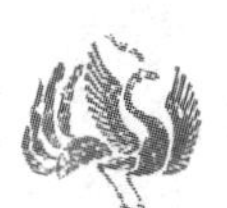

弘扬国粹、传承中医，从典籍整理做起

中华人民共和国科学技术部科技基础性工作专项资金项目
中医药古籍与方志的文献整理（课题号：2009FY120300）

中医古籍是中医学术的重要载体，蕴涵了宝贵而丰富的资料和文化原创潜质。中医古籍不可再生，对其整理和研究是实现抢救性保护的重要手段，这对于中医药学术传承和发扬具有重要意义。

本次出版的30余种中医珍稀古籍，是从200种珍本医籍（均为稀有版本，仅存1—2部）中遴选而来，并通过实地调研、剖析内容、核实版本、详查书品，从学术价值、文献价值、版本价值、书品状况等方面进行综合评价，选择其中学术价值和文献价值较高者。除按照现行古籍整理方法予以标点、校对、注释外，为突出所选古籍学术特色和价值，由点校整理者在深入研究原著的基础上，对每一种古籍撰写导读，包括全书概述、作者简介、学术内容与特色、临床及使用价值等，对于读者阅读掌握全书，大有裨益。几易寒暑，书凡40余册，结集出版，曰《中医药古籍珍善本点校丛书》，以飨读者。

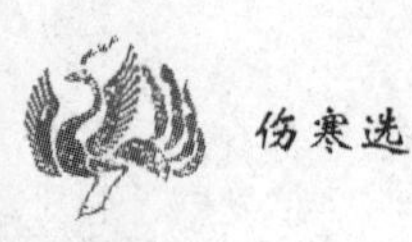

中医药古籍珍善本点校丛书

一、医经

《黄帝内经始生考》　定价：22.00元

（明）佚名 撰著

《难经古注校补》　定价：22.00元

（明）力钧 原著

二、外科

《外科集验方》　定价：18.00元

（明）周文采 编撰

三、女、儿科

《女科心法》　定价：22.00元

（明）郑钦谕 撰

《胎产大法》　定价：18.00元

（清）程从美 著

《新刻幼科百效全书》　定价：28.00元

（明）龚居中 撰

《幼科集粹大成》　定价：18.00元

（明）冯其盛 编撰

四、五官科

《白驹谷罗贞喉科·眼科六要》　定价：18.00元

（清）罗贞（清）陈国笃 撰

《眼科启明》　定价：26.00元

（清）邓雄勋 撰 邓逢时 参订

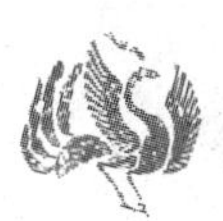

五、通治

《士林余业医学全书》 定价：58.00 元

（明）叶云龙 撰

《医学脉灯》 定价：28.00 元

（清）常朝宣 著

《灵兰社稿》 定价：48.00 元

（清）佚名 撰

《太素心法便览》（四卷） 定价：24.00 元

（明）宋培 编撰 王永光 删正

《医家炽帜益辨全书》 定价：68.00 元

（明）吴文炳 原著

《医学原始》（四卷） 定价：38.00 元

（清）王宏翰 著

《名医选要》 定价：68.00 元

（明）沈应旸 著

《医林口谱六治秘书》 定价：46.00 元

（清）周笙 纂集

六、方书

《神效集》（二卷） 定价：24.00 元

（清）无名氏 著

《新刻经验积玉单方》 定价：16.00 元

（明）艾应期 撰

《脉症治方》 定价：28.00 元

（明）吴正伦 著

《汇生集要》 定价：36.00 元

（清）陈廷瑞 著

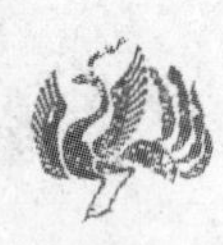

《悬袖便方》 定价：28.00 元

（明）张延登 著

七、本草

《要药分剂补正》（八卷） 定价：68.00 元

（清）沈金鳌 辑录 刘鹗补正

八、医案医话医论

《婺源余先生医案·续貂集》 定价：28.00 元

（清）余国佩 著【清】刘祉纯 抄本

《冰壑老人医案·东皋草堂医案》 定价：26.00 元

（明）金九渊 撰【清】王式钰 撰

《鲁峰医案》 定价：16.00 元

（清）鲁峰 撰

《倚云轩医案医话医论》 定价：48.00 元

（清）方耕霞 著

《续名医类案》 （待定）

（清）许勉焕（陶初）撰

《清代三家医案合编》 定价：36.00 元

（清）吴金寿 汇辑

《敬修堂医源经旨》（八卷） 定价：68.00 元

（明）余世用 著 李日宣 编

《崇陵病案》 定价：18.00 元

（清）力钧 原著

九、诊法

《太素脉要·脉荟》 定价：16.00 元

（明）程大中 著 程伊 编著

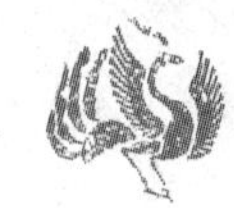

十、伤寒金匮

《伤寒选录》（八卷） 定价：99.00 元

（明）汪机 辑 陈桷 编辑 程镐 校正

《金匮方论衍义》（三卷） 定价：36.00 元

（明）赵以德 著

《高注金匮要略》 定价：46.00 元

（清）高学山 撰

十一、针灸

《铜人徐氏针灸合刻》 定价：38.00 元

（明）徐凤 著

《罗遗编》（三卷） 定价：18.00 元

（清）陈廷铨 撰

十二、养生

《卫生要诀》 定价：18.00 元

（清）范在文 著

学苑出版社医药编辑室

陈　辉　付国英

2015. 5